现代医院管理理论与实务

王成增　张建功　主编

科学出版社

北　京

内 容 简 介

　　本书以新时代公立医院发展所面临的宏观环境分析为切入点，以制约医院发展的现实难题为突破口，以河南省肿瘤医院近年来的发展状况为素材，全面总结了公立医院科学化发展的一般规律、逻辑框架和案例经验，为提高医院现代化管理水平提供理论指导和实践参考。本书在内容、结构和体系设计上充分体现了系统论和整体论的思想，在具体章节写作上也充分体现了理论与实践的结合。全书既强调理论与实践的结合，又强调管理理论、方法、实践的创新性和实用性。

　　本书具有一定的科研价值和实用价值，既可供对现代医院管理研究有兴趣的同仁参考，又可供卫生行政部门领导、医院管理实践者、大中专院校师生及其他有兴趣的社会大众所借鉴。

图书在版编目（CIP）数据

现代医院管理理论与实务 / 王成增，张建功主编. —北京：科学出版社，2018.7
　ISBN 978-7-03-057905-8

　Ⅰ. ①现… Ⅱ. ①王… ②张… Ⅲ. ①医院–管理 Ⅳ. ①R197.32

　中国版本图书馆 CIP 数据核字（2018）第 127843 号

责任编辑：王京苏 / 责任校对：樊雅琼　王萌萌
责任印制：霍　兵 / 封面设计：蓝正设计

科学出版社 出版
北京东黄城根北街 16 号
邮政编码：100717
http://www.sciencep.com
天津市新科印刷有限公司 印刷
科学出版社发行　各地新华书店经销

*

2018 年 7 月第　一　版　开本：787×1092　1/16
2018 年 7 月第一次印刷　印张：29 1/2
字数：700 000

定价：178.00 元
（如有印装质量问题，我社负责调换）

作 者 简 介

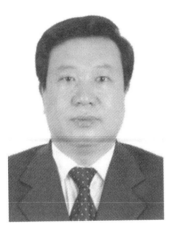

王成增，男，1964 年 10 月生，汉族，主任医师，管理学博士，硕士研究生导师，现任河南省卫生和计划生育委员会副巡视员。

长期从事医院管理、公立医院改革、影像诊断等方面的研究和实践工作，曾任河南省肿瘤医院党委书记、院长，河南省医学会副会长、秘书长等职务，曾兼任中华医学会健康管理分会常委、中国抗癌协会常务理事、中国医院协会理事及肿瘤医院管理分会常委、中国医院协会自律维权工作委员会委员、河南省医院协会副会长、河南省医师协会副会长、河南省抗癌协会副理事长、河南省医学会健康管理分会主任委员、河南省超声医学工程学会理事会副会长、河南省健康管理学会理事长，曾先后荣获"全国优秀院长""全国医药卫生系统创先争优活动先进个人""全国医院服务改革创新人物奖""全省卫生系统先进工作者""河南省五一劳动奖章""河南省先进工作者"等荣誉称号。多年来，主持参与完成科研项目 20 余项，获科技成果奖 10 余项，发表论文 60 余篇，发明专利 3 项，主编、参编专著 7 部。

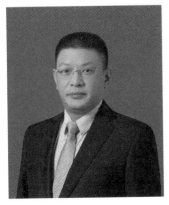

张建功，男，1969 年生，汉族，医学硕士，现任河南省肿瘤医院党委书记、院长，兼任中国医院协会常务理事、中国抗癌协会常务理事、河南省医院协会副会长、河南省抗癌协会副理事长等，先后在河南省卫生防疫站、河南省卫生和计划生育委员会从事医政管理、疾病控制和医改工作，现主要从事医院管理、公立医院改革等方面的研究。

本书编写委员会

主　编：

王成增　张建功

副主编：

宋永平　徐红伟　王　勇　李锦洲　罗素霞　姚秋生　任　武
韩斌斌

编　委（以姓氏笔画为序）：

王成增　王　勇　孔永霞　叶　蕾　申敬东　吕丽红　任　武
刘东英　刘学亮　许林平　孙翠萍　李锦洲　张洁欣　张建功
宋永平　宋　峰　陈武军　罗素霞　周鸣捷　庞红卫　赵要军
郝红增　姚秋生　徐红伟　韩　杰　韩斌斌　褚守祥

序

习近平总书记关于"没有全民健康，就没有全面小康。要把人民健康放在优先发展的战略地位""努力全方位、全周期保障人民健康"等精辟论述，深刻揭示了健康与经济社会发展的深层次关系，为新时代推进健康中国建设指明了发展方向。健康中国建设是一个复杂的系统工程，也是构建富强、民主、文明、和谐、美丽的社会主义现代化强国的重要基础保障。医院作为救死扶伤、呵护人民群众健康的主体力量，是建设健康中国这一复杂系统工程的关键环节和重要载体。建设健康中国离不开现代化医院的支撑，打造现代化医院是建设健康中国的基础工程。河南省肿瘤医院于1977年筹建，1984年开诊。在历任院领导的带领下，历经40余年的建设与积淀，已经发展成为河南省唯一一所集医疗、教学、科研、预防、康复为一体的三级甲等肿瘤专科医院，2017年被河南省政府列为国家区域医疗中心——肿瘤中心建设单位。尤其是近年来，先后在王成增院长、张建功院长和院领导班子的带领下，深入贯彻党的十九大及历次党代会精神，以抓质量、保安全为主线，以强学科、育人才为支撑，以改作风、树形象为保障，坚持科学发展，从严治党，较好地促进了医院的科学化、快速化发展。2017年，门诊病人515 133人次，同比增长11.1%，是2012年的2.4倍；出院病人143 622人次，同比增长17.8%，是2012年的2.2倍；手术例数26 210台次，同比增长16.3%，是2012年的1.7倍；平均住院日12.4天，同比下降0.9天；床位周转次数45.8次，同比增加6.1次。综合实力跻身全国同类医院先进行列，先后获得"改革创新奖""群众满意医院""群众满意的医疗机构""全国文明单位"等殊荣。这些成绩的取得，为河南省肿瘤医院致力于打造现代化医院的伟大征程奠定了坚实的基础。

河南省肿瘤医院近年来以发展实践为研究对象，结合编者多年来对医院、医疗、医保及疾病管理的理解、学习、思考和实践，进行了全面、系统、深入、缜密的研究和梳理，编写完成了《现代医院管理理论与实务》一书，该书观点鲜明，思路清晰，内容翔实，实践严谨，操作性强，并附有案例分析，不仅梳理了"现代""现代化""现代性"等我们司空见惯而被忽略的基本概念，还结合当前医院发展现状，提出了构建和评价现代化医院的整体框架和模型，并将"现代化"的理念融入了该书的各个章节，具有很强的现实指导意义。

"不积跬步，无以至千里；不积小流，无以成江海。"公立医院改革、健康事业发展任重而道远，不可能一蹴而就，需要无数致力于中国健康梦的仁人志士俯下身、静下心，孜孜以求，不断探索，为我国卫生事业发展和健康中国建设奉献出自己的一份力量。

希望该书的出版和发行能够给从事医院管理的同仁带来一些思考和启发，也希望有更多的有识之士加入这一行列中来，在积极推进现代医院建设、运作和管理的发展中，在促进健康中国建设宏伟蓝图的实现中，增添新的动力、激发新的活力、贡献新的力量！

2018 年 1 月

前　言

经济新常态是新时代我国经济发展的显著特征。改革开放以来支撑我国经济发展的低要素成本和高投资驱动的增长方式已难以为继，亟须通过提升全要素生产率，培育经济发展的新动力进行转型升级。党的十八届三中全会提出了"使市场在资源配置中起决定性作用和更好发挥政府作用"的重要论断，进一步明确了政府与市场的关系，为加快推进中国市场化改革指明了方向。作为供给侧的公立医院的发展理应顺应这一改革大势，在坚持政府主导的前提下，充分发挥市场配置资源的优势，将党的十八届五中全会提出的"创新、协调、绿色、开放、共享"五大发展理念贯彻落实到医院改革发展的各个环节和方面，进一步认识、适应并推动医院的结构性调整和转型升级，为健康中国建设提供强有力的健康保障。

现代医院作为维护和促进人民群众健康的关键一环，建设好、维护好、发展好现代医院对于加快推进健康中国建设必将发挥重要作用。作为长期从事现代医院管理中的一员，在新的形势下，如何认识并适应外部环境变化对医院发展的客观要求，如何通过内部结构性调整寻求生存与发展的科学性与规律性，如何科学规划和引领医院健康持续发展等，是每一位现代医院管理者亟须研究的重大课题。本书立足当前现代医院管理发展面临的外部挑战和机遇，旨在寻求促进现代医院科学发展的一般规律和模式，以期为现代医院的健康持续发展提供借鉴和参考。

医院管理永远在路上，医院的现代化是寻求最佳实践的过程。本书紧紧围绕"以人为本，科学发展"这一基本理念，以河南省肿瘤医院近年来在医院建设、管理和发展历程中的实践经验等为主要素材，全面借鉴和系统吸收了现代医院管理的理论精华和实践经验，以塑造核心价值观和强化文化管理为核心，尝试构建了现代医院管理的理论框架和评价指标模型，将体现现代性的管理理论、实践案例融入医院管理的各个模块和方面，并对现代医院管理的未来发展趋势进行了梳理、总结。

本书以"现代医院管理基础、现代医院管理理论与实践和现代医院管理发展趋势"三部分进行谋篇布局，共分三篇二十八章。在结构和体系设计上充分体现了系统论和整体论的思想，在具体章节写作上也充分体现了理论与实践的结合。全书既强调理论与实践的结合，又强调管理理论、方法、实践的创新性和实用性。

本书具有一定的科研价值和实用价值，既可作为对现代医院管理研究有兴趣的同仁参考，又可供卫生行政部门领导、医院管理实践者、大中专院校师生及其他有兴趣的社会大众所借鉴。

由于编写者学识水平和经验有限，特别是对现代医院管理理论和实践的认知水平还不是很成熟，还处于进一步研究和探索之中，难免有不妥之处，敬请各位同仁和读者批评指正。

2018 年 1 月

目　录

第一篇　现代医院管理基础

第一章　现代医院管理概论···3
第一节　现代医院的概念和特点·····································3
第二节　医院的现代化与现代性·····································7
第三节　现代医院管理评价体系·····································9
参考文献···18

第二章　现代医院管理环境···19
第一节　社会环境···19
第二节　经济环境···23
第三节　科教环境···24
第四节　现代医院发展环境·····································27
参考文献···31

第三章　中国医改···32
第一节　中国医改历史回顾·····································32
第二节　新医改框架及进展·····································36
第三节　公立医院改革···42
参考文献···46

第四章　供给侧结构性改革与公立医院·······························47
第一节　供给侧结构性改革·····································47
第二节　公立医院与供给侧结构性改革···························51
参考文献···57

第五章　健康中国···58
第一节　健康中国的提出·······································58
第二节　"健康中国2030"·······································61
第三节　全国卫生与健康大会···································65
参考文献···66

第二篇　现代医院管理理论与实践

第六章　战略管理 ·· 69
　　第一节　战略管理的概念 ·· 69
　　第二节　战略管理的特点 ·· 70
　　第三节　战略管理的层次 ·· 71
　　第四节　战略管理的作用 ·· 72
　　第五节　战略管理的原则 ·· 73
　　第六节　战略管理的分析工具 ·· 74
　　第七节　现代医院战略管理 ·· 75
　　参考文献 ··· 80
第七章　组织管理 ·· 81
　　第一节　医疗管理体制的发展 ·· 81
　　第二节　医院体制变革中存在的问题 ·· 82
　　第三节　公立医院的法人治理概述 ·· 83
　　第四节　公立医院的法人治理框架 ·· 85
　　第五节　公立医院的法人治理机制 ·· 87
　　参考文献 ··· 94
第八章　人力资源管理 ··· 95
　　第一节　人力资源管理概述 ·· 95
　　第二节　医院人力资源管理 ·· 97
　　第三节　现代医院人力资源管理的探索与实践 ·························· 100
　　参考文献 ··· 108
第九章　医疗管理 ·· 109
　　第一节　医疗管理概述 ··· 109
　　第二节　医疗质量管理 ··· 112
　　第三节　临床路径管理 ··· 120
　　第四节　现代医院的医疗质量管理 ·· 120
　　参考文献 ··· 123
第十章　护理管理 ·· 124
　　第一节　护理管理概述 ··· 124
　　第二节　护理文化 ·· 126
　　第三节　护理质量管理 ··· 127
　　参考文献 ··· 137
第十一章　学科建设 ·· 138
　　第一节　医院学科建设概述 ·· 138

第二节　医院学科建设内容和策略 ………………………………………144
第三节　医院学科评估管理 …………………………………………………147
第四节　医院重点学科建设 …………………………………………………149
参考文献 ………………………………………………………………………153
第十二章　科研管理 ………………………………………………………………154
第一节　医院科研概述 ………………………………………………………154
第二节　医院科研管理 ………………………………………………………158
第三节　医院科研管理发展状况 ……………………………………………165
参考文献 ………………………………………………………………………172
第十三章　信息管理 ………………………………………………………………173
第一节　医院信息管理概述 …………………………………………………173
第二节　现代医院信息化建设与管理 ………………………………………186
第三节　医院信息化建设探索 ………………………………………………197
参考文献 ………………………………………………………………………202
第十四章　信息安全管理 …………………………………………………………203
第一节　医院信息安全概述 …………………………………………………203
第二节　医院信息安全保障体系 ……………………………………………211
第三节　医院信息安全建设探索 ……………………………………………224
参考文献 ………………………………………………………………………226
第十五章　医学设备管理 …………………………………………………………227
第一节　医学设备管理概述 …………………………………………………227
第二节　医学设备管理案例分析 ……………………………………………241
参考文献 ………………………………………………………………………247
第十六章　基建管理 ………………………………………………………………248
第一节　基建管理概述 ………………………………………………………248
第二节　工程项目建设程序 …………………………………………………249
第三节　建设工程项目管理的任务、问题与对策 …………………………252
第四节　基建管理案例 ………………………………………………………257
参考文献 ………………………………………………………………………258
第十七章　招标采购管理 …………………………………………………………259
第一节　招标采购管理概述 …………………………………………………259
第二节　招标采购案例分析 …………………………………………………266
参考文献 ………………………………………………………………………268
第十八章　品牌管理 ………………………………………………………………269
第一节　品牌管理概述 ………………………………………………………269
第二节　现代医院品牌建设与培育 …………………………………………274
第三节　医院品牌建设的探索 ………………………………………………277
第四节　品牌塑造管理案例分享 ……………………………………………281

参考文献 ……………………………………………………………………………………288

第十九章 文化管理 ……………………………………………………………………289
　　第一节 医院文化概述 ……………………………………………………………289
　　第二节 医院文化运行 ……………………………………………………………292
　　第三节 医院文化案例分析 ………………………………………………………295
　　参考文献 ……………………………………………………………………………298

第二十章 运营管理 ……………………………………………………………………299
　　第一节 医院运营管理概述 ………………………………………………………299
　　第二节 医院运营管理 ……………………………………………………………304
　　第三节 医院运营管理评价体系 …………………………………………………309
　　参考文献 ……………………………………………………………………………311

第二十一章 绩效管理 …………………………………………………………………312
　　第一节 绩效及绩效管理概述 ……………………………………………………312
　　第二节 现代医院绩效管理理论 …………………………………………………317
　　第三节 医院行管后勤科室绩效设计 ……………………………………………325
　　参考文献 ……………………………………………………………………………331

第二十二章 经济管理 …………………………………………………………………333
　　第一节 经济管理相关理论 ………………………………………………………333
　　第二节 现代医院经济运行与管理 ………………………………………………338
　　第三节 医院经济管理案例 ………………………………………………………345
　　参考文献 ……………………………………………………………………………349

第二十三章 内部审计 …………………………………………………………………350
　　第一节 内部审计基础 ……………………………………………………………350
　　第二节 内部审计实务 ……………………………………………………………355
　　参考文献 ……………………………………………………………………………372

第二十四章 后勤管理 …………………………………………………………………373
　　第一节 后勤管理概述 ……………………………………………………………373
　　第二节 后勤管理实务 ……………………………………………………………376
　　参考文献 ……………………………………………………………………………402

第三篇　现代医院管理发展趋势

第二十五章 循证管理 …………………………………………………………………405
　　第一节 医院循证管理概述 ………………………………………………………405
　　第二节 医院循证管理的主要内容 ………………………………………………409
　　第三节 医院循证管理的应用 ……………………………………………………414
　　参考文献 ……………………………………………………………………………417

第二十六章　人本管理···418
　　第一节　人本管理概述···418
　　第二节　医院人本管理的内容体系································426
　　第三节　医院人本管理的运作流程································431
　　参考文献···434
第二十七章　健康管理···435
　　第一节　健康管理概述···435
　　第二节　国外健康管理及启示································438
　　第三节　医院健康管理···443
　　参考文献···446
第二十八章　体验管理···447
　　第一节　体验管理概述···447
　　第二节　美国医院的患者体验管理实践································448
　　第三节　开展患者体验管理的主要措施································450
　　第四节　医院开展患者体验管理的运行机制································452
　　第五节　体验实践策略···453
　　参考文献···454

第一篇

现代医院管理基础

第一章

现代医院管理概论

第一节　现代医院的概念和特点

一、医院的起源与功能

（一）医院的起源

医院（hospital）一词来源于拉丁文，其原意为"客人"，主要是供人避难、休闲，并有使人舒适和被款待的意思，后来逐渐演变成为专供收容和救治病人的场所。

早在公元前的罗马、埃及和中国，就已经出现了可为患者诊治疾病的医生。但是，作为专门收治患者的特定场所的医院，则出现在公元1世纪。当时在耶路撒冷传教的耶稣，指引自己的信徒，建立了为患者和穷人提供食宿、医疗救护和精神抚慰的场所，这成为早期医院的雏形。这一依托教会形成的医院随着基督教的发展和传播得到了快速发展。至今，不少地方仍存有教会医院的旧址，而且很多西方现代医院都是从教会医院延续发展而来的。公元2世纪，古罗马大帝为救治在战场上负伤的士兵而专门设立了医疗站。公元330年，罗马帝国康斯坦丁国王的母亲圣·海伦娜创立了世界上第一所医院。文艺复兴以后，治疗成为医院的重点，医生取代了僧侣成为医院的主力。1288年建立的佛罗伦萨圣玛利亚·诺瓦医院已有6位内科医生、1位外科医生和3位助理，患急症的病人住院治疗，缓解后回家，这成为之后欧洲医院发展的样板。

中国在周代已建立了完整的医疗制度。据史料记载，从汉朝起，在旱灾、瘟疫发生时，都由皇帝或官员设立专门的场所，安排医生免费给民间百姓治病。北魏和唐宋年间，已出现由寺庙、官府举办，或"公私合办"的医院，被称为"病坊""别坊""安乐坊""养病院"等，规模大的已可同时容纳300名患者入住。近代以前，中国社会传统的医疗机构，除了官设的惠民药局外，均为中医私人医馆。中国现代意义上的医院起源于西方教会医院，也称西医院。19世纪30年代，西方传教士最先在广州将"医院"引进中国。此后由于各种因素相互交汇，教会医院数量迅速增加。1876 年基督新教在华创办教会医院有 16 所、诊所 24 所，1905 年分别达到 166 所和 241 所。教会医院在近代中国医院发展中逐步占据主流地位，与中医共生，成为我国今天中医、西医医疗机构并存的特有格局。

（二）医院的功能

由医院的起源可以看出，医院这一机构自出现之日起，就承担着救死扶伤、济危扶困的社会功能。随着医院的不断发展，其功能也更加丰富。目前，医院除了要提供基本的预防、医疗、保健、康复等服务外，也要承担与其功能相适应的临床、科研、教学、培训等功能和任务，同时还要承担公共卫生、健康教育、突发事件的紧急医疗救治和基层医疗机构支援等任务。医院的功能已逐渐从单纯的疾病诊疗和护理转向疾病的预防、保健、康复和健康教育等全方位发展。

2016 年 10 月，中共中央、国务院印发《"健康中国 2030"规划纲要》。该纲要规定，以提高人民健康水平为核心，以体制机制改革创新为动力，以普及健康生活、优化健康服务、完善健康保障、建设健康环境、发展健康产业为重点，把健康融入所有政策，加快转变健康领域发展方式，全方位、全周期维护和保障人民健康，大幅提高健康水平，显著改善健康公平，为实现"两个一百年"奋斗目标和中华民族伟大复兴的中国梦提供坚实健康基础。因此，在以提高人民健康水平为中心的背景下，医疗机构如何从当前的功能定位转变为全方位促进和提高人民健康水平、建设新型的现代医院成为亟待思考和解决的问题。

二、医院的定义和分类

（一）医院的定义

医院是以诊疗疾病、照护病人、促进健康为主要目的而设立的面向民众或特定人群提供医疗保健服务的场所。具体来讲，就是运用现代医学科学理论和技术，拥有一定数量的基础设施、医务人员、诊疗设备，通过依法获得有执业资格的医务人员的集体协作，向患者、特定人群或社会提供医疗、预防、保健和康复等服务的机构，以保障和促进人民群众健康水平的不断提高。

（二）医院的分类

1. 按专业性质分类

（1）综合医院：旨在处理各种疾病和损伤的医疗机构，通常包括急诊部、门诊部和住院部。综合医院通常是一个地区的主要医疗机构，有一定数量规模的床位，可以同时为较多的病人提供诊疗、救治、危重症监护和长期治疗。

（2）专科医院：旨在治疗特定疾病或伤害的医疗机构。按不同疾病或伤害，可分为儿科医院、妇产科医院、男科医院、肛肠医院、耳鼻喉医院、皮肤科医院、精神病院、肿瘤医院、传染病医院、肾病医院等。

（3）教学医院：不仅为病人提供与其他类型医院相同的诊疗服务，同时还肩负有医学教学任务的医疗机构。教学医院可以是综合医院，也可以是专科医院。教学医院通常是医学院校的附属医院。

2. 按床位规模和所能提供的服务质量分类

根据《综合医院分级管理标准（试行草案）》规定，我国现行医院分为三级，每级分甲、乙、丙三等，其中三级增设特等，因此医院共分三级十等。医院的等级划分是依据其医疗功能、设施设备、技术能力、管理水平等进行考核评审的。

3. 按服务对象划分

有部队医院、企业医院、行业医院、事业医院等，有其特定服务对象。

4. 按所有制性质划分

有全民所有制、集体所有制、公立医院、民营医院、中外合资医院和独资医院等。

5. 按医疗机构分类管理要求划分

有非营利性医疗机构和营利性医疗机构。非营利性医疗机构即公立医院，其在医疗服务体系中占据主导和主体地位。

三、现代医院管理的概念和特点

（一）现代医院管理的概念

现代医院管理是在遵循医院工作特点和客观规律的基础上，将现代自然科学、社会科学和管理科学知识及成果应用到医院管理活动中，综合运用现代化的工具和手段，通过对人、财、物、信息、技术、时间、空间等资源进行有计划的组织、协调、控制等一系列管理活动，以取得最佳的社会效益和经济效益。

（二）现代医院管理的特点

1. 以人为本、健康优先

现代医院管理是以人为根本，以健康为导向，和谐共享，倾心互助的系统化管理，其管理和诊疗的出发点和归宿点都是健康。现代医院的设置、结构、运转、活动和与此相关的一切服务都要遵循健康规律，都要为了健康，以尊重人的健康为前提和行为宗旨，通过实施健康诊疗、落实健康管理、推广健康生活、优化健康服务、完善健康保障、优化健康绩效，让病人在医院诊疗的全过程都感受到公平、公正、尊重和贴心，从而营造一个温馨、和谐的健康环境。

2. 标杆引领、追求卓越

标杆管理是不断寻找和研究一流组织的最佳实践，以此为基准进行比较、分析、判断，从而使自身得到不断改进，步入创造优秀绩效的良性循环过程，也就是运用标杆管理的理论和方法组织医疗实践和诊疗活动，实现持续改进、追求卓越的绩效目标。标杆管理在我们的日常管理活动中很常见，就是学先进，就是赶帮超，就是有目的、有方法、有步骤地学习系统内外的先进典型。通过对内外部先进者的调查、分析、比较，确定学习目标（立标），以此为对象结合本身实际认真比较找出关键点（对标），制定方法路径严格实施赶超先进（达标），发挥自身优势优化思路、方法和实践，超越先进，创立新的标杠（创标），实现组织、使用部门、个人或专业的快速发展。现代医院管理本身具有瞄准和赶超先进、追求竞争优势的本质特性；通过建立内、外部标杆管理，竞争性标杆管理，非竞争性标杆管理，功能性标杆管理和通用性标杆管理，将各种标杆管理方式根据组织自身条件和标杆管理业务方面的要求相结合，取长补短，以取得高效的发展效果。

3. 勇于创新、科学发展

经济新常态是当前我国经济发展的显著特征。改革开放以来支撑我国经济发展的低要素成本和高投资驱动的增长方式已难以为继，亟须通过提升全要素生产率，培育经济发展的新动力进行转型升级。在此背景下，现代医院管理方式同样需要转变，管理导向从单纯依靠硬件设施和规模增长转向为推动医疗技术创新和医疗服务差异化发展，并在管理体制、运行机制、人事管理、分配制度、财务管理、医疗质量管理等方面不断完善。建立公立医院内部决策和制约机制，实行重大决策、重要干部任免、重大项目实施、大额资金使用集体讨论并按规定程序执行，落实院务公开，发挥职工代表大会职能，强化民主管理，使医院在规范中前进，在创新中超越，在发展中卓越。

4. 精准定位、协作共赢

找准位置是发展的基础，明确医院功能定位，看准医院发展方向。一方面，发挥现代医院在基本医疗服务提供、急危重症和疑难病症诊断等方面的功能作用，另一方面，通过完善基层首诊机制，双向转诊，发挥基层医疗卫生机构在基本医疗和转诊服务中的作用。通过双向转诊程序，实现不同级别和类型医疗机构之间有序转诊，畅通患者向下转诊渠道，由上级医院出具治疗方案，在下级医院或基层医疗卫生机构实施治疗、康复。按照分级诊疗制度构建出基层首诊、双向转诊、急慢分治、上下联动的分级诊疗模式。找准各自利益平衡点，在医院、基层医疗卫生机构和慢性病长期看护机构之间建立起科学合理的分工协作机制。

5. 互联互通、提升价值

在当前信息技术快速发展的前提下，在医疗机构内部以及与医疗机构相关联的各级卫生管理机构和协作单位建立起互联互通的信息沟通渠道，打破信息孤岛和壁垒，实现信息、管理和技术等资源的互联互通，共建共享，对于优化服务流程，发挥优势功能，减轻病人负担，优化资源布局，体现医务人员技术劳务价值，已成为目前医院发展的共识。

第二节　医院的现代化与现代性

一、何为"现代"

"现代"一词为舶来词，来源于拉丁语单词"modernus"，最早可追溯到公元 4 世纪，目前已被公认为是世界范围内应用频率最广泛的基础词汇之一，但对"现代"一词的来源及界定的模糊性、多样性和理解的偏差，又影响和制约着学术界、思想界及实务界对有关"现代"问题的探究。

近年来，我国学术界对"现代"概念的理解大体分为以下几种：一是历史分期说。即将正在经历的当下称为"现代"，与之相对应的称为"古代"，两者是相对而存在的，没有严格的时间界限。二是学科界说。即从社会学、政治学、哲学等不同学科层面探讨"现代"问题[1]，认为"现代"代表进步性、合理性和自由的精神，标志着与传统、世俗决裂的一种转变。三是广义狭义论[2]。广义上的"现代"不特定指历史上的某一个时间区域，而是属于历史演进中的任何一个时间区域，"现代"终将成为"过去"，是相对而存在的。狭义上的"现代"特指历史发展的某一特定时期，具有相对明显的时间界限。例如，我国文学界将"现代"特指为1919年"五四运动"到1949年中华人民共和国成立这一时期，而其后至今则称为"当代"。无论是从广义还是从狭义上界定，两者都蕴涵着比过往的进步性。

对"现代"一词的理解如此丰富多样以致为开展相关"现代"问题的研究带来了诸多不便。但归结起来，"现代"又具有以下共同特征：一是反映了一定的时间维度；二是呈现了与之对应的"过往"的对比和转变；三是蕴涵了一定的进步性；四是视角的多样性。

二、"现代性"与"现代化"

由对"现代"一词理解的多样性和模糊性，直接导致了对由此衍生"现代性"和"现代化"的不同理解和认识。"现代性"一词在 19 世纪才出现，一般认为，最早使用"现代性"一词的是法国文学评论家波德莱尔。从他的《现代生活的画家》系列文章中，可以看出"现代性"一词主要表示人或事物所具有的一种品质和特性。从构词学的角度看，"现代性"是由"现代"一词为词根加上表示"性质""状态""程度"等意义的后缀"-ity"构成。如果"现代"一词表示时间分段概念的话，那么"现代性"一词则是"现代"最初含义的表达，但随着时间的推移，对"现代"和"现代性"的使用界限逐渐模糊起来，甚至不加区分地进行混用。

同样以"现代"一词为词根构成的"现代化"一词，则集中反映了人或事物从"过往的现代"到"现代之现代"的转型变化过程。因此，可将"现代""现代化""现代性"简单地概括如下，即以"现代"这一相对时间分段概念为区间，通过一系列"现代化"的过程或转变,以到达"现代性"的彼岸。从一般意义上来看,"现代性"是理念、范畴,是一种价值观念和文化精神,属于"质"的范畴,代表一种性状和结果,其状态如何只可描述不可测度;"现代化"则是过程、方法论,代表实现"现代性"的路径和机制,是现代性观念在经济、政治、科学、文化等方面的运作,属于"量"的范畴,其状态是可以测度的。

现代性的根本是人的现代性,即人在观念和行为上的现代性,只有通过具有现代观念的、理性的人的支撑,社会才能真正发展起科学与民主。

三、现代医院的现代性与现代化

"现代医院"这一表达是将"医院"这一专属学科领域和实体纳入"现代"的范畴来考量。这将涉及三个基本概念,一是"现代医院"的时期如何划分;二是"现代医院"的"现代性"如何体现或衡量;三是实现"现代医院""现代性"的"现代化"转变机制和过程是什么。这三者之间是紧密相连、不可分割的,既具有逻辑上的自治性,又具有互为前提、互为因果的辩证性及变动前进和螺旋上升的特征。

关于"现代医院"的时期划分。借鉴"现代"一词的广义界说,"现代医院"不特指某一特定时期,泛指当前或现在的医院正在经历的当下。"现代医院"的"现代性"和"现代化"也基于这一时间界定来探讨。

关于"现代医院"的"现代性"。由于"现代性"所具有的多元多样性、变动性及自我否定的螺旋上升性等特性,在探讨现代医院"现代性"的问题上,要充分考虑"现代性"这一特质。这就决定了不同的社会科学文化背景、不同的政治经济管理体制及不同的发展阶段,"现代性"所呈现出的特性或状态是不一样的,对现代医院"现代性"的评价和考量也应尊重这一规律。从我国现代化发展的过程以及取得的经验教训来看,对"现代化"的考量应从经济基础和上层建筑两个层面构建"现代性"评价体系,既包括物质的现代性又包括精神的现代性。

我国改革开放以来的经验一再证明,党的十八届五中全会所提出的"创新、协调、绿色、开放、共享"的五大发展理念,更加注重向价值理性转变。现代医院的发展也应从对"现代性"观念反思中加以转变,即要实现从粗放发展向集约发展的转变,从外延扩张向内涵建设的转变和从满足需求向优化供给等的转变,对现代医院现代性的评价指标体系的构建应充分体现这一转变特质。

关于当前"现代医院"的"现代化"。我国现代医院的现代化应置于建设中国特色社会主义现代化的大背景下加以考量,受制于中国特色"现代性"观念的指引,不同于西方社会所倡导的现代性价值评判体系。

第三节　现代医院管理评价体系

一、理论基础

（一）医院文化理论

1. 医院文化概念

医院文化有广义和狭义之分。广义的医院文化泛指医院主体和客体在长期的医学实践中创造的特定的物质财富和精神财富的总和，包括医院硬文化和医院软文化两大方面。医院硬文化主要是指医院的物质状态，包括医疗设备、医院建筑、医院环境、医疗技术和医院效益等有形的东西，其主体是物。医院软文化是指医院在历史发展过程中形成的具有本医院特色的思想、意识、观念、习惯、精神等意识形态和行为模式以及与之相适应的制度、规范和组织结构，其主体是人。医院硬文化是医院软文化形成和发展的基础；而医院软文化一旦形成则对医院硬文化具有反作用。两者是一个有机的整体，彼此相互制约，又互相转换。狭义的医院文化是指医院在长期医疗活动中逐渐形成的以人为核心的文化理论、价值观念、生活方式和行为准则等，即医院软文化。医院文化是医院的灵魂，是推动医院发展的不竭动力[3]。

2. 医院文化内容

医院文化的定义，内容是十分广泛的，但其中最主要的应包括以下几点。

（1）运营哲学。

运营哲学是医院特有的从事医疗技术活动和管理活动的价值观念的反映和方法论原则，是指导医疗和管理行为的基础。现代医院管理面临的竞争环境矛盾复杂多样，这就要求现代医院要有明确的发展战略和科学的方法论，有一套逻辑思维的程序来规范自己的行为，即医院的运营哲学。

（2）价值观念。

所谓价值观念，是人们基于某种功利性或道义性的追求而对人们（个人、组织）本身的存在、行为和行为结果进行评价的基本观点。价值观不是人们在一时一事上的体现，而是在长期实践活动中形成的关于价值的观念体系。医院的价值观，是指医院职工对医院存在的意义、运营目的、服务宗旨的价值评价，是医院全体职工共同的价值准则。

河南省肿瘤医院自1977年成立以来，逐步形成了"以人为本，科学发展"的办院理念，并贯穿到医院发展的各个环节和方面，已逐渐引领该院步入现代化发展的新轨道。以人为本，首先是以病人为本，提高医疗质量，为病人提供人性化的服务，时时处处为病人着想，把病人满意作为检验工作的唯一标准；其次是以员工为本，创造条件，搭建平台，最大限度地发挥人的潜能，使人尽其才，才尽其用。科学发展，即坚持以人为本，实现全面、协调、可持续发展。"以人为本，科学发展"是医院工作所要达到的效果，也是实现医院战略目标应遵循的根本原则和价值追求。

（3）医院精神。

医院精神是指医院结合自身工作性质、宗旨、使命和发展方向，并经过精心培养和历练而形成的精神风貌和道德风尚。医院精神是医院文化的核心，在整个医院文化建设中起着主导作用。医院精神对医院运营哲学、医院道德、医院形象、医院制度和团队意识起着决定性的作用。可以说，医院精神就是医院的灵魂。

例如，河南省肿瘤医院在快速发展中确立了"追求卓越、赶超一流"的医院精神。科技飞速发展，市场竞争激烈，形势逼人，时不我待。必须以敢争第一的勇气，在质量、技术、服务、管理等各方面追求卓绝出众，勇于超越，争创一流，才能把握发展先机，占领制高点，赢得大发展。

（4）医院道德。

医院道德是医院一切行为规范的总和。它从伦理关系的角度，以善与恶、公与私、荣与辱、诚实与虚伪等道德范畴为标准来评价和规范医院行为。医院道德不同于法律规范和制度规范，不具有强制性和约束力，但具有积极的示范效应和强烈的感染力，当被人们普遍认可和接受后具有较强的自我约束力。

（5）医院形象。

医院形象是医院软硬实力的集中体现，通过外部特征和具体的医疗活动表现出来，并被患者等利益相关方认同的医院总体印象。由外部特征表现出来的医院的形象称为表层形象，如医院环境、设施、标识等直观印象；通过运营实力表现出来的形象称为深层形象，是医院内部各种要素的综合体现，如人员素质、精神风貌、就医流程、患者体验、人际关系等。表层形象和深层形象二者相互依存、相互促进。表层形象是深层形象的载体，深层形象是表层形象的价值内涵和支撑。

（6）医院制度。

医院制度是在医疗实践活动中所形成的行为准则和规范，带有一定的强制性和约束力。从医院文化的整体构架来看，医院制度属于中间层次，是医院精神文化的表现形式，是物质文化的保证措施。医院制度主要有规范行为、协调关系和有效运行三大功能，完善的医院制度体系建设是促进医院协调有序运转并实现医院战略目标的重要保障。

（7）团队意识。

团队意识是指整体配合意识，反映团队成员的整体观念和目标的一致性。团队意识有以下功能和作用：一是系统效应，即 1+1>2 的结合力。二是全体成员的向心力、凝聚力。真正把自己看成是团队的一部分，"心往一处想，劲往一处使"。三是归属感。以自己作为团队的一员而自豪，并将此作为自己生活、价值的依托和归宿。四是安全感。使处于团队中的每个成员都能感受到团队所带来的基本生活保障和价值追求。

3. 医院文化功能

（1）导向功能。

医院文化的导向功能主要体现在：一是运营哲学和价值观念的指导。运营哲学决定了医院管理的思维方式和处理问题的法则，这些方式和法则指导管理者进行正确的决策，指导医务人员采用科学的方法从事医疗服务活动。医院共同的价值观念规定了医院的价值取向，引导医院全体职工朝着医院的发展目标共同奋斗。二是医院目标的指引。医院目标代表着医院发展的方向，没有正确的目标就等于迷失了方向。先进的医院文化应从实际出发，以科学的态度去制定医院的发展目标，这种目标一定具有可行性和科学性。

（2）约束功能。

医院文化的约束功能主要是通过完善管理制度和道德规范来实现的。医院制度是医院文化的内容之一，是医院内部的法规，医院的领导者和医院职工必须遵守和执行，从而形成约束力。道德规范的约束体现在道德规范是从伦理关系的角度来约束医院领导者和职工的行为。如果人们违背了道德规范的要求，就会受到舆论的谴责，心理上会感到愧疚和不安。

（3）凝聚功能。

医院文化以人为本，尊重人的感情，从而在医院中营造一种团结友爱、相互信任的和睦气氛，无形中强化了团队意识，使医院职工之间形成强大的凝聚力和向心力。共同的价值观念形成了共同的目标和梦想，职工把医院看成是一个命运共同体，把本职工作看成是实现共同目标的重要组成部分，整个医院步调一致，形成统一的整体。这时，"院兴我荣，院衰我耻"成为职工发自内心的真挚感情，"爱院如家"就会变成他们的自觉行动。

（4）激励功能。

共同的价值观念使每个职工都感到自身的存在和行为的价值，自我价值的实现是人的最高精神需求的一种满足，这种满足必将形成强大的激励。在以人为本的医院文化氛围中，领导与职工、职工与职工之间互相关心、互相支持。特别是领导对职工的关心，职工会感受到尊重，自然会振奋精神，努力工作。另外，医院精神和医院形象对医院职工有着极大的鼓舞作用，特别是医院文化建设取得成功，在社会上产生影响时，医院职工会产生强烈的荣誉感和自豪感，会促使他们更加努力，并用自己的实际行动去维护医院的荣誉和形象。

（5）调适功能。

调适即调整和适应。医院各部门之间、职工之间，囿于各种原因难免会产生一些问题和矛盾，解决这些矛盾需要各自进行自我调节；医院、国家、社会与环境、患者之间都会存在不协调、不适应之处，这也需要进行不断调整和适应。医院哲学和医院道德规范使管理者和普通员工能科学地处理这些矛盾，自觉地约束自己，形成完善的自适应和自调节系统。

（6）辐射功能。

文化的感染力和辐射力不止在医院内部起作用，也能通过各种渠道和媒介对外界产生影响。

4. 医院文化结构

医院文化结构就是医院文化的构成、形式、层次、内容和类型等的比例关系和位置关系。它表明各个要素如何链接，形成医院文化的整体模式，即医院物质文化、医院行为文化、医院制度文化、医院精神文化形态。

医院文化结构可分为四层。第一层是表层的物质文化；第二层是幔层的（或称浅层的）行为文化；第三层是中层的制度文化；第四层是核心层的精神文化。

（1）医院文化的物质层。

医院文化的物质层也叫医院的物质文化，是指医院建筑、设备、设施、人员等构成的器物文化，是一种以物质形态为主要研究对象的表层医院文化。

（2）医院文化的行为层。

医院文化的行为层又称为医院行为文化。如果说医院物质文化是医院文化的最外层，那么医院行为文化可称为医院文化的幔层，或称为第二层，即浅层的行为文化，是基于物质层文化基础上形成的医院的行为规范。

（3）医院文化的制度层。

医院文化的制度层又叫医院的制度文化，主要包括医院领导体制、组织结构和管理制度三个方面。医院领导体制的产生、发展、变化，是医院生产发展的必然结果，也是文化进步的产物。医院组织结构，是医院文化的载体，包括正式组织和非正式组织。医院管理制度是医院在进行医疗活动时所制定的、起规范保证作用的各项规定或条例。

（4）医院文化的精神层。

医院文化的精神层又称为医院精神文化，相对于医院物质文化和行为文化来说，医院精神文化是一种更深层次的文化现象，在整个医院文化系统中，它处于核心的地位。精神层是医院文化的核心和灵魂。

（二）金字塔原理

金字塔原理（pyramid principles），1973 年由麦肯锡国际管理咨询公司的咨询顾问巴巴拉·明托（Barbara Minto）发明，旨在阐述写作过程的组织原理，提倡按照读者的阅读习惯改善写作效果。因为主要思想总是从次要思想中概括出来的，文章中所有思想的理想组织结构也就必定是一个金字塔结构：由一个总的思想统领多组思想。在这种金字塔结构中，思想之间的联系方式可以是纵向的，即任何一个层次的思想都是对其下面一个层次上的思想的总结；也可以是横向的，即多个思想因共同组成一个逻辑推断式，而被并列组织在一起。巴巴拉·明托的金字塔原理是一项层次性、结构化的思考和沟通技术，可以用于结构化的写作过程。该金字塔原理假设所关注的是思考过程。巴巴拉·明托的这项写作思考方法要求表述者（写作者）在写作之前先对那些提纲挈领的中心思想进行归类。支持性观点可以基于：一是归纳推理，论证的前提支持结论但不确保结论的推理过程。它们落在金字塔的第二行，每一项都针对写作报告的一个具体问题，如为什么，怎么办，怎么知道的。二是演绎推理，结论为前提事实必要条件的推理过程。

巴巴拉·明托认为，给出观点或者论点的最好方式就是像这样进行结构化的思考。金字塔模型还揭示了如何运用 SCQA 架构，即"情境（situation）、冲突（complication）、问题（question）、答案（answer）"架构来确定阐释的中心思想以及观点的安排次序。

金字塔结构的优势：一是将思想组织成金字塔，便于归类分组；二是为了进行自上而下的表达，突出结论；三是为了便于自下而上进行思考、总结和概括。

（三）生命周期理论

世界上任何事物的发展都存在着生命周期，医院也不例外。生命周期理论是关于组织成长、消亡阶段性和循环的理论。所谓"生命周期"，是指组织诞生、成长、壮大、衰退，甚至死亡的过程。虽然不同组织的寿命有长有短，但各个组织在生命周期的不同阶段所表现出来的特征却具有某些共性。

医院生命周期问题所运用的基本思想是组织生命周期的思想。自 20 世纪 50 年代以来，许多学者对生命周期理论开始关注，并从不同视角对其进行了考察和研究，其发展历程大致可归纳为以下几个阶段[4, 5]。

1. 萌芽阶段：20 世纪 50~60 年代

在 1960 年以前，关于组织生命周期的论述几乎是凤毛麟角，对组织生命周期的研究刚刚起步。在这一阶段，马森·海尔瑞（Mason Hairey）于 1959 年首先提出了可以用生物学中的"生命周期"观点来看待组织，认为组织的发展也符合生物学中的成长曲线。在此基础上，他进一步提出组织发展过程中会出现停滞、消亡等现象，并指出导致这些现象出现的原因是组织在管理上的不足，即一个组织在管理上的局限性可能成为其发展的障碍。

2. 系统研究阶段：20 世纪 60~70 年代

从 20 世纪 60 年代开始，学者对于组织生命周期理论的研究比前一阶段更为深入，对组织生命周期的特性进行了系统研究，主要代表人物有哥德纳（J. W. Gardner）和斯坦梅茨（L. L. Steinmetz）。

1965 年，哥德纳指出，组织和人及其他生物一样，也有一个生命周期。但与生物学中的生命周期相比，组织的生命周期有其特殊性，主要表现在：第一，组织的发展具有不可预期性。一个组织由年轻迈向年老可能会经历 20~30 年，也可能会经历好几个世纪的时间。第二，组织的发展过程中可能会出现一个既不明显上升也不明显下降的停滞阶段，这是生物生命周期所没有的。第三，组织的消亡也并非是不可避免的，组织完全可以通过变革实现再生，从而开始一个新的生命周期。

1969 年，斯坦梅茨系统地研究了组织成长过程，发现组织成长过程呈 S 形曲线，一般可划分为直接控制、指挥管理、间接控制及部门化组织四个阶段。

3. 模型描述阶段：20 世纪 70~80 年代

在 20 世纪 70~80 年代中，学者在对组织生命周期理论研究的基础上，纷纷提出了一些组织成长模型，开始注重用模型来研究组织的生命周期，主要代表人物有邱吉尔（N. C. Churchil）、刘易斯（V. L. Lewis）、葛雷纳（L. E. Greiner）及伊查克·爱迪思（Ichak Adizes）。

1983 年，邱吉尔和刘易斯从组织规模和管理因素两个维度描述了组织各个发展阶段的特征，提出了一个五阶段成长模型，即组织生命周期包括创立阶段、生存阶段、发展阶段、起飞阶段和成熟阶段。根据这个模型，组织整体发展一般会呈现"暂时或永久维持现状"、"持续增长"、"战略性转变"和"出售或破产歇业"等典型特征。

1985 年，葛雷纳认为组织通过演变和变革而不断交替向前发展，组织的历史比外界力量更能决定组织的未来。他以销售收入和雇员人数为指标，根据它们在组织规模和年龄两方面的不同表现组合成一个包括创立阶段、指导阶段、分权阶段、协调阶段和合作阶段的五阶段成长模型。该模型突出了创立者或经营者在组织成长过程中的决策方式和管理机制构建的变化过程，认为组织的每个成长阶段都由前期的演进和后期的变革或危机组成，而这些变革能否顺利进行直接关系到组织的持续成长问题。

1989 年，伊查克·爱迪思可以算是组织生命周期理论中最有代表性的人物之一。他在《组织生命周期》一书中，把组织成长过程分为孕育期、婴儿期、学步期、青春期、盛年期、贵族期、官僚初期、官僚期及死亡期共九个阶段，认为组织成长的每个阶段都可以通过灵活性和可控性两个指标来体现：当组织初建或年轻时，充满灵活性，做出变革相对容易，但可控性较差，行为难以预测；当组织进入老化期，组织对行为的控制力较强，但缺乏灵活性，直到最终走向死亡。

在这一阶段里，西方学者已经对组织生命周期理论进行了比较深入的研究并建立了相关完善的理论体系，因此这一阶段是组织生命周期理论研究的繁荣阶段。

4. 改进修正阶段：20 世纪 90 年代至 20 世纪末

在西方学者对组织生命周期研究的基础上，我国学者对此又进行了修正和改进，主要代表人物有陈佳贵和李业。

1995 年，陈佳贵对组织生命周期进行了重新划分，他将组织生命周期分为孕育期、求生存期、高速发展期、成熟期、衰退期和蜕变期。这不同于以往以衰退期来结束组织生命周期的研究，而是在组织衰退期后加入了蜕变期，这个关键阶段对组织可持续发展具有重要意义。

2000 年，李业在此基础上又提出了组织生命周期的修正模型，他不同于陈佳贵将组织规模大小作为组织生命周期模型的变量，而将销售额作为变量，以销售额作为纵坐标，其原因在于销售额反映了组织的产品和服务在市场上实现的价值，销售额的增加也必须以组织生产经营规模的扩大和竞争力的增强为支持，它基本上能反映组织成长的状况。他指出组织生命的各阶段均应以组织生命过程中的不同状态来界定。因此，他将组织生命周期依次分为孕育期、初生期、发展期、成熟期和衰退期。

5. 延伸拓展阶段：21 世纪初期

目前，实务界和理论界的研究重点开始从原有的组织生命周期研究转向对组织寿命的研究，即如何保持和提高组织的成长性，从而延长组织寿命。

（四）标杆管理理论

标杆管理法由美国施乐公司于 1979 年首创，是现代西方发达国家组织管理活动中支持组织不断改进和获得竞争优势最重要的管理方式之一，西方管理学界将其与组织再造、战略联盟一起并称为 20 世纪 90 年代三大管理方法。

实际上标杆就是榜样，这些榜样在业务流程、制造流程、设备、产品和服务方面所取得的成就，就是后进者瞄准和赶超的标杆。中国有句古话，"以铜为鉴，可以正衣冠；以史为鉴，可以知兴替；以人为鉴，可以明得失"。组织这么做，在自己面前树立一面镜子，明得失，找差距，图进步。

标杆管理方法较好地体现了现代知识管理中追求竞争优势的本质特性，因此具有巨大的实效性和广泛的适用性。如今，标杆管理已经在市场营销、成本管理、人力资源管理、技术研发、教育部门管理等各个方面得到广泛的应用[6]。

根据标杆伙伴选择的不同，通常可将标杆管理分为五类。

1. 内部标杆管理

标杆伙伴是组织内部其他单位或部门，主要适用于大型多部门的组织集团或跨国公司。由于不涉及商业秘密的泄露和其他利益冲突等问题，容易取得标杆伙伴的配合，简单易行。另外，通过展开内部标杆管理，还可以促进内部沟通和培养学习气氛。但是其缺点在于视野狭隘，不易找到最佳实践，很难实现创新性突破。

2. 竞争性标杆管理

标杆伙伴是行业内部直接竞争对手。由于同行业竞争者之间的服务结构和行业流程相似，面临的市场机会相当，竞争对手的作业方式会直接影响组织的目标市场，因此竞争对手的信息对于组织在进行策略分析及市场定位有很大的帮助，收集的资料具有高度相关性和可比性。但正因为标杆伙伴是直接竞争对手，信息具有高度商业敏感性，难以取得竞争对手的积极配合，获得真正有用或是准确的资料，从而极有可能使标杆管理流于形式或者失败。

3. 非竞争性标杆管理

标杆伙伴是同行业非直接竞争对手，即那些由于地理位置不同等原因虽处同行业但不存在直接竞争关系的组织。非竞争性标杆管理在一定程度上克服了竞争性标杆管理资料收集和合作困难的弊端，继承了竞争性标杆管理信息相关性强和可比性强的优点，但可能由于地理位置等原因而造成资料收集成本增大。

4. 功能性标杆管理

标杆伙伴是不同行业但拥有相同或相似功能、流程的组织。其理论基础是任何行业均存在一些相同或相似的功能或流程，如物流、人力资源管理、质量管理等。跨行业选择标杆伙伴，双方没有直接的利害冲突，更加容易取得对方的配合。另外可以跳出行业的框框约束，视野开阔，随时掌握最新经营方式，成为强中之强。但是投入较大，信息相关性较差，最佳实践需要较为复杂的调整转换过程，实施较为困难。

5. 通用性标杆管理

标杆伙伴是不同行业具有不同功能、流程的组织，即看起来完全不同的组织。其理论基础是：即使完全不同的行业、功能、流程也会存在相同或相似的核心思想和共通之处。例如，多米诺比萨饼公司通过考察研究某组织的急救室来寻求提高送货人员的流动性和工作效率的途径，提高员工的应急能力。从完全不同的组织学习和借鉴会最大限度地开阔视野，突破创新，从而使组织绩效实现跳跃式的增长，大大提高组织的竞争力，这是最具创造性的学习。而其信息相关性更差，组织需要更加复杂的学习、调整和转换过程才能在本组织成功实施学到的最佳实践，因此困难更大。组织最好的选择就是根据需要实施综合标杆管理，即将各种标杆管理方式根据组织自身条件和标杆管理项目的要求相结合，取长补短，以取得高效的标杆管理。

二、现代医院管理评价体系的结构模型

（一）价值导向

随着医学模式的变化，医疗服务体系将从关注疾病向关注价值和人群的全生命周期健康转变。有价值的医疗服务体系将更加关注改善整个人群的健康状况，为个人和家庭提供更优质的医疗服务和服务体验，并且医疗费用是可负担的。广义的卫生服务价值是指以较低的成本获得更好的健康结果、服务质量和病人安全。从提高卫生服务能力的改革和转变策略的角度看，价值是指从以服务量和营利为目标转到以患者健康结果为导向。低价值的医疗服务是指对健康结果有很少或根本没有益处的服务，临床意义上无效，甚至有害的服务，以及成本效果低的服务。低价值医疗服务导致成本超支，低质的服务和不良的健康结果，包括不当的医疗、不安全和不必要的医疗、大处方、过度检查、过度医疗、过度诊断，以及由此带来的错过预防时机和浪费等。

习近平总书记在全国卫生与健康大会上提出"要加快推进健康中国建设，努力全方位、全周期保障人民健康"的理念，指出要动员一切力量，围绕人群健康制定政策和开展工作。作为现代医院也应积极响应这一号召，勇于探索、大胆创新，努力构建全生命周期的健康管理模式。

鉴于此，对现代医院管理体系的评价要着眼于构建有价值的医疗服务体系和关注人的全生命周期健康管理。

（二）结构模型

借鉴组织文化管理理论，生命周期管理理论，金字塔原理及马克思、恩格斯经济基础与上层建筑关系等的理论，从物质层、行为层、制度层和理念层四个方面，构建了现代医院管理评价体系的结构模型（图1-1）。

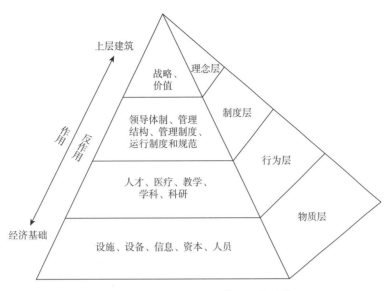

图 1-1　现代医院管理评价体系的结构模型

第一层为物质层，主要包括医院的人员、设施、设备、资本、信息等方面。

第二层为行为层，主要包括医院内部人才资源、医疗活动、教学活动、学科建设、科研活动等方面。

第三层为制度层，主要包括医院的管理制度、管理结构、领导体制、运行制度和规范等方面。

第四层为理念层，是医院核心的价值观念和战略导向。

医院生存与发展的不同生命周期内，对四个层次的要求和评价也不一样，对于初建医院和处于快速成长期的医院，更应该注重物质层和行为层的建设，处于成熟期的医院，应向更高层次即制度层和理念层的建设倾斜。医院的理想发展目标是实现价值管理和文化管理，以保证基业长青。

三、医院现代化评价指数

借鉴世界现代化和中国现代化评价理论，借用综合指数法，尝试提出了医院现代化指数（hospital modernization indexes，HMI）的概念，以综合评价不同等级、不同类型医院的现代化程度和水平。综合指数法是指在确定一套合理的经济效益指标体系的基础上，对各项经济效益指标个体指数加权平均，计算出经济效益综合值，用以综合评价经济效益的一种方法，即将一组相同或不同指数值通过统计学处理，使不同计量单位、性质的指标值标准化，最后转化成一个综合指数，以准确地评价工作的综合水平。综合指数值越大，工作质量越好，指标多少不限。

综合指数法将各项经济效益指标转化为同度量的个体指数，便于将各项经济效益指标综合起来，以综合经济效益指数作为医院间综合经济效益评比排序的依据。各项指标的权数是根据其重要程度决定的，体现了各项指标在经济效益综合值中作用的大小。综合指数法的基本思路则是利用层次分析法计算的权重和模糊评判法取得的数值进行累乘，然后相加，最后计算出经济效益指标的综合评价指数。

$$HMI = \sum_{i=1}^{i=n} 100 \times W_i \times R_i / S_i \qquad （1-1）$$

其中，$W_1 + W_2 + \cdots + W_n = 1$，当第 i 个指标为逆指标时用 R_i / S_i。

HMI 模型是假设共有 n 个指标，第 i 个指标的权重为 W_i，标准值为 S_i，实际值为 R_i。利用影响因素加权法确定医院现代化程度的测量模型，用式（1-1）表示，其中 HMI 是反映医院现代化水平的指标。HMI 值越大说明医院的现代化水平越高。还可将此评价方法应用于医院具体的工作领域进行评价，如医院信息化指数、医院文化指数等。

参 考 文 献

[1] 陈嘉明. 中国现代性研究的解释框架问题[J]. 华东师范大学学报（哲学社会科学版），2006，28（3）：1-3.

[2] 谢中立. "现代性"及其相关概念词义辨析[J]. 北京大学学报（哲学社会科学版），2001，38（5）：25-32.

[3] 杨璐，赵杨，东振彩. 医院文化作用机制研究[J]. 人力资源管理，2014，（7）：258-259.

[4] 何彩霞. 基于企业生命周期的盈余持续性研究[D]. 湖北大学硕士学位论文，2012.

[5] 张清辉，李敏. 基于生命周期理论的企业协同创新共生模式研究[J]. 中国管理信息化，2014，（4）：106-107.

[6] 高婕. 标杆管理理论[J]. 现代商业，2007，（16）：132-133.

（王成增　赵要军）

第二章

现代医院管理环境

第一节 社 会 环 境

一、医学模式的转变

（一）医学模式概念

医学模式是指一定历史时期内医学发展的概念框架、基本观点、思维方式、发展规范的总和，反映人们用什么观点和方法研究、处理健康与疾病问题，影响着人们对生命、生理、心理、病理、预防、治疗和保健等问题的认知观点，指导着人们的医疗卫生实践活动。一定时期的医学模式与该时期医疗卫生技术的发展水平、社会经济状况、科学文化、道德规范、价值取向等息息相关。医学发展过程中，医学模式的发展主要经历了五个阶段[1]。

1. 神灵主义医学模式

用超自然的力量来解释人类的疾病观和健康观，认为健康是神灵的恩赐，疾病是对个人的惩罚或者邪恶超自然力量的侵犯，使用祈祷、巫术等手段消除邪恶超自然力量来"治疗"疾病。

2. 自然哲学医学模式

以自然哲学理论为基础的思维方式来解释健康和疾病的医学模式。各国、各地区的传统医学多是该模式，是一种朴素的整体医学观。

3. 机械论医学模式

以机械论的观点和方法来观察和解决健康与疾病的医学模式，把疾病比作机械故障，把治疗疾病比拟为维修机器。

4. 生物医学模式

以生物学过程解释健康和疾病，将生物学手段当作保健、预防和治疗疾病的主要，甚至是唯一手段的医学模式，把躯体和精神割裂开来，把生命比拟为纯生物学过程。

5. 生物—心理—社会医学模式

其主要内容包括生物因素、环境因素、行为和生活方式及卫生服务四大因素，深刻地揭示了医学的本质和发展规律，从单纯的生物因素扩大到人的社会和心理因素，并从医学整体出发，对疾病从生物、心理、社会适应三方面的情况综合考虑做出判断，为医学发展指出了更明确的方向，是人们对高质量医疗卫生服务需求的客观反映。

（二）医学模式转变的背景

（1）人类的疾病与死因结构发生了改变。世界各国先后出现了以心脏病、脑血管病、恶性肿瘤占据疾病谱和死因谱主要位置的变化趋势。例如，影响我国人群健康的主要疾病，也由过去的传染病为主逐步转变为以慢性非传染病为主。

（2）医学科学发展的社会化趋势。医学发展史证明，医学的发展与社会发展息息相关。人类保护健康和防治疾病，已经不单是个人的活动，而成为整个社会性活动。只有动员全社会力量，保持健康、防治疾病才能奏效。

（3）对保护健康和防治疾病的认识深化。随着人们对保护健康、防治疾病的经验积累，认识也有了深刻的变化。对人的属性的认识，由生物自然人上升到社会经济人。对疾病的发生和变化，由生物层次深入心理与社会层次；对健康的思维也日趋全方位、多层次、系统化和整体性。

（4）人类对卫生保健需求的提高。随着经济的发展、社会的进步、技术的改善、物质生活的丰富，人们对卫生保健的需求提出了更高的要求。不但要身体好，精神好，寿命长，而且有良好的心理状态和社会活动能力，提高生活质量，延年益寿成为共同追求。

（5）健康成为全球共同目标。《世界人权宣言》《经济、社会及文化权利国际公约》均将健康作为基本人权。联合国"千年发展目标"中提出的八个总目标中就有三个是卫生目标，即"降低儿童死亡率"、"改善产妇保健"和"对抗艾滋病病毒"；还有三个与卫生有着密切联系，即"消灭极端贫穷和饥饿"、"普及小学教育"和"确保环境的可持续能力"。《2030 年可持续发展议程》明确提出了"确保健康的生活方式、促进各年龄阶段人群的福祉"的发展目标，更加凸显健康发展的全面性、公平性和协同性。

（三）生物—心理—社会医学模式的建立

近年来，人们对于疾病和健康的认识不再局限于生理学的范畴，而向心理、行为科学和社会科学领域扩展。人们认识到，生物医学模式概念已不能确切概括人类疾病与健康的性质以及医疗保健的途径。

1977 年美国纽约州罗彻斯特大学精神和内科教授恩格尔（Engel）提出，应该用生物—心理—社会医学模式取代生物医学模式，为了理解疾病的决定因素，并达到合理的治疗和预防，医学模式必须考虑到病人、环境及社会，这就需要一种新的生物—心理—社会医学模式。这一观念包含了生物、心理和社会因素与人体健康的内在相关性。生物—心理—社会医学模式是现代医学发展的必然结果，并成为当代医学的发展趋势。

医学模式的变化，势必会引起医院功能的改变，即由原来单一的医疗型向"医疗、预防、保健、康复"复合型转化，不仅从生物学角度，而且从心理学、社会学及建筑环境、设备等方面为病人创造良好的整体医学环境，将更加重视人的社会、心理及获取信息的需求，医院的艺术化、家庭化、庭园化、数字化、智慧化趋向将更加明显，医疗环境质量的好坏将成为现代医院的重要特征。

二、卫生和健康事业快速发展，健康观念深入人心

近年来，政府高度重视卫生与健康事业发展，提出推进健康中国建设，将卫生与健康事业发展摆在了经济社会发展全局的重要位置，我国卫生和健康事业得到迅速发展。随着深化医药卫生体制改革加快实施，卫生与健康事业获得了长足发展，人民健康水平持续提高。2017 年人均预期寿命达到 76.5 岁，比 2010 年提高 1.67 岁，婴儿死亡率由 13.1‰下降到 6.8‰，5 岁以下儿童死亡率由 16.4‰下降到 10.7‰，孕产妇死亡率由 30/10 万下降到 19.6/10 万，居民主要健康指标总体上优于中高收入国家平均水平。

随着医药卫生体制改革的不断深入，全民医保体系逐步建立完善。2017 年我国居民参保人数达 13.5 亿，参保率在 95%以上，城乡居民大病保险、重特大疾病医疗救助、疾病应急救助逐步推开。公立医院改革稳步推进，县级公立医院综合改革全面实施，城市公立医院综合改革试点持续深化，国家基本药物制度得到巩固完善。个人卫生支出占卫生总费用下降到 2016 年的 28.8%。

医疗卫生服务体系建设不断完善，服务能力大幅提升。2015 年，每千人口医疗卫生机构床位数增加到 5.11 张，执业（助理）医师数增加到 2.22 人，注册护士数增加到 2.37 人。医疗卫生机构基础设施条件持续改善。住院医师规范化培训制度初步建立，以全科医生为重点的基层医疗卫生人才队伍建设加快推进，2015 年，每万人口全科医生数达到 1.38 人。分级诊疗制度建设有序推进，初步建立了预防化解医疗纠纷的长效机制。

随着健康中国倡议及新时期爱国卫生运动的深入推进，城市环境卫生薄弱地区和农村垃圾污水处理得到改善，农村卫生厕所普及率达到 85%以上，农村生活垃圾问题得到集中治理，城乡环境卫生得到明显改善，居民健康观念和健康素养水平稳步提升。

三、卫生与健康事业在国民经济和社会发展中处于优先发展的战略地位

健康是促进人全面发展的必然要求，是经济社会发展的基础条件。实现国民健康长寿，是国家富强的重要标志。2016 年 10 月，国务院印发的《"健康中国 2030"规划纲

要》，将建设健康中国逐渐确定为新时期的又一重大战略目标。

全民健康是建设健康中国的根本目的。立足全人群和全生命周期两个着力点，提供公平可及、系统连续的健康服务，实现更高水平的全民健康。要惠及全人群，不断完善制度、扩展服务、提高质量，使全体人民享有所需要的、有质量的、可负担的预防、治疗、康复、健康促进等健康服务，突出解决好妇女儿童、老年人、残疾人、低收入人群等重点人群的健康问题。要覆盖全生命周期，针对生命不同阶段的主要健康问题及主要影响因素，确定若干优先领域，强化干预，实现从胎儿到生命终点的全程健康服务和健康保障，全面维护人民健康。

"共建共享、全民健康"，是建设健康中国的战略主题。要求坚持健康优先原则，核心是以人民健康为中心，把健康融入所有政策，把健康摆在优先发展的战略地位，立足国情，将促进健康的理念融入公共政策制定实施的全过程，加快形成有利于健康的生活方式、生态环境和经济社会发展模式，实现健康与经济社会良性协调发展，落实人民共建共享的卫生与健康工作方针。针对生活行为方式、生产生活环境及医疗卫生服务等健康影响因素，坚持政府主导与调动社会、个人的积极性相结合，推动人人参与、人人尽力、人人享有，落实预防为主，推行健康生活方式，减少疾病发生，强化早诊断、早治疗、早康复，实现全民健康。

战略目标。到 2020 年，建立覆盖城乡居民的中国特色基本医疗卫生制度，健康素养水平持续提高，健康服务体系完善高效，人人享有基本医疗卫生服务和基本体育健身服务，基本形成内涵丰富、结构合理的健康产业体系，主要健康指标居于中高收入国家前列。到 2030 年，促进全民健康的制度体系更加完善，健康领域发展更加协调，健康生活方式得到普及，健康服务质量和健康保障水平不断提高，健康产业繁荣发展，基本实现健康公平，主要健康指标进入高收入国家行列。

四、人口结构性问题、疾病谱变化和环境问题带来的新挑战

在经历了从高生育率到低生育率的转变之后，我国人口的主要矛盾已经从增长过快转变为人口老龄化、人口红利消失、临近超低生育率水平、出生性别比失调等问题。2015 年 10 月，我国在人口政策和生育政策方面实施了全面两孩政策。

老龄化进程加速。第六次全国人口普查显示，我国 60 岁及以上人口占 13.26%，其中 65 岁及以上人口占 8.87%，表明我国已经进入人口老龄化社会。伴随着老龄化程度逐步提高，慢性病成为主要的健康问题，而重大传染病和重点寄生虫病等疾病威胁持续存在。此外，境内外交流的日趋频繁加大了传染病疫情和病媒生物输入风险，大气等环境污染和食品安全问题严重影响人民健康。

五、制约卫生与健康事业发展的体制机制问题仍然存在

我国医疗卫生资源总量不足、布局不合理的状况尚待得到解决。优质医疗资源不足

且大部分集中在城市地区，基层及偏远地区医疗资源仍然不足。分级诊疗体系需要进一步建立和完善；健康服务供给总体不足与需求不断增长之间的矛盾依然突出，健康领域发展与经济社会发展的协调性有待增强；制约医疗卫生体制改革的深层次体制机制矛盾依然存在。公立医院改革涉及较多利益相关方，改革阻力仍然较大。

第二节　经 济 环 境

一、中华人民共和国成立初期

中华人民共和国成立后农业基础薄弱、工业素质不高、服务业发展滞后。在整个产业结构中，农业居于主导地位体现为第一产业劳动力所占比重高达 83.5%，第二产业劳动力所占比重为 7.4%，第三产业劳动力所占比重为 9.1%，经济结构基本处于以农业为主导的阶段。在这个百废待兴，国民经济亟待恢复的背景下，为了迅速提高我国医疗服务能力，解决城市缺医少药、缓解医疗卫生条件较差的状况，医疗卫生决策的着力点主要放在解决城市职工的基本医疗保障上，于是逐步在城市建立了劳保医疗制度和公费医疗制度。

从 20 世纪 60 年代开始，国民经济有了较大恢复和好转，随着三大改造完成和国家产业结构调整政策的推行，一方面，企业就业人数急剧增加，公费医疗和劳保医疗的支出急剧攀升，国家不得不陆续出台政策对建立不久的医疗保障制度进行调整；另一方面，国家把医疗卫生的工作重点放到农村，以解决农村卫生医疗工作所存在的突出问题。到 1976 年，全国实行合作医疗制度的生产大队的比重高达 93%，覆盖了全国农村人口的 85%。

二、改革开放以来

改革开放以来，社会主义市场经济发展成为主流，我国经济维持高速增长，与此同时，我国的卫生事业在需求旺盛、投入不足的情况下仍然在高速发展。据原卫生部卫生经济研究所统计，1980 年，我国卫生机构的数量是 18 万家，到 2000 年时已经达到 32 万家。在改革开放的主流思想影响下，卫生行业的发展也逐渐倾向于市场化改革。1979 年元旦，当时的卫生部部长在接受新华社记者采访时提出，要"运用经济手段管理卫生事业"。随着一系列政策措施的出台，社会主义市场经济逐步建立和完善，医疗机构经过短暂的适应调整期后开始注重成本效益，更加关注医院发展和职工福利待遇，行业作风和职业道德建设虽然在不断加强，但是仍难以缓解医患关系紧张的局面。公立医院改革在艰难中探索前行。

三、经济新常态时期

2014 年 5 月习近平总书记在河南考察时首次提及"新常态"，其中"新"就是"有异于旧质"，而"常态"就是固有的状态。新常态就是不同以往的、相对稳定的状态。这是一种趋势性、不可逆的发展状态，意味着中国经济已进入一个与过去30多年高速增长期不同的新阶段。中国国内生产总值（Gross Domestic Product，GDP）增速从2012年后开始结束高速增长的时代（图2-1）。

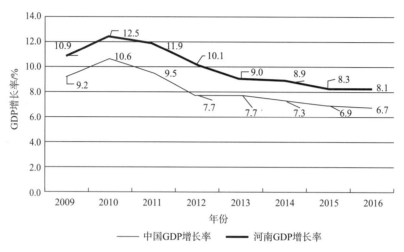

图 2-1　2009~2016 年中国 GDP、河南 GDP 增长率趋势图

经济新常态可从三个方面加以概括：①发展速度方面，从高速增长转为中高速增长；②经济结构方面，经济不断优化升级；③发展动力方面，从要素驱动、投资驱动转向创新驱动。新常态时期，经济发展特点主要有以下几点。

（1）从众式、模仿式消费基本结束，多样化、个性化消费渐成主流。

（2）随着消费需求的转变，新技术、新产品、新业态、新商业模式等大量涌现。

（3）市场竞争逐步向质量型、服务型、差异化和品牌化转化。

（4）随着劳动力、资本、土地等支撑中国经济快速发展的生产要素红利逐渐降低，经济增长将更多依靠科技创新、制度创新。

（5）环境承载压力越来越大，经济发展方式必须向绿色低碳循环发展方式转变。

（6）经济新常态也给中国社会发展带来新的机遇：经济增速虽然放缓，实际增量依然可观；经济增长更趋平稳，增长动力更为多元；经济结构优化升级，质量更好，结构更优，发展前景更加稳定；政府大力简政放权，市场活力进一步释放。

第三节　科 教 环 境

一、爱国卫生运动

为做好新形势下的爱国卫生工作，2014年12月，国务院印发《关于进一步加强新时期爱国卫生工作的意见》。这是国务院时隔25年又一次专题印发指导开展爱国卫生工作的重要文件，揭开了卫生健康教育的又一轮新高潮。爱国卫生运动是我国一项特色鲜明的伟大创举。中华人民共和国成立初期，"动员起来，讲究卫生，减少疾病，提高健康水平，粉碎敌人的细菌战争"的号召，被人民称为爱国卫生运动，不仅受到全国上下的一致拥护和参与，而且受到国际社会的一致赞誉。

1949~1952 年，即国民经济恢复期间，为了改变 1949 年之前我国卫生状况差和传染病严重流行的现状，全国普遍开展了群众性卫生运动，各地迅速掀起了群众性卫生运动的新高潮。运动规模之大，参与人数之多，收效之显著，都是空前的，广大城乡的卫生面貌有了不同程度的改善。

1953~1966 年，即社会主义改造和建设时期，当时政务院发出继续开展爱国卫生运动的指示。随着工作的开展，厂矿、车间、居室、食堂、厕所的内外环境得到改善，职工患病率逐渐下降，健康水平有所提高。

1966~1976 年，"文化大革命"时期，虽然各级爱国卫生运动委员会和其办事机构被撤并，有时人员被裁减，但仍有大量卫生防疫专业人员和爱国卫生运动工作者，深入基层，进行卫生科学知识宣传，努力改善环境卫生面貌。在农村，改善环境卫生条件所采取的各项措施受到农民群众的欢迎，并概括为"两管、五改"，即管水、管粪，改水井、改厕所、改畜圈、改炉灶、改造环境。"两管、五改"已成为组织指导农村爱国卫生运动的具体要求和行动目标。

1987 年 2 月，中央爱卫会、全国总工会、全国妇联等九部门发出《在全国开展文明礼貌活动的倡议》，主要内容是"五讲四美"，即讲文明、讲礼貌、讲卫生、讲秩序、讲道德，心灵美、语言美、行为美、环境美。

2014 年 12 月印发的《关于进一步加强新时期爱国卫生工作的意见》提出了四项重点任务，即创造促进健康的良好环境、提高群众文明卫生素质、积极推进社会卫生综合管理、提高爱国卫生工作水平。在健康教育和健康促进方面，文件指出，大力开展讲卫生、树新风、除陋习活动，摒弃乱扔、乱吐、乱贴、乱行等不文明行为，提高群众文明卫生意识，营造社会和谐、精神文明的社会新风尚。

创新健康教育的方式和载体，充分利用互联网、移动客户端等新媒体传播健康知识，提高健康教育的针对性、精准性和实效性。加大新闻媒体无偿开展卫生防病知识公益宣传力度，将健康教育纳入国民教育体系，结合各类健康主题日，组织开展经常性宣传教育活动。

加强健康教育的内容建设，组织发布科学防病知识，及时监测纠正虚假错误信息，坚决取缔虚假药品等广告、打击不实和牟利性误导宣传行为。

继续实施健康中国行、全民健康素养促进行动、全民健康生活方式行动、全民健康科技行动等活动，打造一批健康教育的品牌活动。

医疗卫生机构在提供诊疗服务时要积极开展健康教育，推动重点人群改变不良生活习惯，形成健康生活方式。

二、"健康中国 2030" 规划

2016 年 10 月，国务院印发《"健康中国 2030"规划纲要》，重点工作之一便是加强健康教育，将健康教育纳入国民教育体系。

提高全民健康素养。推进全民健康生活方式行动，强化家庭和高危个体健康生活方式指导及干预，开展健康体重、健康口腔、健康骨骼等专项行动，到 2030 年基本实现以县（市、区）为单位全覆盖。建立健康知识和技能核心信息发布制度，健全覆盖全国的健康素养和生活方式监测体系。建立健全健康促进与教育体系，提高健康教育服务能力，从小抓起，普及健康科学知识。加强精神文明建设，发展健康文化，移风易俗，培育良好的生活习惯。各级各类媒体加大健康科学知识宣传力度，积极建设和规范各类广播电视等健康栏目，利用新媒体拓展健康教育。

加大学校健康教育力度。将健康教育纳入国民教育体系，把健康教育作为所有教育阶段素质教育的重要内容。以中小学为重点，建立学校健康教育推进机制。构建相关学科教学与教育活动相结合、课堂教育与课外实践相结合、经常性宣传教育与集中式宣传教育相结合的健康教育模式。培养健康教育师资，将健康教育纳入体育教师职前教育和职后培训内容。

三、科技环境改变影响着医疗发展

（一）信息化推动医疗模式转变

医疗信息化即医疗服务的数字化、网络化、信息化、智能化，是指通过计算机科学、现代网络通信技术、大数据、云平台，为各医院之间及医院所属各部门之间提供病人信息和管理信息的收集、存储、处理、提取和数据交换，并满足所有授权用户的功能需求。根据国际统一的医疗系统信息化水平划分，医疗信息化的建设分为医院信息管理系统、临床信息管理系统和公共卫生信息化三个层次。随着信息技术的快速发展，国内越来越多的医院正加速实施基于信息化平台、医院信息系统（hospital information system，HIS）、医院资源规划系统（hospital resource planning system，HRP）系统的整体建设，以提高医院的整体服务水平与核心竞争力。

（二）精细化引领诊疗技术创新

人体是世界上最精密的物质体系。揭开其中生老病死的奥秘，实现预防、治疗、康复的完美医学模式，必须经过不断的实践探索。而随着医学科学的不断发展，医学分科逐渐增多，医学精细化程度也在提高，给医院精细化管理工作带来了新的挑战。精细化管理来源于先进的企业管理理念，是社会分工的精细化，以及服务质量的精细化对现代管理的必然要求，是建立在常规管理的基础上，并将常规管理引向深入的基本思想和管理模式。

（三）需求与刺激促使设备快速更新

医疗器械是指单独或者组合使用于人体的仪器、设备、器具、材料或者其他物品，也包括所需要的软件。随着医学科学以及生物工程技术的发展，医院对于高端医疗设备，如 MRI、CT、PET、伽马刀等高科技成像设备和放射治疗设备的需求激增，医疗卫生制度改革和国家对医疗卫生行业的投入等因素也增加了基层医院对中高端设备的需求，在这些需求刺激下，医疗设备产业快速发展和创新。据统计，2005~2010 年，医疗器械行业的总产值逐年提高，复合增长率超过 20%。

（四）技术进步提升医疗需求层次

医疗需求是指有支付能力的医疗卫生服务需要，即因疾病或健康问题采取了各种诊疗措施（就诊、自我医疗等）。影响医疗需求的因素有年龄、受教育程度、收入水平、医疗服务价格、健康状况和医疗保险等因素，但近年来随着医疗技术的不断进步，大量新技术、新疗法、新设备应用到医疗领域，特别是近几年比较流行的 3D 打印技术和影像设备的快速发展，医院新业务不断开展，对医疗需求起到直接的推动作用。

第四节　现代医院发展环境

一、公立医院改革不断深入

（一）实施分级诊疗和基层签约，强化现代医院功能定位

所谓分级诊疗制度，就是按照疾病的轻、重、缓、急及治疗的难易程度、风险大小进行分级，不同级别的医疗机构承担不同疾病的治疗，实现基层首诊和双向转诊。建立分级诊疗制度，是合理配置医疗资源、促进基本医疗卫生服务均等化的重要举措，是深化医药卫生体制改革、建立中国特色基本医疗卫生制度的重要内容，对于促进医药卫生事业长远健康发展、提高人民健康水平、保障和改善民生具有重要意义。《中共中央关于全面深化改革若干重大问题的决定》和《中共中央国务院关于深化医药卫生体制改革的意见》的印发标志着分级诊疗建设正式拉开帷幕。按照分级诊疗建设目标，到 2017 年，分级诊疗政策体系逐步建立完善，医疗卫生机构分工协作机制基本形成，优质医疗资源有序有效下沉，以全科医生为重点的基层医疗卫生人才队伍建设得到加强，医疗资源利用效率和整体效益进一步提高，基层医疗卫生机构诊疗量占总诊疗量比例明显提升；到 2020 年，分级诊疗服务能力全面提升，保障机制逐步健全，布局合理、规模适当、层级优化、职责明晰、功能完善、富有效率的医疗服务体系基本建立，基层首诊、双向转诊、急慢分治、上下联动的分级诊疗模式逐步形成，基本建立符合国情的分级诊疗制度。

基层签约服务模式。2015 年 11 月，国家卫生和计划生育委员会（简称国家卫计委）发布的《关于进一步规范社区卫生服务管理和提升服务质量的指导意见》中提出，到 2020 年，力争实现让每个家庭拥有一名合格的签约医生，每个居民有一份电子化的健康

档案。签约医生团队由二级以上医院医师与基层医疗卫生机构的医务人员组成。推进签约医生团队与居民或家庭签订服务协议，建立契约式服务关系。在签约服务起始阶段，应当以老年人、慢性病和严重精神障碍患者、孕产妇、儿童、残疾人等长期利用社区卫生服务的人群为重点，逐步扩展到普通人群。

分级诊疗和基层签约服务政策的推行，对于各级医疗机构来说是把双刃剑。如果各级医疗机构能明确自身在各级医疗卫生服务网络中的功能定位，并制定相应的发展战略和目标，则能融入国家整体医疗服务系统，获得较快和较好发展；反之，则很可能将医院带入误区、引向歧途。因此，明确医院自身的功能定位，则应该是现代医院管理的基础。

（二）控制不合理费用，维护患者健康权益

公立医院改革是新医改方案确定的五项重点改革内容之一，公立医院是我国医疗服务体系的主体，改革得好不好，直接关乎医改成败。2015 年 5 月，国务院办公厅印发的《关于城市公立医院综合改革试点的指导意见》中指出，公立医院综合改革的基本目标是，破除公立医院逐利机制，构建起布局合理、分工协作的医疗服务体系和分级诊疗就医格局，有效缓解群众看病难、看病贵问题。2015 年进一步扩大城市公立医院综合改革试点。到 2017 年，城市公立医院综合改革试点全面推开……医药费用不合理增长得到有效控制，卫生总费用增幅与本地区生产总值的增幅相协调；群众满意度明显提升，就医费用负担明显减轻，总体上个人卫生支出占卫生总费用的比例降低到30%以下。

（三）调整医药收费结构，强化技术劳务价值

自 2009 年起，国家开始在基层医疗卫生机构推行基本药物零差率销售，国家制定基本药物目录和零售指导价。基本药物以省为单位，公开招标采购，统一配送，统一价格；2012~2013 年，药品零差率政策开始在更多县级医院实施。明确逐步将公立医院补偿由服务收费、药品加成收入和财政补助三个渠道改为医疗服务收费和财政补助两个渠道；2013~2014 年，部分地区的市级和省级三级以上大医院也开始试点零差率政策。改革内容概括为"一减两调一补"，其中，"一减"是指减少药品费用；"两调"是指调整医疗服务价格和调整医保政策，适当提高以技术劳务为主的诊疗服务价格，基本医疗保险按调整后的医药价格执行；"一补"是指加大对医院的财政补助。根据医院试点情况，一般来说，对药物依赖性较强的门诊病人医药费用有一个较明显的下降趋势；对医疗技术水平和技术劳务要求较高、药物依赖性不强的住院手术病人，医药费用会有所增加；"两调一补"基本无法完全弥补取消药品加成对医院所带来的损失，且政府补贴难以及时到位。

（四）医保资源整合，实现跨区域直补

2016 年初，为了推进医药卫生体制改革、实现城乡居民公平享有基本医疗保险权益、促进社会公平正义，国务院印发《国务院关于整合城乡居民基本医疗保险制度的意见》（国发〔2016〕3 号），做出了整合城镇居民基本医疗保险和新型农村合作医疗两

项制度，建立统一的城乡居民基本医疗保险制度的决定。整合后的城乡居民医保将实现"六个统一"，即统一覆盖范围、统一筹资政策、统一保障待遇、统一医保目录、统一定点管理和统一基金管理。

城乡居民医保制度原则上将实行市（地）级统筹，各地围绕统一待遇政策、基金管理、信息系统和就医结算等重点，稳步推进市（地）级统筹，做好医保关转移接续和异地就医结算服务。根据统筹地区内各县（市、区）的经济发展和医疗服务水平，加强基金的分级管理，充分调动县级政府、经办管理机构基金管理的积极性和主动性。鼓励有条件的地区实行省级统筹。

（五）公立医院支付制度改革不断深化

随着我国医保制度的逐步建立和完善，医保经办机构逐渐发展成为"拥有财务资源的主体"，为加快推进支付制度改革提供了条件。支付方式按支付标准主要可分为按服务项目付费、按病种付费、按诊断相关分组（diagnosis related groups，DRGs）付费、按人头付费、按服务单元付费、按总额付费、按薪酬付费、按绩效付费等。按医疗费用支付时间主要分为"后付制"和"预付制"。后付制一般是指医疗付费方在费用发生后，按其实际发生的医疗费用向医疗机构进行支付，主要有按服务项目支付和按服务单元支付等。

我国长期以来采用的就是按服务项目付费这种后付制的方式。预付制是指在医疗费用发生之前，费用支付方按一定的标准和条件将医疗费用预先支付给医疗服务提供方的支付制度，包括总额预付（包干制）、按病种付费、按人头付费、按绩效付费和按诊断DRGs等。相比后付制而言，预付制对控制医疗费用和规范医疗行为有较好的作用。

从支付方式改革的国内外经验来看，一个国家或地区对医疗服务提供者的付费方式不仅直接影响其医疗费用支出水平与增长速度，还将影响医疗服务提供者临床治疗的决策、医疗服务的质量及卫生服务提供的效率等。支付方式改革和发展的趋势是：预付制逐渐取代后付制，占据主要地位；其中按病种付费和总额预付制将发挥重要作用。预付制支付方式管理难度较大，需要管理机构人员素质和信息系统的同步提高与更新，因而在进行改革时需要根据环境和条件稳步推进[2]。

除了医疗保障体制内的影响因素外，来自外部的影响因素，如供方的管理体制和运行机制改革，同样会影响支付方式改革的形式、进程及效果。因而支付方式改革与供方医疗机构体制机制改革应互相呼应、同步进行。每种支付方式均各有利弊，如果单纯使用某一种支付方式，达不到控制供方行为的目的，所以研究者普遍提出，在预付制支付方式实施的同时，应将各种支付方式混合起来使用，互相取长补短，并认为这样能够较好地控制供方行为，同时不至于损害服务效率和医疗服务质量。支付制度的改革将对公立医院带来重大的影响和挑战。

二、医患关系仍需改善

医疗纠纷是指医患双方当事人之间因医疗机构及其医务人员在医疗过程中实施的医

疗、预防、保健等执业行为而引发的争议。医疗纠纷通常是由医疗过错和过失引起的。医疗过失是医务人员在诊断护理过程中所存在的失误。医疗过错是指医务人员在诊疗护理等医疗活动中的过错。这些过错往往导致病人的不满意或造成对病人的伤害，从而引起医疗纠纷。除了由于医疗过错和过失引起的医疗纠纷外，有时，医方在医疗活动中并没有任何疏忽和失误，仅仅是由于患者单方面的不满意，也会引起纠纷。这类纠纷是患者缺乏基本的医学知识，对正确的医疗处理、疾病的自然转归和难以避免的并发症以及医疗中的意外事故不理解、医疗期望值过高而引起的。

根据国家卫计委医政医管局介绍，2015 年在总的诊疗人次增加的情况下医疗纠纷的数量继续下降，严重的伤医、医闹事件总体呈减少趋势。据初步统计，2015 年全国调解的纠纷是7.1 万起，调解成功率在85%以上，虽然总的医疗纠纷数量持续下降，但总量依然较多[3]。

三、药品流通领域整顿逐渐加强

药品流通体制存在问题较多。药品流通过程较为复杂，其涵盖生产企业、各级代理经销商、医药代表、医院药事管理委员会、医院药房、医生（使用部门）、患者等多个环节，而且这条利益链条上各方利益的分配已经严重扭曲。据有关机构的调查数据，综合性医疗机构药品零售价格的构成可以分解为：生产企业占 10%~20%，商业配送企业 8%~10%，医药代表 10%~20%，医药代表通过"走票"等形式套取现金转给医疗机构及医生的费用高达 40%（不含 15%的规定差率）。药品零售价的 70%~90%流向了中间环节和医院终端，其中，专利药、新药、独家药、原研药等药品生产企业一般可获得零售价的 40%~60%，普药生产企业一般最多仅能获得零售价的 10%。显然，药品生产企业的销售费用及利润很大程度上流向药品流动的中间环节和医院零售终端[4]。

2017 年 1 月，为深化医药卫生体制改革，提高药品质量疗效，规范药品流通和使用行为，更好地满足人民群众看病就医需求，推进健康中国建设，国务院印发《国务院办公厅关于进一步改革完善药品生产流通使用政策的若干意见》，指出严格药品上市审评审批、加强药品生产质量安全监管、推动药品流通企业转型升级、完善药品采购机制、整治药品流通领域突出问题，严厉打击租借证照、虚假交易、伪造记录、非法渠道购销药品、商业贿赂、价格欺诈、价格垄断以及伪造、虚开发票等违法违规行为；建立医药代表登记备案制度，备案信息及时公开。

随着新一轮医药卫生体制改革的不断深入，政府逐步加大对药品流通领域的整顿力度，着力解决药品流通领域存在的突出问题。进一步规范药品流通体制、规范药品价格形成机制。在当前推进药品零差率政策后，医院势必会受到冲击。在此背景下，如何调整医疗服务价格和完善政府财政补贴机制便成为亟待解决的问题。

四、鼓励社会资本举办民营医疗机构

民营医院是指由社会资本出资以营利性机构为主导所创立的医疗机构；也有少数为

非营利机构，享受政府补助。20 世纪 80 年代，民营医院已经在中国医疗行业中出现。1995~2000 年，我国民营医院得到初步发展。2001 年 9 月，随着我国医疗市场的逐步放开，允许公立医院通过委托经营、股份合作、股份制等形式，或整体出让的办法，引进社会资本，并对民营医院实行 3 年免税制度。民营医院开始在社会上大量出现。

2010 年，随着国务院《关于进一步鼓励和引导社会资本举办医疗机构的意见》的下发，民营医院进入了新的快速发展时期。2010 年至 2016 年我国民营医院的总体数量增幅达 132.48%，平均增长率达到 15.10%。截至 2016 年底，民营医院达到 1.64 万家，超过了公立医院。但是，2016 年每家民营医院的平均床位数仅为 75 张，而同期每家公立医院平均床位数达到 351 张。

参 考 文 献

[1] 白雪. 论医学模式的演变与医疗建筑的发展[J]. 四川建筑，2010，30（5）：73-74.

[2] 赵要军. 政府购买基本医疗服务模式研究[D]. 华中科技大学博士学位论文，2014.

[3] 李澜，熊妍. 医务人员医疗风险法律防控研究[J]. 现代医药卫生，2016，（17）：2770-2772.

[4] 何倩，曹丽君. 我国药品流通体制的现状、问题及对策[J]. 中国医疗保险，2012，（6）：56-59.

（张建功　赵要军）

第三章

中 国 医 改

第一节　中国医改历史回顾

一、1949~1978 年：医疗卫生服务体系的建立与发展

（一）公费医疗和劳保医疗制度的建立

中华人民共和国成立后，为迅速提高医疗卫生服务能力，缓解城乡缺医少药、疾病肆虐、卫生条件恶劣的状况，中国政府医疗卫生决策的重点优先放在解决城市职工的基本医疗保障上，于是逐步在城市建立了劳保医疗制度和公费医疗制度。1950 年 8 月第一次全国卫生工作会议召开，确定了面向工农兵、预防为主、团结中西医的卫生工作方针，中国逐步建立起由公费医疗、劳保医疗、合作医疗组成的政府主导的低水平福利性医疗保障制度。1951 年 2 月政务院公布了《中华人民共和国劳动保险条例》，标志着以企业职工福利基金为支撑的劳保医疗制度的建立[1]。

1956 年开始，国家工作人员由供给制改为工资制，企业就业人数也不断增加，公费医疗和劳保医疗的支出急剧攀升，国家不得不陆续出台政策对建立不久的医疗保障制度进行修订。1957 年 9 月，中共中央八届三中全会发布《关于劳动工资和劳保福利问题的报告》，提出了劳保医疗和公费医疗实行少量收费。1965 年 10 月，财政部和卫生部共同发布了《关于改进公费医疗管理问题的通知》，规定公费医疗人员的门诊挂号费和出诊费，改由个人缴纳，并对公费医疗费用进行控制，公费医疗与劳保医疗制度不断调整完善。

（二）合作医疗的建立与发展

1960 年 2 月，国家要求各地参照卫生部党组向中央上报的《关于全国农村卫生工作山西樱县现场会议情况的报告》及附件《关于人民公社卫生工作几个问题的意见》执行

的决策，从而有力地推动了农村合作医疗在全国的推广。根据安徽医科大学卫生管理学院的统计，1958~1962 年，全国行政村（生产大队）举办合作医疗的从 1958 年的 10%上升到 1962 年的 46%。1962 年 8 月，卫生部下发了《关于调整农村基层卫生组织问题的意见（草案）》，这份文件建议如果公社或生产大队投资举办的医疗机构难以继续办下去，可以转为医生集体办。随着来自集体的投入急剧减少，多数社队的合作医疗都陷入了停顿或半停顿状态，合作医疗的覆盖率也大幅下滑。到 1964 年，全国农村只有不到 30%的社队还维持合作医疗。

（三）农村合作医疗的新起点

1965 年 6 月，中央做出把医疗卫生工作重点放到农村去的指示，以解决农村卫生医疗工作所存在的问题。到 1976 年，全国实行合作医疗制度的生产大队的比重高达 93%，覆盖了全国农村人口的 85%。但是，随着家庭联产承包责任制的推行，以集体经济为基础的合作医疗制度逐渐土崩瓦解。1985 年全国实行合作医疗制度的行政村由过去的 90%锐减至 5%，至 1989 年，继续实行农村合作医疗制度的行政村仅占全国的 4.8%。

这一时期的医疗卫生工作虽然还存在着很多问题，但也取得了举世瞩目的成就。人均期望寿命从中华人民共和国成立前的 35 周岁提高到改革开放初期的 68 岁。探索形成的“农村三级卫生网、合作医疗和赤脚医生”被誉为解决中国农村卫生工作的“三大法宝”，被世界卫生组织（World Health Organization，WHO）作为初级卫生保健的成功经验向发展中国家推荐。

二、1978~2003 年：医疗卫生系统的市场化探索

（一）政策激发市场活力

1978 年党的十一届三中全会做出的决定：①重新确立了解放思想、实事求是的思想路线；②把党和国家的工作重心转移到经济建设上来；③做出了改革开放的重大决策。此后，以经济建设为中心战略思想迅速在各行各业贯彻落实。1979 年元旦，卫生部部长在接受新华社记者采访时提出，要“运用经济手段管理卫生事业”。不久，卫生部等三部委联合发出了《关于加强医院经济管理试点工作的通知》。此后，又开展了对医院的“五定一奖”（即定任务、定床位、定编制、定业务技术指标、定经济补助、完成任务奖励）的工作和对医院定额补助、经济核算、考核奖惩的政策。1980 年，国务院批转卫生部《关于允许个体医生开业行医问题的请示报告》，打破了国营公立医院在医疗卫生领域一统天下的局面，标志着政策导向开始转向社会主义市场化发展，社会办医热情高涨。

（二）公益性逐步淡化

1984 年 8 月，卫生部起草了《关于卫生工作改革若干政策问题的报告》，提出了“必须进行改革，放宽政策，简政放权，多方集资，开阔发展卫生事业的路子，把卫生

工作搞好"。正是在这一政策推动下，1985 年成为医改的启动年。改革的指导思想是
"给政策不给钱"，转变观念——不找市长找市场，向市场要效益。出现了转换经营机
制的"协和经验"和后勤服务社会化的"昆明经验"，在全国卫生系统备受推崇。改革
初期，成效初显的同时也暴露出一些问题：①公共卫生支出占 GDP 的比重一路下滑，政
府对公共卫生的投入持续走低；②基层特别是农村医疗卫生服务网络几近瘫痪；③自主
经营、自负盈亏、价格控制、按劳分配，医疗机构开始以利益最大化为目标，医疗卫生
部门在注重经济、目标管理、层层分解等一系列措施后，医院经营理念，行业导向，道
德风尚、诊疗行为开始出现较大变化。1989 年，国务院批转卫生部《关于扩大医疗卫生
服务有关问题的意见》，提出了调动医院和医生积极性的措施：①调整医疗卫生服务收
费标准；②卫生预防保健单位开展有偿服务；③卫生事业单位实行以副补主、以工助
医。刺激医院创收，弥补经费不足，医疗机构在各种措施规制下为了生存、维持肩上的
使命在不断地拼搏和努力着，道德与利益的较量往往是苍白的。因此，医疗机构的公益
性、公平性、慈善性日益淡化。先缴费后看病、乱检查滥收费、医患纠纷、欠费逃费、
伤医杀医等不良事件大幅上升，社会反映强烈，政府及主管部门信誉受损，医疗成为多
方责难的对象。

（三）争议中的发展

1992 年 9 月，国务院下发《关于深化卫生改革的几点意见》。此后，点名手术、特
殊护理、特殊病房、特殊诊疗等新事物，如雨后春笋般在医疗系统涌现。正是在这一阶
段，卫生系统的内部围绕"医疗要不要市场化""医院的性质是什么""政府主导还是
市场主导"的改革争论日渐兴盛。1993 年 5 月在全国医政工作会议上，卫生部副部长在
报告中明确表示反对医疗服务市场化，这番表态随即被认为"思想保守，反对改革"。

从统计数据看，截至 2000 年，我国的卫生事业在国家投入不足的情况下仍然在高速
发展。据卫生部卫生经济研究所统计，1980 年，我国卫生机构的数量是 18 万家，到 2000
年时已经达到 32 万家。

1997 年 1 月，中共中央出台《关于卫生改革与发展的决定》，明确提出了在医疗领
域要改革城镇职工医疗保险制度、改革卫生管理体制、积极发展社区卫生服务、改革卫
生机构运行机制等决策思路，并强调要重视医疗保障、医疗卫生服务和药品流通三大体
制统筹协调的必要性。但是，由于地方政府对医疗卫生行业的属性认识差异较大，许多
正确的方针、政策，在实践中没能得到很好落实。

（四）市场化导向的改革

2000 年 2 月，国务院办公厅转发国务院体改办、卫生部提出的《关于城镇医药卫生
体制改革的指导意见》。这份文件鼓励各类医疗机构合作、合并，共建医疗服务集团。
营利性医疗机构医疗服务价格放开，依法自主经营，照章纳税等内容，被解读成为完全
市场化的医改开了绿灯，推动了医院的产权化改革。2000 年 3 月，宿迁公开拍卖卫生
院；2001 年无锡市政府批转《〈关于市属医院实行医疗服务资产经营委托管理目标责任

制的意见（试行）〉的通知》提出了托管制的构想；2002 年初上海市出台《上海市市级卫生事业单位投融资改革方案》推动了医院的产权化改革，于是部分公立医疗机构（含县市医院）被改制拍卖，成为个人或企业牟利的工具。

在这一阶段，以市场化改革导向的医疗卫生改革出现了一些新气象：①扩大了医疗卫生服务的总体规模，1980~2003 年，全国的医疗机构数从 180 553 家增长到 282 771 家，每千人口卫生技术人员数从 2185 人增长到 3142 人；②放权让利的政策一定程度上缓解了当时医院微观效率低下、服务供给不足的问题；③医院和病人双方吃国家、分配大锅饭、效率低下的现象得到了明显改观。

然而，这同时带来诸多严峻的问题：①价值导向错位，政府选择了医疗卫生事业市场化道路，逐步减少了对医疗卫生事业的投入，医疗卫生机构成为与病人和社会等价交换的一方，这种交易政策使医疗机构偏离公益性轨道，而且越走越远；②公平问题突显，诊疗待遇向金钱倾斜，弱势群体得不到照顾，农村合作医疗解体，城乡之间医疗保障的差距进一步扩大；③公共卫生成为负担，防病无钱，以医养防的现状，使公共卫生成为一种麻烦，以至于对于传染病、流行病的控制往往是事倍功半；④以药养医的机构补偿机制导致医药费用快速增长，过度医疗、过度检查、纠纷频发，百姓看病难、看病贵的问题日益突出[2]。

三、2003 年以来：医疗卫生制度的改革和深化

（一）公益性的反思与回归

2003 年的"非典"事件直接暴露出了我国公共卫生领域存在的严峻问题，我国卫生政策在反思中进入重新强调公益、改善民生的新阶段。2003 年，国务院办公厅转发了卫生部、财政部和农业部的《关于建立新型农村合作医疗制度的意见》，医疗卫生决策重新转向了农村医疗保障制度的建立和完善。同时，随着百姓看病难、看病贵问题的日益严峻，政府及社会各界对改革开放以来的医疗市场化改革功过的讨论也日益激烈。2005 年 5 月初，卫生部副部长发表讲话，严厉批评了当前公立医疗机构公益性淡化、过分追求经济利益的倾向，并且着重强调："应当坚持政府主导，引入市场机制，产权制度改革，不是医疗制度改革的主要途径，我们决不主张民进国退。"

2005 年 7 月，国务院发展研究中心在媒体发布关于医改的研究报告，指出中国医改总体上是不成功的，其症结是近 20 年来医疗卫生服务逐渐市场化、商品化趋向。同年，卫生部制定《关于深化城市医疗体制改革试点指导意见》，保持公立医疗机构的公益性质被确立为新时期医疗卫生决策的宗旨。

为促使医疗卫生事业回归公益，2006 年 9 月，国务院成立了由十一个部委组成的医改协调小组，着手制定新医改政策，由国家发展和改革委员会（简称国家发改委）主任和卫生部部长共同出任组长。这一时期，通过探索民主决策途径来提高决策质量是医疗卫生决策的新亮点。2007 年初，医改协调小组委托六家研究机构对医改进行独立、平行研究并提出建议，最后研究机构增加至 9 家。

（二）深化医药卫生体制改革新时期

2008 年 10 月 14 日，《关于深化医药卫生体制改革的意见（征求意见稿）》开始在网络上征求意见。2009 年 1 月 21 日，新医改方案获原则通过，并宣布今后 3 年内将为实施上述重大改革投入 8 500 亿元，在 3 年内使城镇职工和居民基本医疗保险及新型农村合作医疗参保率提高到 90%以上，时任国务院副总理的李克强出任深化医药卫生体制改革领导小组组长；3 月 17 日，《中共中央国务院关于深化医药卫生体制改革的意见》出台；3 月 18 日，《医药卫生体制改革近期重点实施方案（2009—2011 年）》发布，总体目标是建立健全覆盖城乡居民的基本医疗卫生制度，为群众提供安全、有效、方便、价廉的医疗卫生服务。

这一阶段的决策逐步把医改纳入公益性的轨道上来，实现医疗保障的广覆盖、公平性成为医疗卫生决策的主旋律：①重新确立了政府在提供公共卫生和基本医疗服务中的主导地位，强化政府责任和资金投入；②把解决农民的医疗保障问题作为政府工作的重中之重；③资源配置重点逐渐转移到了社区医院、乡村医院，城乡之间的医疗资源配置逐渐优化，百姓看病难的问题在一定程度上得到缓解；④基本药物制度的逐步建立，在一定程度上遏制了医院的逐利性，缓解了百姓看病贵的问题。

但是，新医改仍然存在诸多问题：①在医疗服务方面，虽然明确了从改革医院补偿机制入手，但并没有从根本上切断医与药的链条关系。②医保基金存在穿底风险。新医改 7 年来医保基金增幅高达 160%，远高于同期 GDP 和居民收入增长幅度。③个人卫生支出不降反升。全国卫生经费个人卫生支出金额从 2008 年的 5875.86 亿元上升到 2015 年的 12 164 亿元，涨幅 107.02%，增长了一倍多，远高于同期居民收入增长幅度。④医患关系紧张导致砍医、杀医事件时有发生。中国社会科学院统计数据显示 2002~2012 年全国医疗纠纷案件增长了 10 倍多，而 2014 年全国发生医疗纠纷高达 11.5 万起。医院级别越高发生的医疗纠纷就越多。⑤药品供应中的灰色利益链条依然存在。

第二节　新医改框架及进展

一、新医改背景

中华人民共和国成立以来，特别是改革开放以来，我国医药卫生事业取得了显著成就，覆盖城乡的医药卫生服务体系基本形成，疾病防治能力不断增强，医疗保障覆盖人口逐步扩大，卫生科技水平迅速提高，人民群众健康水平明显改善，居民主要健康指标处于发展中国家前列。新型农村合作医疗和城镇居民基本医疗保险取得突破性进展，为深化医药卫生体制改革打下了良好基础。同时，也应该看到，当前我国医药卫生事业发展水平与人民群众健康需求及经济社会协调发展要求不相适应的矛盾还比较突出。城乡和区域医疗卫生事业发展不平衡，资源配置不合理，公共卫生和农村、社区医疗卫生工作比较薄弱，医疗保障制度不健全，药品生产流通秩序不规范，医院管理体制和运行机制不完善，政府卫生投入不足，医药费用上涨过快，个人负担过重等问题依然未得到缓解。

医药卫生体制改革是一项涉及面广、难度大的社会系统工程。我国人口多，人均收入水平低，城乡区域差距大，长期处于社会主义初级阶段的基本国情，决定了深化医药卫生体制改革是一项十分复杂艰巨的任务，是一个渐进的改革过程。

二、新医改框架

2009年3月17日中共中央、国务院向社会公布的《中共中央 国务院关于深化医药卫生体制改革的意见》，明确了新医改的目标、方针、原则、路径等。

（1）总体目标：建立健全覆盖城乡居民的基本医疗卫生制度，为群众提供安全、有效、方便、价廉的医疗卫生服务。还明确提出了"有效减轻居民就医费用负担，切实缓解'看病难、看病贵'"问题的近期目标，以及"建立健全覆盖城乡居民的基本医疗卫生制度，为群众提供安全、有效、方便、价廉的医疗卫生服务"的长远目标。

（2）基本方针：坚持公共医疗卫生的公益性质，坚持预防为主、以农村为重点、中西医并重的方针。

（3）基本原则：坚持以人为本、立足国情、公平与效率统一、统筹兼顾的原则。

（4）完善四大体系：新医改的主体框架被总结为"四梁八柱"，四大体系即"四梁"，是指建设覆盖城乡居民的公共卫生服务体系、医疗卫生服务体系、医疗保障体系、药品供应保障体系，形成四位一体的基本医疗卫生制度；"八柱"是指完善医疗管理机制、运行机制、投入机制、价格形成机制、监督机制、科技和人才保障、信息系统和法律制度。

为了实现"人人享有安全、有效、方便、价廉的医疗卫生服务"的目标，基本方针和基本原则是要求，完善"四大体系"是保障，完善体制机制是路径，五项重点改革是抓手。核心是四大体系的建设。只有四大体系建设好了，才能建立起建设覆盖城乡居民的基本医疗卫生制度，才能实现医改的总体目标。

三、医改新进展

（一）医保制度逐步建立完善

自2003年"非典"事件以来，尤其是新一轮医改实施后，我国在较短的时间内织起了全世界最大的全民基本医保网，为实现人人病有所医提供了制度保障。职工医保、城镇居民医保和新农合参保人数超过13亿，参保覆盖率稳定在95%以上。城乡居民基本医保财政补助标准由改革前2008年的人均80元提高到2016年的420元。全面实施城乡居民大病保险，不断完善医疗救助制度。

（二）公立医院改革不断深化

新医改以来，围绕破除以药补医、创新体制机制、调动医务人员积极性三个关键环节寻求突破。我国将进一步破除以药补医机制，全面推开公立医院综合改革，取消药品加成。2017 年，我国公立医院医疗费用平均增长幅度控制在 10% 以下。加快建立"基层首诊、双向转诊、急慢分治、上下联动"的分级诊疗制度。

（三）改革国家基本药物制度

我国国家基本药物制度是对基本药物目录制定、生产供应、采购配送、合理使用、价格管理、支付报销、质量监管、监测评价等多个环节实施有效管理的制度。新医改以来，为了完善我国药品供应保障体系、保障人民群众的安全用药，我国基本药物制度改革不断完善。

2009 年 8 月，国家发改委、卫生部等 9 部委联合发布了《关于建立国家基本药物制度的实施意见》，这标志着我国建立国家基本药物制度工作正式实施。除《关于建立国家基本药物制度的实施意见》外，9 部委还同时发布了《国家基本药物目录管理办法（暂行）》和《国家基本药物目录（基层医疗卫生机构配备使用部分）》（2009 版）。2012 年 9 月 21 日原卫生部部务会议讨论通过《国家基本药物目录》（2012 年版），自 2013 年 5 月 1 日起施行，2009 年版本同时废止。

基本药物是适应我国基本医疗卫生需求，剂型适宜，价格合理，能够保障供应，公众可公平获得的药品。国家将基本药物全部纳入基本医疗保障药品目录，报销比例明显高于非基本药物，降低个人自付比例，用经济手段引导广大群众首先使用基本药物，主要先由基层医疗机构开始执行。

而随着国务院办公厅印发《深化农村改革综合性实施方案》，城镇居民基本医疗保险和新型农村合作医疗将实现"并轨"，统称为城乡居民基本医疗保险，"并轨"后，两者在定点医院范围、用药药品目录、诊疗项目目录和服务设施目录等方面可以实现资源共享。

以药养医起源于 20 世纪 50 年代，在经济十分困难的情况下，为了维持公立医院生存发展，国家明确公立医院可以将药品加价 15% 后向群众提供，是以医生的劳动来实现药品的高附加值，以药品的高利润拉动医院的经济效益，维持医院的正常运转。破除以药养医制度是 2009 年新医改以来，公立医院试点改革的主要实施点。2011 年 10 月，北京启动解决"以药养医"现状的大医院改革，试点进行医院药房"托管"的举措，以此切断"以药养医"。2012 年 1 月，卫生部部长陈竺表示要在"十二五"期间全面取消以药养医。2015 年 6 月 1 日，国家发改委取消了绝大部分药品的政府定价，其中除了对麻醉、第一类精神药品仍暂时保留最高出厂价格和最高零售价格管理。

（四）破除"以药养医"

药品零差率就是采用政府打包采购的方式，压缩药品流通领域的中间环节，取消药品的批零差价，将药品价格降低，让利于百姓。在药品采购价格整体降低的基础上，社区卫生服务机构还取消了 15% 的药品批零差价，最大限度地让利于民。

2015 年 5 月，国务院印发的《国务院办公厅关于城市公立医院综合改革试点的指导意见》中明确指出：试点城市所有公立医院推进医药分开，积极探索多种有效方式改革以药补医机制，取消药品加成（中药饮片除外）。将公立医院补偿由服务收费、药品加成收入和政府补助三个渠道改为服务收费和政府补助两个渠道。通过调整医疗服务价格、加大政府投入、改革支付方式、降低医院运行成本等，建立科学合理的补偿机制。提高业务收入中技术劳务性收入的比重，降低药品和卫生材料收入的比重，确保公立医院良性运行和发展。力争到 2017 年试点城市公立医院药占比（不含中药饮片）总体降到 30% 左右。

通过整治药品流通领域突出问题，规范医药代表行为，推进"互联网＋药品流通"等改革措施，对降低药品虚高价格、控制医疗费用不合理增长产生积极影响，具体包括以下四个方面。

一是进一步破除以药补医机制，全面推行公立医院综合改革，取消药品加成，理顺医疗服务价格，落实政府投入责任，加快建立公立医院补偿新机制。对各地医药费用增长幅度进行量化管理，并落实到具体医疗机构。

二是促进合理用药。公立医院要全面配备、优先使用基本药物。落实处方点评制度，落实抗生素、辅助用药、营养性用药的跟踪监控制度。医疗机构将药品采购使用情况作为院务公开的重要内容，每季度公开药品价格、用量、药占比等信息，对不合理用药的处方医生进行公示和约谈。卫生计生部门将对医疗机构药物合理使用情况进行考核排名，考核结果与院长评聘、绩效工资核定等挂钩。

三是大力推进医保支付方式改革，发挥好医保控费作用。充分发挥各类医疗保险对医疗服务行为、医药费用的控制和监督制约作用。

四是充分发挥药师在合理用药方面的作用。要强化药师处方审核与调剂、临床用药指导、规范用药等工作，要充分考虑实际，探索合理补偿途径，并做好与医保等政策的衔接。加强零售药店药师培训，提升药事服务能力和水平。加快药师法立法进程。探索药师多点执业。合理规划配置药学人才资源，强化数字身份管理，加强药师队伍建设。

（五）推进支付制度改革

我国基本医疗保险制度自建立以来，覆盖范围不断扩大，保障水平逐步提高，在保障参保人员基本医疗需求、提高群众健康水平等方面发挥了重要作用，但不合理增长的医疗费用部分抵消了政府投入的效果，加重了社会和个人负担。

2017 年 2 月，财政部、人力资源和社会保障部、国家卫计委联合发布通知，部署加强基本医疗保险基金收支预算管理，控制医疗费用不合理增长，减轻个人负担，确保基本医疗保险制度和基金可持续运行。其中要求实施基本医疗保险支付方式改革，结合统筹地区实际，全面实施以总额预算为基础，门诊按人头付费，住院按病种、按疾病 DRGs、按床日付费等多种方式相结合，适应不同人群、不同疾病及医疗服务特点的复合支付方式，逐步减少按项目付费，将支付方式改革到覆盖所有医疗机构和医疗服务。建立健全"结余留用、合理超支分担"的激励约束机制，激励医疗机构提高服务效率和质量。

（六）基本公共卫生服务均等化逐步实现

基本公共卫生服务均等化是指每个中华人民共和国公民，无论其性别、年龄、种族、居住地、职业、收入水平，都能平等地获得基本公共卫生服务，主要包括逐步在全国统一建立居民健康档案，并实施规范管理。定期为 65 岁以上老年人做健康检查，为 3 岁以下婴幼儿做生长发育检查，为孕产妇做产前检查和产后访视，为高血压、糖尿病、精神疾病、艾滋病、结核病等人群提供防治指导服务。

从 2009 年起国家制定基本公共卫生服务项目和增加部分重大公共卫生服务项目，逐步向城乡居民提供，到 2011 年，促进基本公共卫生服务均等化的机制基本建立，公共卫生服务的城乡、地区和人群之间的差距逐步缩小。到 2020 年，促进基本公共卫生服务均等化的机制趋于完善，基本公共卫生服务内容进一步增加，重大疾病和主要健康危险因素得到有效控制。促进基本公共卫生服务逐步均等化，是一项惠及城乡居民的民生工程，关系到千家万户的健康幸福，也是构建社会主义和谐社会的一项重大任务。因此，各级政府应切实履行承诺，扎实推进医药卫生体制改革，为逐步实现人人享有基本医疗卫生服务创造条件。人均基本公共卫生服务经费补助从 2009 年的 15 元提高到 2016 年的 45 元。

（七）"三明医改"的探索

三明市在医患关系紧张、药品流通领域秩序混乱、医疗资源大量浪费、医院内部矛盾重重和医保赤字日渐严重的背景下，率先在"三医联动"的整体思路下进行改革，主要做法有以下几点。

1. 明确政府的保障责任和监督责任

一方面，明确公立医院的基本建设和设备购置、重点学科发展、公共卫生服务的投入由政府负责，形成公立医疗机构硬件投入依靠政府、软件和日常管理依靠医院自身的良性发展机制。改革前的 2011 年财政投入为 1.4 亿元，改革后 2012~2015 年分别为 1.8 亿元、3.4 亿元、2.6 亿元、4.2 亿元。另一方面，把涉及公立医院改革的有关医药、医保、医疗等职能部门归口管理，集中到一位市领导分管，全面统筹改革工作，形成高效的改革决策和推进机制，奠定了三医联动的基础，并把医改工作纳入各级政府绩效考核。

2. 建立健全现代医院管理制度

淡化二级以上公立医院院长行政级别，实行医院院长聘任制；弱化二级以上公立医院编制管理，将现行公立医院编制使用审批制改为备案制；合理核定各级公立医院人员规模，由公立医院自主考录聘用人员；深化分配制度改革；严格执行工资总额政策，切断医务人员工资与药品耗材、检查化验等收入的直接联系。

3. 整治医药，切断药品耗材流通利益链条

所有公立医疗机构为整体，联合宁波、珠海、乌海、玉溪等省外城市，按照"为用而采、去除灰色、价格真实"的原则，在保证质量的前提下，实行最低价采购，严格执行"一品两规"、"两票制"和"药品采购院长负责制"，实行集中采购配送。医用耗材（检验试剂）联合限价采购。建立黑名单制度，对被发现有回扣品种的药品生产（配送）企业，列入商业贿赂不良记录黑名单，取消该生产（配送）企业所有药品在三明市公立医疗机构的供货资格。

4. 组建成立市医疗保障基金管理中心，实行"三保合一"，提高基金使用效益

在全国率先将原来分别隶属于人社部门和卫生部门的 24 个医保基金经办机构进行整合，组建成市医管中心。该中心隶属于市政府，暂由市财政局代管，各县（市）设立市中心垂管的管理部，主要负责药品限价采购与结算、医疗服务价格调整、"两定点"机构的审核与结算、基本医疗保险基金的管理、编制会计和统计报表和定点医疗机构医疗行为的监督与稽核管理等工作。

5. 实行"基金统筹"管理

2013 年，完成"三保"基金市级统筹，各类基金自求平衡、互不调剂；2015 年 4 月 1 日起，城镇职工基本医疗保险、城乡居民医疗保险执行统一的用药目录、诊疗目录、服务标准，实现"三统一"，打破门诊与住院的界限，实行门诊统筹。

6. 实行院长年薪制和全员目标年薪制

实行财政拨付的院长年薪制，由财政全额支付院长年薪，让院长代表政府对公立医院进行精细化管理。从二级乙等到三级甲等年薪分别为 20 万元、25 万元、30 万元、35 万元。2014 年最高年薪 38.13 万元，最低 20 万元，2015 年最高年薪 40.7 万元，最低 19.5 万元；医务人员年薪计算工分由基础工分、工作量工分和奖惩工分三个部分组成。

7. 调整医疗服务收费标准

药品耗材挤压出来的水分，在医院总收入增长幅度控制在 8% 左右的情况下，通过提高医疗服务收费转化为医院的合法收入，"腾笼换鸟"动态理顺医疗服务价格，按照"总量控制、结构调整、有升有降、逐步到位"的原则，调整 3159 项，调整面 75.83%。

8. 控制过度检查、过度用药、过度治疗

严格控制抗菌药物使用，二级以上医院每月将抗菌药物用药量前 10 名的品规及其开具医生在院务公开栏公布，对连续三个月排名在前三名的抗菌药物给予暂停使用处理。药品、耗材的直接费用比重降低到 30% 以下，医务性收入比重提高到 70% 以上（其中检查化验 25% 以下、床位诊察护理 20% 以上、手术治疗 25% 以上）。

我国人口多，人均收入水平低，城乡、区域差距大，长期处于社会主义初级阶段的基本国情，决定了深化医药卫生体制改革是一项十分复杂艰巨的任务，是一个渐进的过程，需要在明确方向和框架的基础上，经过长期艰苦努力和坚持不懈的探索，才能逐步

建立符合我国国情的医药卫生体制。三明市这种"三医联动"的整体改革思路和做法给我国医药卫生体制改革的继续深化提供了新的思路。

第三节 公立医院改革

公立医院作为医疗服务体系的主体，是医改的"大头"，公立医院改革得好不好，直接关乎新医改的成败；作为医疗卫生服务的终端，公立医院集各种矛盾和问题于一身，成为医改绕不开的"堡垒"。

一、公立医院改革背景

（一）医疗服务费用增长过快

近年来，随着社会经济和医学科技的快速发展，人民群众对公平享有基本健康权利的要求越来越强烈，但由于受当前政府治理体制、医疗卫生管理体制、机制改革滞后等的影响，医疗服务提供行为扭曲，大处方、滥检查、不合理用药等诱导需求现象频繁发生，造成医疗费用不断上涨，医保基金风险持续增加，医患关系紧张，不良事件频发等一系列社会焦点问题。据统计，2003~2008年，农村医疗机构的人均住院费用从1901.1元增至2491.9元，增长了31.08%，而同时期，居民消费价格指数从101.2涨至104.8，仅增长了3.56%。

（二）医疗资源分布失衡

我国经济社会发展不平衡，地区差距、城乡差距显著。这种城乡二元结构也影响着卫生事业的发展，地区间、城乡之间卫生资源分布不均衡。我国80%的卫生资源集中在城市，城市卫生技术人员的数量和素质均高于农村。城乡之间每千人口医疗机构床位数、执业医师数差别明显，门诊病人、出院病人人均医药费用也存在显著的地区间差异。城市人均医疗保健支出高于农村，差距逐步增大，1990年城镇居民人均医疗保健支出25.7元，农村居民人均医疗保健支出19.0元，城镇是农村的1.4倍。2009年城镇居民人均医疗保健支出856.4元，农村居民人均医疗保健支出287.5元，城镇是农村的3.0倍。

（三）医疗保障制度不健全

2002年10月，《中共中央、国务院关于进一步加强农村卫生工作的决定》明确指出，建立以大病统筹为主的新型合作医疗制度和医疗救助制度。到2010年，新型农村合作医疗制度要基本覆盖农村居民。从2003年起，中央财政对中西部地区除市区以外的参加新型合作医疗的农民每年按人均10元安排合作医疗补助资金，地方财政对参加新型合作医疗的农民补助每年不低于人均10元。但是，早期的新型农村合作医疗制度以大病统筹为主，门诊、常见病、多发病并不在保障范围之内，因而保障范围有限，直到 2009 年，新农合才被确立为农村基本医疗保障制度的地位。

二、城市公立医院综合改革

2009 年 3 月，国务院提出《关于深化医药卫生体制改革的指导意见》，拉开了新一轮的医药卫生体制改革的序幕，而"推进公立医院改革"是新医改方案确定的五项重点改革内容之一。

《关于深化医药卫生体制改革的指导意见》中提出公立医院改革主要围绕以下几个方面。

（1）大力发展农村医疗卫生服务体系。进一步健全以县级医院为龙头、乡镇卫生院和村卫生室为基础的农村医疗卫生服务网络。

（2）推进公立医院管理体制改革。积极探索政事分开、管办分开的多种实现形式。进一步转变政府职能卫生行政部门主要承担卫生发展规划、资格准入、规范标准、服务监管等行业管理职能。落实公立医院独立法人地位。

（3）建立规范的公立医院运行机制。公立医院要遵循公益性质和社会效益原则，坚持以病人为中心，优化服务流程，规范用药、检查和医疗行为。深化运行机制改革建立和完善医院法人治理结构。

（4）推进医药分开，积极探索多种有效方式逐步改革以药补医机制。进一步完善财务、会计管理制度，严格预算管理，加强财务监管和运行监督。

（5）改革人事制度，完善分配激励机制，推行聘用制度和岗位管理制度，严格工资总额管理实行以服务质量及岗位工作量为主的综合绩效考核和岗位绩效工资制度，有效调动医务人员的积极性。

（6）落实公立医院政府补助政策。逐步加大政府投入，主要用于基本建设和设备购置、扶持重点学科发展、符合国家规定的离退休人员费用和补贴政策性亏损等，对承担的公共卫生服务等任务给予专项补助，形成规范合理的公立医院政府投入机制。

（7）推进公立医院改革试点。推进公立医院补偿机制改革，加大政府投入，完善公立医院经济补偿政策，逐步解决"以药补医"问题。加快形成多元化办医格局，鼓励民营资本举办非营利性医院。大力改进公立医院内部管理，优化服务流程，规范诊疗行为，调动医务人员的积极性，提高服务质量和效率。

2015 年 5 月，国务院印发《国务院办公厅关于城市公立医院综合改革试点的指导意见》，在坚持改革联动和分类指导原则下，改革重点主要围绕以下几个方面。

（1）公立医院管理体制方面：完善法人治理结构和治理机制，落实公立医院人事管理、内部分配、运营管理（operations management）等自主权；建立以公益性为导向的考核评价机制；完善多方监管机制。

（2）公立医院运行机制方面：试点城市所有公立医院推进医药分开，积极探索多种有效方式改革以药补医机制，取消药品加成（中药饮片除外）。将公立医院补偿由服务收费、药品加成收入和政府补助三个渠道改为服务收费和政府补助两个渠道。

（3）各类医疗机构协同发展的服务体系构建方面：结合服务人口与服务半径、城镇化发展水平和群众医疗需求变化，制定区域卫生规划、人才队伍规划和医疗机构设置规划。

三、医保并轨

在我国基本医疗保险制度中，城镇职工医保从1994年下半年启动试点，到1998年国务院颁布《关于建立城镇职工基本医疗保险制度的决定》，至今运行时间已有20余年；新农合从2003年起建立至今也快速发展了十几年；而2007年启动的城镇居民医保运行时间则相对较短，但总体参保（参合）率已超过90%。近几年，社会上对于医保制度并轨的呼声愈发强烈。城镇居民医保和新农合两项制度整合并轨后，城乡居民医保将统一政策、统一管理、统一筹资缴费标准、统一补偿待遇等。根据人社部数据，全国已有至少20个省份明确城乡医保并轨。北京等多地也顺利完成了这两项制度并轨，但仍有一部分地区两保合一未能达成。而并轨制度落实后，不少地区原有的新农合药品目录大幅扩容，城乡居民的医保报销比例也将提高，民众受益颇多。

四、分级诊疗

2015年5月，国务院印发《国务院办公厅关于城市公立医院综合改革试点的指导意见》，建立分级诊疗服务模式是公立医院改革的重要环节，其中，建立方式主要围绕以下几个方面。

（1）推动医疗卫生工作重心下移，医疗卫生资源下沉。按照国家规定建立分级诊疗制度的政策要求，在试点城市构建"基层首诊、双向转诊、急慢分治、上下联动"的分级诊疗模式。落实基层首诊，基层医疗卫生机构提供基本医疗服务和转诊服务，注重发挥全科医生作用，推进全科医生签约服务。

（2）完善双向转诊程序，各地要制定常见病种出入院标准和双向转诊标准，实现不同级别和类别医疗机构之间有序转诊，重点畅通患者向下转诊渠道，鼓励上级医院出具治疗方案，在下级医院或基层医疗卫生机构实施治疗。

（3）推进急慢分治格局的形成，在医院、基层医疗卫生机构和慢性病长期照护机构之间建立起科学合理的分工协作机制，加强基层医疗卫生机构与公立医院药品采购和使用的衔接。

（4）推进和规范医师多点执业，促进优质医疗资源下沉到基层。

（5）试点城市要结合分级诊疗工作推进情况，明确促进分级诊疗的医保支付政策。对没有按照转诊程序就医的，降低医保支付比例或按规定不予支付。完善不同级别医疗机构医保差异化支付政策。

医改探索案例：河南省综合支付制度改革探索

河南在经历了按项目付费、单病种限价管理、按病种付费等支付方式改革后，在充分借鉴国内外支付制度改革经验基础上，创新性地提出了"分组管理、分类支付"的综合支付制度改革新理念。自 2010 年开始，在宜阳、息县、武陟等项目县县级医院实施了以医疗质量管理为基础，以绩效合同管理为手段，以医疗服务综合监管为保障，针对医药费用分类打包支付的新型医药费用支付制度，找到了控制医疗费用不合理增长和提高医疗服务质量之间的平衡点，克服了单病种临床路径（clinical pathways，CP）管理纳入率低、变异率高等问题，实现了政府、医保经办方、医疗服务提供者和患者四方满意的改革目标。

综合支付是指以质量管理为基础，以购买服务为手段，以绩效合同管理为核心，对提供基本医疗服务和基本公共卫生服务的质量、费用、绩效进行监管、审核和验证，促进卫生服务质量改善和健康保障资金有效支付的新型卫生服务支付制度。

与传统卫生服务补偿方式相比，综合支付的设计思路可以简单概括为"购买＋绩效合同管理"。其中，"购买"是综合支付的必要手段，"绩效合同管理"是综合支付的基础和核心依据。实行购买卫生服务和绩效合同管理的主要目的是规范服务机构服务行为，促进卫生资源合理配置和使用，提高服务效率。许多发达国家和发展中国家已将购买卫生服务广泛应用于公共卫生和医疗服务领域。财政部、卫生部《关于完善政府卫生投入政策的意见》明确提出："探索实行政府购买服务、直接补助需方等多种形式的政府卫生投入方式，促进医疗卫生服务机制转变和效率提高。"购买服务作为一种市场行为，是服务付费方与服务提供方之间依据契约，就为服务对象提供的服务内容、数量、形式、质量及补偿的方式与金额所达成的约定。医疗卫生机构在购买服务过程中获得的不是政府补助，而是自身通过服务所应获得的合理补偿，其财务核算的方法应有所区别[3, 4]。

以河南省宜阳县人民医院综合支付制度改革为例，通过 3 年的连续监测，到 2013 年 10 月，宜阳县人民医院纳入 CP 管理病种已达到 188 种，纳入管理患者占同期出院患者比例和费用占比均已达到 70%左右，单个病种的纳入率达到 100%，全院纳入 CP A 组、B 组、C 组管理的患者控制比例基本维持在 70%、20%和 10%的平均水平；CP 的制定、实施更加规范，路径执行符合度达 85%以上，平均住院天数有所下降，药占比和抗生素使用率分别下降 16 个和 13 个百分点，分别达到 32%和 10%的平均水平，纳入管理患者住院治愈率达到 98%以上；住院患者次均住院费用不合理增长趋势得到控制，反映医务人员劳务价值的手术、诊疗费用明显提升，费用结构逐步优化；医务人员、医保经办机构、患者和政府等利益相关方满意度逐步提高，其中纳入管理患者实际住院补偿比达到 70%左右，明显高于全省县级医疗机构 55%的平均补偿水平。

医改案例：息县分级诊疗探索

为促进县域内医疗机构之间协调发展，息县探索出了"路径分级、分段服务、分级诊疗、防治结合、协议管理、绩效支付"的县乡村协作医疗服务新模式。

（1）筛选病种，确定 CP。对县、乡两级医疗卫生机构前 3 年新农合住院病种进行统计，分析不同病种住院人次和费用情况，按照疾病谱顺位，优先选择常见病、多发病纳入改革范围，并按照"先易后难，梯次推进"的思路，逐步扩大病种数量。

（2）明确转诊原则，实现分级诊疗。根据县乡医疗机构的服务能力，确定服务目录和救治病种，出台医保政策调控，实现分级诊疗。明确规定转诊病人要符合"在基层医疗机构难以实施有效救治，要到上级医院明确诊断，需要上级医院协作治疗，因技术、设备条件不能处置"条件；下转病人要符合"病情稳定后康复治疗，诊断明确，不需特殊治疗，一般常见病、多发病"条件。急重患者在上级医疗机构治疗，病情稳定及康复期在基层医疗机构治疗，上级医疗机构对转诊患者质量负责。

2011年以来，息县越来越多的人选择在当地就医。2015年，县内就诊率达到85.76%，外转住院比例由2011年的29%下降到14.24%。大病到医院、小病到基层、康复回社区的就医新格局初步形成。2016年3月25日《人民日报》第八版头条刊登了《县里就有好医生 看病何须赴京城》一文，详细报道了息县实施医改惠民的经验。

参 考 文 献

[1] 钟裕民. 1949年以来中国医改决策的基本历程及其评价[J]. 天府新论，2011，（4）：96-100.

[2] 李君，肖启. 对我国医疗卫生事业发展现状的思考[J]. 科协论坛（下半月），2012，（1）：71-72.

[3] 赵要军，谢双保，吴建，等. 单病种临床路径分组管理模式探讨：以河南省卫XI项目县为例[J]. 医学与社会，2012，（8）：47-50.

[4] 吴建，周学山，谢双保，等. 河南省开展医疗服务综合支付改革的实践与思考[J]. 中国卫生政策研究，2012，（7）：39-44.

（王成增 赵要军）

第四章

供给侧结构性改革与公立医院

第一节　供给侧结构性改革

供给侧结构性改革近两年成为高频词汇。习近平总书记在中央财经领导小组会议上强调：在适度扩大总需求的同时，着力加强供给侧结构性改革。李克强总理在主持召开的"十三五"《规划纲要》编制工作会议时再次强调：要在供给侧和需求侧两端发力促进产业迈向中高端。那么，"供给侧"的含义是什么，供给侧结构性改革具体内容有哪些，为什么要进行供给侧结构性调整？供给侧结构性调整与公立医院改革又有什么关系？这些都是值得思考的问题。

一、改革背景

世界经济持续疲弱，我国外部经济环境错综复杂，国内经济运行和结构性调整应对呈必然态势。据国际货币基金组织《世界经济展望》报告，预计 2018 年全球经济增长达到 3.7%，而中国预期经济增长率分别达到 6.5%。虽然基线前景日益向好，但许多国家的经济增长仍然疲软，大多数发达地区的经济体的通货膨胀依旧低于目标。各国都在大力推进结构性改革，为未来的经济增长积蓄动能，世界经济在短期内仍难以摆脱低速增长状态。

2014 年，"新常态"一词首次出现在习近平总书记在河南考察时的表述之中。习近平总书记指出："从当前我国经济发展的阶段性特征出发，适应新常态，保持战略上的平常心态。"经济新常态成为我国当前经济所呈现的新特征，主要表现为经济增长速度适宜、结构优化、社会和谐。转入经济新常态，意味着我国经济发展的条件和环境已经或即将发生诸多重大转变，经济增长将与改革开放以来 10%左右的高速增长告别，从 2012 年起开始回落，2012 年、2013 年、2014 年上半年增速分别为 7.7%、7.7%、7.3%，告别过去 30 多年平均 10%左右的高速增长是经济增长阶段的根本性转换，从高速增长转为中高速增长，经济结构优化升级，从要素驱动、投资驱动转向创新驱动[1]。

二、供给侧结构性改革的概念

（一）供给侧结构性改革的提出

供给侧结构性改革这一提法首次进入公众视野，源于习近平总书记于 2015 年 11 月 10 日举行的中央财经领导小组第十一次会议，称在适度扩大总需求的同时，着力加强供给侧结构性改革，着力提高供给体系质量和效率，增强经济持续增长动力，推动我国社会生产力水平实现整体飞跃。会议研究了如何通过供给侧结构性改革为推进中国经济持续增长奠定坚实基础。

供给侧是与需求侧相对应的概念，是经济运行与经济发展相互依存又相互矛盾的两面，从经济增长的长期来看，供给与需求交替成为制约经济稳定和增长的主要矛盾。供给管理和需求管理都是宏观调控的手段，不同的历史时期，宏观调控对二者的倚重不同。这一经济运行规律从中华人民共和国成立后的经济发展规律中可以得到印证，中华人民共和国成立后到 1984 年，我国主要实行计划经济，由于当时生产力低下，物资匮乏，如何增加生产、促进供给是当时的主要任务，因此，宏观调控政策偏重供给侧。而 1984 年由计划经济向市场经济过渡到市场经济逐步建立和完善的过程中，供需双方无论从数量、质量上还是结构上都产生了新的需求和变化，即新的产能过剩与生产不足，供给老化与供给不足，供给与需求不匹配等矛盾。因此，宏观调控政策需要重新进行调整，由偏重需求管理向倚重供给管理转变，即需要在有效供给与有效需求之间寻求新的平衡。从历史发展的角度来看，当前供给侧结构性改革的提出是符合经济运行和经济发展客观规律的。

（二）供给侧结构性改革的基本概念

所谓供给侧结构性改革是指从供给侧入手的改革，即针对当前经济出现的结构性矛盾，回到本源创新，强调制度供给，构建新的发展体制，通过供给端发力破除发展困境，进一步释放改革红利。有专家认为，当前供给方面的生产要素主要有五项：劳动力、代表自然资源的土地、资本、创新力量和制度体制安排。这五大生产要素在经济发展的不同阶段，发挥的作用是不同的，在经济体进入中等收入之前，前三项作用更加明显，但过了中等收入阶段之后，更多需要强调科技创新和制度创新，即后两项生产要素作用更加明显。供给侧结构性改革的实质就是在重新明确政府与市场关系的前提下，形成新的市场主体，通过全面改革培育新的发展动力和新兴产业，进而形成新的经济形态。

强调供给管理并不等于弱化需求管理，二者是互为因果、相互促进的关系。需求管理侧重短期效用，而供给管理则注重长远发展，供给创造需求，需求引导供给，不能将二者简单对立起来。有一个形象的比喻，即将需求管理比作西医疗法，供给管理比作中医疗法。西医治标，能救急，但副作用大，而中医注重系统综合施治，文火慢煮，可以标本兼治，但治疗周期长。未来我国推进新一轮经济改革，将采用"中医为主，西医配合"的供给管理和需求管理相结合的综合疗法。

（三）供给侧结构性改革的理论依据

从经济发展的历史进程来看，供给管理政策与需求管理政策相比并没有占据主导地位。较早强调"供给侧"生产要素应在经济发展中发挥重要作用的思想源自于古典经济学大师斯密对重商主义需求政策的抨击，强调了劳动和资本等生产要素的作用，以及市场这只"看不见的手"的关键作用，认为政府只能发挥"守夜人"的作用。法国经济学家萨伊提出了"萨伊定律"，认为供给会创造它自己的需求，将供给管理思想发挥到了极致。在经历了 20 世纪 30 年代经济危机的阵痛后，凯恩斯全面批判了萨伊思想，认为经济危机的根源在于有效需求不足，自由竞争市场不能自动实现充分就业，必须通过政府干预，实行需求政策，才能消除失业和经济危机。这一需求管理新政一直持续到 20 世纪 70 年代，这一时期经济发展所出现的"滞胀"宣告了凯恩斯需求管理政策的失灵。进而反对政府干预、强调供给管理政策的供给学派等相关理论开始兴起，它们的主张为当时的美国、英国摆脱经济困境产生了积极的促进作用[2]。

从经济发展史的角度来看，无论供给侧政策占主导，还是需求侧政策占主导都是根据当时经济发展所处的阶段来进行综合权衡的。供给侧改革和需求侧改革只是改善宏观经济管理的手段和工具而已，其最终目的都是进一步提高生产力和经济发展水平。

三、供给侧结构性改革的意义

（一）供给侧结构性改革的必要性

1. 需求不足

2007 年以来，中国经济增速逐年下滑。从需求侧的外需来看，全球出口增速 2010 年见顶回落，过去 3 年持续零增长，处于大环境中的中国较难独善其身，而低成本优势不再，令低端制造业向东南亚转移不可避免。从需求侧的内需来看，2011 年人口结构出现拐点，2012 年人口抚养比见底回升，2013 年地产销量增速持续下行，工业化步入后期，投资增速持续下行。

2. 供需错位

需求刺激效果甚微，2015 年以来央行 5 次降息降准、国家发改委新批基建项目规模超过 2 万亿元，但投资依然萎靡。而在消费领域中，则呈现出较为明显的供需错位：国内消费增速拾级而下，但中国居民在海外疯狂扫货，国内航空客运增速缓慢下行，但跨境出游却持续高增长。这意味着，当前中国经济面临的问题，并不在短期需求，而在中长期供给。

因此，必须要着眼于中长期经济问题，以供给侧结构性改革引领经济新常态，这是当前不得不采取的重大举措。

（二）供给侧结构性改革的可行性

供给侧结构性改革确实是一个新出现的词，但与此相关的供给政策或供给管理、相关理论和实践则早已有之。支持供给侧结构性改革的理论可以追溯到经济学的源头。改革开放以来几乎所有的改革理论都是从供给侧考虑的，而不是从需求侧。

推进供给侧结构性改革的实践也并非始自今日，事实上20世纪80年代的家庭联产承包责任制改革、发展乡镇企业，90年代中期的经济体制总体改革，90年代后期的国有经济战略性改组，十八届三中全会的全面改革等，都属于供给侧结构性改革。只要稍微梳理一下历史就不难发现，推进供给侧结构性改革并非标新立异，而是回归常识[3]。

（三）供给侧结构性改革的重要性

我国经济增长速度从 2010 年以来波动下行，经济运行呈现出不同以往的态势和特点。其中，供给和需求不平衡、不协调的矛盾和问题日益突出。存在的问题主要表现在：一是无效和低端供给过多；二是有效和中高端供给不足；三是体制机制束缚了供给结构调整。

从生产的角度来看，供给侧结构性改革将激发消费倾向，促使第三产业在经济中的占比进一步上升，而第二产业中的传统工业部门占比将明显收缩；从收入的角度看，供给侧结构性改革将引发经济蛋糕的重新分配，通过减税降低成本将促进企业营业盈余占比上升，加速劳动力跨地域、跨部门流转；同时，提高人力资本，将进一步提升劳动者报酬。

因此，推进"供给侧结构性改革"，短期上是为了应对当下的严峻挑战，长期上追求的正是一个"供需相匹配"的新经济结构。

四、供给侧结构性改革的途径和要求

习近平总书记给出了推进供给侧结构性改革的五大任务。

（1）化解过剩产能。产能过剩就是总供给非正常的超过总需求，会造成资源浪费，使经济增长面临更大的下调压力，所以要淘汰僵尸企业，加大产业重组。

（2）帮助企业降低成本。例如，通过减税等政策性改革，让企业减少不必要的制度性成本，这样企业就有更多的资金去创新、去提高生产率。

（3）化解房地产库存。我国现在有很严峻的楼市库存压力，"空置"的住房可供2.2亿人口居住，所以化解房地产库存非常重要。

（4）扩大有效供给。提高供给结构适应性和灵活性，提高全要素生产率。

（5）防范化解金融风险。这样可以形成良好的股票市场，促进经济稳定发展。

中国经济发展进入经济新常态时期，经济结构不断优化升级，增长动力正从要素驱动、投资驱动转向创新驱动。从强调扩大需求，到抓住供给侧做文章，是中国经济进入发展新阶段的必然选择。在此背景下，医疗卫生组织作为医疗服务的"供给侧"也存在着很多矛盾，如何抓住机遇进行结构性改革以更好地满足广大人民群众日益增长的健康需求，是值得每一个卫生事业工作者进行深入思考的问题。

第二节 公立医院与供给侧结构性改革

一、公立医院结构性改革的背景

截至 2016 年，中国新医改已经走过了八年。从国际经验来看，中国医改在政府卫生财政投入、医保覆盖面扩大、基层服务能力建设等方面取得了不错的成绩。在此期间，各级地方政府还积极探索，在分级诊疗、公立医院改革等方面创造出了许多典型经验和模式，为下一阶段的中国医改积累了经验、提供了新的思路和办法。

但是，中国医改依然任重而道远。首先，普通大众对医改的获得感并不强烈，"看病贵、看病难"问题没有得到根本性解决。其次，我国也面临着人口老龄化、环境污染和快速城镇化的多重压力，疾病谱已经从以传染性疾病为主转变为以非传染性疾病为主，心血管疾病、癌症和心理疾病等慢性疾病成为最主要的健康威胁。这种疾病谱的转变使国民对医疗卫生服务需求已经不再是单一的疾病治疗需求，而是逐渐发展为健康综合服务需求。这种需求变化要求服务供给方能够将疾病预防、问诊治疗、康复保健有效衔接，形成连续化、全方位、全过程的健康管理与疾病干预。此时，医疗服务供给侧的结构性改革就成为亟待解决的问题，而公立医院作为我国医疗卫生服务提供的主体和新医改的"大头"必然要进行结构性改革。

（一）医疗机构业务收入增长放缓

进入经济新常态时期，不管是国家经济发展速度还是河南省经济发展速度都在逐步放缓。图4-1描述了在中国总体经济和河南省经济发展速度放缓背景下，河南省省级三级甲等医院合计平均业务收入增长趋势也在逐步放缓。与此同时，新医改明确推出了"限制公立医院单体规模扩张、改革医保支付制度、建立分级诊疗制度、鼓励社会资本办医"等有关政策，倒逼公立医院进行改革，预示着公立医院必须转变现有发展模式，调整发展战略，实现"三个转变"，即从外延扩张转变为内涵建设、从粗放发展转变为集约增长、从满足需求转变为优化供给。

（二）医疗服务供需之间矛盾凸显

医疗服务的供需矛盾主要体现在两个方面：一是有效供给不足；二是供给方向与实际市场需求存在错位。主要表现为以下三个方面。

1. 有效供给不足

根据《2014年我国卫生和计划生育事业发展统计公报》，截至2014年底，我国共有

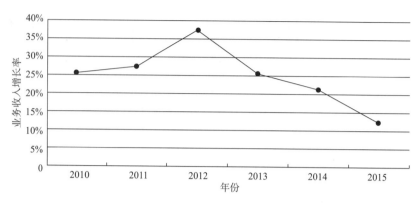

图4-1 2010~2015年河南省省级三级甲等医院合计平均业务收入增长趋势

执业医师 289 万人，每千人口有 2.12 个医生，虽然超过了美国社会学家英克斯尔在社会现代化标准中提出的每千人口 1.25 个医生的水平，但是，医师总体质量参差不齐和分布不均的问题不容忽略。由于国内医疗资源过于集中，国内好医院、好医生都成为病患争抢的对象，并应运而生了海外医疗、远程会诊、海外医疗中介。据专业媒体报道，2015 年中国大约有 3000 人出国看重大疾病，年增长 40%，这还不包括出国体检、出国整形美容。

2. 基层医疗服务供给不足

卫生资源分布不均衡，过度集中在大城市和大医院，社区卫生资源不足、人才短缺、服务能力不强。目前我国主要诊疗还集中在公立三级、二级医院，超过 40%集中在三级医院，超过 50%集中在二级医院，在基层医院就诊比例低于 10%。而艾滋病、结核病、肝炎、血吸虫病和地方病患者，大部分在农村。农村公共卫生面临传染病、慢性病和意外伤害并存的局面。农村卫生机构服务能力不强，基础条件差，人员素质不高。部分中西部农村卫生机构房屋破旧，缺乏基本医疗设备，专业人才匮乏。全国乡镇卫生院人员中具有大专以上学历的只占 18.5%，无专业学历者高达 21.6%。特别是农村公共卫生体系不健全，缺乏经费保障，使预防保健工作存在隐患。

3. 基层村卫生室存在着硬件设备不足、人员素质不高和药品缺乏等问题

硬件设备方面：基层村卫生室硬件设备严重不足，基本只配备常规器材，如体重仪、血压计等，缺乏快速检验仪器和生化仪、血细胞仪和血凝仪等设备，因而整体装备很不完善。人才配备方面：2013 年数据显示，乡村医生占卫生室人员的绝大部分，执业医师不足五分之一，而乡村医生 58.1%只有中专学历，拥有大专及其以上学历只有 4.7%。药品供应方面：国家对村卫生室的建立要求只明确 80 种药品，少药成为农村医疗服务的一大瓶颈。特别是在偏远山区，村卫生室对于慢性病药品、常规病治疗药品和急诊处理药品需求很大，药品匮乏严重影响了其功能的发挥。

（三）中国社会对医疗服务的需求日益分化

一方面，中低收入群体有大量的基本医疗服务需求尚不能完全满足。例如，根据第五次卫生服务调查的结果，在 2013 年，医生诊断需住院患者中依然有 7.4%因为经济

困难未住院。在广大中西部地区，因病致贫和因病返贫的现象较为突出。以甘肃省为例，甘肃 417 万贫困人口中患重大疾病 86 694 人，因病致贫人数达到 406 437 人。另一方面，高收入群体多元化的医疗服务需求难以得到有效满足。准入规则不健全和监管措施不到位造成高端民营医疗服务市场发展良莠不齐。公立医院和民营医院差异化竞争格局尚未形成。

（四）规模效益转向追求质量、效率

中华人民共和国成立以来，为了满足广大人民群众的医疗需求，我国卫生事业从零做起，逐步建立三级医疗卫生服务体系，并在基层建立以县级公立医院为龙头的县、乡、村三级农村医疗卫生服务网络，与此同时，城市公立医院也全面建立并不断发展。这一时期，面对我国人口众多，医疗卫生服务需求巨大的现实，医疗机构的发展策略主要以完善基础硬件设施为主的规模扩张。进入 21 世纪以来，城市公立医院得到快速发展，而基层医疗卫生却发展缓慢，开始出现患者"挤大医院"现象，"看病难、看病贵"的问题也日益凸显。

国家新的卫生事业发展规划进一步强调，提出积极采取措施，控制公立医疗机构的建设规模，禁止公立医疗机构利用集资和擅自贷款等手段盲目扩张，限制医疗机构购置大型医疗设备。这也意味着卫生发展方式和服务模式亟待转变。基层医疗卫生机构能力不足、高层次医疗服务机构功能定位不清、医疗卫生服务缺乏整合，是目前我国医疗卫生服务体系存在的突出问题。服务需求向大医院集中，医院规模持续扩张，基层能力有待提升。卫生发展仅靠规模扩张和粗放发展的路子已难以为继，需要进一步转变发展模式，从规模效益转向质量和效率竞争。

（五）签约服务、分级诊疗、患者下沉

2016 年 6 月，为实现人人享有基本医疗卫生服务的目标，以维护人民群众健康为中心，促进医疗卫生工作重心下移、资源下沉，结合基层医疗卫生机构综合改革和全科医生制度建设，国务院医改办、卫计委、国家发改委等六部门联合印发了《关于印发推进家庭医生签约服务指导意见的通知》（国医改办发〔2016〕1 号），文件主要目的是通过加快推进家庭医生签约服务，促进基层首诊、分级诊疗，为群众提供综合、连续、协同的基本医疗卫生服务，增强人民群众获得感。其主要目标是到 2017 年，家庭医生签约服务覆盖率达到 30%以上，重点人群签约服务覆盖率达到 60%以上。到 2020 年，力争将签约服务扩大到全人群，形成长期稳定的契约服务关系，基本实现家庭医生签约服务制度的全覆盖。

2015 年 9 月，国务院印发《国务院办公厅关于推进分级诊疗制度建设的指导意见》（国办发〔2015〕70 号），文件以提高基层医疗服务能力为重点，以常见病、多发病、慢性病分级诊疗为突破口，完善服务网络、运行机制和激励机制，引导优质医疗资源下沉，形成科学合理就医秩序，逐步建立符合国情的分级诊疗制度，切实促进基本医疗卫生服务的公平可及。此外，文件还指出了分级诊疗建设的目标任务是到 2017 年，分级诊

疗政策体系逐步完善，医疗卫生机构分工协作机制基本形成，优质医疗资源有序有效下沉，以全科医生为重点的基层医疗卫生人才队伍建设得到加强，医疗资源利用效率和整体效益进一步提高，基层医疗卫生机构诊疗量占总诊疗量比例明显提升，就医秩序更加合理规范。到2020年，分级诊疗服务能力全面提升，保障机制逐步健全，布局合理、规模适当、层级优化、职责明晰、功能完善、富有效率的医疗服务体系基本构建，基层首诊、双向转诊、急慢分治、上下联动的分级诊疗模式逐步形成，基本建立符合国情的分级诊疗制度。

签约服务的推广和分级诊疗政策的推行，必然促使基层医疗卫生机构快速发展，同时病源大量下沉，三级医疗机构将不得不面对病员减少、收入降低的风险。因此，三级医院未来功能定位必须着眼于疑难重症，相应地必须提高医疗技术、重视医学创新。

（六）医疗服务供给呈现结构性缺陷

据国家卫计委统计数据显示：2015年，医院提供了40%的门诊服务，76.4%的住院服务。在所有医院服务中，公立医院诊疗人数占比达到88%，住院人数占比达到85.3%。由于其自身生存和发展的需求，公立医院既没有动机与其他医院进行合作，又没有很强的动机与基层医疗机构开展合作，导致不同医疗机构在疾病预防、问诊和管理、转诊病人和医疗协调等方面（尤其是非传染疾病的预防和控制领域）无法实现协调配合。这一模式最直接的后果就是我国在慢性病控制方面效果不佳。例如，我国因为糖尿病并发症而住院病人的住院率比经济合作与发展组织（Organization for Economic Co-operation and Development，OECD）平均数据的5倍还多，我国也仅有8%的心理健康疾病患者得到了治疗。

二、公立医院的供给侧结构性调整

在全球，几乎任何一个国家都将医疗服务供给侧结构性改革作为其医改政策的核心部分。未来几年，我国医改的效果将很大程度上取决于医疗服务供给侧的结构性改革的决心和措施。因此，结合我国实际情况，公立医院在供给侧结构性改革中的发展思路主要有以下几个方面。

（一）在强化分级诊疗、基层医疗卫生服务能力中发展

长期以来，基层医疗机构服务能力弱是制约分级诊疗的重要因素之一。没有好的基层医务人员，基层医疗机构就无法承接下沉的患者，分级诊疗就无法实现。因此，为推动以基层首诊、双向转诊、急慢分治和上下联动为主要特点的分级诊疗机制的不断完善，政府必然加强对基层医疗机构提供资金支持和人才支持，推进建立医疗卫生机构分工协作机制，推动优质医疗资源有序有效下沉，加强以全科医生为重点的基层医疗卫生人才队伍建设，促进医疗资源利用效率和整体效益进一步提高，使基层医疗卫生机构诊疗量占总诊疗量比例明显提升。

在分级诊疗建设和完善过程中，对于基层医疗卫生机构来说是受益方，随着政策推动和医保等相关配套措施的不断完善，不仅患者会稳步增加，基层医疗卫生机构的医疗服务能力和服务水平还会大幅提高。

对于三级医疗卫生机构来说，随着分级诊疗的实施，虽然会不可避免地带来病源减少、收入降低的挑战，但也会倒逼三级医疗机构的发展思路从追求规模效益和规模扩张转变为追求医疗技术升级和质量效率提高。此外，分级诊疗还要求不同级别、不同类别医疗机构建立目标明确、权责清晰的分工协作机制，以促进优质医疗资源下沉为重点，推动医疗资源合理配置和纵向流动。在此基础上的三级医院"纵向联合、横向竞争"局面逐渐清晰。任何三级医疗机构只有发挥优势、补足短板、积聚力量、创新升级，追求医疗技术与科技的不断进步才能加强纵向联合，进而在横向竞争中占据优势。

（二）内部管理体制机制优化

由于公立医院在我国医疗体系中的特殊地位，公立医院改革也是最复杂、难度最大的，其改革的成败直接关系着整个医改的最终效果。换句话说，如果没有系统有效的公立医院改革，分级诊疗、签约服务、支付改革、药品零差率等都不可能取得根本性突破。

一方面，要实行公立医院改革，首先要完善治理结构，调动医院、医务人员的积极性、主动性、自觉性，促使公立医院提供高性价比的医疗服务。2015 年 5 月，国务院印发的《关于城市公立医院综合改革试点的指导意见》中明确指出要落实公立医院自主权。完善公立医院法人治理结构和治理机制，落实公立医院人事管理、内部分配、运营管理等自主权。采取有效形式建立公立医院内部决策和制约机制，实行重大决策、重要干部任免、重大项目实施、大额资金使用集体讨论并按规定程序执行，落实院务公开，发挥职工代表大会职能，强化民主管理。实行院长任期目标责任考核和问责制。对于资产多元化、实行托管的公立医院以及医疗联合体等可在医院层面成立理事会。

另一方面，调整公立医院和医生的激励机制，取消将奖金与其创造的收入挂钩机制，取而代之的是根据医务人员的能力为其支付相应的工资，并按照其所提供医疗服务的质量发放奖金。同时，还需要继续调整现有的价格体系，提高基本医疗服务的价格，降低耗材、影像检查等价格。

（三）用好医保改革政策，调整发展思路

充分利用医保的力量来强化公立医院改革和分级诊疗建设，最终推动建立一个高质量、成本可控的服务供给模式。从以往的国际经验来看，医保支付手段是控制医疗费用、提高医疗质量的重要手段，也是引导各级医疗机构进行合作的主要杠杆。在政府已经加快推动公立医院改革和分级诊疗建设的背景下，可以将医保支付方式改革等措施作为连接公立医院改革和分级诊疗建设的政策桥梁，促进供给侧各项改革措施形成一个目标一致、有机统一的整体。

建立与医保制度相适应的医保经办机构问责制度。作为社会医疗保险的主要出资

方，财政部门应承担起问责责任，要求医保经办机构提高他们为参保人购买的医疗服务的质量和效率。国际经验表明，医疗保险买方的整合度越高，他们改变医疗服务提供系统的能力就越大。加拿大、日本、韩国都采用了医疗保险单一支付模式，实践也证明它们拥有保障医疗服务质量和效率，控制医疗保健支出增长的能力。

（四）建立系统性、整合型服务供给体系

毫无疑问，中国医疗服务供给侧结构性改革所面临的任务是困难和复杂的，没有任何一个独立的政策能够发挥神奇的作用。只有通过系统性的改革措施，统筹协调公立医院改革、分级诊疗建设和支付方式改革等来建立一个以初级医疗卫生保健单位为中心的整合型服务供给模式。通过各种服务供给模式的整合满足中国人民不断变化的医疗服务需求，实现提供高质量、可持续的医疗服务的改革目标。

在这个改革过程中，公立医院改革、分级诊疗建设和支付方式改革是相互联系、不可割裂的有机整体，只有将三者统筹协调起来，中国才更有可能建立起高性价比、高质量的医疗卫生体系，任何一方面的改革必须连同其他方面的改革才能发挥最大的作用。任何"单兵突击"的改革，将可能会陷入"按下葫芦浮起瓢"的困境，导致改革缺乏长期的可持续性。

（五）创新驱动、超前谋划、引领发展

随着医疗卫生领域供给侧结构性改革的不断深入，基层医疗服务技术和服务水平将不断增强，分级诊疗制度将不断完善，三级联动的医疗服务体系逐渐完善。在这个过程中，对于医疗卫生机构来说，同样也面临着"去库存"和"提质增量"、"转型升级"等不可避免的问题。"去库存"主要应用在三级医疗机构，意味着三级医疗卫生机构要优化过去追求规模效应时期所积累的、不适合未来发展战略的人员、物资、设备、诊疗项目等，在上下联动体制下，推动这些"库存"下沉，一方面推动自身结构性调整和优化，另一方面也推动着下级机构的人力资源和硬软件设施的进一步改善。医疗服务领域的"提质增量"是在明确自身医疗机构在分级诊疗体系中定位的基础上，合理开展相应医疗项目：初级医疗卫生机构以常见病、多发病和慢性病管理为主，三级医疗机构以急危、疑难病诊疗，大型检查治疗、手术操作、新型疾病和前沿疗法的研究探索为主。"转型升级"就是从生物医学向生物、心理、社会、环境医学，从疾病诊疗向健康维护，从普通医疗向高精尖研治防转化，承担起国家或区域医疗中心的职责。

在分级诊疗体系下，各级医疗机构只有通过战略管理，树立明确合理的发展目标，不断提升医院配套设施的自动化、智能化和智慧化，不断围绕高、精、尖方面进行医疗技术创新和科技创新，建立品牌战略、培养品牌品质、品牌文化，才能谋求在上下联动和同级竞争中占据优势，并立于不败之地。

参 考 文 献

[1] 程锐，柳江. "新常态"视角下中国经济增长源泉的再思考[J]，天津商业大学学报，2016，32（1）：48-54.

[2] 滕泰，范必. 供给侧改革[M]. 北京：东方出版社，2016.

[3] 苏剑. 供给管理的历史渊源和逻辑思路[J]. 中国经济报告，2016，（1）：22-23.

（张建功 赵要军）

第五章

健 康 中 国

第一节　健康中国的提出

一、健康中国战略的背景

1946 年 WHO 成立时在其宪章中所提到的健康概念是："健康乃是一种在身体上、心理上和社会适应方面的良好状态，而不仅仅是没有疾病和虚弱的状态。"促进与保护健康对于人类福祉和经济与社会持续发展不可或缺。《阿拉木图宣言》的签署国已经认识到了这一点，《阿拉木图宣言》指出，"人人享有卫生保健"不仅有利于提高生活质量，还有利于世界和平与安全[1]。《世界卫生组织组织法》明确规定健康权是人人享有的基本权利之一。健康权是指政府必须创造条件使人人能够尽可能健康。这些条件包括确保获得卫生服务，健康和安全的工作条件，适足的住房和有营养的食物。维护和促进健康有很多种方式，除医疗保健水平外，人们的健康意识、工作、生活环境、教育、住房、食物等问题都会对健康产生影响。

《世界人权公约》《经济、社会和文化权利国际公约》均将健康作为基本人权。联合国"千年发展目标"中提出的八个总目标中就有三个是卫生目标，还有三个与卫生有着密切联系；《2030 年可持续发展议程》明确提出了"确保健康的生活方式，促进各年龄段人群的福祉"的发展目标，更加凸显健康发展的全面性、公平性和协同性。

2007 年 9 月 8 日中国科学技术协会年会上，卫生部部长公布了"健康护小康，小康看健康"的三步走战略，并透露了相关的行动计划。2008 年，为积极应对我国主要健康问题和挑战，推动卫生事业全面协调可持续发展，在科学总结中华人民共和国成立 60 年来我国卫生改革发展历史经验的基础上，卫生部启动了"健康中国 2020"战略研究。"健康中国 2020"战略是卫生系统贯彻落实全面建成小康社会新要求的重要举措之一。这一战略是以提高人民群众健康为目标，以解决危害城乡居民健康的主要问题为重点，坚持预防为主、中西医并重、防治结合的原则，采用适宜技术，以政府为主导，动员全社会参与，切实加强对影响国民健康的重大和长远卫生问题的有效干预，确保到 2020 年实现人人享有基本医疗卫生服务的重大战略目标。提高群众健康意识和自我保健能力，倡导有益健康的行为习惯和生活方式，预防和减少疾病的发生。总体目标是建立与经济社会发展相适应，与群众不断增长的健康需求相统一的全民健康服务体系，完善共创、共建、共享的全民健康运行体制，努力实现"人人具备健康素养、人人养成健康行为、人人参加健身活动、人人动手清洁家园、人人享有健康服务"的最终目标。

2007 年 10 月，党的十七大报告中提出：健康是人全面发展的基础，关系千家万户幸福。

2012 年 11 月，党的十八大报告中提出：健康是促进人的全面发展的必然要求。

2013 年 8 月，习近平总书记提出人民身体健康是全面建成小康社会的重要内涵。

2014 年 12 月，习近平总书记在江苏调研时指出"没有全民健康，就没有全面小康"。

2015 年，李克强总理在政府工作报告中指出：健康是群众的基本需求，要不断提高医疗卫生水平，打造健康中国。

2015 年 10 月，中共十八届五中全会提出推进健康中国建设的战略决策，并指出目前正在抓紧制定健康发展中长期发展规划。

2016 年 12 月，中共中央、国务院颁发《"健康中国 2030"规划纲要》指出：健康是促进人的全面发展的必然要求，是经济社会发展的基础条件。实现国民健康长寿，是国家富强、民族振兴的重要标志，也是全国各族人民的共同愿望。推进健康中国建设，是全面建成小康社会、基本实现社会主义现代化的重要基础，是全面提升中华民族健康素质、实现人民健康与经济社会协调发展的国家战略，是积极参与全球健康治理、履行2030 年可持续发展议程国际承诺的重大举措。

二、我国健康事业发展较快但仍面临挑战

2015 年我国人均预期寿命高于中高收入国家平均水平，全球排 72 位，高于人均 GDP 排位；而卫生总费用占 GDP 比例和人均卫生总费用均低于中高收入国家平均水平，全球排位远低于人均 GDP 排位（表 5-1），由此可以看出我国用较少的卫生资源投入实现了较高的健康产出[2]。

表 5-1 2015 年中国健康状况及卫生费用水平全球排位

指标	中国	排位	中高收入国家平均水平
人均预期寿命/岁	75.40	72	74.30
卫生总费用占 GDP 比例/%	5.60	123	5.80
人均卫生总费用/美元	375.79	97	408
人均 GDP/美元	6991.90	93	7 719.60

但是，需要注意的是我国健康事业仍面临多重问题和挑战。

（一）健康威胁依然严峻

重大传染病和重点寄生虫病防控形势依然严峻，新发传染病威胁不容忽视。

慢性病已成为重大的公共卫生问题，发病人数快速上升（表 5-2），疾病负担日益沉重：截至 2012 年，我国有慢性病确诊患者 2.6 亿人，占总人口的 19.1%，慢性病死亡占总死亡的比例由 1991 年的 73.8% 上升至 2011 年的 85%，疾病负担占疾病总负担的 70%。根据世界银行的预测，今后 20 年内中国慢性病的发病人数将会增长 2~3 倍。

表 5-2　2008~2013 年居民两周患病率变化

指标	2008 年	2013 年
两周患病率	18.86%	25.71%
高血压	3.14%	10.47%
糖尿病	0.60%	2.79%
脑血管病	0.58%	0.64%

生态环境、生产生活方式变化及食品药品安全、职业伤害、饮用水安全和环境问题等对人民群众健康的影响更加突出。不断发生的自然灾害、事故灾害及社会安全事件也对医疗卫生保障提出更高的要求。

面对上述问题，现有公共卫生基础设施比较薄弱，特别是医疗和公共卫生服务体系缺乏衔接协同，服务体系难以有效应对日益严重的慢性病高发等复杂健康问题的挑战。

（二）经济社会和自然环境等外部环境对健康带来新挑战

当前，中国经济社会发展所存在着以人口膨胀、资源短缺、环境污染、生态恶化为主要体现的"城市病"。此外，也存在着服务业发展滞后，高端、多元化健康服务供给短缺等问题。

（1）人口老龄化水平不断提高。2014 年，65 岁以上人口超过 1.37 亿，占比达到 10.1%，到 2020 年将超过 12%，80 岁以上高龄老人将达到 3067 万人。

（2）流动人口不断增加为基本公共卫生服务均等化带来挑战。随着工业化、城镇化的推进，我国流动人口不断增加，2013 年达到 2.45 亿，占全国总人口的 18%，预计到 2030 年将达到 3.1 亿人，新型城镇化促进约 1 亿农业转移人口落户城镇，改造约 1 亿人口居住的城镇棚户区和城中村，引导约 1 亿人口在中西部地区就近城镇化。

（3）贫困人口实现脱贫对健康精准扶贫提出更高要求。十八届五中全会提出农村贫困人口脱贫是全面建成小康社会最艰巨的任务，推进贫困地区基本医疗卫生服务均等化、防止因病致贫、因病返贫任务依然十分艰巨。

人口老龄化、新型城镇化、全面脱贫要求医疗保障和医疗卫生服务更加公平可及。

在自然环境与生活行为方式方面：资料显示，我国人群死亡前十位疾病的病因和疾病危险因素中，生物学因素占 31.43%，生活行为方式因素占 37.73%，环境因素占

20.04%，医疗卫生保健因素占 10.08%。因此，生物学因素和生活行为方式是对人类健康产生影响的重要因素。环境污染已成为影响健康的重要因素，特别是空气质量严重恶化、城市地区大气污染、农村地区水污染、土壤污染成为主要问题。

（三）供需结构性矛盾突出、改革任务艰巨

医疗卫生服务提供体系与群众健康需求间仍存在差距。一方面，医疗服务需求快速增长：2004~2013 年入院人数由 0.67 亿增长到 1.92 亿，增长了 1.87 倍；年诊疗人次由 39.91 亿增长到 73.14 亿，增长了 83.26%。随着医疗保障制度水平的持续提高、人口老龄化程度的不断加深，预计"十三五"时期医疗服务需求总量将继续维持较高水平。另一方面，医疗服务供给能力因结构不合理和优质人力资源匮乏等原因与需求不相适应：2004~2013 年，卫生技术人员数只增加了 60.74%，执业（助理）医师数仅增长了 39.82%。随着全面建成小康社会目标的逐步实现，"十三五"期间群众多层次、多样化健康服务需求将进一步释放，优质医疗卫生资源短缺、结构布局不合理的问题将进一步凸显。

卫生发展方式和服务模式亟待转变。基层医疗卫生机构能力不足、高层次医疗服务机构功能定位不清、医疗卫生服务缺乏整合，是目前我国医疗卫生服务体系存在的突出问题。服务需求向大医院集中，医院规模持续扩张，基层能力有待提升。卫生发展仅靠规模扩张和粗放发展的路子已难以为继，需要进一步转变发展模式。

（四）健康政策普及机制有待健全

随着经济发展和消费结构的不断升级，健康在国民经济和社会发展中的地位将进一步提高，群众健康意识将明显增强，对医疗卫生服务水平和多元化、多层次健康服务的需求将进一步增长。但是，当前非卫生部门政策制定中对健康问题关注不够，将健康融入所有政策的制度性安排和长效机制尚未建立，难以应对复杂的健康社会决定因素的挑战。

第二节　"健康中国 2030"

一、健康中国的内涵

健康中国是一个奋斗目标，是全面小康社会下的全民健康蓝图。健康中国是中国人民甩掉"东亚病夫"帽子后，在全面建成小康社会、实现中华民族伟大复兴中国梦新征程中向世界展示全新形象的奋斗目标。作为目标和蓝图，应设置与全面小康社会目标指标体系相衔接的健康目标指标体系。

按照全面建设小康社会的要求，从大健康、大卫生的高度出发，将健康融入经济社会发展各项政策，打造健康环境和健康社会，培育健康行为，发展健康产业，建立起更

加公平有效的基本医疗卫生制度，形成以健康为中心的经济社会发展模式。

健康中国是一个创新型发展理念。健康中国是在"四个全面"战略布局引领下所实现的维护全民健康理念的创新，是一个为解决当前和长远健康问题而形成的一种整体性思维方式，是一个由科学健康观、科学卫生观、科学医学观等构成的创新思想和观念体系。它旨在解决当前全民健康存在的突出矛盾和问题，核心是健康优先，实质是要求政府、社会和个人均树立起健康优先的发展理念，目标是构建健康友好型社会。要从供给侧和需求侧两端发力，从行业、社会和个人三个层面统筹做好各项工作。

卫生计生行业要优化医疗卫生服务供给，提供面向全人群、覆盖全周期、系统、连续、整合的健康服务，解决好人民群众关心的防病治病问题。

全社会要广泛参与，充分调动社会各方面的积极性，强化多部门协作，加强环境治理，保障食品药品安全，加强伤害预防，使人民群众呼吸上新鲜的空气、喝上干净的水、吃上放心的食物、享有健康的生产生活环境，实现人与环境的健康和谐发展。

个人要强化自身健康责任意识，积极做到合理膳食、适量运动、戒烟限酒、心理平衡，实现人人热爱健康、人人追求健康、人人形成自主自律的健康生活方式。

健康中国是一面旗帜，凝聚着政府、社会和全体国民的共同理想。当前，我国经济发展进入新常态，必须确立新的发展理念，紧紧扭住全面建成小康社会存在的短板，在补齐短板上多用力。针对健康保障方面存在的问题，当前亟须提高健康在经济社会发展中的优先度，进一步加大政府投入、多部门密切协作、社会多方参与、个人高度关注，形成多方共建、共享的健康发展新模式，着力提高健康与经济社会发展的协调性和平衡性[3]。

二、"健康中国 2030"总目标

到 2030 年，促进全民健康的制度体系更加完善，健康领域整体协调发展，健康生活方式得到普及，人人享有高质量的健康服务和高水平的健康保障，健康产业发展繁荣，健康融入所有政策，基本实现健康公平，人民健康水平达到高收入国家水平，进入世界健康强国行列。

三、"健康中国 2030"分目标

（1）人民健康水平持续提升。人民身体素质明显增强，人均预期寿命 2020 年达到 77.3 岁，2030 年达到 79 岁，人均健康预期寿命不断提高。

（2）主要健康危险因素得到有效控制。全民健康素养大幅提高，健康生活得到全面普及，有利于健康的生产生活环境初步形成，食品药品安全得到有效保障，消除一批重大疾病危害。

（3）健康服务能力大幅提升。优质高效的整合型医疗卫生服务体系和完善的全民健身公共服务体系全面建立，健康保障体系进一步完善，健康服务质量和水平显著提高。

（4）健康产业国际竞争力明显增强。建立起体系完整、结构合理的健康产业体系，形成一批具有较强国际竞争力的跨国公司和产业集群，成为国民经济支柱性产业。

（5）促进健康的制度体系更加完善。有利于健康的政策法律体系进一步健全，健康领域治理体系和治理能力实现现代化，健康科技整体实力进入世界前列，成为具有全球影响力的健康科技创新中心。

四、健康中国建设的基本思路

按照"四个全面"的战略总布局，牢固树立"创新、协调、绿色、开放、共享"五大发展理念，坚持正确的健康工作方针，以提高人民健康水平为核心，以体制机制改革创新为动力，以增强个人健康责任、优化健康服务、完善健康保障、建设健康环境、发展健康产业为主线，将健康融入所有政策，加快转变健康领域发展方式，全方位、全周期维护和保障人民健康，大幅提高健康水平，显著改善健康公平。

（1）普及健康生活方面：加强健康教育、塑造自主自律的健康行为、提高全民身体素质。

（2）优化健康服务方面：强化覆盖全民均等化的公共卫生服务、健全优质高效的整合型医疗卫生服务体系、推动中医药传承发展。

（3）完善健康保障方面：健全医疗保障体系、完善药品供应保障和流通机制。

（4）建设健康环境方面：推进健康城市建设、加强环境保护和污染治理、保障食品药品安全、健全公共安全体系。

（5）发展健康产业方面：形成多元办医格局、加快发展健康养老服务、发展健康管理与促进服务、促进医药产业发展。

五、"健康中国 2030"相关指标

"健康中国 2030"相关指标主要围绕健康水平、健康生活、健康服务与保障、健康环境和健康产业等方面，具体如表 5-3 所示。

表 5-3 "健康中国 2030"相关指标

领域	指标	2015 年	2020 年	2030 年
健康水平	人均预期寿命/岁	76.34	77.30	79.0
	婴儿死亡率	8.10‰	7.50‰	5.0‰
	5 岁以下儿童死亡率	10.70‰	9.50‰	6.0‰
	孕产妇死亡率/（1/10 万）	20.1	18	12
	城乡居民达到《国民体质测定标准》合格以上人数的比例/%	89.6（2014 年）	90.6	92.2
健康生活	居民健康素养水平*	10%	20%	30%
健康服务与保障	因心脑血管疾病、癌症、慢性呼吸系统疾病和糖尿病导致的过早死亡	19.1（2013 年）	比 2015 年降低 10%	比 2015 年降低 30%

续表

领域	指标	2015 年	2020 年	2030 年
健康服务与保障	每千常住人口执业（助理）医师数/人	2.2	2.5	3.0
	个人卫生支出占卫生总费用的比重	29.3%	28%左右	25%左右
健康环境	地级及以上城市空气质量优良天数比率	76.70%	>80%	持续改善
	地表水质量达到或好于Ⅲ类水体比例	66%	>70%	持续改善
健康产业	健康服务业总规模/万亿元		>8	16

＊ 表示健康素养是指个人获取和理解基本健康信息和服务，并运用这些信息和服务做出正确决策，以维护和促进自身健康的能力，是衡量国家基本公共卫生水平和人民群众健康水平的重要指标

六、健康中国的实施路径

（一）共建共享

共建共享是建设健康中国的实施路径。在共建共享思想指导下，一是要动员全社会广泛参与；二是要推进卫生计生、体育健身等健康服务行业供给侧结构性改革；三是要强化个人健康责任意识，加强健康教育，提高全民健康素养。

（二）面向全人群

不断完善制度、扩展服务、提高质量，使人人享有所需要的有质量的预防、治疗、康复、健康促进等健康服务。特别关注妇幼、儿童、青少年、劳动力人口、老年人、低收入人群、流动及留守人口等重点人群的健康问题，缩小制度、筹资、服务的差异，有效改善健康公平。

（三）覆盖全生命周期

针对婴儿期、儿童期、青少年期、成年期、老年期等不同生命阶段的主要健康问题及主要影响因素，有针对性地确定若干优先领域，强化对全生命周期各阶段最突出、最现实健康问题的有效干预，实现"从胎儿到生命终点"的全程健康服务和健康保障，全面维护人民健康。

（四）融合五大发展理念

（1）创新发展：①制度创新，以深化医药卫生体制改革为动力推进制度创新；②发展模式创新，转变卫生发展方式，从以疾病治疗为中心转向以健康为中心，推动卫生发展模式创新；③科技创新，推动医药科技创新，实施精准医学研究计划。

（2）协调发展：①健康与经济社会协调发展，将健康融入所有政策，建立以维护和促进健康为中心的公共政策体系，成立健康委员会，建立完善有利于健康的经济发展模式、社会环境、自然环境、管理体系、筹资体系、法制体系；②城乡区域协调发展，完善城乡、区域协调发展的体制机制，在投入和政策上重点向农村、社区、贫困地区、中

西部地区倾斜，缩小健康差异。

（3）绿色发展：①打造绿色（整合型）卫生服务体系，以信息化和科技为支撑，整合碎片化的服务体系，从规模扩张的粗放型发展转变到以质量效益提升和结构调整为主的内涵集约式发展，构建以健康为中心的整合型服务体系，实现医防结合、上下协作、医养结合、多元发展；②打造健康环境，改善城乡基础设施和生态环境，强化食品药品安全，推进全民健身，建设完善的公共安全保障体系，完善社会支持系统，推进健康城市建设，有效防控一批重大疾病。

（4）开放发展：①扩大对外开放，制定实施我国全球卫生战略，推进健康领域开放合作，统筹国际国内两个市场、两种资源，提升健康领域国际影响力；②扩大对内开放，调动社会力量积极性和创造性，促进健康服务业发展，满足多元健康需求。

（5）共享发展：①实现全民健康覆盖，完善基本医疗卫生制度，推进从医疗保障到健康保障，强化健康经济风险保护，继续完善医疗卫生服务体系，提高服务可及性、公平性和服务质量；②显著改善健康公平，重点改善老年人、妇幼、贫困人口、流动人口、职业人群等重点人群健康状况，不断缩小人群间的健康差距。

第三节　全国卫生与健康大会

1996 年 12 月 9 日至 12 日，党中央、国务院在北京召开了一次高规格的全国卫生工作会议。时任国务院总理李鹏在会议上指出：中医药是我国医学科学的重要组成部分，要正确处理继承与发展的关系。2016 年 8 月 19 日，时隔 20 年，党中央国务院再次聚焦卫生工作，召开全国卫生与健康大会，把健康纳入战略发展地位。

2016 年 8 月 19 日至 20 日，在全国卫生与健康大会上，习近平总书记强调：没有全民健康，就没有全面小康。要把人民健康放在优先发展的战略地位，以普及健康生活、优化健康服务、完善健康保障、建设健康环境、发展健康产业为重点，加快推进健康中国建设，努力全方位、全周期保障人民健康。

同时，也提出了健康中国建设的"38 字方针"，即以基层为重点，以改革创新为动力，预防为主，中西医并重，将健康融入所有政策，人民共建共享。

在明确卫生与健康工作在我国战略全局中的重要地位的同时，从战略和全局高度，立足我国全面建成小康社会决胜阶段现实，对建设健康中国等重大任务做了深刻阐述。

第一，建设健康中国是我国战略发展新理念。党的十八大以来，"四个全面"战略布局和"创新、协调、绿色、开放、共享"五大发展理念彰显全局发展深刻变革。当前我们正处于全面建成小康社会的关键期，转变发展方式、深化改革啃硬骨头、补齐社会发展短板，爬坡过坎，迫在眉睫。

第二，要树立健康理念。当前我国医药卫生体制改革已进入深水区，通过深化医药卫生体制改革，完善医疗卫生服务体系，解决群众看病就医问题，无疑是建设健康中国的要义所在。此次大会对推进医疗卫生事业改革发展做出了明确要求。需要指出的是，建设健康中国不仅仅是解决看病的问题，必须把以治病为中心转变为以人民健康为中心，树立"大健康"理念，将健康融入所有政策。要以普及健康生活、优化健康服务、完善健康保障、建设健康环境、发展健康产业为重点，加快推进健康中国建设，努力全方位、全周期保障人民健康。

建设健康中国是以人民健康为中心的系统工程，关涉体育、环保、教育、养老等诸多领域，绝不只是卫生系统的事。它也不只包含完善医疗卫生服务，还包含加强生态环境保护、人居环境治理、食品安全监管等一切影响群众健康的突出问题。发展健康产业也是它的一个重要方面。

第三，推进健康中国建设是现阶段的必然要求。随着国民生活水平的提高以及人口老龄化的到来，人们对于就医、健身、养老、旅游、环保等与健康相关的要求越来越多、越来越高，建设健康中国正当其时。此外，当前我国正处于脱贫攻坚的关键时期，因病返贫成为其中一大障碍。据国务院扶贫办建档立卡统计，因病致贫、因病返贫贫困户占建档立卡贫困户总数的 42.2%。改善贫困地区的卫生与健康状况，加大医疗扶贫力度，对实施健康中国战略提出了新的要求。

在全面建设小康社会背景下，明确健康是一切之本，把健康放在全新的战略高度，充分说明推进卫生与健康事业改革发展、建设健康中国，是关系现代化建设全局的重大战略任务，是全面建成小康社会和实现中华民族伟大复兴中国梦的重要健康保障。

参 考 文 献

[1] 冯显威. 健康社会学发展中的新理论范式研究[J]. 医学与社会，2012，（1）：1-4.

[2] 李滔，王秀峰. 健康中国的内涵与实现路径[J]. 卫生经济研究，2016，（1）：4-10.

[3] 李滔. 绘好国家级健康新蓝图[J]. 中国卫生，2015，（12）：64-65.

（王成增　赵要军　张洁欣）

第二篇

现代医院管理理论与实践

第六章

战 略 管 理

第一节　战略管理的概念

1998 年，亨利·明茨伯格（Henry，Mintzberg）提出著名的"5P 模型"，即从组织未来发展的角度来看，战略表现为一种计划（plan）；从组织发展历程的角度来看，战略表现为一种模式（pattern）；从产业层次来看，战略表现为一种定位（position）；从组织层次来看，战略表现为一种观念（perspective）。此外，战略也表现为组织在竞争中采用的一种计谋（ploy）。这是关于组织战略比较全面的看法[1]。

本书将战略管理的定义理解为根据组织内部条件、外部环境和组织诉求设定组织发展的战略、目标、宗旨，为保证目标的实现进行谋划，并主要依靠内部资源将这种谋划和决策付诸实施，以及在实施过程中进行控制的一个动态管理过程。简而言之，战略管理是对组织战略的管理，包括战略分析、抉择、实施及评估与调整等。

管理活动的重点是以战略指导组织的全部活动，制定战略和实施战略的关键在于对组织外部环境的变化进行分析，对组织的内部条件和素质进行审核，并以此为前提确定组织的战略目标，使之达成动态平衡。战略管理的任务，就在于通过战略制定、战略实施、日常评估与调整等，在保持这种动态平衡的条件下，实现组织的战略目标。

一方面，战略管理不仅涉及战略的规划和制定，还包含着将制定出的战略付诸实施的管理，因此是一个全过程的管理。

另一方面，战略管理不是静止、一次性的管理，而是一种循环、系统、持续的动态管理过程。它需要根据外部环境的变化、组织内部条件的变化，以及战略执行过程、结果的信息反馈、改进维护要求等，进行新一轮战略管理，是要遵循 PDCA［即计划（plan）、执行（do）、检查（check）、处理（action）］循环的一种不间断的管理过程。

战略并不是"空洞"和"虚无"的，而是直接决定着组织保持持续发展和持续完善的最重要的决策参照体系。战略管理是依据组织的战略规划，对组织的战略实施加以监督、分析与控制，特别是对组织的资源配置与事业方向加以控制和维护，最终促使组织顺利达成组织的目标[2]。

第二节　战略管理的特点

一、具有全局性、系统性

战略管理是以组织的全局为对象，根据组织总体发展的需要而制定的。它所管理的是组织的全部活动，所追求的是组织的总体效果。虽然这种管理也包括组织内部部门的活动，但是这些内部部门的活动是作为组织战略管理全体活动的有机组成部分出现的。具体地说，战略管理不是强调组织某一部门或某一职能机构的重要性，而是通过制定整个组织的使命、目标和发展战略来协调、统领组织各部门自身活动的过程。

二、责任主体明确

战略管理涉及组织活动的各个层面，虽然离不开组织中下层管理者和全体职员的参与和支持，但组织的最高层管理者是战略管理的主体，并负有主体责任。一方面，由于高层管理者了解组织的全面情况，能够统筹组织全局；另一方面，高层管理者具有对战略实施所需资源进行分配的权利和义务。

三、时间跨度较长

战略管理是以组织目前的外部环境和内部条件为出发点，对组织当前的运营活动在未来较长时期（一般是 5 年及以上）内的发展过程和发展目标进行统筹规划。战略管理所做的一切都是为了更长远的发展，从这一点来说，战略管理也是面向未来的管理。因此，战略管理要以期望或预测将要发生的情况为基础做出未来、长期、协调性的计划和安排，在迅速变化和激烈竞争的环境中，积极应对、正确反应、卓越发展。

四、影响因素复杂

现今的组织都处在一个开放的系统中，既影响着周围相关因素，又受一些无法控制的因素的影响。因此在未来竞争的环境中，要使组织占据有利地位并取得竞争优势，就必须考虑与其相关的因素，包括宏观经济环境、政策导向、服务群体、相关领域内技术发展前景、竞争者状况等外部因素的动态变化过程，以使组织的行为适应不断变化中的外部力量，并始终保持竞争优势。

此外，战略管理涉及大量资源配置问题。其在实现战略目标过程中需要致力于一系列的内部资源配置活动，而实施这些活动需要组织内部大量的人力、资金、硬件、设备和信息等方面的资源作为保证。因此，为保证战略目标的实现，战略管理还需要对组织的资源进行统筹规划、合理配置、及时维护。

第三节 战略管理的层次

一、总体层战略

总体层战略是组织最高层次的战略，是组织整体发展战略的总纲。当存在多个运营单位或多种运营业务的情况下，组织总体战略主要是指组织总部的发展战略。总体层战略的目标是确定组织未来一段时间的总体发展方向，协调下属所有业务单位和职能部门之间的配合，合理配置组织资源，培育组织核心能力，实现组织总体目标。它主要强调两个方面的问题，即"应该开展哪些活动"和"如何协调这些活动"，也就是从组织全局出发，根据外部环境的变化及组织内部条件的状况，确定组织的使命与任务、技术、服务与环境变化方向，以及确定在组织不同的战略部门、系统之间如何分配资源以及采取何种成长策略等，以实现组织整体的战略意图[3]。

二、业务层战略

现代大型组织一般都有若干个相对独立的机构或部门，这些部门也叫事业部或战略运营单位。由于各个业务部门的活动、服务和外部竞争环境各不相同，各部门参与运营过程中所采取的战略也不尽相同，各个部门要制定指导本部门发展的战略，即业务层战略。

业务层战略是组织战略下属单元在组织战略的指导下，运营管理某一特定的战略活动单元的战略计划，具体指导和管理下属单位的重大决策和行动方案，是组织的一种局部战略，也是组织战略的子战略，它处于战略结构体系中的第二层次。业务层战略相对于总体层战略有一定的独立性，同时又是组织战略体系的一个组成部分，主要解决在确定的运营业务领域内如何开展相关活动，在一个具体的范围内如何构建持续发展优势等问题。

需要指出的是，对于只运营一种业务的小组织和不从事多元化运营的大型组织，业务层战略与组织的总体层战略是相同的。

三、职能层战略

职能层战略是为了更好地贯彻、实施和执行总体层战略和业务层战略而在特定的职能领域制定的战略。职能层战略用以回答职能相关部门如何卓有成效地开展工作的问题，重点是提高组织资源的利用质量和效率，使组织资源的利用最优化、效率最大化。其内容比业务层战略更为细化，也更具有可操作性，其作用是使总体层战略与业务层战略的内容得到具体落实，并使各项职能之间协调一致。

总体层战略、业务层战略与职能层战略一起构成了组织战略体系。在组织内部，战略管理各个层次之间是相互联系、相互配合的。每层的战略都在为下一层战略提供方向，每层战略又为上一层战略目标的实现提供保障和支持。所以，要实现组织总体层战略必须将三个层次的战略有效地结合起来。

第四节　战略管理的作用

一、关注环境变化，注重战略实践

战略管理实施过程中时刻把组织置身于一个变化的环境之中，管理工作以组织的环境变化趋势作为基础，这就使组织中高层管理者应注重对组织发展环境的研究，明确确定组织的发展方向，选择合适的运营策略和工具，从而能更好地把握外部环境所提供的机会，增强组织活动对外部环境的适应性、相关性，从而使组织和周围环境达成最佳的结合。

此外，战略管理不只是停留在战略分析及战略制定上，而是要通过战略管理的实施、评估与调整，使组织的战略目标在日常活动中，根据环境的变化对战略实施不断地调整和完善，进而确保组织战略的实现。这种循环提升的实施过程使战略管理在组织管理实践中发挥着重要的指导作用。

二、协调各期目标，便于组织控制

由于战略管理是把规划出的战略付诸实施，而战略的实施又同日常活动计划控制结合在一起，这就把近期目标与长远目标结合起来，把总体战略目标和局部战术目标统一起来。与此同时，通过总体层战略、业务层战略和职能层战略的实施，一方面，有利于将总体层战略目标落到实处；另一方面，有利于调动各级管理人员参与战略管理的积极性，同时有利于充分利用组织的各种资源并提高协同效果。

三、及时响应变化，不断调整创新

由于战略管理并不是刻板地按照战略计划进行，而是在复杂的环境中，时刻根据内外部环境变化，及时调整战略部署，及时找准组织定位、转变发展方式和发展模式，重视战略的评价与更新维护，这就使组织管理者能不断地在新的起点上对外界环境和组织战略进行连续性探索、持续性创新、卓越化发展。

第五节 战略管理的原则

一、适应环境原则

环境对一个组织的影响力在很大程度上决定着组织的目标和发展方向。组织战略的制定要注重组织与其所处的外部环境的互动性。就医院发展而言,中华人民共和国成立初期,我国医疗卫生事业刚刚起步,发展目标是满足人民群众的基本医疗服务需求;而现阶段,在经济繁荣的新常态背景下,医院战略管理则必须围绕以健康为中心,积极通过供给侧结构性改革满足人民群众日益增长的健康需求。

二、全程管理原则

战略管理是一个全过程管理的概念,不仅包括战略的制定、实施、控制与评价,还包括相应的资源配置、人力开发、积极性调动等方方面面。在整个战略管理过程中,各个阶段是互为支持、互为补充、互为制约又互为倚重的,忽略其中任何一个阶段,组织战略管理都可能失败。

三、整体优化原则

战略管理要将组织视为一个整体来处理,如同"木桶原理",要强调关注影响整体最优化的那块"短板",实现整体利益最大化,而不是为了实现局部最优或部门利益最大化。战略管理通过制定组织的宗旨、目标来协调各单位、各部门的活动,使它们围绕组织总体层战略形成合力。

四、全员参与原则

战略管理贯穿组织生命周期的全过程,包括战略制定、战略实施、战略评价、战略调整和控制等。因此,战略管理绝不能仅靠组织领导和战略管理部门的活动,更需要全体组织成员全过程、全身心的参与和付出。

五、持续改进原则

战略管理涉及的时间跨度较大,一般在五年以上。战略的实施过程通常分为多个阶段,分步骤地实施。在战略实施过程中,周围的政治环境、经济环境、社会环境、文化环境等因素随时可能发生变化，这就要求组织在战略实施过程中要及时对周围环境变化做出反应，既不能盲目按照战略计划进行，又不能盲目追逐局部热点、短期繁荣。

除了以上原则，还有很多做法会直接导致组织战略管理的失败。例如，缺乏长远发展规划，战略变化频繁；战略决策随意性较大，缺乏科学的决策机制；对全局和竞争环境的认识盲目，缺乏客观全面的分析；组织战略计划流于书面报告，没有明确、切实可行的战略目标；组织战略计划难以得到中高层的有力支持，也没有具体的行动计划。由此可见，实施战略管理是一个复杂而系统的工程。在这个过程中，如果战略管理实施存在偏差和失误，组织可能会走向失败；若组织战略管理实施得当，会使组织脱颖而出并实现跨越式发展。

第六节 战略管理的分析工具

战略管理的分析工具有很多，常用的战略管理分析工具有迈克尔·波特五力模型、六力分析模型、新 7S 竞争战略模型、蓝海战略、战略十步骤系统和四种战略类型等分析工具，而医院战略管理工具则选用比较常用的 SWOT 分析模型。

SWOT 分析法（也称道斯矩阵、态势分析法），20 世纪 80 年代初由美国旧金山大学管理学教授韦里克提出，经常被用于组织战略制定、竞争对手分析等场合。麦肯锡咨询公司的 SWOT 分析，包括分析组织的优势（strengths）、劣势（weaknesses）、机会（opportunities）和威胁（threats）。因此，SWOT 分析实际上是将对组织内外部条件各方面内容进行综合和概括，进而分析组织的优劣势、面临的机会和威胁的一种方法。通过 SWOT 分析，可以帮助组织把资源和行动聚集在自己的强项和有最多机会的地方，并让组织的发展战略变得明朗。

运用 SWOT 分析时，第一，要明确当前的战略是什么。第二，要确认组织外部环境的变化。第三，要根据组织资源组合情况，确认组织的关键能力和关键限制。第四，要按照通用矩阵或类似的方式打分评价，把识别出的所有优势分成两组，分的时候以两个原则为基础：它们是与行业中潜在的机会有关，还是与潜在的威胁有关；用同样的办法把所有的劣势分成两组，一组与机会有关，另一组与威胁有关。第五，将结果在 SWOT 分析图上定位（图 6-1）。

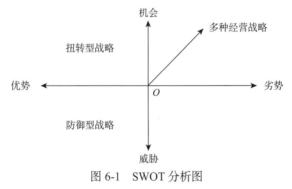

图 6-1 SWOT 分析图

第七节 现代医院战略管理

战略管理在现代医院管理中的作用越来越重要，借鉴组织战略管理原理和笔者实际医院管理经验，相应地将医院战略管理分为战略分析（strategic analysis）、战略选择（strategic choice）、战略实施（strategy implementation）、战略评估与调整（strategic assessment and adjustment）等阶段。

一、战略分析

战略分析是为了了解医院所处的环境和相对竞争地位，为了分析影响医院今后发展的关键因素，并确定在战略选择步骤中的具体影响因素。战略分析主要通过 SWOT 分析方法围绕以下三个方面展开。

一是明确医院的定位和目标。医院的定位和发展目标是制定医院战略的依据。分级诊疗在未来很长一段时间内将是我国医疗卫生体制改革的重点，而根据国家建立分级诊疗制度的顶层设计，最终目标是构建基层首诊、双向转诊、急慢分治、上下联动的分级诊疗模式，推动医疗卫生工作重心下移、医疗卫生资源下沉。在此背景下，各级医疗机构首先要明确自身在医疗体系中的定位，其次要明确医疗机构的未来发展目标和发展方向。

二是准确判断医院发展的外部环境。了解医院所处的宏观环境和微观环境的变化，这些变化会给医院未来发展带来哪些机遇和挑战。经济新常态、医疗卫生体制改革不断深入和分级诊疗的不断推进是目前我国医院所处的主要宏观环境。

三是分析医院内部状况。医院内部状况分析一方面要了解医院内部人力状况、硬件设施、信息系统、医院文化、医院财力和学科位置等状况；另一方面还要了解医院自身在医疗体系中所处的等级地位优势或短板，以及在分级诊疗体系中承担什么样的角色和任务等。

二、战略选择

战略分析阶段明确了医院的定位、目标、外部环境和内部条件，而战略选择阶段就在此基础上，确定本院在分级诊疗体系中的地位和作用，进而选择与之相适应的发展目标和发展道路。通过战略制定、战略评价和战略选择，最终确定最适合本院的发展战略。

方案选择通常使用两个标准：一是考虑选择的战略是否发挥了医院的优势、克服了医院的劣势、利用了有利机会、能够实现医院利益最大化；二是要综合考量利益相关者的有关因素。此外，还要考量战略收益、风险程度等因素。

如果战略方案较多，且难以有效选择，可以考虑以下三种方法。

（1）根据医院目标和定位进行选择。医院目标是医院使命的具体体现，医院定位是医院发展的基础。因而，结合医院定位选择对实现医院目标最有利的战略方案。

（2）第三方评估。聘请外部第三方相关领域的专家或组织进行战略制定和评估，利用第三方专家的客观性和丰富的知识及经验，以提供比较科学、合理的发展战略。

（3）提交上级主管部门审批。提交上级卫生和计划生育委员会进行审批，最终确保所选择的方案符合医疗事业发展的总体规划和部署。

三、战略实施

战略实施即采取措施将战略付诸实践，发挥战略管理的规范作用。战略实施阶段，除了组织实施战略计划以外，还要注意以下几点：①为实现既定的战略目标，需要对医院结构做哪些调整；②在医院内部各部门和各层次之间合理配置现有资源；③为了实现医院目标，争取获得外部资源及其使用问题；④处理可能出现的利益再分配与医院文化的适应问题；⑤建设相应的医院文化，以保证医院战略的成功实施等。

四、战略评估与调整

做好战略评估与调整首先要了解权变理论。权变理论认为组织是社会大系统中的一个开放型的子系统，受环境的影响。因此，必须根据组织在社会大系统中的处境和作用，采取相应的组织管理措施，从而保持对环境的最佳适应能力。同时，组织的活动是在不断变动的条件下以反馈形式趋向组织目标的过程，必须根据组织的近远期目标以及当时的条件，采取依势而行的管理方式。不同组织之间和组织发展的不同阶段的内在要素和外在环境条件都各不相同，因而在管理活动中要根据组织所处的环境和内部条件的发展变化随机应变。

战略评估就是根据战略计划实施进度，基于权变理论，在不同阶段适时评估医院的实际运营状况，一方面是为了检验战略规划制定的科学性和有效性；另一方面是为了战略规划的进一步调整与完善。

战略调整就是根据医院情况的发展变化，即参照医院实际的运营事实、变化的外部环境、新的思维和新的机会，及时对所制定的战略进行调整，以保证战略对医院运营管理（hospital operations management）进行指导的有效性，包括调整医院的战略展望、医院的长期发展方向、医院的目标体系、医院的战略规划及战略执行等内容。

医院战略管理的实践表明，战略制定固然重要，战略实施同样重要。一方面，一个良好的战略仅是战略成功的前提，有效的医院战略实施才是医院战略目标顺利实现的保证；另一方面，如果医院未能完善地制定出合适的战略，但是在战略实施中，能够克服原有战略的不足之处，那也有可能促使战略完善与成功。当然，如果对于一个不完善的战略选择，在实施中又不能将其扭转到正确的轨道上，就可能存在失败的风险。

五、战略管理案例:河南省肿瘤医院的战略规划与实践

河南省肿瘤医院是一所集医疗、教学、科研、预防、康复为一体的三级甲等肿瘤专科医院,目前拥有 4 个国家临床重点专科、6 个省医学重点(培育)学科。此外,胸外科、放疗科、血液科、乳腺科等科室在一些重要领域已经达到了国内先进水平。

2009~2013 年,通过制定并实施五年发展规划——"581"工程,即利用 5 年(2009~2013 年)时间,在质量内涵建设、人才引进和培养、专科建设、新业务新技术开展、基础设施建设、设备购置、改善职工工作生活条件、文化建设等八个方面凝心聚力,全面推进医院发展。5 年来,河南省肿瘤医院实现了医院健康快速发展、医院管理更加规范、医疗质量持续提高、就诊流程不断优化、就医环境大大改善、社会形象稳步提升等目标(表 6-1)。

表 6-1 2013 年与 2009 年河南省肿瘤医院主要指标对比

年份	门诊人次	出院人数	床位数	手术台次	床位使用率	平均住院天数	平均术前住院天数
2009	84 717	33 236	1539	10 538	122.8%	27.3	6.9
2013	321 466	76 489	2896	17 477	128.7%	16.9	4.4
增长率	279.46%	130.14%	88.17%	65.85%	5.90%	−38%	−36%

2013 年 11 月,为适应我国经济新常态和供给侧改革新趋势,河南省肿瘤医院积极召开会议部署十年规划编制任务,召集各科室收集资料,摸清现状,找到比对标杆,确立发展目标,构想发展框架。历经半年,经过多次讨论、修改、专家咨询等工作,最终于 2014 年 6 月形成各科室和全院的《十年发展规划纲要》。

《十年发展规划纲要》作为河南省肿瘤医院战略管理的重要载体,是河南省肿瘤医院发展的顶层设计,是科室发展的总体纲要。编制过程中,集思广益,几经修订,明确了医院愿景、核心价值观,为规划编制指明了方向。

(一)总体设想方面

《十年发展规划纲要》以深化医药卫生体制改革为契机,以"患者首选,健康家园"为愿景,以建立国家级区域肿瘤医疗中心为目标,以满足社会需求为导向,以质量安全为主线,以人才队伍建设、学科建设为基点,以管理、后勤、基建、信息化建设为保障,明确"人才强院、科技兴院"思路,实施"育名医、建名科、创名院"战略,坚持"一手抓运营、一手抓管理",提升诊疗水平,构建创新团队,打造优势学科,催生重大成果,完善运营机制,探索集团化发展,全面提升医院综合实力,为维护群众健康、提高肿瘤防治水平提供强有力的保障。未来 10 年,着力加快发展方式转变,强化质量内涵建设,优化内部组织架构,改革内部运行机制,着力提升核心竞争力。健全质量与安全监控体系,加强质量管理,防范医疗缺陷。发挥省肿瘤质控中心作用,普及规范化诊疗,全面推进单病种、多学科综合诊疗模式。加强学科建设,力争新增国家临床重点专科 2 个,省级临床医

学重点及培育学科 4 个，构建 3~5 个在国内有影响力的优质学科群。创新医院管理，坚持"两调两提"，调整发展方式，调整收入结构；提高工作效率，提高内涵质量。加强信息化建设，完善数字化管理，实现管理、服务流程再造，加强业务过程控制，提高信息和数据的精细化、科学化，支撑管理决策，提高运营管理水平。

（二）发展目标方面

未来 10 年，在自然环境、政策环境、社会环境及本院自身规模都不会发生重大变化的前提下，选取 1998~2013 年的手术台次、出院人数和门诊人次为基础数据，预计到 2018 年手术台次、出院人数和门诊人次将分别增长 42%，到 2023 年手术台次、出院人数和门诊人次将分别增长 60% 左右（表 6-2）。

表 6-2　手术台次、出院人数和门诊人次指标的预测情况

指标	2013 年	2014 年	2018 年	2023 年
手术台次（增长率）	17 477（16%）	20 000（14%）	25 000（42%）	30 000（60%）
出院人数（增长率）	76 489（18%）	100 000（31%）	110 000（42%）	120 000（60%）
门诊人次（增长率）	329 526（42%）	380 000（21%）	470 000（42%）	530 000（61%）

（三）硬件设备方面

以 HRP 综合运营平台为基础，做好医疗设备全生命周期的科学管理，最大化地提高设备的社会效益和经济效益。遵循"严格准入、高效使用、推动发展、提升水平"的原则进行大型医疗设备配置，围绕医院总体建设目标进行投入，突出专科特点，彰显专科特色。未来 5 年重点完成中美荷美尔研究院实验设备平台建设，为研究院工作的顺利开展提供设备保障。重点完成放疗直线加速器的优化配置，术中 CT、放射科 MRI 等大型设备的购置和预防体检设备平台建设。引进达芬奇手术机器人系统，完善外科手术设备。积极做好质子加速器治疗系统的论证、引进工作，进一步完善放射治疗设备和技术。

（四）信息化建设方面

以电子病历为核心，以全面集成为手段，以数据的集中和管理为基准，通过信息化技术，构建先进、高效、创新、安全的医疗信息协同操作与管理平台，实现院内各科室相互之间的数据集成与互联互通，充分发挥信息技术在医疗过程中的作用，提高管理水平、工作效率，为医院发展提供有力支撑，打造先进、全面、现代化的数字医院。

（五）发展策略方面

（1）以三级医师负责制的推行为切入点，以探索建立完善 CP 管理和总住院医师工作模式、运行机制和评估体系为抓手，完善自我控制、三级医师控制、科室控制、院级控制四级医疗质量控制体系，加强质量管理，加强医疗服务过程中重点部门、重点环节、重点人群管理，抓好环节质控和动态质控，进一步规范医疗行为，降低医疗成本，提高医疗质量。

（2）整合资源，加强亚专业建设，充分发挥各肿瘤诊疗中心的优势，在现有食管癌、肺癌、胃癌、大肠癌、乳腺癌、宫颈癌、肝癌、甲状腺癌、淋巴瘤 9 个单病种首席专家组的基础上，拟新组建胰 6 个单病种首席专家组，并以此为依托，开展肿瘤多学科综合门诊、疑难病例多学科联合诊疗，进一步保证医疗安全，缩短平均住院日。

（3）加强全省防癌网络建设。以河南省癌症中心为依托，充分发挥省肿瘤质控中心的作用，构建全省肿瘤防控体系。一是加强省、市、县三级肿瘤质控体系建设，在省辖市建立肿瘤诊疗质控分中心，县里建立质控站，筑牢肿瘤质控防线。二是制定全省肿瘤单病种医疗质量控制评价指标、技术规范，实施技术准入。三是加强健康管理，加大防癌宣传和体检，购置必要设备，完善健康管理档案，提高癌症早期发现率。

（4）以护理专业成为国家临床重点专科为契机，深化推进"优质护理服务"，持续提升护理服务质量和服务内涵，为患者提供安全、无缝隙、高效的优质护理服务；创新护理管理模式；重视护理人员继续教育，拓宽护理教学领域，力争未来 10 年内成功申报护理学学位硕士点；推进护理专科建设，申报相关专科的国家级培训基地 1~2 个，省级护理专科学校 2~3 个；提高护理队伍科研水平，以科研带动学科发展，力争 10 年内建设成为国内一流的肿瘤护理学科。

（5）实施人才培养战略，建设一支高素质的卫生科技人才队伍。制定规划，分层次、有计划地加强人才培养，加大政策扶持力度，营造人才成长良好氛围，坚持多措并举培养高层次人才，稳定现有人才队伍，加强适宜人才的培养，改善人才梯队结构，大胆启用优秀的高学历中青年人才，实现人才建设的可持续发展；积极引进高尖端人才；结合学科建设，引进高尖端人才，严把"进人关"；陆续出台相应的扶持政策，持续优化人才发展环境。加大院内科技拔尖人才培养力度，10 年内努力培养 100 名院内科技拔尖人才，为我院学科发展注入新的活力。

（6）打造国内一流平台。一是打造科研平台。依托中美（河南）荷美尔肿瘤研究院建设，加大基础研究平台建设力度，提升医院科研创新水平。二是打造交流平台。加强对外交流合作，加快对外开放步伐，拓宽对外交流渠道，推动与国内外高水平医疗科研机构开展合作；依托中美生物标本库，建设转化医学研究平台；依托国家药物临床试验机构建设，做强临床研究平台。以基础、转化、临床和创新平台为支撑，构建国内一流、国际知名的肿瘤科研基地。

（六）财务管理方面

瞄准国内医院高效运营和经济管理的发展方向，加强医院经济运行的制度化建设，完善医院财务管理制度、成本管理制度、预算管理制度及绩效管理制度，健全财务内部控制和财务风险防范，不断提高医院财务管理水平。借助 HRP 综合运营平台，严格执行医院财务制度和会计制度，大胆探索会计核算精细化管理，将精细化管理理念落实到会计工作的每个环节；坚持一切财务收支、经济核算、成本管理和财务管理工作必须纳入财务部门统一管理的要求，实现"2016 年成为省内排头兵、2018 年达到国内一流"的财务管理目标。

（七）加强成本管控

在科学细化核算单元、准确划分成本归属、规范基础数据计量的基础上，利用 HRP 综合运营平台，按作业成本、比例系数、成本当量等方法，精确核算科室成本、项目成本、病种成本。依据成本对比数据，及时发现成本发生过程中存在的问题，找出合理控制点，提出成本控制建议；对办公用品等日常消耗类成本，制定定额管理办法。将成本管控与预算管理、绩效管理相结合，持续降低医院运营成本。

（八）完善绩效管理

围绕医院发展战略，进一步完善以工作量、服务质量、百元收入成本为主要指标的绩效分配方案，充分发挥绩效分配在医院运营中的"指挥棒"作用。利用 HRP 综合运营平台，实现与 HIS 系统及会计、成本、资产等模块的信息共享，使绩效核算从手工模式中解脱出来，将优质人力资源转向绩效运行分析和绩效方案优化；固化绩效方案，实现对科室二级分配的全面管控；随着医院精细化管理的进程，逐步实现医护绩效分开核算，医生绩效按医师组核算、护士绩效全院统筹核算。

（九）贯彻落实国家医疗服务价格政策

建立健全价格管理组织架构和责任网络，完善医院内部价格管理制度，完善价格管理信息网络，按照全国医疗服务价格和成本监测与研究网络要求开展监测工作，实时监控价格。适应支付制度改革，为医疗服务谈判机制的实行做好充分准备，推动充分体现医务人员劳动价值的新的价格体系的形成。积极争取特需医疗服务项目自主定价政策，以满足不同消费人群对医疗服务的需求。

参 考 文 献

[1] 冯文青. 德国中小企业在华发展战略研究[D]. 天津大学硕士学位论文，2008.

[2] 罗讯. 整车出口物流发展战略研究[D]. 华东师范大学硕士学位论文，2011.

[3] 王雅峥. D 公司基于平衡记分卡的战略绩效管理研究[D]. 云南大学硕士学位论文，2010.

（韩斌斌　褚守祥　郝红增　邢黎黎）

第七章

组 织 管 理

第一节　医疗管理体制的发展

中华人民共和国成立初期，在整个经济发展水平相对较低的情况下，政府通过合理布局卫生服务体系、合理选择卫生工作干预重点等策略基本满足了人民群众的基本医疗卫生服务需求，国民健康水平迅速提高，成绩十分显著，被 WHO 评价为发展中国家医疗卫生工作的典范。但计划经济体制下，医疗体系的弊端集中表现在两个方面：一是医疗资源短缺，看病难、住院难、手术难问题十分突出，看病"托关系""走后门"司空见惯；二是医院管理效率低，服务态度差，人浮于事、浪费严重，运行成本高。

医疗管理体制改革起步于 20 世纪 80 年代。时任卫生部部长提出，卫生部门也要按经济规律办事，运用经济手段管理卫生事业。之后不久，卫生部联合相关部委发布了《关于加强医院经济管理试点工作的通知》，进一步推进医疗体制改革。1985 年 4 月，国务院批转了卫生部的《关于卫生工作改革若干政策问题的报告》，报告提出，"必须进行改革，放宽政策，简政放权，多方集资，开阔发展卫生事业的路子，把卫生工作搞活"。在这一政策的引导下，1985 年成为医院改革的启动年，改革的核心思路是"放权让利"，扩大医院自主权，基本上是复制国企改革的模式。随着卫生事业规模迅速扩大，医院装备质量明显改善，到 20 世纪 80 年代末，城乡居民看病难、住院难、手术难的问题已基本解决。

在医院改革成效初显的同时，一些新的问题也开始暴露出来。当时最严重的有三个问题：一是由于实行"放权让利"的财政包干制，政府财政收支占 GDP 比重急剧下降，政府对公共卫生的投入严重不足。二是基层医疗卫生组织加速瓦解，严重影响到广大农民的健康保障。三是医疗卫生部门由于过分强调自主经营、自负盈亏，随着政府补贴越来越少，卫生事业的公益性逐渐淡化，医疗机构开始以利润最大化为运营目标。

20 世纪 90 年代以后，改革政策扩展到整个卫生领域，卫生改革的基本思路是引进和加大市场机制在医疗服务领域的作用，由此形成了医院之间的竞争，并通过竞争降低了医疗费用，提高了医院服务效率，改善了医疗服务覆盖范围。正是在这一阶段，中国医院的改革逐步走向市场化。理论上，围绕医疗服务是政府主导还是市场主导、公立医院是由政府继续举办还是卖掉，争论激烈，意见纷呈。

2000 年，经济领域风生水起的产权改革，开始影响并延伸到医疗卫生领域。政府出台《关于城镇医药卫生体制改革的指导意见》，明确提出："鼓励各类医疗机构合作、合并、共建医疗服务集团。营利性医疗机构医疗服务价格放开，依法自主经营，照章纳税。"为医院推行完全"市场化"改革奠定了基础。

2004 年，医院改革的全面市场化如火如荼。其中标志性的举动是卫生部政策法规司官员提出，在医疗体制改革中，国家要大踏步后退，政府只举办部分公立医院。

在医院体制改革的过程中，市场机制的引进和培育，促进了医院效率的提高，增加了医疗服务供给，扩大了医疗卫生规模，培育了医疗市场，并强化了市场竞争，促进了医疗资源重组和医疗市场的重新组合，医疗资源实现了跨区域、跨所有制的流动与配置，虽然这种流动是局部、低层次的。资源的流动、重组需要产权的支撑，产权的调整、明晰、界定成为主流呼声，由此医院的产权制度改革提上日程。但我国公立医院的产权改革，并非医院主动为之，也非消费者的诉求，而是官方推动、市场机制作用和选择的结果。

第二节　医院体制变革中存在的问题

医院体制变革带来显著成效的同时也带来了一些消极后果。例如，医疗服务的公平性下降、价值观偏移、卫生投入的宏观效率低下；医院内部运行机制僵化，滞后于社会发展需求；医院管理体制机制活力不足，医院的发展缺少长远规划和利益相关方的有效制约与监督；等等。

公立医院是由国家投资举办的非营利性事业单位，承担着政府一定的社会福利职能。公立医院名义上是独立的事业法人，拥有人事、财务、投融资、业务技术发展等自主管理、自主经营的权利。但是由于公立医院投资主体、经营主体、管理主体模糊，其责、权、利界定不清，因此它既不是相对独立的经济运行主体，又没有建立相应的激励机制、决策机制和监督约束机制。人事权是公立医院首要的自主权，但医院进人关口还必须经过主管的行政单位审批，与此形成鲜明对比的是公立医院的财权较大，买尖端设备、建造新大楼等投资性支出和重要经济事项，基本上医院有完全的决定权，投资决策缺少相应的监管和约束。

2005~2007 年，在全国范围内开展的"医院管理年活动"明确提出，"建立规范的经济活动决策机制和程序，实行重大经济事项领导负责制和责任追究制"，"完善医院奖金分配综合目标考核制度，严禁将医疗服务收入直接与个人收入挂钩，严禁科室承包"。并坦承在我国的公立医院中还没有建立起现代化的医院运行机制和经营管理体系，公立医院管理很大程度上仍处于"经验管理"阶段，缺乏科学管理的手段和工具等。

传统体制下的公立医院实际上实施的是多头管理，医院的产权不清，造成了经营管理体制的混乱，体制的混乱直接导致了院长的角色定位模糊，并因此衍生了我国公立医院运行机制的种种弊端。

从政府监督管理层面来看，医疗资源配置手段单一，配制效率低下。政府充当了医疗卫生事业的举办者或所有者、行政管理者和组织者的多重角色，政事不分，责、权、利不明，医疗卫生事业变成了政府的附属物。政府及其行政主管部门以行政手段来直接领导和管理各类医疗卫生机构。医疗卫生事业条块分割，各地区、各部门、各行业、各单位为了自身利益，各自为政、不讲质量、不讲效率、不计成本、资源利用质量差、效率低，使有限的医疗卫生资源得不到有效配置，造成医疗卫生服务提供的低效率。

医院长期以来缺乏系统、科学、完整的内部运行机制，几乎没有科学健全的绩效管理体系、决策机制和监督机制。我国现行医院管理体制和运行机制是在传统的计划经济体制下形成并发展起来的，其治理模式属于典型的行政性治理模式，其突出特点就是政事不分、管办不分、资源分配行政化、内部治理外部化。这种治理模式的直接后果是造成医院内在的非效率，使医院失去应有的活力，资源配置的行政化，导致医疗资源条块分割、自成体系、重复建设、浪费严重、医疗资源共享程度低，医疗机构之间缺乏良性竞争和协作机制，医疗服务的公平性下降和卫生投入的宏观效率低下。

综观我国医院改革的历史，可以发现改革都是区域性、局部的，没有形成较大范围的示范效应和扩张效应。同时公立医院的改革也是基层的试探性改革，"摸着石头过河"，没有形成自上而下、系统有效的制度变革的强大动力。

第三节 公立医院的法人治理概述

一、公立医院的治理模式

医疗卫生体制改革中医院改革是其中重要的一环，医院改革的重心在于公立医院。确保质量、提高效率、控制医疗费用的不合理增长，成为公立医院改革的基本目标。公立医院是不以营利为目的的公益性非营利组织，它是经济效益和社会效益的结合体，即在追求经济效益的同时，兼顾社会公益目标的实现。公立医院的投资主体是国家，在这种情况下，很难用绩效衡量的办法来衡量公立医院经营的好坏。因此，对于公立医院来说，应该以经济效益和社会效益之间取得最佳的平衡作为治理模式选择的标准[1]。

长期以来，公立医院名义上是政府的医院，它们在传统的经济管理模式下容易出现两种倾向：一是成为国家机关的一个附属机构，政府各方参与医院管理与决策，医院院长不是医院实际上的经营者、主导者，导致医院内无动力、外无压力，缺乏应有的活力，医院的效益与效率低下；二是医院凭借自身的资源，从自身的利益出发，在出资人

（财产所有者）缺位的情况下，医院经营者越位，谋取医院或医院职工局部利益，造成公立医院行为的公益性和非营利性缺失，在利益驱动下，医疗费用快速上升，各方怨声载道。有学者认为，现行公立医院治理结构是造成公立医院效率低下、费用上涨的重要原因。因此，有必要探索合理的公立医院治理结构。

二、新医改推动着法人治理模式的建立

2015 年 5 月，为了加快推进城市公立医院改革，充分发挥公立医院的公益性和主体作用，逐步解决公立医院管理中的体制和机制问题，国务院印发《国务院办公厅关于城市公立医院综合改革试点的指导意见》（国办发〔2015〕38 号），主张落实公立医院自主权。完善公立医院法人治理结构和治理机制，落实公立医院人事管理、内部分配、运营管理等自主权。采取有效形式建立公立医院内部决策和制约机制，实行重大决策、重要干部任免、重大项目实施、大额资金使用集体讨论并按规定程序执行，落实院务公开，发挥职工代表大会职能，强化民主管理。对于资产多元化、实行托管的公立医院以及医疗联合体等可在医院层面成立理事会。积极探索公立医院管办分开的多种有效实现形式，明确政府及相关部门的管理权力和职责，构建决策、执行、监督相互分工、相互制衡的权力运行机制，建立协调、统一、高效的办医体制。

三、法人治理的概念

法人治理理论诞生于营利组织的法人治理，是市场经济条件下组织机构必须建立的一种规范、科学的组织管理制度。法人治理结构由所有者大会、董事会、监事会和高层管理人员四部分组成，法人治理就是这些机构或人员之间形成的相互制衡的权、责、利关系的制度化表现。

法人治理是一种相互制衡的关系，是以所有者为核心的利益相关者之间相互制衡关系的泛称。其核心是在法律法规和惯例的框架下，以保护所有者为核心的利益相关方的利益为前提的一套权利安排、责任分工和激励约束机制。

法人治理是现代组织的重要组成部分，它以现代组织为主要对象，组织机构具有两大基本特征，即它是法人组织和所有者承担有限责任，这两大基本特征使组织增加了安定性，降低了所有者风险，保护了所有者利益，也调动了所有者投资的积极性。随着组织规模扩大和所有者人数增加，所有者直接经营组织，必然给所有者带来决策效率低下的问题。这在客观上要求所有者的权利以某种集中的方式进行重新安排，并授权给具有经营管理知识技能的经营管理者团体行使，组织控制权和所有权的分离，其直接后果就是委托代理关系的产生。组织法人治理结构是在资产所有权与经营权分离的情况下，关于委托人和代理人之间关系的一种制度化安排。

法人治理理论对于公立医院来说，应该具有较强的指导性、示范性和借鉴性[2]。

四、公立医院的法人治理

（一）非营利组织治理理论

首先，非营利组织治理包含两个方面：一方面是非营利组织内部董事会（理事会）、高级管理层（高层管理人员）、监事会的职责配置与权力的分割与制衡，关键是董事会（理事会）与监事会功能的有效发挥；另一方面，非营利组织治理不可或缺的组成部分是政府监管和利益相关者监督，两者共同指向非营利组织公益使命的实现和公共责任的承担。

（二）公立医院的法人治理选择

公立医院作为非营利组织的一种特殊组织形态，营利组织、非营利组织的法人治理理论对现阶段我国公立医院的改革取向和改革路径有较强的指导作用。公立医院的公益性、社会性特质决定了其行为的方式，并且直接涉及社会公众的利益。单纯地加强公立医院内部管理可以提高其效率，但是由于管理只是针对单一的组织结构，实现公立医院本身的利益最大化并不能保证一定能实现公共利益的最大化。而改革开放以来对公立医院实行的各项改革措施，不管是机制方面还是体制方面，公立医院改革的结果表明，公立医院并没有完成政府赋予它的社会目标，并且产生了趋利性行为，看病贵、看病难的问题仍然十分突出和尖锐，而在政府主导的前提下，行业组织、社会和患者等利益相关者缺少对公立医院监督管理的热情和技术。

综上所述，我国公立医院存在的问题实质上是治理的问题，而不只是单纯的技术问题或管理层面的问题。因为制度作为一种游戏规则，贯穿于经济活动的始终，一个社会或一个行业只有建立一套有效的制度安排，才能降低交易成本，并为经济活动提供足够的激励和约束。所以要解决公立医院的治理效率问题，必须借鉴公司法人治理、非营利组织治理的有关理论，建立起适合我国公立医院发展实际的法人治理制度。

第四节 公立医院的法人治理框架

一、法人治理框架

在我国卫生管理体制改革和转轨过程中，构建理事会治理框架，实行理事会领导下的院长负责制，是我国公立医院法人治理结构的总框架（图7-1）。

在这个框架中，监督机构主要由政府有关部门、职代会、纪委、审计部门等组成；决策机构为理事会；执行机构为医院内部的行政科室，如院办、医务部、护理部、财务部、科研办等部门。

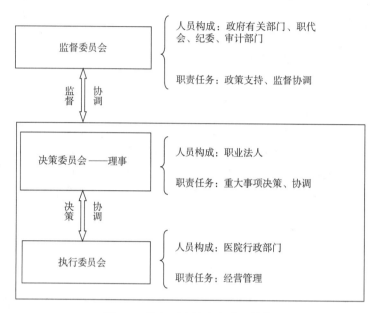

图 7-1　公立医院的法人治理结构

二、理事会的职责

在这个框架下，理事会是公立医院最高的权力机构，占据着核心和主导地位。理事会的决策具有权威性、独立性和责任整体性。在很大程度上，理事会决定了公立医院服务宗旨的实现程度，具体职责体现在以下几个方面。

（一）确定医院的宗旨和使命

理事会应该给予公立医院明确的定位：为何存在？要完成什么事业？理事会应该不断反思医院的宗旨和使命是否被恰当地履行和完成，以及随着环境的变化与医院自身的不断演变，医院的宗旨和使命是否应该发生调整和变化。使命是表明医院存在的理由，并指出所要达到的目标所在，也是维系医院人力的基础。理事会确定的使命必须与医院的员工讨论，并不断修正，适应形势发展的需要。医院院长依据实际经营状况，及时将外部信息和医院员工的意见反映给理事会，以便于医院服务使命的修订和调整。明确并忠诚于医院服务宗旨和使命是理事会的首要职责，理事会必须在确定医院经营目标与目标资源的基础上，建立一个平衡经济效益和社会效益的多元绩效监控、评级分析体系。这项职责的有效履行对医院高效率完成使命有着根本性影响。

（二）制定战略规划

理事会应该负责制定公立医院发展战略规划，或者对管理层提出的战略规划进行研讨和审核，最终批准和监管符合自身资源和能力的战略规划。关于医院筹资与医疗安全、预算制定与评估、高级管理继任者及其报酬确定等重大战略决策，理事会无疑拥有法定的正式控制权和最高权威。理事会应该对目标的可行性、外部环境的变化对组织的影响，以及组织面对新的机会和挑战所应当采取的措施保持相当的敏感性。公立医院理事会的重要职责在于通过科学规划和有效地监督，提高公立医院可持续性发展的能力和稳定性。

（三）激励、监督和约束机制

公立医院规模越大，层次越多，管理层职业化程度就越高。公立医院理事会承担着选任、监督与考核院长等高级管理者的责任，即设计并实施对院长的激励约束。公立医院理事会作为国家或集体等利益相关者的委托人，需要确定院长必备的专业知识、技能等标准并选任院长，并采取适当的激励约束机制诱导院长的经营性、公益性行为的产生。

（四）自我评估

科学、规范的自我评估体系能够反映理事会是否在认真履行治理职能，并能进一步改善理事会治理。理事会还要对自身的工作绩效进行自我评估，包括理事会整体运作效率以及理事个人的评估考核。理事的教育培训能力、培育有效率决策的凝聚力、保持利益相关者与医院之间良好关系的公关能力以及确定组织发展方向的战略能力等都是理事会自我效力评估的最好指标。

第五节 公立医院的法人治理机制

公立医院在全球范围内是普遍存在的，但从历史的眼光来看，不同的国家有不同的社会传统、法律体系、政治文化及经济制度，因而演化为多样化的股权结构、融资模式和要素市场，进而形成了迥然不同的公立医院治理机制。但总体来说，主流观点认为医院治理如同公司治理，主要存在两类治理机制：一类是内部治理机制，另一类是外部治理机制。在一定意义上来看，内部治理机制和外部治理机制共同构成了公立医院治理结构，而且二者之间的关系总体上是相互依存、相互补充的，但二者在逻辑层次上有所不同：现实中各国公立医院治理机制千差万别，不同的国家公立医院治理机制的侧重点有所不同。但进一步健全公立医院法人治理机制，提高公立医院的整体竞争力是各国公立医院治理的共同目的[3]。

公立医院内部治理机制在一定意义上来看就是公立医院法人治理机制，是公立医院治理的基础。法人治理机制是指公司股东、理事、经理和监事之间责任、权利和义务等方面的制度安排，其主要解决的是组织权力的合理配置和监督问题。公立医院的权力可分为医院的最终控制权、经营决策权、经营执行权及监督权。在现代各国的公立医院治理实践中，医院的最终控制权由股东会行使，经营的决策权由理事会行使，经营的执行权由医院管理层行使，监督权由监事会或独立理事行使。公立医院内部治理机制主要解决的是如何在医院内部机构之间合理配置这些权力和监督这些权力的行使，从而使医院运行规范化、效率最大化、成本最小化等。内部治理机制的有效性取决于所有权结构，所有权结构越合理，所有者的直接监督就越有效。就目前我国的公立医院而言，所有者缺位问题还普遍存在，这对于建立合理有效的公立医院治理机制是一个比较大的挑战。

一、激励机制

公立医院治理也是一种契约关系，激励机制主要是关于所有者和经营者如何分享经营成果的一种契约。一个科学高效的激励机制能够使医院经营者与所有者的利益相契合，使前者能够努力实现医院所有者和利益相关者的利益最大化。

从一定意义上说，公立医院内部治理实质上更像是一种委托代理合约，这一相互制衡的组织结构，偏重于强调监督和制衡，忽视了激励合约，而公立医院治理中的代理成本和道德风险等诸多问题仅仅依靠监督和制衡是不大可能解决的，关键是还需要设计一套科学高效的激励机制。

医院内部治理激励机制主要有以下几种类型：一是报酬激励机制，为了防止各级经营者只追求短期利益或局部利益，按照长期业绩付给的激励性报酬所占比重很大，其形式采取延期支付奖金、年金等形式。二是剩余控制权激励机制。剩余控制权激励机制表现为向经营者较大幅度地转让剩余支配权。对剩余控制权的分配，在很大程度上影响到对经营者的激励。三是声誉或荣誉激励。在公立医院治理中，物质激励并非唯一的激励方式，除此之外，还应该包括精神激励。对于公立医院高层经营者而言，一般非常注重自己长期职业生涯的声誉。四是聘用和解雇激励机制。对于已经被聘用的公立医院院长来说，其不仅面临着外部职业经理人市场的竞争，还面临着公司内部下级的竞争，这种竞争使已被聘用的医院院长面临着被解雇的潜在威胁。

公立医院内部治理机制的构建，可以围绕完善医院经理人员的任免制、完善公立医院内部收入分配制度、建立公立医院经营管理者风险抵押制度、完善和加快职业经理人市场和资本市场的建设等方面来有效进行。

二、监督机制

监督机制是指公立医院治理的利益相关者或相关的市场对医院经营者的经营结果、行为或决策等所进行的一系列客观而及时的审核、监察与督导的行动。公立医院监督机制包括所有者通过医院内部实施的监督和通过市场与社会进行的监督两方面的内容，前者称为公立医院内部监督机制，后者称为公立医院外部监督机制。

公立医院内部权力的分立与制衡原理是设计医院内部监督机制的一般原理。经营者权力的制衡与监督原理强调公立医院内部各方利益的相互协调与相互制约。众所周知，通过近年来公立医院的产权制度改革，公立医院的所有者远离了对医院经营权的控制。为了保护所有者的利益，公立医院以法律的形式确立了一套分立与制衡的法人治理结构，这种权力的相互制衡在一定意义上就是权力的相互监督。

公立医院内部监督机制既包括股东会和理事会对医院执行人员的监督和制约，又包括监事会对理事会和执行人员的监督。股东会、理事会对执行人员的监督，通过公立医院治理中的相互制衡关系来实现，而监事会对理事会和执行人员的监督，主要通过检查公立医院的经营活动和财务报表来实现。

三、决策机制

就公立医院内部治理机制而言，设计一系列激励与监督机制的目的，就是要促使经营者努力经营、科学决策，从而实现委托人预期效用最大化。因此，公立医院内部治理不仅要建立高效的激励与监督约束机制，还应该建立起一套科学高效的决策机制。

公立医院决策机制关注的重点是决策权在医院内部利益相关者之间的分配格局。它表明决策应由谁做出，其实质是由决策权力机构及其相应的决策权力内容组成的。由于公立医院内部治理的权力系统一般由股东大会、理事会、监事会等组成，相互之间形成不同的权力边界，使每一权利主体被赋予不同的决策权。因此，公立医院内部治理的决策机制实际上是一种层级制决策，其具体表现是：第一层级是股东大会的决策，是医院的最高权力机构的决策；第二层级是理事会决策，是医院常设决策机构的决策，经理层是理事会决策的执行者。下面主要对股东大会和理事会的决策机制进行阐述。

（1）公立医院股东大会的决策机制。股东大会作为公立医院的组织机构之一，是医院的最高权力机构，其拥有选择经营者、重大经营管理和资产受益等决策权力。股东大会选择经营者的决策权表现为选举、罢免理事、监事和经理。重大经营管理决策权表现为审议和修改关于公立医院的章程、出卖部分或全部财产的建议和财务报告，对公立医院合并、分立及解散等行使投票权，对医院的经营方向、投资方案等进行决策。

（2）公立医院理事会的决策机制。理事会是医院的最高决策机构和经营执行机构，理事长一般是公立医院的法定代表人，公立医院的一切权力由理事会行使或授权行使。理事会的重大决策权主要有：制定医院的经营目标、重大方针和管理原则；挑选、聘任和监督医院经营者，并决定经营者的报酬与奖惩；决定盈余分配方案；通过、修改和撤销公立医院内部细则；决定医院财务审批权限和财务预算（决算）方案；决定整个医院全体职工的福利待遇等。

案例（一）：开会要少，办事要多

开会是中国特色，成也开会，败也开会，可谓毁誉参半。河南省某医院科主任甲说，不开会怎么研究问题，不开会怎么能同时聚齐几个院领导商量决断，解决问题就要开会。科主任乙说，开会就是浪费时间，还不如多做些实事，与部室工作无关的会议根本不必参加。两种观点各有支持者，形成两个"阵营"，甲阵营解决事情依赖开会，事无巨细都要开会研究；乙阵营认为各种会议都与己无关，或以堂皇理由逃避开会，或以消极态度敷衍了事。一时间，开会成为医院管理的"鸡肋"，开之无用，不开又不行。

2012年12月，中央八项规定出台，明确要求要精简会议活动，切实改进会风……提高会议实效，开短会、讲短话，力戒空话、套话。借着这一"东风"，该院开始精简会议、改进会风，让会议真正多办事、办实事、办好事，服务医院发展。

首先，取消了不必要的会议，合并为每周一次的三个主要会议。一是将党委会、办公会合二为一，每周二召开，由院领导班子参加，讨论研究重大决策，安排部署重要工作，集体解决重要问题。二是将大周会定在每周二下午召开，全院中层干部参加，由院领导传达政策、需办事项，各科室主任也可以到台上宣讲本科室亮点做法，并对发言时间进行了明确要求。三是将院务会定在每周五召开，由院领导、科室主任参加，主要是协调解决需要多部门协作的复杂事项，解决推诿扯皮。医院还重申会议纪律，整顿会议作风，加大会议精神落实检查。渐渐地，有了时间规定，会议效率提高了；有了纪律规定，参会人员明显增多了；有了会议落实检查，减少了政策棚架。大家反映：这样的会议精、少，关键是解决的问题多了，我们欢迎！

案例（二）：限时办结，行必有果

交给丙主任的一项任务，长期未能完成，问题迁延日久，该院院长只能把丙主任叫到办公室谈话，哪料丙主任振振有词，罗列出五项阻碍完成任务的原因：人员少、设备缺、任务重、条件不成熟、其他部室不配合。院长严肃地批评了他的拖延推诿，也清楚这样的现象不是单独存在的。如何用"制度管人"治疗推诿拖延症，成为下一步的一个管理方向。

经过讨论完善，该院职能部室的《限时办结报告制度》应运而生。一是对院领导、职能部室阅批、办理文件做出规定，急文急办，当日完成，平文规定时限，讨论研究不得超过3个工作日。二是实行首问负责制，各部室按照职责分工，将任务分清轻重缓急，急事急办，能立即办理的当日办结，不能立即办理的提交医院研究解决，每件事项都限定在具体时间内完成，力戒推诿拖沓，倡导"雷厉风行，千方百计，解决问题"。三是对办结事项要及时汇报，并由监察室定期检查制度执行情况，与中层干部问责制、各项满意度调查相结合，对不按制度执行的部室和个人进行通报、处分。

拿着医院发的《限时办结报告制度》，丙主任红了脸。

此后，医院推诿扯皮现象少了很多，主动积极干工作成为自觉行动。

案例（三）：24小时在医院的"院长"

晚上9点，一阵急促的电话铃声叫醒了在总值班室值班的丁主任。电话那头，一位"领导"要求迅速组织一次胸外科的急会诊，抢救一位生命垂危的食管癌患者。情况紧急，丁主任放下电话，迅速查找胸外科、呼吸内科、麻醉科、手术室、重症监护室值班医生电话，逐一通知他们紧急赶到胸外科医生办公室，参加一次急会诊。随后，他主动报告了当天的带班领导，并在记录本上记下了处理事件的每个环节。

3分钟打完电话，10分钟聚齐专家，河南某医院的这次"会诊"可谓神速。当专家们聚集到指定会诊地点，却诧异地发现，根本没有什么紧急病人，而是省卫生计生委检查组的几位同志，正笑吟吟地看着他们。原来，这是一次夜间突击检查，主要看总值班调度能力、医生的应急反应速度。在总值班组织"会诊"的丁主任，因为反应迅速、组织有条不紊，得到了检查组的一致认可。

总值班制度是该院长期坚持、逐渐完善的一项制度。在该院，总值班内容覆盖医院管理的各个方面，总值班人员涉及职能部室全部人员，总值班时间与正常上班时间"无缝衔接"。下班休息时间，在总值班室值班的人员就是"临时院长"，务必坚守岗位，不得擅离职守，负责处理电话上报的各项事务。

总值班室管理、排班由该院办公室负责，每天有值班人员1名、车班司机1名在值班室值守，带班领导在二线值班，有紧急、突发、重大事项必须及时赶到。总值班人员不仅要处理好各项事务，还要做好记录，准确记录处理经过。

多年来，该院总值班制度得以很好地坚持，处理了无数突发事件，保证了医院高效运转。总值班人员把"临时院长"的工作做好，相当于院长24小时在医院。

案例（四）：每天都是"迎检日"

医院的事是全院干部职工的事，不仅仅是几个领导干部的事，责任不是少数人的责任，而是大家共同的责任。如何让全院上下树立责任意识，是日常医院管理中经常遇到的一个问题。

经过长期观察，管理者发现职能部室忙于日常事务多，主动服务临床一线少，主动到临床一线发现问题更少，导致一些细节问题被忽视、一些长期问题被忽略，临床一线对职能部室的服务不满意。主观态度不积极，就要用客观规定去推动。在一次院务会上，管理者提出了解决办法，要长期开展"职能部室下临床工作"。要求各职能部室每周至少下临床服务一次，主动到临床一线发现问题、解决问题，问题不局限于本部室职责，可以是其他部室职责，也可以是涉及多部室的职责。各部室要将每周发现的问题报至院办公室，由院办公室汇总、筛选，交给院长审阅。

按照职能部室下临床工作规定，对于能立即解决的问题，各部室均能立即解决，如宣传办发现宣传栏的内容过于陈旧，主动进行更新。对于能协调解决的问题，各部室均能立即协调解决，如科研外事办发现病房楼一楼某处推拉门损坏，影响正常出入，立即通知后勤保障部门前来维修。对于需要医院层面解决的问题，各部室均能上报医院，由院办公会、院务会讨论解决。例如，多个部室反映配药、发药效率的问题，需要综合协调解决，涉及药学部、护理部，以及临床各科室。经医院研究决定，成立静脉配置中心，集中配药，统一供给，既避免了浪费，节约了人力，又极大地提升了工作效率，符合现代医院管理要求。

每周，院长都要详细审阅各部室报来的工作情况，定期在院务会上通报，并且直面问题，不惧揭短亮丑，将其中重要、棘手的问题拿到桌面上，汇聚集体智慧解决。

这项工作实施3年多，已在该院形成常态，解决大小问题上千件，成为各部室干部职工参与医院管理的重要途径。现在，为迎接检查而突击打扫卫生、整理档案资料的时代已经一去不返。因为职能部室下临床工作，每天都是"迎检日"，整洁的环境得以长期保持，有序的工作能够高效运转，无论何时接到检查通知，每位干部职工都能镇定自若、从容应对。

案例（五）："姑爷"与"儿子"

一天，刚调任 A 省省立医院当院长仅 10 天的王伟就遇到了一件麻烦事：心血管外科的两名资深专家刘洋和毛清提出要调往 A 省大学附属三院。

刘洋和毛清都是本院出名的大专家，也很受重用，为什么此时要去一家名气和实力都不如本院的医院呢？经过询问，他才知道原因：原来，心血管外科是该院的拳头科室，在全省都享有盛名。刘洋和毛清又是医院自己培养出来的骨干专家，两人 20 多年前本科毕业就一直在心外科工作，私交甚厚，技术上也不相上下。不同的是，刘洋非常有事业心，是科室副主任，性情急躁，有时也有点大专家的孤傲，但在科室还具有较高的威望，是大家一致看好的"候任主任"，只等老主任一退休，他接班应该毫无悬念。毛清这个人有点不求上进，只管做手术、看病人，不写论文、不积极晋升职称，是有名的"闲云野鹤"。

A 省是一个内陆省份，经济欠发达，医学发展水平也不高，对高层次人才的吸引力不够大。在老主任退休前，该科的发展势头已经有些滞后。科室没有一个海归，仅有的几个博士也非名校毕业。尤其是本省另外一家心血管专科医院高薪引进了一个海归博士后，率先开展了冠状动脉搭桥、心脏移植等手术，一时风光无限。省立医院从科室发展出发，也决定外出"挖人"。费了九牛二虎之力后，终于引进了一个博士杨东峰。这个杨博士，原来在 B 省，本身技术就非常好，后来又一路攻读硕士、博士，还出国进修了 2 年，可以说是一个具有海归背景、科研临床技能都十分突出的非常难得的复合型人才。医院许诺科主任、安排家人、安置住房等一系列优厚条件后，杨东峰才同意前来 A 省发展。当然，即将退休的老主任、刘洋、毛清等明确表示反对。医院也派人从中进行调和，不过最终的任命通知一下，他们几个尽管不满意，但也认可了这个现实，只是心中隐隐憋了一股气。

老主任退休了，杨东峰就任科室主任。初来乍到，他还是对刘洋、毛清等表现出了应有的尊重，有什么事情也积极同他们商量，表面上他们也接受了杨东峰，但是私下里根本不把杨东峰当作一回事。例如，本来科室规定，每周一下午为科室集体学习讨论时间，要把本周内每个医疗组要做的手术都集中起来，一起讨论会诊，商定手术方案。但刘洋、毛清他们带领的医疗组从不参加讨论。他们外出学习、做手术有时也不给杨东峰请假，对杨东峰在国外学习来的新技术他们也嗤之以鼻。好在，杨东峰技术高，很快开展了心脏移植，打响了头炮，吸引来了不少病人，也赢得了其他年轻人的好感，医院多次进行表扬。但是，双方的矛盾却越来越尖锐，终成水火之势。一天，刘洋又一次没有请假外出做手术，刚好也是他的三线班，病人急救需要他来处理，幸亏杨东峰及时赶到，救了病人，否则后果不堪设想。终于，杨东峰忍无可忍，把刘洋交给了医院处理，按照医院规定，不请假，私自脱岗，当事医生要写检查，还要扣发一个月劳务费。这让刘洋这个大牌专家脸上怎么挂得住？刚好，此时，A大三附院向他抛出了"橄榄枝"，请刘洋去当心外科科主任，一气之下，他决定和毛清一起"跳槽"。

接到这个辞职申请，王伟心里很矛盾。这件事处理不好，影响以后的人才引进工作，也影响本院专家的工作积极性。况且自己刚到这个医院，还有一大批人在等着看自己的处事水平和能力呢！因此，这件事，既要留住"姑爷"，也要保住"儿子"，更要让科室有发展、有突破。

他分析了一下原因，觉得原因有很多方面。一是科室没有建立有效的人才战略规划，以至于在开展新业务、新技术方面后继乏人，不得已才引进了"姑爷"以图再创辉煌。二是本来以为当主任十拿九稳，却因为"空降姑爷"的到来，使刘洋面子无光，心情不爽，积极性削弱，但他心里还是很留恋这个他土生土长的科室的。三是新任科主任杨东峰是一个技术偏重型的管理人才，日常工作更多的关注业务管理，忽略了科室文化的建立，没有很好地建立起一套人文的管理制度，没有形成比创新、比贡献的文化氛围，没有形成科室凝聚力。四是医院没有对科室管理给予更多的重视和协调，导致矛盾生长，由小积大。

王伟决定从制度、感情、文化等多方面打出"组合拳"，来改变这个现状。首先，他找到了毛清，毛清只是刘洋的跟随者，和杨东峰的矛盾并不大。他从医院影响、发展平台、发展空间等方面给毛清分析了去A大三附院的弊端，最后几句话更有分量：A大三附院心血管科成立也有30年了，也有自己的专家团队，也有人在巴巴地等待接班当主任，去了，结果还不是和杨东峰一样吗？加上现在我们医院的杨东峰，另一家医院的牛博士，都在争着开展新业务新技术，竞争压力大，到那时候你们要是没有新业务吸引病人，那该多丢人！

当时，毛清若有所思地点点头，表示回去再跟刘洋商量商量。

接着，王伟又派人和几家医疗管理咨询公司联络，联系了几位国内顶尖的研究医院管理专家，来院以"怎样当好一个科主任""打造创新型团队"等为题进行医院管理专题讲座，他发现杨东峰每次都早早到场，听得都非常认真。他又深入和杨东峰进行了交流，一方面对杨东峰的工作给予了充分肯定，并鼓励他下一步在科室文化建设、人文内涵建设和学科团队建设上再下功夫。很快，王伟就听说了杨东峰邀请刘洋、毛清等吃饭、一起讨论疑难杂症、观摩手术的事情。

不久，借庆祝该科成立35周年学术研讨会之机，王伟私下交给该科资深科秘书专门制作了记录科室发展成长的宣传片，里面包含"风雨同舟篇""技术创新篇""有你有我篇"等多个单元，建科的元老专家、少壮派明星、青年骨干们的几十双手叠加在一起，作为宣传片的最后一个镜头，给人印象尤其深刻。在观片的同时，王伟看到了刘洋专注的深情，猜测他心中更多的是留恋。随后，科室又专门就"明天的我，明天的心外科"为题展开研讨，进一步制订了科室的发展计划，准备在条件成熟时，成立心脏移植病区、小儿先心病区、血管外科病区等，5年内打造西部地区心血管外科中心，10年内向国家一流心血管医院迈进。在阐述完科室发展规划和人才培养计划后，杨东峰无限深情地说：科室发展，离不开你我他，科室的明天，更加需要你我他！

最后一步，王伟决定亲自找刘洋谈心。他首先坦陈了上一届领导班子引进杨东峰的初衷，又分析了刘洋跳槽的优劣势，并激将他："你此时离开，岂不是刚好向外人说明你不如杨东峰，被杨东峰挤走了？而你是不是也失去了一个学习杨东峰强项、提高自己、和他竞争的好机会？"根据刘洋和杨东峰的专业特长，王伟建议刘洋可以专攻血管外科，既可避开杨东峰心脏移植的强项，又能使自己的业务更加精细，将来医院成立新病区时，刚好可以拉上人马及时登台。末了，王伟也真诚地说："医院最需要的就是你这样对医院有感情，又有高度忠诚度的专家啊！"

很快，刘洋收回辞呈，逐渐向杨东峰靠拢。三个月后，他飞往美国，专攻血管外科。并于一年后归来，率先开展了国内领先的常温非体外循环全胸腹主动脉置换术、球扩支架治疗主动脉缩窄病变手术等高难度手术，名声比之前更加响亮。医院因势利导，专门成立了血管外科病区，任命刘洋为病区主任。

这个老牌的心血管外科，在经历了早期辉煌—技术短板—人才危机等的考验后，又重新焕发了前所未有的生机。而此时的王伟，开始着手考虑的是，如何在全院建立人才培养战略，未雨绸缪，加强核心文化建设，提高医院内涵品质，让医院建设有新的飞跃。

参 考 文 献

[1] 王连喜. 公司治理机制探究[D]. 中央民族大学硕士学位论文，2006.

[2] 高山，石建伟. 基于治理机制的医院内部控制推进研究[J]. 当代经济，2013，（23）：70-73.

[3] 白丽萍. 公立医院治理结构改革的理论探讨[J]. 医学与哲学（人文社会医学版），2008，（12）：8-10，12.

（王　勇　刘学亮　王文龙）

第八章

人力资源管理

第一节 人力资源管理概述

一、人力资源管理的概念

制度经济学家康芒斯（J. R. Commons）于 1919 年在《产业政府》一书中，首次使用了"人力资源"这一名词，但其侧重点在于研究政府和制度的作用。我们现在所理解的人力资源概念最早是由管理学家德鲁克于 1954 年提出的。1958 年，社会学家怀特·巴克将人力资源管理视为企业的一种普通管理职能，从而第一次提出了人力资源管理的概念。由此，可以看出两点：第一，人力资源首先是一种资源，是一种为了创造物质财富而投入生产过程的要素；第二，人力资源和其他物质资源一样，都需要进行管理。

国内人力资源权威专家廖泉文教授在其《人力资源管理》（同济大学出版社，1991年）中对人力资源给出的定义为：人力资源是指能够推动整个经济和社会发展的具有智力劳动和体力劳动能力的人们的总称，它应包括数量和质量两个指标。

现代人力资源管理是指运用现代化的概念和方法，对与一定物力相结合的人力进行合理的培训、组织和调配，使人力、物力经常保持最佳比例，同时对人的思想、心理和行为进行恰当的引导、控制和协调，充分发挥人的主观能动性，使人尽其才、事得其人、人事相宜，以实现组织的目标。据此，可以从两个方面来理解人力资源管理：①对人力资源外在要素—— 量的管理，即根据人力和物力及其变化，对人力进行恰当的培训、组织和协调，使二者经常保持最佳比例和有机结合，使人和物都能充分发挥出最佳效应。②对人力资源内在要素——质的管理。其主要是指采用现代化的概念和方法，对人的思想、心理和行为进行有效的管理（包括对个体和群体的思想、心理和行为的协调、控制和管理），充分发挥人的主观能动性，以达到组织的目标。无论是量的管理还是质的管理，其根据目标是一致的，只是针对的对象和采用的具体工具和方法不同而已。

一般来说，现代人力资源管理主要包括以下几大系统：人力资源的战略规划、决策系统，人力资源的成本核算与管理系统，人力资源的招聘、选拔与录用系统，人力资源的教育培训与素质提升系统，人力资源的工作绩效考评系统，人力资源的薪酬分配与激励系统，人力资源的职业安全、社会保障系统，人力资源的职业发展设计系统，人力资源管理的政策法规系统，人力资源管理的诊断系统。

二、人力资源管理的发展历程

现代意义上的人力资源管理作为一门新兴学科产生于20世纪70年代末。现代人力资源管理的历史虽然不长，但人事管理的思想却源远流长。从时间上看，从18世纪末开始的工业革命，一直到20世纪70年代，这一时期被称为传统的人事管理阶段。从20世纪70年代末以来，人事管理让位于人力资源管理。通过研究人力资源管理实践与理论的发展轨迹，可将现代人力资源管理分为以下三个具体的发展阶段。

（一）传统人事管理发展阶段

从20世纪20年代开始到50年代后期，是传统人事管理由萌芽到成长迅速发展的时期。这一阶段具有以下几个特点：①人事管理活动被纳入制度化、规范化的轨道，企业人事管理的制度体系逐步趋于健全完善；②管理工作的范围不断扩大和深入，由一般行政性、事务性管理，扩展到实行集中式的管理；③企业雇主的认识发生了重大变化，即由以工作效率为中心，转变到重视员工个别差异，注重人际关系，激励员工积极性等；④出现专职的人事管理主管和人事管理部门。

（二）现代人力资源管理的初始发展阶段

从20世纪60年代开始到70年代，是现代人力资源管理逐步替代传统人事管理的转换期。这一阶段具有以下几个特点：①人事管理的范围继续扩大，由原来的几项扩展到几十项；②人事部门承担着员工的责任，各级直线主管也必须对其组织中的人力资源管理活动及其相关资源运作的效果全面负责；③企业人事管理不仅对内部的员工负责，还必须对外部的社会和政府负责，不断提高员工的职业生活质量；④企业雇主开始接受了人力资源开发的新观念，即"人力资源"是一种把人力当作财富的价值观。

（三）现代人力资源管理的快速发展阶段

20世纪80年代以来，现代人力资源管理的实践和理论，无论在欧洲、美洲，还是在亚洲等地区都有了长足的进步。这一阶段的特点是：人力资源管理在现代企业中已经上升到主导地位，日益受到人们的普遍重视，逐渐发展成为现代企业管理的中心和重点。

三、人力资源管理的发展方向

综合人力资源发展历程，可以得出以下结论：人力资源管理理论的发展就是人的价值被不断发现的过程。目前人力资源管理理论发展存在两种研究途径[1]：第一种途径认为人的价值在于促进经济的增长。这种研究途径包括20世纪80年代末罗默和卢卡斯的新增长理论和战略人力资源管理。第二种途径更重视人的自我发展和自我满足。例如，梅奥关于"组织在追求经济利益的同时必须使员工感到满意"；彼得·圣吉关于"人的价值存在于充分发挥生命潜能，创造超乎寻常的成果，从而在真正的学习中体会到工作的真正意义，追求心灵的成长与自我实现，并与周围的世界产生一体感"等都体现出了对人自身发展价值的认可和尊重。

当然，这两种观点并不矛盾，他们的思考角度虽然不同，但是最根本的战略都是一致的，就是组织与成员的和谐共处。一方面，组织要以战略的眼光对员工进行培训和开发；另一方面，员工要把个人目标和组织目标相结合，在自我实现的同时实现组织的长期发展。

第二节 医院人力资源管理

一、医院人力资源管理的发展阶段

第一阶段——"出入院阶段"。办理员工进出手续；考勤、发工资、管理档案；人事部门被视为政治部门。

第二阶段——"分析评价阶段"。对人力需求进行分析，根据需求配置人力资源；注重对人行为的分析，并有针对性地采取管理措施；意识到人的问题是关键问题；人力资源部门被视为重要的管理部门。

第三阶段——"战略合作阶段"。员工被视为医院的第一客户；医院与员工成为战略合作伙伴；人力资源成为医院的战略性合作伙伴；人力资源部门被视为战略性决策部门。

二、医院人力资源管理的含义

我国医院人力资源管理研究始于20世纪80年代，主要以人力资源区域配置等研究为主。20世纪90年代末，对医院人力资源层次、专业特点、员工满意度等问题进行了研究。近年来，对医院人力资源研究，特别是人力资源规划，人才队伍建设，人才的获取、培养、利用与发展机制的研究正在进一步加强。

医院人力资源管理是指根据医院发展战略的要求，有计划地对人力资源进行合理配置，以充分调动员工的积极性，发挥员工的潜能，为医院创造价值，确保医院战略目标的实现，使医院的一系列人力资源政策以及相应的管理活动得以顺利进行。这些活动主要包括：医院人力资源战略的制定，员工的招募与选拔，培训与开发，绩效管理，薪酬管理，岗位管理，配置管理，员工关系管理等。医院人力资源管理部门通过质与量两方面的运作管理，使人力资源战略符合医院的整体发展战略要求，提高人力资源利用效益和效率。

三、医院人力资源管理的内容

（一）制订人力资源计划

根据组织的发展战略和经营计划，评估组织的人力资源现状及发展趋势，收集和分析人力资源供给与需求方面的信息和资料，预测人力资源供给和需求的发展趋势，制定人力资源招聘、调配、培养、开发及发展计划等政策和措施。

（二）人力资源成本核算

人力资源管理部门与财务等部门合作，建立人力资源会计体系，开展人力资源投入成本与产出效益的核算工作，为决策部门提供准确和量化的依据。

（三）岗位分析和工作设计

对组织中的各个工作和岗位进行分析，确定每一个工作和岗位对员工的具体要求，包括技术及种类、范围和熟悉程度，学习、工作与生活经验，身体健康状况，工作的责任、权利与义务等方面的情况。这种具体要求必须形成书面材料，形成岗位职责说明书。这种说明书不仅是招聘工作的依据，也是对员工的工作表现进行考核评价的标准，更是进行员工沟通、培训、调配、晋升、辞退等工作的根据。

（四）人力资源的招聘与选拔

根据组织内的岗位需要及工作岗位职责说明书，应用各种方法和手段，如接受推荐、刊登广告、举办人才交流会、到职业介绍所登记等从组织内部或外部吸引应聘人员，并且经过资格审查，如接受教育程度、工作经历、年龄、健康状况等方面的审查，从应聘人员中初选出一定数量的候选人，再经过严格的考试或考核，如笔试、面试、评价中心、情景模拟等方法进行筛选，确定最后录用人选。人力资源的选拔，应遵循平等就业、双向选择、择优录用等原则。

（五）员工关系管理

员工一旦被组织聘用，就与组织形成了一种聘用与被聘用、相互依存的劳资关系，为了保护双方的合法权益，有必要就员工的薪资、福利、工作条件和环境等事宜达成一定协议，签订劳动合同。

（六）入职教育、培训和发展

任何应聘进入一个组织的新员工，都必须接受入职教育，这是帮助新员工了解和适应组织环境、接受组织文化的有效手段。入职教育的主要内容包括组织的历史发展状况、未来发展规划、职业道德、组织纪律、劳动安全卫生、社会保障、质量管理知识与要求和岗位职责等。为了提高广大员工的工作技能，开展富有针对性的岗位技能培训。对于素质强、潜力大者开展有针对性的提高型培训和教育，促使其尽快成长，尽早掌握更高一级职位上的基本知识、人际能力、常用技术、管理技巧和应变能力。

（七）工作绩效考核

工作绩效考核，就是对照工作岗位职责说明书和工作任务，对员工的业务能力、工作表现及工作态度等进行评价，并给予量化处理的过程。这种评价可以是自我总结式的，也可以是他评式的，或者是综合评价。考核结果是员工晋升、奖惩、调整待遇、开展培训等的有效依据，它有利于调动员工的积极性和创造性，改进和完善人力资源管理工作。

（八）帮助员工的职业生涯发展

人力资源管理部门和管理人员有责任依据组织发展战略，鼓励、关心和完善员工的个人发展，帮助其制定与组织发展基本一致的个人发展规划，并及时进行监督和考察。这样做有利于促进组织的发展，使员工有归属感，进而激发其工作积极性和创造性，提高组织效益。员工个人发展规划，必须与组织发展战略规划相协调、相一致。也只有这样，才能实现双赢的良好结果，人力资源管理部门才能对员工实施有效的帮助和指导，促使个人发展规划的顺利实施并取得成效。

（九）员工报酬与福利保障

设计合理、科学的薪酬福利体系关系到员工队伍的稳定与发展。人力资源管理部门要从员工的资历、职级、岗位及实际表现和工作业绩等方面，来为员工制定相应的、具有吸引力的薪酬福利标准和制度。工资报酬应随着员工的工作职务升降、工作岗位变换、工作表现好坏与工作业绩进行相应的调整，不能只升不降。员工福利是社会和组织保障的一部分，是工资报酬的补充、延续或扩展，主要包括养老保险、医疗保险、失业保险、工伤保险等。

（十）健全员工档案

人力资源管理部门有责任保管、维护员工入职时的简历以及入职后关于工作状态、工作表现、工作成绩、工资报酬、职务升降、奖惩事件、接受培训和教育等方面的书面记录、音像材料等资料。

四、医院人力资源管理与传统人事管理的区别

医院作为知识密集型组织，具有人员思维活跃、技术含量高及承担风险大等特点，因此，传统的人事管理模式已经不能适应现代医院人力资源发展的需要，归结起来，现代人力资源管理与传统人事管理存在以下区别（表8-1）。

表8-1　现代人力资源管理与传统人事管理的区别

比较项目	现代人力资源管理	传统人事管理
管理视角	视职工为第一资源、资产	视职工为成本负担、负债
管理目的	生产效益+职工需要满足、保障组织长远利益	保障组织短期目标的实现
管理活动	非常重视培养，建立培训机制	重使用、轻培养
管理内容	极其丰富	简单/行政事务、管理档案、工资发放
管理地位	战略决策层	执行层/技术含量低、无须特殊专长
部门性质	生产效益部门/培训结果-投入大于产出、成本节约	非生产效益部门
管理模式	以人为中心	以事为中心
对待员工	强调尊重、民主、参与、透明、公平	命令式、独裁式，控制
性质变化	战略性、整体性、主动性	战术性、业务性

第三节　现代医院人力资源管理的探索与实践

"国以人兴，政以才治"，人才资源是第一资源。加强医院人才队伍建设，是实现科技兴院的必由之路，是医院可持续发展的源泉。通过精心培养人才，合理引进人才，科学使用人才，规范人才管理，为"人尽其才，才尽其用"提供必要保障，保证人才使用的效益最大化，才能有效地促进医院可持续发展。因此，人力资源管理和规划一直作为医院管理实践的重点，本节将结合医院管理实际经验和做法，对现代医院人力资源管理实践进行讨论和探索。

一、人力资源规划的概念与作用

（一）人力资源规划的概念

人力资源规划一般是指组织根据自身的发展规划和发展战略，通过对未来人力资源的需求和供给状况做出科学评估和预测，制定相宜的政策和措施，使组织人力资源需求和供给达到平衡和合理配置，有效激励员工，保证实现组织的战略目标。

人力资源规划按期限分为：长期规划（5年以上的计划）、中期规划（规划期限在1~5年的）和短期规划（1年及以内的计划）。

（二）人力资源规划的作用

人力资源规划具有五方面的作用：①有利于组织制定战略目标和发展规划。人力资源规划是组织发展战略的重要组成部分，同时也是实现组织战略目标的重要保证。②确保组织生存发展过程中对人力资源的需求。人力资源部门必须分析组织人力资源的需求和供给之间的差距，制定相应的规划来满足对人力资源的需求。③有利于人力资源管理活动的有序化。人力资源规划是组织人力资源管理的基础，它由总体规划和各种业务计划构成，为管理活动（如确定人员的需求量、供给量，调整职务和任务，培训，等等）提供可靠的信息和依据，进而保证管理活动的有序化。④有利于调动员工的积极性和创造性。人力资源管理要求在实现组织目标的同时，也要满足员工的个人需要（包括物质需要和精神需要），这样才能激发员工持久的积极性，只有在人力资源规划的条件下，员工对自己可满足的东西和满足的水平才是可知的。⑤有利于控制人力资源成本。人力资源规划有助于检查和测算人力资源规划方案的实施成本及其带来的效益。要通过人力资源规划预测组织的人员变化，调整组织的人员结构，把人工成本控制在合理的水平上，这是组织持续发展不可缺少的环节。

二、人力资源规划实践

（一）"581 工程"

2009 年，我国新一轮医改大幕拉开，一场席卷医疗卫生界的大变革开始影响并改变着医院的发展思路。为了寻求河南省肿瘤医院更好的发展契机，制定医院发展规划势在必行。在这种背景下，凝聚着全院职工发展之梦的发展史上第一个全面、系统的五年发展规划（"581 工程"：计划用 5 年时间，做好质量管理、基础设施建设、设备购置、人才引进和培养、学科建设、新业务新技术的引进和开展、内涵建设、医院文化建设等 8 个方面的工作）应运而生。医院制定出台了一系列配套政策措施，狠抓目标落实。全院职工凝心聚力，克难攻坚，在 2013 年实现了预期目标。医院的规模不断扩大，床位由原来的 1896 张，发展至 2991 张；职工总数由原来的 1300 人，增加至 2500 多人；高级专业技术人员增加了 20%；博硕士人数增加了 1 倍；大批优秀的高层次人才集聚医院，实现了人力资源管理的新突破。

（二）十年发展战略规划

2014 年随着医改的不断推进、医疗市场竞争的日趋加剧、医保支付制度的改革、分级诊疗的逐步推进，医院也在探索新道路，谋求新发展，做出了"一手抓运营，一手抓管理"，走集团化发展的道路，历经十年的努力，把医院建成国家级肿瘤区域医疗中心目标，达到"患者首选，健康家园"的美好愿景，其目标和任务如下所述。

（1）坚持高标准、高起点、高层次建设创新型人才队伍。建立院士工作站，完善博士后科研工作站，为临床科研人员搭建学术平台；面向国内外聘请院士及院士级专家 2~3 人定期来院工作，引进国家"千人计划"或"百人计划"学者 1~2 人，引进和培养"百千万人才工程"国家级人选 2~3 人，省级人选 20 人，培养选拔 100 名院内科技拔尖人才。创新机制，激发队伍活力，打造高层次人才队伍，使一大批医学创新人才脱颖而出，形成结构合理、梯次科学的人才梯队和多学科团队。

（2）提升管理队伍层次。所有临床医技科室学科带头人全部达到正高职称，博士学历或出国研修经历达到 90%。

（3）优化人力资源结构。全院范围内拥有出国研修经历的人员达到 250 人。

（4）实施学历提升工程。医疗人员中博士达 25%、硕士达 70%；重点学科临床医生博士拥有率达到 50% 以上；医技、药学人员硕士学历人员达 50%。

（5）拓展员工职业生涯发展途径。完善职工培养计划，对不同层次职工均制定相应的支持政策，鼓励职工提高素质和能力。

为保证医院战略规划的落实，根据医疗市场环境的变化和发展的需要，医院每年制订年度人力资源计划，在分析现有人力资源的基础上，对下一年度人员招聘、人才培养、职工培训、薪酬分配、绩效考核、激励机制等进行有计划的安排实施。

三、人力资源配置

为加强医院人力资源建设，建立健全岗位管理制度，充分挖掘人力资源潜力，调动职工积极性，既满足临床工作的需要，又不造成人力资源浪费，就需要科学合理地进行人力资源配置。

（一）实行总量动态调整

医院人力资源规划涉及面广又相对复杂，既要立足现实，又要着眼长远。卫生部三级肿瘤医院评审标准确定了医院工作人员的比例，但目前国内许多医院的人力配置均达不到标准，并且大多数医院人力支出已占到医院支出的 40% 以上，人力成本负担已占到医院的近一半。河南省肿瘤医院依据床位、门诊、教学、科研、管理、后勤的实际工作量，本着适度储备的原则，全院总人数实行动态调整，设定为 1 : 1.1~1.4。

（二）保证专业技术岗位

卫生技术岗位是医院的主体岗位，应占到 80% 以上，其中，临床一线护士占全院护士总数 ≥95%；在岗护士总数占卫生技术人员总数 ≥50%；病房实际开放床位与病房护士之比 ≥1 : 0.5；医护队伍结构合理，医护比达到 1 : 2；重症医学科医师人数与重症监护床位数之比 ≥0.8 : 1；重症监护护士人数与重症监护床位数之比 ≥3 : 1；手术室护士与手术台之比 ≥3 : 1；麻醉恢复室床位与护士之比 1 : 1；手术台与麻醉医师比例 ≥1 : 1.5；神经外科病区护士与床位之比 ≥0.6 : 1；病理诊断医师人数与实际开放床位之比、与病理技术人员（含辅助人员）之比为 1 : 1；检验师与病床之比为 1 : 100~120，其他检验人员与病床之比为 1∶30~40；消毒供应中心总人数与病房实际开放床位之比为 2∶100；医院感染管理专职人员≥5 人；临床药师数≥5 人；营养师以上职称人员≥2 人。

（三）控制管理工勤岗位

按照卫生事业单位保证专业技术岗位占主体，管理、工勤岗位不高于 20%的要求，医院对管理岗位实行"定编定岗"，根据工作职责，做到"以事定岗、以岗定人"，既要节约人力成本，又要保证工作质量；既要提高工作效率，又要做到精细化管理，实行"退一进一"。对于工勤岗位，在核定现有岗位数的基础上，不再增加，逐步实现后勤管理社会化。

（四）各级岗位结构设置合理

专业技术岗位在保证人员的基础上，按照高、中、初分为 13 个等级。
（1）正高岗位分为 4 级，一级岗位由国家评定，二、三、四级岗位的比例为 1∶3∶6。
（2）副高岗位分为 3 级，五、六、七级岗位比例为 2∶4∶4。
（3）中级岗位分为 3 级，八、九、十级岗位比例为 3∶4∶3。
（4）初级岗位分为 3 级，十一、十二级岗位比例为 5∶5，其中十三级为员级岗位，不占比例。
管理岗位分为 10 个等级；工勤技术工岗位分为 5 个等级。

四、人才队伍建设

（一）科学制定人才培养规划

医院坚持以重点学科建设为龙头，以人才队伍建设为核心，制定出台了一系列行之有效的人才选拔标准、培养制度和落实措施，全方位、多视野加大人才培养力度，为人才成长创造条件，使每位职工从走进医院大门开始，就被纳入医院人才培养体系和规划中，把实现个人价值与医院发展规划结合起来。

1. "苗圃工程"，给新毕业的优秀博硕人员提供经费支持

医院自 2014 年开始，对遴选出的 22 名临床一线学术技术青年骨干分别给予 3 万~5 万元不等的科研启动经费，开展至今已支出研究经费 100 余万元。

2. 实施学历提升计划

根据学科和人才梯队建设的实际需要以及人员的学历、结构，按照"计划培养、学用一致"的原则，鼓励 40 岁以下硕士人员攻读博士。在读博士期间，工资及福利待遇不变，博士毕业后医院给予报销学习期间的费用，并在职称晋升、三级医师聘任等方面给予倾斜。

3. 积极遴选科技拔尖人才

为帮助青年科技人员在最有创意、最富激情和活力的年龄阶段早起步、早收获，为青年才俊营造良好的科研氛围，按照选拔条件和标准，每年选拔一次科技拔尖人才，3年一个培养周期，实行目标管理。在培养周期内，医院给予一定的科研经费，提供参加国际、国内学术交流资金支持，优先推荐省级科技创新人才工程和学术带头人参评。

4. 实施五年百人出国培训计划

积极为青年骨干成长提供平台，制订五年百人出国培训计划，设立专项留学基金，有步骤地选拔青年业务骨干，送往国外培训，鼓励他们开阔视野，拓展思维，学习、引入先进医学知识和技术，挑战医学难题，勇攀科技高峰。学习期间国内原待遇不变。对于外语水平或实验室技术还达不到出国要求的，派至"中美（河南）荷美尔肿瘤研究院"学习，参照出国留学待遇给予支持。

5. 制定学术带头人、学科后备带头人培养管理办法

为加快中青年骨干的成长，构建科学合理的人才梯队，医院制定了后备学科带头人、学术带头人选拔培养管理办法，由医院、医学部与科室共同制订培养计划。培养计划涵盖提高个人临床技能、教学质量、科研水平、管理能力、社会影响等方面的目标、措施和实施步骤，充分发挥中青年骨干的带头人作用。

6. 积极返聘老专家

对于医德高尚、医术精湛、带教能力强、在省内本专业领域享有较高知名度的老专家，积极返聘，支持专家开展工作，对年轻人实施传帮带，定期召开专题会议，请老专家为医院的发展建言献策。

（二）加大人才培养引进力度

1. 选留优秀毕业生，优化学科结构

医院的招聘工作，是人力资源管理的重要工作，是医院可持续发展的动力源泉，尤其是每年的招聘毕业生工作是医院发展的需要，也是医院获取人才的重要途径之一。医院每年都会在对各科室人力资源做好充分分析的基础上，制订科学合理的用人计划，优化学科结构，努力做到"3个1"，即"985"院校和海外优秀回国毕业生占1/3，"211"院校毕业生占 1/3，本院导师所带优秀毕业生占 1/3。在实际招聘工作中，医院对应聘者的学历、年龄、毕业院校、所学专业、在校成绩和科研能力等都会做一些硬性的规定。在考试、面试及试用过程中，会对应聘者的临床技能、沟通能力、价值观、团队意识、学习能力、发展潜力等方面进行严格的考察、考试，坚持公开、公正、公平的原则选留优秀人员补充到空缺岗位，使人尽其才、才尽其用。

在实际选拔招聘中，在符合基本条件的情况下，临床、医技等核心岗位的条件要求高于辅助岗位。尤其是在选留本院导师培养的毕业生时，由于医学的特殊性，导师在培养学生时会将自己的诊疗方法、思维方式传导给自己的学生，再加上对自己培养学生的

亲近感，在选留毕业生时都倾向于选择自己培养的学生。医院为了避免人才培养近亲繁殖的问题，始终坚持客观公正的组织人才招聘，为应聘者营造和谐的环境，使医院各级学科能将不同的思维和技术相互融合，不断创新。

2. 引进高层次人才，提升核心竞争力

高层次人才是医院人才梯队建设的核心，在充分评估医疗和科研方面的短板和需求的基础上，医院制定《高层次人才引进管理办法》。依据公开、平等、竞争、择优的原则，结合学科建设，积极与国内外医学院校及相关医疗科研领域大家、名家进行接洽，面向国内外招贤纳才；重点引进学科带头人、紧缺专业和急需专业的高端专家，提供优厚的物质条件和工作环境，给予100万元的科研启动经费，实行"年薪制"，提供住房，解决家属困难，真正用政策吸引人才、用待遇留住人才，并按照贡献与效益挂钩的方法和一流人才、一流业绩、一流待遇的原则，给予相应的奖励。

近年来，医院通过对高层次人才的引进，使他们不仅带动了一个项目，还带动了一个学科的发展。为了给引进人才更好的发展空间，河南省肿瘤医院陆续成立了骨软组织科、生物治疗科、泌尿外科、小儿肿瘤内科、分子病理科等，专业划分更加精细，业务水准更加精湛，几个科室发展都红红火火，医院品牌优势更加突出。

（三）创新评价机制，完善人才管理

人才考核评价是人才管理的一项重要内容，医院在对人才培养引进给予政策和平台支持的同时，对各级人才制定了相应的考核体系和合理的评价机制。

坚持实践标准，克服人才评价中唯学历、重资历，轻能力、轻业绩的倾向。建立以岗位职责要求为基础，以职业品德、专业水平、科研能力和业绩成果为导向，科学化、社会化的人才评价机制。对医院各级人才实行目标引导、跟踪评估、定期考核、动态管理。

五、医院人力资源管理相关的国际标准

国际联合委员会（Joint Commission International，JCI）评审标准是国际公认的医疗服务评价标准，代表了医院服务和医院管理的较高水平。员工资格与教育（staff qualification and education，SQE）章节是JCI标准评价医院人力资源管理工作的核心，以确保医院员工具备相应的资格和能力，能履行医院宗旨并满足患者需求为目标，涵盖了对员工招聘、人员配备、教育培训、资质授权、考核评估等标准的测量要素。它从管理内涵到工作程序，从选、用、育、留的各个环节，为人力资源管理工作提出了新的思路和要求，对现代医院软实力的提升具有积极的导向和推动作用[2, 3]。

（一）合理配置人力资源

SQE强调医院领导根据各科室或部门负责人的建议，共同确定所需员工的数量、类

别与员工应具备的知识、技能及其他要求。通过平等、高效、统一的程序进行员工招聘、评价和聘任，确保其知识和技能持续地满足患者的需求。人员配备计划可以由各科室在分析、评估本部门工作量、人员结构等综合情况后，上报用人需求。人力资源部分析、审核后，编制医院人员配备计划，并上报医院审批，审批结果于招聘前反馈至各科室。员工招聘的流程是由人力资源部发布招聘计划，接收、汇总简历并进行初筛分类后送至各用人科室。各科室组织科室面试进行初选，可以按招聘计划数的 1.5~2 倍确定人选，参加医院综合面试后，经试用、体检等合格，办理录用手续。

人员配备计划的制订和员工招聘的过程要注意保持一致，在满足各科室用人需求的前提下，兼顾招聘的公平性和选人标准的一致性。医院为了满足在应急状态下的临时人力需求，还可以制定《人力资源应急调配预案》《护士机动库管理制度》等文件，明确人员临时调配的时机、权责、程序，确保应急状态下员工的合理调配，保障医院各部门稳定地运作。

（二）明确全员岗位职责

SQE 要求每位员工都应有书面的当前岗位职责。根据医疗改革的要求和医院职能、任务及发展战略，通过岗位分析制定岗位职责，包括岗位属性，工作职责，岗位所需的教育水平、知识技能、工作经验、执业资格等内容。岗位职责可以由部门负责人制定，主管职能部门负责审核，部门负责人与岗位任职人沟通并且双方签字，确保其对岗位职责的理解与执行。无论是医院员工还是外包人员、进修人员、实习生、志愿者，均应签署岗位职责，且医院要做出规定定期（如 3 年）更新，或岗位变动时更新。岗位职责能够应用于员工聘用条件的确定、工作任务的分配、培训计划的制订、工作评价的参考等方面，作为人力资源管理的基础和依据。

（三）强调医疗人员的资质与授权

医疗人员的资质与授权是守护病人安全的第一道屏障，也是 SQE 章节的重中之重。医院应制定相应规章制度，如《医疗人员资质准入管理制度》《手术（介入）资质管理制度》等，梳理明确各岗位医疗人员的资质与授权需依据哪些政策、法规或医院规定。人员资质可以通过卫生行政部门、医学专业学术机构或医院内部培训三种途径获得。医院至少要每三年对全院医疗人员资质进行复审，如发生相关医疗不良事件，则需即时重新审核，由医务部审议，报医疗执行委员会审核、决定。而手术、介入、操作诊疗项目等资质的准入则需由各科室制定可量化的指标作为准入条件，如理论培训的时间及考核成绩、上级医生指导下的操作例数、有无发生并发症等。医生在完成规定要求的指标后，首先向科室提出申请，科室资质评定小组考核合格后报医务部，呈交医疗质量评审专家委员会审核，最后由医院医疗执行委员会批准、授权。

（四）完善员工考核评估 JCI 标准要求

医院从初次聘用开始，应对员工有持续性的评价，确保其知识和技能得以持续地满足病人的需求和岗位的要求。以往的员工考核主要是通过总结式的年度考评进行，采取的方式是由员工撰写一年的工作总结，主管领导在此基础上给予评语和考核等级，上交人力资源部，即完成考核工作。这种"千人一面"的考评方式，往往使考核流于形式，难以真正区分员工表现的优劣，不利于医院绩效管理的实施和运作。在 JCI 标准指导下，员工考核应包括以下两个主要方面。

1. 新增员工试用期满考核

为了确保医院录用的新员工可以胜任岗位工作，需要制定新员工试用期满考核制度并设计考核表，可以采用指标式考核，内容包括试用期内的思想政治表现、工作能力、工作态度和工作表现等，由新员工自评与部门主管评价相结合。为确保以能力为基础进行考核，故将与新员工相关的医院综合性、专业性与科室岗前培训结果记入考核表，并要求科室观察新员工表现后对其专业能力给予客观评价。医院根据试用期满考核结果决定是否正式聘用，通过这一程序确保员工知识和技能满足病人需求和岗位要求。

2. 分层分类构建年度考核体系

按照医务人员、非医务人员分类别设计年度考核，将传统的个人总结式考核转变为指标式考核。以美国毕业后医学教育评鉴委员会（Accreditation Council for Graduate Medical Education）提出的医师应具备的 6 大核心能力为基础，从综合素养、专业能力、工作绩效、工作态度 4 个维度设计 20 项考核指标，综合评价员工的年度工作表现。考核由员工自评、互评、主管测评后，经院务会审核通过，确定考核结果。

除年度综合考核外，主管职能部门还可以对临床、医技、护理三类专业技术人员进行专业能力评价。医务部每年对医生、医技人员进行专业能力评价，护理部每年对护士进行分层考核，包括每季度一次的基于岗位职责的岗位评价、一年一度的各专科胜任能力考核等。

（五）积极开展员工培训

JCI 提倡医院应为员工提供在职教育和其他学习机会，以利于员工自身和专业上的发展。从员工入职到升职，从院内培训到海外深造。

1. 新员工岗前培训

医院的新员工岗前培训共分三个层次：①医院综合性岗前培训，主要内容包括医院文化与价值观、急救防灾、院感防控、质量管理、医院规章制度、医务人员医德规范等；②部门性专业岗前培训，由医务部或护理部分别组织医、技、护等员工参加，以常规业务知识、技能及工作规范为培训重点；③所在科室岗前培训，由所在科室介绍部门概况、岗位职责、专业知识技能、职业安全等。此外，进修人员、实习生、外包人员、志愿者均需参加其主管部门组织的岗前培训，以符合医院对员工综合素质和能力的基本要求。

2. 成立专业培训组织，建立系统、有效的院内培训体系

明确一部分必修课程，如医院文化、急救抢救、防灾、院感防控、质量管理等为各

类各层次人员的必修课程，还可以通过反复的追踪检查和应急演练来巩固培训效果，锻炼实战能力，不断提升员工能力以满足照顾病人的基本要求。建立分专业分层次的系统化课程体系，并根据员工各类考核情况、临床工作表现及医院质量监控指标分析结果制订培训计划，以尽可能地满足员工个性化的培训需求，增强培训效果。

（六）建立员工个人档案

员工的个人档案是能够全面反映医院人力资源管理是否符合 JCI 标准的一个载体，也是评审委员 SQE 专场访谈时最重要的检查资料。标准要求医院应有每位员工书面的个人信息记录，涵盖员工的个人基本信息、资格、岗位职责、工作经历、评价结果、在职培训经历等。同时，JCI 十分重视医院对员工技能、知识、教育及工作经验的查验和记录。对于医院内部来说，可以通过 HRP 运营管理系统，实现对员工信息连续不间断的记录，包括个人业绩、科研成果、荣誉、奖惩等，全方位、立体式记录员工个人职业生涯信息。

通过政府网站、人事档案、电话等方式查验教育、执照、上岗证、工作经历等资料真实性后，查验人于证书复印件上签字盖章，确保档案资料的真实有效。合格的员工是确保医院能为患者提供优质、安全的医疗服务的首要因素，因此医院必须在传统的人事管理工作基础上，更注重员工资质的审核与管理，以及对员工的培训与开发，从而保障员工知识技能水平的稳定和不断提升，以适应医院改革和发展的需要。

参 考 文 献

[1] 刘晓英. 人力资源管理理论发展历程的回顾[J]. 甘肃省经济管理干部学院学报，2008，21（2）：9-11.

[2] 姜稚心，陆艳. 基于 JCI 标准的医院人力资源管理实践[J]. 中国医院，2014，（6）：46-48.

[3] 张柱，张京，史晓倩，等. 基于 JCI 标准的医院人力资源信息化管理实践[J]. 现代医院管理，2016，（6）：56-59.

（王 勇 吕丽红 陈 镜）

第九章

医疗管理

第一节 医疗管理概述

一、医疗管理的概念

医疗管理是指遵循医院质量形成的规律，应用各种科学的方法，以保证和提高医院质量为目的，根据医院质量管理的信息，合理运用人力、物力、设备和技术等，以达到技术符合标准和规范，功能满足患者需求的质量目标的一系列活动。

医疗质量管理是医院管理的核心，处在医院管理各项工作的首要位置，医疗管理水平不仅是反映医院管理水平的中心环节，也是提高诊疗质量、提升治疗效果、实现医疗目标的重要管理手段和管理方式，在医院的生存和发展中起到至关重要的作用。因此，医疗管理是医院管理的一个永恒主题。

二、医疗管理的原则和制度

（一）医疗管理的原则

医疗管理的原则是医疗管理活动中应当遵循的准则和规范，具体来讲，医疗管理的基本原则有以下几点。

1. 依法执业原则

医疗工作必须由依法取得执业许可的人员，依据国家法律法规和相关规章制度开展工作，确保医疗服务的合法性、规范性、制度性、安全性和标准性。目前和医疗管理密切相关的法律法规有《医疗机构管理条例》、《中华人民共和国执业医师法》、《医疗事故处理条例》《护士条例》和《病历书写基本规范》等。

2. 以健康为中心原则

医院一切诊疗活动都应该坚持以人为本，以患者健康为中心。一方面要完成救死扶伤、维护患者健康的职责；另一方更要尊重患者的基本健康权利和自由。

3. 注重质量和效率原则

医疗质量是医院生存的根本，只有不断提高治疗质量、治疗效果，才能更好地履行救死扶伤、维护健康的职责，才能保障患者的健康权利；诊疗效率是赢得患者的基本要素，只有不断提高医疗服务效率才能更好地满足广大患者不断增加的医疗服务期待，提升服务效果，保障医疗机构的可持续发展。

4. 持续改进，追求卓越原则

医疗技术和医疗质量是一个动态变化的过程，只有树立持续改进、不断完善、追求卓越的理念，坚持不懈地提升诊疗技术、服务水平和内部管理水平，才能确保诊疗质量、效率和安全，才能更好地维护患者健康和医患人员的正当权益。

（二）医疗管理的制度

医疗管理制度的制定和实施是医疗管理的主要手段，完善的管理制度是规范诊疗行为、保障医疗质量的基础。目前医疗管理的制度主要有首诊负责制度、三级医师查房制度、会诊制度、分级护理制度、值班和交接班制度、疑难病例讨论制度、急危重症患者抢救制度、术前讨论制度、死亡病例讨论制度、查对制度、手术安全核查制度、手术分级管理制度、急危值报告制度、病历书写和病理管制制度、抗菌药物分级管理制度和临床用血审查制度等。这些核心制度及与其相关的制度的不断完善，也促进着医疗行为的不断规范和质量效率的不断提高。

三、医疗管理的主要内容

（一）门诊管理

门诊是直接接收患者，并进行初步诊断、疾病筛查、预防保健、疾病确诊和鉴定的场所，也是医务人员和患者接触时间最早的场所。门诊就诊有两个特点：一是就诊流程一般比较长，具体包括预检分诊、挂号或预约挂号、候诊、就诊、医技科室检查、取药、结算等环节；二是就诊时间一般比较短，人群集中，病种不定，场地有限，交叉感染机会相对较多。因此，门诊必须做好环境管理、秩序管理、分诊管理、投诉管理和值班人员管理等方面的工作。

（二）急诊管理

急诊是对病情紧急和可能随时危及生命的患者进行紧急救治和抢救，并提供全面便捷服务，以最大限度地减少、避免死亡和伤残发生的一种紧急诊疗处置。急诊一般需要与急救中心建立密切联系，需要具备完善的急救设备、设施和药品，需要完善的制度、规范和程序以保证忙而不乱、井然有序。同时，急诊还需要相应的诊室、抢救室、手术室、监护室、急诊病房、紧急检查室、观察室和中心护士站等完善的配套设施和人力资源。在这整个体系中，急诊管理不仅要做好急诊流程管理，还要做好急诊护理管理、特殊病情患者管理和紧急医疗救援管理等。

（三）住院诊疗管理

住院诊疗管理，又称病房管理，是指对住院接受诊疗的病人提供良好的全过程诊疗服务的活动，包括对住院诊疗组织结构的设计、医疗质量的监控、医务人员实施诊疗活动的行为规范、诊疗技术的应用管理、住院诊疗业务管理、住院相关服务管理、规划提高住院诊疗整体水平的目标管理等。住院诊疗管理的基本要求包括对新入院病人要按照诊疗程序严格全面地进行，对危重和疑难病人要进行重点监控管理，要为所有住院病人创造尽可能良好的诊疗和休息环境，要对每一位出院病人（或者死亡病例）进行医疗服务质量的评价。

（四）临床科室管理

临床科室是医院的主体，直接担负着对病人的收治、诊断、治疗、健康咨询等任务；临床人员是直接参与治疗、护理病人的医生、护士；医技人员是不直接参与对病人的治疗和护理，只为临床人员的诊断、治疗提供辅助服务的技术人员。临床科室管理是医疗管理的重要组成部分，诊疗管理水平直接决定着医院的整体医疗技术水平和医学发展水平。管理内容主要包括：优化人才队伍，建立合理的人才梯队，提高服务意识和技能，推动科室文化建设，落实临床诊疗技术规范，完善岗位责任制、项目管理责任制、事故责任制，建立并不断完善激励机制，等等。此外，还要根据科室的业务特点，强化对儿科、妇产科、麻醉科、手术室、监护室等特殊临床科室的管理。

（五）医技科室管理

医技科室旧称辅助诊疗科室，是指运用专门的诊疗技术和设备，协同临床科室诊断和治疗疾病的医疗技术科室。因为不设病床，不收病人，也称为非临床科室。按照工作性质和任务，可分为以诊断为主的或以治疗为主的科室，或以供应为主的科室，主要包括手术室、核医学科、放射科、超声科、心血管超声和心肺功能科、检验科、病理科、药剂科、内镜室、消毒供应室、营养科等科室。按照系统的观点，医技科室是医院系统中的技术支持系统，也是医院不可或缺的重要组成部分。

由于医技科室具有独特属性，一是工作紧紧围绕临床，面向全院，为各临床诊疗科室服务；二是专业性强，具有相对独立性；三是需要借助专用仪器设备或专门技术开展工作，为病人诊断治疗提供客观依据；四是拥有诊疗仪器设备多、价值高、更新周期短、要求条件多。因此，医技科室管理还具有临床科室管理之外的准入管理、设备管理、医疗流程管理等特殊性。

第二节　医疗质量管理

一、医疗质量管理的相关概念

（一）质量的概念

质量（quality）来自拉丁文 qualis，即本性的意思。人类对质量的认识由来已久，伴随着工业革命和商品经济的发展，"质量"在社会经济生活中占据着越来越重要的位置。从经济学的角度来看，"质量"最一般的意义是意味着任何和一切产品或服务对消费者的福利（实际和感知），而不通过数量来衡量。国际标准化组织（International Organization for Standardization，ISO）对质量的定义为：质量是一组固有特性满足要求的程度。

（二）医疗质量的概念

关于医疗质量的概念，目前尚无统一的定义。有关医疗质量的概念有如下几种：一是 WHO 对医疗质量的解释，包括安全性、有效性、适宜性、顾客参与、可及性、连续性、效率等。二是被尊为医院质量管理之父的 Donabedian 在 1988 年认为"医疗质量是指利用合理的方法实现预期目标（恢复患者身心健康和令人满意）的能力"。三是美国国家医学会对卫生服务质量的定义，在目前的专业技术水平下，对个人和社会提供卫生服务时，所能够达到的尽可能理想的健康产出的程度。四是中国的医疗质量，其是指在现有医疗技术水平及能力、条件下，医疗机构及其医务人员在临床诊断及治疗过程中，按照职业道德及诊疗规范要求，给予患者医疗照顾的程度。因此医疗质量是医疗服务和生活服务的统一，是医院各种活动表现出的综合效果。

（三）医疗质量管理的概念

医疗质量管理是指按照医疗质量形成的规律和有关法律法规要求，运用现代科学管理方法，对医疗服务要素、过程和结果进行管理与控制，以实现医疗质量系统改进、追求卓越的过程。

二、医疗质量管理的特点与原则

（一）医疗质量管理的特点

医疗质量管理的特点如下：第一，技术质量与功能质量管理并重，两者是密不可分、相互交织的综合体；第二，医疗质量管理受到医院规模、区域资源及患者经济社会文化能力等诸多因素的影响；第三，医疗质量管理是一个动态的过程，是基础质量、过程质量、终末质量管理的综合，有时更多地体现在医院服务的准备阶段和实施的过程中；第四，医疗技术的复杂性，病种、病情的多样性、不确定性使医疗质量的分析和管理具有较大的难度；第五，医疗质量要靠医护人员的积极性、主动性、质量责任意识与患者的沟通、配合和默契来实现。

（二）医疗质量管理的原则

1. 患者满意原则

质量是反映某种产品或服务优劣程度的指标，而医疗质量的优劣性则主要体现在患者的满意度上。医疗服务的对象是患者，患者是质量的最终鉴定者和评价者，患者满意才能说明医疗质量好。患者满意原则是医院追求的最高标准。

2. 标准化原则

标准是衡量事物的准则、条件、规范和要求，是对某一重复性事物和概念所做的统一规定，医疗活动的各个环节必须有相应的技术标准、服务规范、控制要求和协调条件，否则医疗工作不能连续有序地进行。

3. 持续改进原则

随着患者自我意识的提高，医疗服务需求会不断增加，医院作为医疗服务的主体，为了及时满足患者的合理需求，就需要对医疗服务、质量、效率及相关程序进行改进，直到患者满意。医疗质量改进更重要的是指医院质量考核标准、考核内容、考核方法不断改进、完善和提高。医疗质量持续改进、追求卓越是现代医院质量管理的精髓，是保持医院高质量、高水平的重要措施。

4. 全员参与原则

全员参与质量管理是现代质量管理的重要组成部分，要求医院各个部门的全体人员，全过程、全方位参与质量管理计划的制订、实施、评价和改进活动。医务人员是质量管理的直接决策者、实施者和控制者，把患者从进入医院大门到出院全部过程都纳入质量管理的范围。

5. 预防为主原则

通过科学设计，针对医疗过程中的风险环节，规范诊疗和护理行为，有效预防医疗风险，保障医疗安全，并辅以检查作为质量管理和控制的必要手段，对医疗过程进行监督，对存在的问题及时反馈，保证医疗活动的有效性、适宜性和健康目的性。

6. 健康优先原则

指导思想、计划制订、管理措施、诊疗评价、事件处理、改进改善等所有质量管理活动都必须贯穿健康观念，也就是让健康成为医院管理、质量控制、持续改进、追求卓越的中心思想，成为医院管理的基石和宗旨。

三、医疗质量管理方法

就医疗质量管理方法而言，归纳起来共有 10 余种，如医疗指标管理法、三级质量管理法、医院分级管理法、PDCA 循环法、质量目标管理法、Ridit 分析法、标准化管理法、病种质量管理法、疾病诊断相关分类法、病例分型质量评价法、全面质量管理（total quality management，TQM）法、医疗缺陷控制法、质量保证法等，不同的方法有不同的特点，应根据实际需要选择使用。

我国从最早的病例个案"医疗评价"开始，相继在"统计质量管理"方法学的影响下，发展出病例个案评价与医疗指标评价相结合的管理方法。近年来，病种医疗质量和病种病例分型管理方法已被一些医院所接受，疾病 DRGs 的管理方法也在部分地区试点。另外，PDCA 循环法、质量目标管理法、全面质量管理法等多种方法也得到广泛应用。不同的管理方法并不是简单的相互替代或叠加，而是多层次管理的结合和多种方法学的相互补充。

（一）病例医疗指标评价管理

病例医疗指标评价是以病例作为质量评价单元，以病历和其他医疗记录作为资料，按诊疗过程和结果来进行判断，将实际的结果与预计的合理结果进行比较评价。病例医疗指标评价管理不仅对单个病例进行质量评价和改进，还包括通过个案分析或者整个科室，甚至医院的病例质量的指标收集，应用一些统计工具对相关指标进行统计分析，反映医疗质量的总体状况，从而发现医院和科室质量管理中存在的主要问题和相应原因并提出相应的改进措施（质量对策），有计划、有目的、有重点地在科室以及全院范围内进行医疗质量控制，实现质量控制总体化。

（二）单病种医疗质量管理

单病种管理的理念来自美国"住院患者疾病诊断相关组"的概念。单病种质量管理是以病种为管理单元的一种评价方法。病种是指所患疾病的第一诊断确定的疾病名称。病种质量评价是根据预先制定的病种质量评价标准，定期或不定期地检查被评价病种是否达到规定标准，寻找影响医疗质量好坏的主要因素，及时反馈信息，采取相应措施改进质量，使医疗质量不断提高的一种监控评价方法。

病例组合质量管理。国际上对病例组合的研究主要兴起于 20 世纪 70 年代末和 80 年代初，最初研究的目的主要是针对医疗质量的评价，用于解释、处理不同质量医疗产出的潜在因素。1983 年，美国在老年医疗保险中实施诊断相关组合预付费制，进一步促进了各种病例组合的研究工作。

西方发达国家在病种质量管理方法的研究和实践方面做了大量的研究工作。目前已形成了 DRGs、患者管理分类（Patient Management Categories，PMC）、计算机病情指数（Computerized Severity Index，CSI）、急性生理与慢性健康评价指数（Acute Physiology and Chronic Health Evaluation，APCHE）等多种病种病例组合方法，对医疗费用的控制和医疗质量管理起到了一定的作用。

（三）PDCA 循环

PDCA 循环最早由美国统计学家休哈特提出。1950 年美国质量管理专家戴明将其带到日本，并广泛应用于全面质量管理工作，故又称"戴明环"。

PDCA 循环包括四个阶段、八个步骤，其中四个阶段为计划（plan）、执行（do）、检查（check）、处理（action）；八个步骤为现状调查、原因分析、要因确认、制定对策、实施对策、检查效果、巩固措施和寻找遗留问题。

PDCA 循环的特点是大环套小环，小环保大环，互相促进，推动大循环，医院整体、医院内部科室、各诊疗小组，以至个人都有自己的 PDCA 循环，大环套小环，小环里面又套更小的环，大环是小环的母体和依据，小环是大环的分解和保证，各级部门的小环都围绕着医院的总目标朝着同一方向转动，通过循环把各项工作有机地联系起来，彼此协同，互相促进，推动医疗质量持续改进、追求卓越。

不断前进、不断提高，阶梯式上升。PDCA 循环就像楼梯一样，一个循环运转结束，医疗质量就会提高一步，然后再推动下一个循环，再运转，再提高，不断前进，不断提升，使医疗质量呈阶梯式的提升和发展。

案例：PDCA 在医师交接班中的应用研究——河南省肿瘤医院

提高医疗质量、保障医疗安全是医院管理的核心，以环节质量控制为重点，保证医疗核心制度彻底落实。将 PDCA 循环管理工具应用于医师交接班，及时发现问题，解决问题，持续改进，并总结经验教训。

P：2014~2015 年上半年，河南省肿瘤医院医疗核心制度的督导检查中发现，交接班制度执行较差，虽然加大力度，但效果仍不明显；我们从管理、系统入手等进行原因分析、制定整改措施。

D：加强管理，建章立制，修订医疗核心制度管理办法；全院分层次培训；调研分析科室一二线医师及一线值班人员数量，增加一线值班医师；借鉴外院经验并创新制作电子版交接班记录软件及升级改造；2015 年第二季度定为"交接班专项整改月"，加大交接班处罚力度。

C：医务部质控小组分手术和非手术小组分别到临床进行全覆盖质控、检查、督导；检查结果在大周会、科主任联席会等反馈，并在医务部简报中公示；除扣病区绩效考核分数进行经济处罚外，同时采取回头看，并给予行政处罚和全院通报；新创"质控季刊"，汇总分析，持续改进。

A：在 PDCA 循环管理工具的帮助下，河南省肿瘤医院逐步形成了制度完善、标准规范的交接班体系，且在对医疗核心制度的督导检查中发现，交接班书写质量明显提高，全院的交接班空白天数均显著减少。但个别科室交接班记录仍有缺失和简单应付现象，医务部 2016 年第一季度已在上年度调研及改进的基础上再向前推进了一大步，基本确定 7 个临床科室增加 10 个一线、2 个二线（值班医师），计划在 4 月 1 日正式执行和实施。

PDCA 循环利于发现问题、解决问题，促进医疗质量持续改进，通过采用 PDCA 循环管理模式来规范医生交接班制度的执行，制定相应的整改措施，全面落实、持续改进，进一步指导临床医师交接班，使医疗安全质量进一步得到提升。

（四）全面质量管理

全面质量管理的创始人是美国的菲根堡姆。1957 年在美国质量管理协会杂志上发表的一篇论文中，他首先提出了"全面质量管理"这个概念，并将定义修改为："为了能够在最经济的水平上考虑到充分满足用户要求的条件下进行市场研究、设计、生产和服务，把组织内部各部门的研制质量、维持质量和提高质量的活动构成一种有效的体系。"但是随着世界级质量的不断深化，全面质量管理的内涵在不断增加，如质量小组活动、全员参与、质量文化、质量教育、质量保证、质量经营等，这些内容充实和不断完善全面质量管理的概念，使之更加全面，能代表世界级质量管理的新水平，并在全世界得到广泛传播和发展，已成为当代世界质量管理的最现代化方法。中国在 1978 年引进全面质量管理方法，现在已成为中国最主要的质量管理方法。

全面质量管理强调"三全"，即"全员参与、全部门控制、全过程控制"。美国强调质量管理全体职工参与，日本强调质量小组活动，中国强调质量群众运动，发动群众（职工）、全社会参加。全员、全部门、全过程改变了只强调事后控制的传统质量管理方法。全面质量管理不但要事后控制，而且要质量全程控制，已到了质量控制的制高点。

四、医疗质量管理的结构

医疗质量管理分为三级结构，即结构质量管理、环节质量管理和终末质量管理。按层次对机构医疗质量的各个环节进行有效的控制是医疗质量管理的主要方法。医疗质量管理的三级结构互相制约、密切联系和互相影响。遵循医疗质量形成的规律，促进了目前医疗质量管理三级结构的形成。

（一）结构质量管理

结构质量管理即对医疗工作各要素所进行的质量管理，包括人员、技术、设备、物资和信息五个质量要素，因此又称为要素质量管理，是构成质量的基础条件。基础质量管理工作主要通过思想教育、质量教育、管理规章制度的落实与奖惩来开展。

（二）环节质量管理

环节质量管理即对各环节的具体工作内容所进行的质量管理，包括对就诊、入院、诊断、治疗、效果评价及出院等各个医疗环节的管理，既是质量的决定因素，又是管理的重点。

（三）终末质量管理

终末质量管理是对质量最终结果所进行的管理，终末质量是基础质量和环节质量综合作用的体现，以数据的方式反映医疗终末效果的优劣。目前，常用的评价终末质量指标有入院及出院诊断符合率、三日确诊率、平均住院日、医疗费用、治疗结果（治愈率、好转率、病死率）、医患满意率、院内感染率、有无并发症等。

五、医疗质量控制体系

积极探索并建立科学的质量管理体系，努力改进和加强医疗质量管理工作，不断提高医疗质量，是医疗管理的永恒主题。医院医疗质量管理体系的基本要素包括以下内容。

（一）个体质量控制

强调各级医务人员都应进行自我管理，并强调互相监督，形成一种自主协调的约束机制，是落实全员参与管理、全过程管理的基本保证。

（二）科室质量控制

由科室主任、高年资主治医师或总住院、护士长组成科室医疗质量控制小组，其控制形式多样，包括组织本科室各级人员落实医院质量管理的各项规章制度，并结合实际研究制定具体质量控制措施进行科室质量教育，检查与质量有关的规章制度执行情况，发现问题，及时纠正。科主任的技术水平和管理能力决定了该学科的质量水平，因此，提高科主任的质量管理水平是加强科室质量控制的关键。

（三）职能部门医疗质量控制

由医院质量管理委员会及相关职能部门组成，负责对医院医疗质量进行研究决策、组织协调，可以不同形式参与医疗质量的控制，如通过日常业务活动进行质量检查、组织协调；根据医疗质量计划和标准、定期实施医疗质量检查，进行医疗质量分析，针对医疗工作中发现的医疗缺陷和问题，进行追溯和分析，制定实施改进措施。

六、持续质量改进

持续质量改进（continuous quality improvement，CQI）是在全面质量管理的基础上发展起来的，更注重过程管理和环节质量控制的一种新的质量管理理论。医疗质量持续改进，以患者需求为动力，强调医生、医院管理者、患者及其家属，乃至社会共同参与到质量控制活动中，通过持续收集资料和动态观察，随时对医疗质量加以改进。医疗质量持续改进的方法主要包括以下六个方面。

（一）追踪方法学

追踪方法学是从生物学失踪研究中衍生而来的一种过程管理的新方法，是第三方评审机构对医疗机构进行评审的重要工具。在评审中，评估者通过选定某特定患者或事件，以该患者的病历资料或事件处理过程作为路线图，并从中决定要审查的机构流程或项目，系统评估该机构是否遵从患者安全、服务质量的标准，了解该医疗机构所提供的医疗服务内容是否达到评审标准的要求。

（二）六西格玛管理

六西格玛管理是通过过程的持续改进，降低成本，减少过程中的变异，消除缺陷，不断提高质量的一种质量改进方法。它的实现是通过 DMAIC 流程，即定义（D）、测量（M）、分析（A）、改进（I）、控制（C）五个阶段。

（三）失效模式与影响分析法

失效模式与影响分析法（failure mode and effect analysis，FMEA）是一种前瞻性的评估流程系统的方法，其主要目的是发现、评价服务或过程中潜在的失效及其后果，找到能够避免或减少潜在失效发生的措施并不断完善，是一种防患于未然的风险管理方法和持续的质量改进过程。

（四）根本原因分析

根本原因分析（root cause analysis，RCA），又称根因分析，起源于美国海军核部门。RCA 的核心理念是"持续改进"，通过对已发生的事故进行分析调查，找出事故的根本原因和可能引发该事故再次发生的潜在原因，采取有效的纠正措施达到对问题的永久解决。RCA 是一个系统化问题处理过程，包括确定和分析问题的原因，找出解决方法，制定预防措施。RCA 方法的具体实施步骤为针对问题，组织专业人员成立调查小组；收集资料，找出近端原因，采用鱼骨图分析找出与问题最直接相关的问题；确定根本原因，找出与问题相关的组织及系统分类，从系统因子中筛选出根本原因，确认根本原因之间的关系；制定和执行改善措施，并评价改进后的效果。

（五）顾客满意度管理

顾客满意度管理，是指组织通过调查、分析、研究，在了解组织目前顾客满意的基础上，找出影响顾客满意度的影响因素，并进行持续改进以进一步提高顾客满意度的行为。在医疗服务领域，患者是最重要的顾客，患者满意度的提高对医疗机构的长远发展具有重要的意义，其主要包括患者满意度导入、患者满意度测评、统计分析和改进计划与执行四个步骤。

（六）标杆管理

标杆管理是一种新的管理理念和管理方法，是一种有目的、有目标的学习先进过程，通过学习，组织重新思考和设计经营模式，借鉴先进的模式和理念，再进行本土化改造，创造出适合自己的全新最佳经营模式。

七、我国目前医疗质量管理现状与发展

20 世纪 60 年代，美国医疗质量管理之父多那比第安开始研究医疗质量，80 年代在美、英等国家已经开始应用。随着中国加入世界贸易组织（World Trade Organization，WTO）、医药体制改革、社会医疗保险制度的实施，医疗质量管理开始在医院得以应用。近年来通过"医院管理年"活动的实施，中国各级医院的医疗质量管理得到显著增强，医疗质量也得到很大提高，但与发达国家相比，还存在较大差距。

近年来，随着卫生改革的逐步深化，医疗质量管理出现了许多研究热点。这一现象不仅是医院持续不断关注质量和信息化建设同步推进的结果，还是不断学习和引进国外先进管理思想的结果。但是，目前我国医疗质量管理仍然存在以下不足[1]。

（一）医疗质量管理体系还不完善

近年来我国虽然通过等级医院评审等工作探索了很多医疗质量评价的工具和机制，但医疗质量管理尚无专门的机构或组织负责，各医院的医疗质量管理分散于医务管理、感染管理、护理管理等职能部门，其组织、协调、监督、评价等缺乏连续性、系统性和整体性。

（二）医疗质量管理流程不够科学

在医疗质量管理上，一般认为如果仅局限于追究人为错误，会导致相关人员之间的指责和隔阂，因此医疗质量管理更应强调和注重流程的改进而非惩罚性目的。目前国内医疗质量管理基本上是在医疗事故或缺陷、纠纷出现后对医疗过程缺陷的鉴定，分析缺陷产生的原因和环节，并对这些原因和环节的责任人进行责任推定，常引起医务人员的反感和消极抵制，不利于医疗质量的持续改进和提高。

（三）医疗质量管理信息化程度不够高

目前国内 HIS 系统虽然应用较普遍，但成熟的电子病历体系并不多，能应用于医疗质量综合管理和评价的软件体系更是近乎空白。在质量管理年活动和三级综合医院评审标准中对医疗质量的内容和标准进行了明确界定的背景下，探索医疗质量管理的深度信息化，实现以实时监控、全程质控、分析评价为一体的医疗质量综合管理信息化体系，才能进一步提高医疗质量管理的效率和水平。

第三节　临床路径管理

管理是一种新兴的临床诊疗规范化管理方式，是指医生、护士及其他专业人员，针对某个国际疾病分类（International Classification of Diseases，ICD）编码对应的各种疾病或某种手段，以循证医学（evidence-based medicine，EBM）为基础，以预期的质量效果和成本控制为目的，多个相关学科研究制订的有一定工作顺序和时间要求的程序化、标准化的诊疗计划，为适应医疗费用不断增长、规范医疗行业迫切需要的形势，而产生于20世纪90年代的美国，最早由美国波士顿新英格兰医疗中心提出。CP是指医疗健康机构的一组多学科专业人员（包括医师、临床医学专家、护士及医院管理者等）共同制订的，针对某一特定的疾病或手术的，最适当、有严格工作顺序、有准确时间要求和标准化的诊疗照护计划，以减少康复的延迟及资源的浪费，使服务对象获得最佳的医疗护理品质。将病种在规定时间所要做的检验项目一并输入电脑，避免漏检或多检的发生，达到控制服务品质与经费的目的。

CP是一种综合了多学科、多专业主要临床干预措施的疾病医疗服务计划标准，由医院有关专家依据可获得的最好的临床科学证据而制定，通常表现为以时间为序的表格式诊疗或路径图，包含诊断、化验、检查、教育指导等多方面内容。将CP应用于医院管理，融入质量保证、循证医学、质量改进等先进管理思想，要求不断对医疗服务过程的内容、效果及满意度进行登记、统计、分析、比较和评价，既促进了诊疗行为的规范化，又增进了医务人员相互协作、医患沟通，同时也通过不断地分析评价，辅助进行持续改进。CP可有效控制医疗费用，缩短平均住院日，促进医疗质量持续改进，有利于考核和管理，促进多学科发展，提高医疗品质，增加医疗透明度，降低病人择医的边际成本，减少医疗纠纷，规范医疗记录和医疗行为，便于健康教育的实施。

目前，CP在欧洲、美洲、亚洲国家中都受到普遍重视，美国约60%的医院已有应用，英国、澳大利亚、新加坡、日本等国家都已开始应用CP，有效地缩短了均次住院床日数，控制了住院费用，提高了患者满意度和医院营运效率。

第四节　现代医院的医疗质量管理

一、以医疗质量的超严要求为目标

美国质量管理专家 J. M. Juran 曾预言，20世纪将以"生产力的世纪"载入史册，21世纪是"质量的世纪"。在21世纪中，质量以其超严的要求为标志。对于工业产品质量而言，其超严质量要求就是"零缺陷"。虽然从本质上讲它是根本无法达到的，但却是一种激励、一种号召，并且随着高新技术的发展，这种零缺陷的理想状态已经接近实现。

同样，21 世纪的医疗质量要求也必定是超严的，这将是 21 世纪医疗质量管理的目标。这种超严将意味着医疗质量要求将向更深、更广、更高标准的方向迈进，如诊断治疗质量的提高、病人期望值的增加、医疗效率的提高、缺陷率的下降等。其中，降低服务缺陷可以引入工业上的"零缺陷"的质量要求，引导医护人员的医疗行为，尽可能地向更高的目标挑战。例如，院内感染率现在是 8%的水平，以后也许是 0.8%，甚至0.08%。

二、以质量管理的数字化为基础

随着信息网络、人工智能等技术的发展，数字化时代（e时代）即将来临，医疗质量管理也将发展为数字化管理。它将建立在医院的信息网络和通信线路基础上，通过对医院各个部门，各个医疗过程的全部信息进行直接采集、处理，提供强大的虚拟现实、优化组合、智能判断等服务功能。现行的 HIS 系统、Web 系统以及数字化影像存储交换系统（picture archiving and communication systems，PACS）等都是数字化管理的雏形[2]。

未来，这种数字化将渗透至医院管理的方方面面，大到宏观管理决策，小到微观管理，诊疗服务。它将给医院带来一场管理模式上巨大而深刻的变革，并将为医疗质量目标的实现提供最有力的支持和保障。例如，各种决策支持系统可自动辅助决策者进行宏观决策；方便快捷的通信方式可促进办公自动化；各种信息系统、监控系统能帮助管理者随时跟踪质量情况、发现质量问题、实施质量控制、进行质量评价，传统的终末质量评价与管理方式将会逐渐转向过程质量的实时跟踪质量控制；咨询、导诊、检索服务也将为广大的医务人员提供更多方便，查房将电脑化，甚至远程医疗也将更为普遍；延伸至各个社区的医疗网络也将有效缩短患者诊治时间，医疗引导系统、查询咨询系统等都将更好地为病人服务。

三、以持续质量改进和质量管理创新为手段

对质量提出的新要求是质量改进和质量管理创新最直接的动力之一。来自病人、社会公众、国家政府、医疗保险部门和医院自身的高质量需求都要求医院必须持续不断地进行质量改进和质量管理创新。它们是适应日益激烈的市场竞争的有力武器，是达到未来超严质量要求的重要手段。

持续质量改进帮助我们不断寻求过程中的不良因素，不断关注顾客（内部、外部）需要，通过过程的、持续的、预防性的管理和改进，持续不断地提高医疗质量。进行持续质量改进，首先应加强组织管理，通过合理组合人力资源，促进成员才能的优势互补来提高医疗质量。其次是针对医疗服务实际进行具体的项目改进。其中，建立一个良好的测量系统，特别是对医患满意度、期望值、过程效率和质量损失的测量，尤为重要。

质量管理创新不同于持续质量改进，要求我们突破惯性思维，去寻求一种更新、更有效的质量管理方式，从而促进医疗质量质的飞跃，保证医院的可持续发展。医院可从

省时、省力、增强个体适用性几个角度考虑。例如，通过数字化管理达到省时、省力；通过 ISO9000 质量体系认证，达到质量管理的规范有序，从而省时、省力；通过适用于不同人群的医疗服务策划和实现，达到顾客需求的个体化满足[3]。

四、以科学管理和"文化管理"的有机结合为根本

20 世纪 80 年代兴起的组织文化理论，力图纠正和补充科学管理中对人的忽视，强调科学管理和"文化管理"的有机结合，一方面，强调管理以人为中心，人是管理活动的主体，充分发挥人的积极性和创造性，通过尊重人、关心人、培养人、激励人、开发人的潜力，提高管理绩效；另一方面，在科学管理基础上，更加重视文化管理、健康管理，通过注重人的思想及管理人的健康，影响人的行为，即通过"文化""理念"实施管理，将人的质量作为质量管理的核心，通过提高人的质量来保证医疗质量。同时，医院服务面对的是人，是人的健康，其质量直接关系到人的生命和未来，因而各种规范标准、宗旨观念等"法治"手段仍然需要加强。加强文化管理，期待医院管理者更多地研究人性、人文、健康，更多地关注医疗行为、就医行为和行为准则，通过一个良好的医院文化、行为规范，引导、激励工作人员为患者提供优质、高效、低消费的健康服务和管理。

案例：利用 DRGs 评估医师组的绩效

一般而言，经典的评价指标一般从能力、效率和安全三个维度进行医疗机构服务绩效的评估，其中医疗服务能力的指标包括病种数、出院病人数，医疗服务效率的指标包括平均住院天数、次均费用，医疗服务质量的指标是患者死亡率。考虑到疾病情况和患者的情况后我们对指标进行标化，从而将医疗服务能力的指标的高低标化为 DRGs 组数、DRG 总权重（CMI*出院人数）、CMI 值，分别代表医疗机构收治病例的覆盖病例类型范围、住院服务总产出和收治病例的技术难度。医疗服务效率的指标的高低标化为时间消耗指数和费用消耗指数，表示同类疾病费用的高低和住院时间的长短。医疗服务质量的指标标化为低风险死亡率，用来反映那些病情并不严重的病例发生死亡的概率。

图 9-1 所示的是同一医院中 2 个三级医师组绩效比较的结果。其中，图 9-1（1）是未做风险调整而使用"出院人数""平均住院日""例均费用""2W 再入院"等指标得出的评价结果。结果显示 B 医师"例均费用""2W 再入院""平均住院日"均较低与 A 医师，故 B 医师的绩效优于 A 医师。图 9-1（2）使用了 DRGs 做风险调整，其结果显示，A 医师的诊疗范围较广、诊治病例难度较大、同类病例消耗资源较少、医院安全和质量较高，恰恰与图 9-1（1）未做风险调整的结果相反。

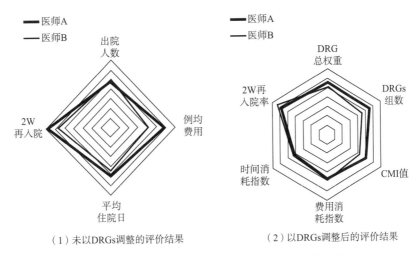

（1）未以DRGs调整的评价结果　　　　（2）以DRGs调整后的评价结果

图9-1　DRGs风险调整与医师组绩效评价的结果比较

　　因此，利用DRGs可以对同级别医师之间不同质病例服务绩效进行比较，通过对能力、效率、安全三个维度进行综合评价，提高评估结果的全面性和可靠性。不仅解决了不同学科之间的可比性问题，还能鼓励各级医师专注临床工作，努力提高专业技能，扩大临床服务广度和深度。

参 考 文 献

[1] 朱士俊. 我国医院质量管理发展现状及展望[J]. 医院院长论坛，2008，（3）：4-11.

[2] 魏丽娜. 数字化智慧医疗病区质量管控研究[J]. 南方医科大学硕士学位论文，2014.

[3] 马万强，陈俊国. 某医院医疗质量管理的几点思考[J]. 中国卫生事业管理，2012，（8）：582-583.

（任　武　孙翠萍　常　靖）

第十章

护 理 管 理

第一节　护理管理概述

一、护理及护理管理

"护理是诊断和处理人类对现存的或潜在的健康问题的反应。"现代护理学是研究如何诊断和处理人类对存在的或潜在的健康问题反应的一门科学，强调"人的行为反应"，表现在人们对一件事从生理、心理、社会、文化和精神诸方面的行为反应。例如，心肌梗死病人的行为反应可以表现为：生理的——疼痛、胸闷、气急；心理的——害怕、恐惧；社会的——亲属、单位的关心；文化的——对疾病知识的认识和理解；精神的——是否被护士和医生重视与尊重。

护理管理是把提高护理服务质量作为主要目标的过程。WHO对护理管理是这样定义的，即护理管理是为了提高人们的健康水平，系统地利用护士的潜在能力和有关的其他人员或设备、环境及社会活动的过程。

二、护理管理的内容

护理在患者的治疗过程中是一个重要的环节，护士既是医疗服务的提供者，又是医疗服务的协调者。护理过程中，产生着大量的患者护理信息，这些信息是医院信息决策系统的重要内容之一，它不但包含科学技术信息，也包括为诊疗提供服务的业务信息和护理管理信息，美国护理学家 Swansburg 指出，护理管理是有效地应用人力和物力资源，以促进护理人员为患者提供高护理质量服务的过程。美国护理管理专家 Gillies 指出，护理管理是护理人员为患者提供照顾、关怀和适宜服务的过程，并认为护理管理的任务是通过计划、组织及对人力、物力、财力资源进行指导和控制，以达到为患者提供有效而经济的护理服务目的的过程。

为了科学、高效、经济地开展护理管理，在组织机构上，建立一套完善的医院护理指挥系统十分必要，一般分为二级。一级管理为护理总指挥系统（护理部），即全院护理工作的指挥调度机构，是护理工作运行中枢，对全院护理工作起着举足轻重的作用。二级管理为护理总指挥系统下的三个分系统。

（一）护理运行分系统

护理运行分系统主要有直接为患者服务的护理部门，包括门急诊、临床科室、手术室等。这些系统面向患者，其工作状况如何，是护理工作质量、效率的晴雨表。

（二）护理支持分系统

护理支持分系统主要指的是总务供应、药品器材供应、患者饮食和某些医技科室等，是护理工作正常运行的基本保证，没有这些系统的大力支持，护理工作就难以完成使命。

（三）护理扩展分系统

护理扩展分系统主要是指护理发展和提高的组织，一般是指护理教学和科研组织。它对在职护理人员的培训教育与新业务、新技术和护理科研工作的开展，发挥着强大的支持和持续推动作用。一般来说，护理扩展分系统与护理运行分系统是密不可分的，也可以说是为护理运行分系统服务的，但它也有一定的独立性。

三、护理管理的意义和作用

护理管理是医院管理的一个重要组成部分。从医院人员构成来看，护理人员约占医院总人数的 1/3，占卫生技术人员的 1/2，是医院诊疗技术工作中的基本队伍，对提高医疗质量和效率起着重要作用。从医院管理程序和过程来看，护理人员与其直接管理的部门占医院所有部门的近 3/4，从门诊到病房，从急诊室到观察室，从手术室到供应室，从诊疗、检查、处理到饮食、起居、环境，每个环节都有大量的护理和护理管理工作，在医院的门急诊管理、病房管理、物资设备管理、营养管理等管理工作中具有十分重要的地位。从护理分系统与其他分系统的广泛联系来看，护理工作与医生、医技科室、营养食疗、总务后勤之间，以及与预防保健工作都有着广泛的联系，并能对这些系统施以较大的影响。因此，从一定意义上讲，护理管理的水平是衡量医院科学管理水平的标志之一，也是整个医院管理水平的缩影。

第二节 护 理 文 化

一、护理文化的内涵

护理文化是指护理组织在特定的护理环境下，逐渐形成的共同价值观、基本信念、行为准则、自身形象以及与之相对应的制度载体的总和。它反映和代表了护士思想、宗旨、目标、信念和共同的价值标准，合乎时代要求的伦理道德和行为准则以及追求发展的文化素养。

二、护理文化的作用

护理文化在护理实践、护理管理和护理教育方面都发挥着重要的作用。在护理实践方面，护理文化可以塑造现代护士的新形象、新业态、新风范，提高整体素质，促进护理质量持续提高，改善医院形象、病人体验，拓宽医疗发展之路。在护理管理方面，护理文化是一种新型的人本管理理念，它肯定了人的主观能动作用，以文化引导为积淀，是激发护士自觉行动的关键。在护理教育方面，通过对护士实施合理、有效、系统的护理文化教育，可强化护士的护士角色，提高护士的职业素质，稳定思想，坚定信念，增强护士对医院环境的适应能力，保证良好的带教质量。先进的医院护理文化能对整个护理队伍的价值观和行为方式起到导向、凝聚、约束、愉悦和辐射作用，使护士在潜移默化中接受先进的护理哲学观，并通过积极向上的思想观念、价值取向和行为准则，形成强烈的使命感，从内心深处自觉产生不断创新、积极向上的拼搏奋斗精神[1]。

三、护理文化建设

护理文化建设指的是把护理管理从注重制度化、规范化向注重人的理想、信念、价值观、人生观和人的道德素养过渡，以满足患者健康需求。护理文化建设的氛围，使护理人员感受到自身素质提高的重要性，促进了护理人员业务技能的提升、自身素质的提高。护理文化建设所塑造的护士职业形象，不但可使住院患者得到高品质的护理，更重要的是所形成的护理品牌能吸引更多的住院患者，增加医院的经济和社会效益，实现医务人员的人生价值。因此，为了提高医院的整体形象，各医院对护理文化建设给予了高度重视。

护理文化建设是根据护理组织的自身特点及未来的发展趋势来确定自己的基本信念、价值观及道德规范，并使全员达成共识的过程。组织文化建设和塑造既是一个长期的过程，又是一个复杂的过程，受多种因素的制约，同时也有多种途径和多种不同的形式。

部分学者在护理文化的立体结构基础上提出护理文化建设的一体化,认为要加强护理文化的物质层、制度层和精神层的全面建设;要加强校园护理文化、医院护理文化和社区护理文化三者建设的序贯性和协调性;要提倡雅、俗文化并举,为社会做出雅、俗沟通的表率。北京大学第一医院护理部王群从护理文化的精神文化、制度文化、行为文化、物质文化四个层面展开建设。从精神文化层培育医院精神,导入医院形象识别系统,设计护徽、护旗、护训、护德、护规、护歌,开展以"生命守护神"为主题的演讲、京剧表演,以及优秀护士评选活动等,从而将护理理念渗透到护理人员的观念中,升华医院精神;从制度文化层上完善各种规章制度,如分级护理制度、差错及安全管理制度、责任制度、各种疾病的护理常规、技术操作流程等;从行为文化层塑造良好的服务形象,启动以"规范护士礼仪服务语言、礼仪服务行为""以人为本"的礼仪服务流程为核心的护士形象工程建设,全院统一制定并印发《护士行为规范礼仪服务手册》,对护士日常工作行为,包括接待新患者、治疗及操作、健康教育、出院指导等的礼仪服务流程进行规范;从物质文化层上美化医院环境,如医院布局、院容院貌、环境美化、职工服饰等方面进行建设。

总之,护理文化建设是护理管理中一个非常重要的方面,不仅关系到医院的整体形象,还关系到医院的未来发展、事业成败,理应引起医院领导层的高度重视。

第三节　护理质量管理

自 19 世纪中叶南丁格尔(Nightingale,1820~1910 年)创立第一所护理学校后,人们就把担负保护人类健康的职责,以及护理病人而使之处于最佳状态看作护理工作的重要内容。随着医学模式由生物医学模式向生物—心理—社会医学模式的转变及护理学的发展,护理制度由过去以"疾病为中心"向以"病人为中心"、以"健康为中心"的"整体护理"转变,把人看作一个身心统一的整体,护理工作就是要给病人以健康的护理支援,关心病人的心理,提高自我护理能力,促进病人早日康复。

护理质量管理是指按照护理质量形成过程和规律,对构成护理质量的各个要素进行计划、组织、协调和控制,以健康为出发点和归宿,保证护理服务达到规定的标准和满足服务对象需求的活动过程。现代护理质量管理首先必须确立护理质量标准,有了标准管理才有依据和起点,才能协调各项护理工作,用现代科学管理方法,以最佳的技术、最低的成本和最短的时间,提供最优良的护理服务。

护理质量是衡量医院医疗服务质量的重要标志,是整个医院质量水平的重要体现,它不仅取决于护理人员素质和技术质量的高低,还取决于护理管理水平和追求目标的高低,尤其是护理质量管理方法的优劣。科学有效、严谨完善的管理方法是保证护理质量的基础,是提高护理质量的重要措施。在"以病人为中心,以健康为导向,以提高医疗护理服务质量为主题"的医院管理活动中,护士长是科室护理工作的具体领导者和指挥者,作为一线护理领导者,其既是检查者又是被检查者,强化护士长质量管理意识,调动其主动控制质量的积极性，并且通过检查考核实施激励，调动护士实施质量体系的主动性，使护士长和护士全员、全程、全心参与质量控制。不断更新管理理念，改进管理模式，提高管理水平和护理质量是适应医院管理挑战的当务之急。因此，要做到：①加强缺陷管理，力争"零缺陷"；②加强隐患分析管理，实施风险管理；③实行全面护理技术管理；④保证护理质量管理标准的推行和落实；⑤护理质量管理+信息网络化是发展的趋势和必然。

现代护理质量管理原则：①健康优先原则；②预防为主原则；③事实和数据化决策原则；④以人为本、全员参与原则；⑤质量持续改进、追求卓越原则。

1998 年卫生部颁布了中国中等卫生学校 4 年制护理专业教学大纲和教学计划，把心理学的基础理论知识、心理卫生、心理应激与心身疾病、心理护理的基本理论与方法等列入护理专业学生教学范围，标志着心理护理、心理健康、心理干预已成为当今护理活动、护理管理的重要内容。

一、护理心理学

（一）护理心理学的概念

护理心理学是指从护理情境与个体相互作用的观点出发，研究在护理情境这个特定的社会生活条件下个体心理活动发生、发展及其变化规律的学科。此定义中所指的"个体"，即护理心理学的研究对象，包括护士与病人两个方面。也就是说，护理心理学既要研究在护理情境下"病人"个体心理活动的规律，又要研究"护士"个体心理活动的规律，二者不可偏废。

将心理学原理和方法运用于现代护理领域，在心理学中就形成了一个新的应用学科——护理心理学。它侧重研究护理工作中的心理学问题，是医学心理学在护理工作中的体现，但在某些护理心理学的专著中，则包括大部分医学心理学的基本知识、理论和方法。

（二）护理心理学的作用

1. 护理心理学正在推动着护理制度的改革

护理工作与其他医疗工作一样，也受一定的医学模式的制约。回顾中国护理科学的历史，考察护理界的现状，可以看出，中国的护理工作基本上是在生物医学模式的规范之中，实行的是功能制护理。按人体的不同功能进行分工操作护理的制度源于工业上的流水作业分工制，有的负责量体温、有的负责数脉搏、有的负责打针、有的负责送药等。这种做法确实可以节省人力，而且有益于提高某一功能护理质量。但是，这样做的结果，是忽视了人的社会因素和心理活动。护理界所倡导的整体护理，就是要求医护人员在临床实践中不仅要看到疾病，注意到功能，而且要把病人视为完整的，即身心统一的活生生的人。不仅看到病人这一单一个体，还要了解与他所患疾病有关的社会联系。

不难看出，这正是新的医学观点向生物医学模式的挑战，是护理科学的巨大发展。随着医学模式的转变，责任制护理应运而生，逐渐发展并推广开来。责任制护理，就是责任护士对所护理的病人做到全面负责，即从生理、心理与社会诸方面进行全面护理。护理心理学是医学心理学的重要分支，它不仅推动了医学模式的转变，而且在护理制度的变革中起着更加重要的作用。责任制护理的护理程序强调如下三项护理内容：一是要以病人为中心，以健康为导向，从健康出发与病人建立相互信任的关系；二是对病人的态度要尊重理解、和蔼可亲，对病人提出的任何问题都能耐心地解释、细心地服务；三是要善于做好病人及其亲友的思想工作。可以看出，上述三项护理内容与护理心理学的指导思想是完全一致的。

2. 护理心理学正在推动着护理学的发展

护理与医疗，犹如一辆车的两个轮子，相辅相成，推动着临床医学的前进和发展。尽管在理论和实践上都有大量事例足以说明护理与医疗同等重要，但人们独尊医疗、忽视护理的观念还是根深蒂固的。在日本，过去人们把护理人员称为"看护妇"，把护理工作作为医疗工作的附属部分，结果阻碍了医学事业的发展。多数国家提高护理工作的社会地位，护理科学也得到了迅速的发展。分析中国医学界的现状，重医疗、轻护理的现象还是相当严重的，甚至有人认为护理不是一门独立的学科。中国编著的护理学，大都没有摆脱单纯生物医学模式的影响，讲的是生物医学，强调的是生理护理的技术操作。这样的护理学显然落后于当代医学的发展。要使中国的护理学尽快发展成为一门推动医学发展的崭新学科，不仅要善于综合运用基础医学、临床医学和预防医学的有关理论知识和技术，还必须大力吸收社会医学、哲学、人类学和护理心理学的有关内容。护理心理学的发展，必将逐步使生理护理、心理护理和健康护理融为一体，使护理学成为一门崭新的学科。

3. 护理心理学有助于提高护理质量

中国护理界迫切需要护理心理学。护理心理学的成长发展、普及提高，能够使医护人员深刻地理解病人的心理活动规律，全面地认识疾病和病人，采取健康适宜的技术和措施对病人进行心理护理，使病人感到生理上舒适、心理上舒畅、精神上愉悦，从而大大提高护理质量和效率。

4. 护理心理学有助于提高医护人员的整体医学观念

病人是躯体生理活动、心理活动和社会适应性的统一体，医疗与护理又密不可分地统一在病人病理变化的全过程中。医中有护、护中有医，这是符合实际的情况。因此，认为只有护士需要学心理学的观点是片面的。医生、护士学习心理学是提高医疗护理质量的需要。医生、护士服务的对象是病人，病人是有复杂心理活动、社会角色的人，要想为病人服务好，就必须了解病人的生理、心理、社会适应能力等，并依据病人的这些活动规律采取恰当的医疗和护理措施，才能使病人感到满意和健康。病人的良好心理状态可以促进良好的生理状态，良好的生理状态又可以促进良好的心理状态，造成身心之间的良性循环，促进病程向健康方向发展，从而大大提高医疗和护理质量。

（三）将护理心理渗透于护理工作的全过程

任何一项护理工作都需要贯彻心理学的原则。在医疗活动中医护人员要与患者建立良好的关系，帮助患者遵守医嘱，达到康复的目的。医患关系对治疗起着重要的，甚至是决定性的作用。医生为患者做出诊断和治疗方案只是完成医疗任务的一部分，如果患者对医生的诊断表示怀疑，对治疗缺乏信心，或者有其他情绪问题不好好遵照医嘱或拒绝接受治疗，就无法达到医疗目的。因此护士必须掌握心理学的知识和技术，促使患者与医护人员建立或维护良好的医患关系。患者的信念、思想、态度、情感等心理活动能使其体内的生理、生化过程朝一定方向变化。应用患者心理活动对躯体活动产生的积极影响，促使疾病朝着痊愈的方向发展，这就是心理治疗。在这一点上，护士的态度、言行、素养都会直接或间接地影响患者病情的发展。这就要求护士必须是一名合格的护理心理治疗工作者。

二、护理质量管理工具

（一）全面质量管理

全面质量管理就是指一个组织以质量为中心，以全员参与为基础，目的在于通过顾客满意和本组织所有成员及社会受益而达到长期成功的管理途径。在全面质量管理中，质量这个概念和全部管理目标的实现有关。其管理内容和特点，概括起来是"三全""四个一切"，其中"三全"包括如下内容。

1. 全面质量的管理

一个组织必须在抓好产品或服务质量的同时，抓成本质量、交付质量和体验质量，这些质量的全部内容就是广义的质量概念。因此，广义的质量概念不仅包括产品或服务质量，同时还包括与质量形成有关的基础质量、环节质量和终末质量。因此，质量管理要从全面质量、大质量观出发，用优质的基础质量和过程质量来保证产品或服务的质量结果，有效地改进影响产品质量的因素，达到事半功倍的效果。

2. 产品或服务的形成包括组织一系列活动的全部过程

这个过程包括顾客需求调查、研究、分析、设计、试行、改进和完善，原材料供应、资源整合、技术应用、服务验证、无缝衔接、患者体验、随访改善和信息收集等一系列活动。用户的意见反馈到组织加以改进、完善和提升，再应用到过程中。所以，组织的产品或服务质量的提高与整个过程中每个环节工作质量的改善息息相关，因此，质量管理必须对这种全部过程的每个环节都进行有效管理。

3. 由全体人员参与的管理

服务质量，是组织许多环节和工作的综合反映，每个环节的每项工作都涉及人。组织内的人员，无论是前方的还是后方的，是一线的还是行政的，没有一个人不与服务提供质量有着直接或间接的关系。每个人都重视质量，都从自己的工作中去发现与服务质量有关的因素，并加以改进，服务质量就会不断提高，趋向卓越。因此，质量管理人人有责。只有人人都关心质量，对质量高度负责，服务质量才能有真正的提高和保证。所以，质量管理必须实行全员参与，建立由一线人员组成的质量管理小组，自主、积极、持续地进行质量改进，加强员工的质量意识、科学质量管理方法等培训，充分调动全体员工在质量管理中的积极性和创造性。

案例：无缝隙管理提升护理品质

随着肿瘤护理的专科化、精细化发展，提高专科护理质量已成为现阶段专科护理学科内涵建设的重要内容。质量是医院工作的生命线，护理质量直接反映护理工作的职业特色和工作内涵，护理部依据"进一步改善医疗服务行动计划"相关要求，应用无缝隙质量管理工具，取得良好效果。

无缝隙质量控制方法具体包括：①每月质量控制。质控组每月深入病房，对护理质量及核心制度实施情况进行控制，应用PDCA、品管圈等质控工具进行问题分析，于护士长例会上统一反馈，当月存在的质量问题为下次质控重点，实现工作质量持续改进。②薄弱工作环节督导。节假日、中午、晚夜班是护理工作薄弱环节，必须引起足够的重视，医院除了坚持值班护士长夜查房制度外，为保证质量安全，护理部主任不定时深入病房，对护士、进修护士、实习护士，严格执行薄弱环节随机督导。③护理专项督导。针对抢救物资、用药安全和治疗室管理等工作不足，进行专项现场督导，体现管理的全程性、连续性。④突发事件应急演练。编制《护理应急预案及程序》，发挥医护患联合体的协同作用，按计划每月组织演练，对演练气氛是否紧张、角色分配是否合理、参演人员有无遗漏等进行指导和总结。⑤规范不良事件管理。依据香港医管局对护理不良事件的管理办法，出台《护理不良事件报告及管理办法》，针对不同级别的不良事件规定上报要求，借助信息化平台，通过医院办公系统实行不良事件的网上处理流程，提升了不良事件的处理速度。

在护理品质管理（quality control，QC）过程中，无缝隙管理将当前护理管理中的条块分离所出现的质量缝隙进行填补，是一种全面质量管理的新型护理管理模式，能让患者获得更全面、更细致的照护。护理部每月进行护理质量汇总，制定"护理质量简报"，以电子版形式下发至护士长邮箱，不断推进护理管理工作全面提升。

（二）PDCA 循环质量持续改进策略

质量持续改进活动的运转，离不开管理循环的推动，也就是说，改进与解决质量问题，赶超先进水平的各项活动，都要运用PDCA循环的科学程序。PDCA循环，即P（计划，plan）；D（执行，do）；C（检查，check）；A（处理，action），又称戴明环。不论提高服务质量，还是改进服务缺陷，都要有针对性，要先确定目标，即质量提高到什么程度，缺陷降低多少，都要有计划。这个计划不仅包括目标，还包括实现这个目标需要采取的措施。计划制订之后，按照计划实施，实施中按照标准进行检查，评估是否实现了预期效果，有没有达到预期的目标。通过检查找出问题和原因，针对原因的不同种类采取相应的纠正和预防措施进行处理，与此同时，将经验和教训应用到标准的修定中，形成新的制度、规范或规程，也即新的计划，进入新一轮的循环活动。

（三）"5S"管理

"5S"作为一种先进的管理方法，因其在现场维护、安全生产、标准化、制度化、人员素质提升及组织形象塑造等方面具有的巨大改善作用而逐渐被各国业界所认识。因此，越来越多的人开始学习"5S"，越来越多的企业组织开始推行"5S"、实践"5S"。"5S"指的是整理（seiri）、整顿（seiton）、清扫（seiso）、清洁（seiketsu）、素养（shitsuke）这五个方面，因为它们的第一个字母都是"S"，所以简称"5S"。

推行"5S"管理不仅有利于提升组织形象、提高工作效率、降低成本、保障服务品质，还有利于改善医患关系、保障医疗安全、提高护理整体素质、健全护理管理制度，促使护理管理状态一目了然，确保护理品质和质量持续稳定发展。

案例：用"5S管理"方法进行库房管理

护理部每月进行护理质量综合督导，其中的一项督导重点就是库房物品的规范化管理。各病区库房是存放各种医疗物资的场地，随着医疗服务发展，现库房物品种类繁杂，管理起来存在一定的困难，医院库房管理存在标识定位管理不明确、一次性医疗用品和生活用品混放、材料积压过期、物品通风效果差等问题。

针对以上问题，护理部决定引用在企业中普遍应用的 "5S现场管理法"。"5S"即对"五常法"的一种概括，是指常整理、常整顿、常清扫、常清洁、常自律五项内容。医院护理部把"5S现场管理法"引用到护理管理中，选取试点科室推行，在以下几个方面做出改进：①常整理：坚持"科学布局，无用遗弃"原则，清理过期、破损、变质物品，按照常用物资进行一次性耗材、低值耗材、高值耗材、办公用品、生活用品布局分类，采用不同颜色的大标识加以区分，每个区域再根据物品种类粘贴小标识，便于检索。②常整顿：坚持"就近取用，近期先用"原则，常用物资放在最方便取用处，按照"ABC存货管理法"，根据医用材料使用频率、使用数量，确定物品基数及补货周期，所有物品按有效期先后顺序摆放，先进先出使用。③常清扫：坚持"洁净环境，清爽安全"，库房初次大扫除之后，将日常清扫列入工作制度中，建立清扫维护登记表，责任到人。④常清洁："形成制度，检查落实"，将整理、整顿、清扫工作纳入一级、二级和三级护理质量控制中，逐渐形成制度化、规范化和标准化。⑤常自律："依规行事，养成习惯"，自律是"5S管理"常态化机制的核心，也是最终目的。医院将试点科室库房"5S现场管理法"进行全院护士长培训，还录制成视频，发送至各科室学习。

（四）品管圈活动

同一工作现场、工作性质相类似的基层人员，自动自发地进行质量管理活动而组成的团队称为品管圈。作为全面质量管理的一环，这个团队在自我启发、相互启发下，活用各种 QC 手法、全员参加，对团队自己的工作现场不断地进行维持与改善[2]。

以往的管理方式大都是"由上而下"的行政命令，而品管圈活动则是"由下而上"的管理，全体员工得到参与决策的机会。若能采用此类"自主管理"与"人性化管理"的方式，给予员工自主与尊重，加强与员工的沟通，倾听他们的意见及想法，由他们提出或制定对自己约束与管理的方法，然后督促他们去执行，反而较容易获得员工的认同与配合。

（1）品管圈由同一工作现场内、工作性质相类似的基层人员所组成，中层以上干部不组圈，但要参与，扮演支持、鼓励、关心、辅导等角色。

（2）活动初期不同现场或工作性质截然不同的员工最好不要组成一个圈，因为在讨论问题时将会造成困难。但经过数期活动后，有时单独一个圈没有办法解决问题，而且所讨论的问题牵涉其他部门时，可合并两个以上的圈一起讨论，也称为联合圈。

（3）遵循圈员自动自发的精神。这是品管圈活动最珍贵，也是比较难做到的一点。如果圈员是被动地或由上级要求去做的话，品管圈活动的效果将大打折扣。当然，推行一个新的活动，当员工尚不知道有什么好处时，要员工自动自发参与是一件较困难的事。刚开始推动时，若采用强迫，或者是期待员工的自动自发参与，将得不到预期的效果。

（4）实施 QC 是企业获利并持续发展的不二法则。因此现场员工要讨论的事项必须以品质为中心，其有关事项不外乎 Q（品质）、C（成本）、D（期限）、M（士气）、S（安全）等。

（5）团队人员以 5~12 人为宜，人员太多，将会影响讨论的效果。

（6）全面质量管理的范围很宽，除了基层员工的品管圈活动外，尚有中层干部的日常管理、高层经营者的方针目标管理等，即品管圈活动是全面质量管理中的一环，要做好全面质量管理，品管圈活动是不可或缺的。

（7）品管圈活动强调自我启发、相互启发。因为并不是几个人组成一个圈就会自然地提出构想、改善问题，必须给予自我启发、相互启发。学习研讨活动相关书籍、期刊或报纸等资料，也是一种有效的充电方式。

（8）品管圈活动的维持及改善须活用 QC 手法。"工欲善其事，必先利其器"，如果没有工具，或不懂得工具使用，是无法做好事情的。QC 手法有很多，对于初学者而言，最常用的有查检表、层别法、柏拉图、特性要因图、推移图、散布图及直方图七种；如有必要，亦可使用管制图及一些新的 QC 手法。

（9）品管圈并不是为了解决某一问题而组圈，当问题解决了就把圈解散掉。品管圈属于常设性质，现场的问题无限多，因此必须将问题一个一个、不间断、持续地解决与改善。

（10）品管圈活动所要发掘及解决的问题是以自己的工作现场为主的，即以自我检讨、自主管理为重点，如问题与其他部门有关联，则可通过沟通、协调或建议的方式共同解决。

（11）实施QC活动时，必须全体圈员共同参与、共同讨论，才能产生集思广益的效果，因此圈长的重要任务之一就是要求全体圈员都能参与。

案例：运用品管圈活动提升服务能力

对于很多因结直肠癌而进行肠造瘘的患者而言，成功地实施手术并非他们治疗的终点，怎样才能使其更好地回归社会才是重中之重。研究显示，肠造口患者生活质量最重要的影响因素是自我护理能力，因此，除了手术治疗外，如何提高患者术后的自护能力与生活质量也是延续护理的重点之一。

为了规范造口护理模式，增强相互协作能力，提高患者的就诊满意率，2014年4月，医院普外科成立了以提高肠造口患者护理质量为工作方向的品管圈——阳光圈。圈长由一名国际造口师担任，圈员则来自临床一线9名医护人员，圈成员通过11个品管圈实施必要步骤——组织团队、确定主题、拟订计划、把握现状、设定目标、制定对策、实施与检讨、效果确认、标准化、检讨改进，历时6个月时间，最终实现了肠造口患者自护能力的大幅度提升，调查显示肠造口患者自护技能掌握率由56%提升至78%，目标达成率为105%，圆满达到预期目的。

清华大学医院管理研究院副院长刘庭芳教授指出，品管圈是现代管理工具之一，日本、新加坡等国开展得比较早，近几年中国也引进了品管圈。虽然我们开展的时间比较短，但是应用已经比较普遍，也积累了不少经验。

医院自2013年开展"品管圈"管理工具以来，为解决患者临床难题，医院累计共开展品管圈53项，在降低头颈部放疗患者急性皮炎发生率（全国医院品管圈比赛一等奖）、降低食管癌营养不良发生率、提高病房管理规范率、提高医务人员卫生依从性等方面均取得良好成效，并在国家级、省级品管圈比赛中脱颖而出，摘得5项奖项。

医院坚持以计划—执行—核查—处理循环理论为载体和抓手，进行护理质量持续改进，由大循环带动中循环，继而带动小循环，持续提升服务能力，逐渐形成了"自下而上、自发主动"参与医院QC的文化。

（五）6-Sigma管理

6-Sigma管理（即六西格玛管理）通过对过程持续的突破性改进，不断提高顾客的满意程度，持续降低成本来提升组织的营利能力和竞争力水平。其核心理念是以"最高的质量、最快的速度、最低的价格"向顾客提供产品和服务。6-Sigma管理专家罗纳德·斯尼（Ronald Snee）评价6-Sigma管理是"寻求同时增加顾客满意度和组织经济增长的经营战略途径"。

六西格玛是希腊字母"σ"的读音，"σ"在统计学上用来表示数据的分散程度。对连续可计量的质量特性，用"σ"度量质量特性的分散程度。而"σ"水平是将质量特性的平均值、标准差与要求的目标值、允许波动的范围是顾客允许的质量特性的波动范围，其界限由上下规格线表示。"σ"水平就是当过程输出质量特性服从正态分布且分布中心与目标值重合时，规格界限所包含的2σ（$\pm\sigma$）的个数。"σ"水平提供了一种测量评价过程绩效的指标，它衡量的是过程输出缺陷率的大小。一个过程如果达到了6σ

水平，那么它的缺陷率仅为 3.4 浓度或称作百万分之三点四。一个 3σ 水平的过程，其产生的缺陷是 6σ 水平的 19 600 倍。过程的缺陷率越低，"σ" 水平越高。通常把由于缺陷而引起的额外成本称为不良质量成本（cost of poor quality，COPQ）。一般来说，一个 3σ~4σ 水平的组织，其 COPQ 占销售额的 15%~25%，而达到 6σ 水平的组织，其 COPQ 仅占销售额的 1.5%。

质量管理大师戴明的"波动理论"认为，任何事物都是某些过程的结果或者输出，而输出的波动来源于过程的输入或过程本身。波动是客观存在的，如果过程输出的波动相对于顾客的要求来说过大了，则会产生缺陷。因此，过程的波动在某种程度上反映了组织在技术和管理上对过程的把握和控制能力。而六西格玛水平恰恰表达的是相对于顾客的要求来说波动的大小，是组织技术水平和管理能力的一种表达。

6-Sigma 管理认为，没有测量就没有管理，量出"缺陷"是改进"缺陷"的前提。从质量、成本、周期、顾客满意度等方面测量出过程的缺陷，围绕这些缺陷开展质量改进活动，运营绩效就会增长。

案例（一）：将 6-Sigma 管理法应用于静脉化疗患者中

化疗是治疗恶性肿瘤的常见方法之一，部分患者经过化疗后，临床症状可以完全缓解或部分缓解。常用的化疗药物包括环磷酰胺、顺铂及 5-氟尿嘧啶（5-FU）等。化疗药物作用于人体后，杀死癌细胞的同时还会给机体带来一系列的毒副反应。静脉化疗患者因管理不当而导致的静脉炎、药物外渗等，不但增加了其不必要的痛苦，还会增加医疗费用，甚至危及生命。

为减轻化疗用药的不良反应给患者带来的痛苦，保证患者化疗用药的安全，建立规范的化疗护理安全管理制度是必要的。鉴于此，2014 年 6 月起，医院加强了肿瘤患者静脉化疗用药的质控力度，针对肿瘤患者静脉化疗这一内容，化疗小组在护理部的组织下，每月对其进行质控检查，而且还将 6-Sigma 管理法应用到肿瘤患者静脉化疗管理中。

6-Sigma 管理法是一套旨在持续改进组织业务流程使服务对象满意的管理方法，它通过对现有业务过程采取定义、测量、分析、改进和控制等手段，以期消除业务过程中的缺陷，从而提高组织的业务流程，增强组织的效率和效益。6-Sigma 管理法有一个标准的改进流程，包含界定（define）、测量（measure）、分析（analyze）、改进（improve）、控制（control）5 个阶段，即 DMAIC。医院的具体实施方法如下：①护理部带领化疗学组对化疗现况进行评估，设定目标值。②分析静脉化疗用药的使用流程，并对流程进行统计分析。③根据质控检查结果，分析静脉化疗整个过程的各个环节，从人、物、环境、方法四个方面进行分析，通过因果关联分析，找出化疗用药不良事件发生的根本原因。④针对原因实施改进措施，主要包括对护士进行风险意识培训、专科理论知识培训、加强患者用药过程中的巡视及加大检查力度等。⑤制定静脉化疗的标准化操作流程和质量标准。

通过采用 6-Sigma 管理法对静脉化疗护理质量进行全面控制，大大降低了化疗相关不良反应的发生率，增加了患者的满意度，保证了肿瘤静脉化疗患者的用药安全。

案例（二）：将情景模拟演练法应用于床头交接班中

交接班制度是重要的护理工作制度，是保证护理工作的连续性，防止护理不良事件发生，降低医疗护理纠纷的重要一环。床头交接班是护理交接班的重要环节，因此规范护士床头交接班对提升床头交接班质量具有极其重要的意义。

在护理质控的过程中，我们发现目前护士掌握的床头交接班方法缺乏规范化培训，在交接班时存在沟通不畅、交接班内容不完整等问题，这不但给临床护理工作带来了安全隐患，还影响了临床服务质量。因此，2014 年 10 月至 2015 年 2 月，医院结合临床实际情况，采用情境模拟演练的形式对病区临床护士进行床头交接班培训，取得良好效果。

情境模拟演练是通过设置工作场景或管理系统，为被训练者提供安全、高效、无威胁及逼真的环境，让其按照一定的工作要求，完成一项或一系列任务，从中锻炼或考察其工作能力和水平的方法。情境模拟演练其和传统培训相比，优点在于改变了传统培训模式的单一，把原本枯燥的照本宣读的模式，转化为寓教于乐为一体的培训模式，更好地激发护士的主动性。

床头交接班情景模拟演练的具体实施步骤包括：①提前 1 周布置床头交接班情境模拟演练任务，要求受训护士做好相关准备。②演练开始前，每组受训护士随机抽取 10 个护理缺陷。③布置场景：培训小组根据受训护士抽取的护理缺陷布置演练场景（5 分钟）。④审核预演：培训小组审核演练场景，审核通过后方可进行演练（5 分钟）。⑤培训小组讲授演练方案和注意事项（5 分钟）。⑥受训护士实施演练，演练时先找出护理缺陷，再纠错（5 分钟）。⑦培训组长及组员给予点评，分析存在的问题，对于存在的问题反复进行演练，实现床头交接班质量的持续改进（10 分钟）。

通过情景模拟演练这种培训方法的实施，提高了医院临床护士的床头交接班质量，从而也提高了患者的满意度[3]。

案例（三）：护理工作夜班绩效管理

为调动护理人员积极性，充分体现多劳多得的分配原则，医院将于 2016 年 9 月份开始试行护理夜班绩效计算新办法。

进行夜班工作量测算指标调研。成立护理夜班绩效考核组，通过下临床听取病区意见，多次召开组内会议，运用关键业绩指标设计思路，采用调查问卷形式对临床科室进行调研，确定包括每日输液量、在院人次和一级护理人数夜班工作量测算指标 3 个。

确定夜班工作量指标权重及班次系数。借助 HIS 系统提取工作量指标，以 2015 年工作量作为测算基础数据，根据临床实际工作情况，经反复讨论确定出三套方案，并将每一套方案的权重分配，于护士长例会上进行报告，请护士长进行投票决定。经投票，最终确定夜班工作量测算指标权重，并对不同的夜班班次进行系数规定。

以信息化平台为支撑提取数据。2016 年，医院各临床病区全面上线了护士站信息管理系统，建立了护士站信息交换中心。护士站管理系统和医院 HIS 系统，为本次护理夜班绩效改革搭建了提取精细化工作量和排班数据的信息平台，各科室使用该系统生成的每日数据将成为计算护理夜班绩效的依据。信息中心工作人员每月负责从 HIS 系统、护士站管理系统中抓取工作量及护士排班数据，生成月报表上报至规划财务部。

固化夜班绩效计算公式。本次夜班绩效改革中，除了改变夜班绩效计算方法外，还进行了大幅度增量改革，改革后夜班绩效=原有夜班费标准+夜班增量绩效。将计算公式在医院综合运营系统中固化，各病区可在系统中查询到本病区夜班护理工作量，以及每人每班夜班绩效金额，护理部可查询到全院临床病区夜班绩效分配情况。

通过绩效管理体现绩效考核的公平性，鼓励护士的工作积极性。只要干得多、干得好，就能拿得多。只有这样，绩效考核才能真正地发挥其导向作用，才能让护士的积极性充分得以提高。

参 考 文 献

[1] 李卫红，范湘鸿. 护理文化研究现状[J]. 中国误诊学杂志，2010，（29）：7075-7076.

[2] 赵瑞，刘东英，卫莉，等. 情境模拟演练在护士床头交接班培训中的应用[J]. 中华护理教育，2016，（4）：303-305.

[3] 黄云玉. 品管圈在我院持续改进护理质量管理中的应用[J]. 世界最新医学信息文摘，2016，（64）：284.

（罗素霞　刘东英　杨福娜　买　轩）

第十一章

学 科 建 设

第一节　医院学科建设概述

一、医院学科建设的意义

学科建设是医院建设和可持续发展的重要基础，能直接反映医院在医疗、教学、科研的整体水平以及在医院发展中的综合竞争力。打造优势学科对于提升医院整体医疗技术水平和服务能力，推动医院人才培养以及增强科技创新能力和核心竞争力意义重大。学科建设是医院发展中的一项长期性、根本性的战略任务，在医院建设中具有十分重要的作用。

（一）提升医院整体医疗技术水平

医院学科建设，就是把优势资源进行集中管理，形成优势学科，不仅能带动相关学科的发展，使重点学科的优势得到巩固和提升，还能让一般学科在重点学科的带动下跃上新台阶，从而提高医院的综合实力和整体医疗技术水平。学科建设的结果体现了大医院整体医疗技术水平和服务能力。

（二）推动医院人才培养

医院学科建设要想在激烈的竞争中形成各自特色，关键是人才，学科建设的过程，也是医院人才遴选、培育和甄别的过程。学科带头人对学科的生存和发展起着决定性的影响，优秀人才是学科建设中的学术骨干。在致力于学科建设的同时，打造出结构合理、特色鲜明、专业扎实、素质优良的专家团队和行业先锋，不断推进临床、科研、教学、预防工作，进一步推动医院的人才培养、凝练和能级提升。

（三）增强医院科技创新能力和核心竞争力

知识与技能是核心竞争力的基本要素。医院学科建设则是将医学高新知识和技能进行集中整合和利用。学科建设在解决重大疾病诊治和完成重大科研任务方面具有不可替代的作用，不仅能够提升医疗技术水平，还有利于医院加强医学科学研究，增强医院科技创新能力；不仅能够使大医院综合实力不断提升，还能够形成新的诊疗特色，从而不断提高医院核心竞争力。

二、医院学科建设

（一）概念

学科一般是指在整个科学体系中学术相对独立、理论相对完整的科学分支，它既是学术分类的名称，又是教学科目设置的基础。从认识论的角度来看，人类活动产生经验，经验积累和消化形成认识，认识通过思考、归纳、抽象、总结而上升为知识，知识在实践中运用并得到验证后进而演进形成科学的知识体系，处于不断发展和演进的知识体系根据某些共性特征进行划分而形成不同学科。因此，学科是科学的分支，是根据一定的学科理论组织起来的科学知识体系。

医院学科则是医学科学的分支，是医学发展的产物。医院学科建设是指运用科学管理的思想、方法和手段，对学科建设进行科学的统筹规划，促进和加强医疗实践中的医学科学技术发展和进步，包括人才培养、学科管理、医疗服务、科学研究、开展新技术及购置设备等内容。医院学科建设是医院管理的核心要素，这不仅指各个学科自身的建设，还包括各个学科的共同建设和相互交叉协作所产生的综合效能。

（二）学科建设的要素

学科建设的要素大体归结如下：一是构成科学学术体系的各个分支；二是在一定研究领域生成的专门知识；三是具有从事科学研究工作的专门的人员队伍和设施。学科建设可以分为内在性要素和外显性要素。其中，内在性要素是从学科自身建设需要出发，是具体实践过程中的具体内容。外显性要素是从系统论的观点出发，考察学科建设与外界环境的相互关系，即学科建设应该对外部环境具有外显性功能与作用。只有内在性要素和外显性要素相统一，才能比较客观、全面地反映学科建设的内涵。

具体来说，内在性要素包括研究方向、学术队伍和科研基地。学科的研究方向要结合自身实际，把握国内外学术发展前沿，服务于国家发展需要，要努力形成有自身学科特色的研究方向。学术队伍则包括学术带头人和学术团队，需要有影响的学术带头人引领本学科的发展，需要有一支团结协作、富有创新意识和合作精神的学术队伍。科研基地是指学科发展所应具有的科研条件和设施，学科的发展离不开高水平的科研环境和科研条件。

外显性要素包括人才培养、科学研究和服务社会三个方面。医院的职能有三个，即人才培养、科学研究和服务社会，而学科建设作为对医院以学科为视角的重新划分，其要素应该体现出医院的基本职能。这也是学科作为支撑和影响医院发展和声誉的一种要求，即学科建设的水平直接反映医院服务社会的水平和实力。因此，学科建设应具有其外在显示度的一面。正因为如此，医院的整体实力、水平及其社会声誉，往往通过其有影响力和代表性的学科呈现于世人面前[1]。

（三）学科建设过程中应把握的几个问题

1. 确定学科建设的目的、意义和基本方法，以及学科建设所要解决的实质问题

医院的学科建设最终目的是为人民群众提供优质的医疗服务，人才培养、科学研究，最终都要体现在为人民服务上，因此，在加强学科队伍建设和人才培养以及科研基地建设的过程中，要把学科建设的目的和意义作为学科建设的重要标准，不断优化学科建设方法，把医院学科建设真正建立在为人民群众提供优质服务上。

2. 结合实际，突出特色

医院学科建设，既要瞄准国内外医学前沿及关键性问题展开研究，又要结合当地经济社会状况，并以本院相关专业基础条件为依据，突出自己的特色。因此，在学科建设上切忌贪大求全，超越客观实际，有限的人力、物力、财力不能集中使用造成优势不明显，学科没有特色。

3. 学科建设要防止口径过窄

21 世纪多学科的联合已经成为必然的发展趋势，知识面过窄不能形成综合的发展实力，就不能形成多种技术的综合，也就不能形成强大优势群体，学科建设应以较宽的口径为适宜，否则不利于学科建设综合发展。

4. 学科建设不能急于求成

学科建设一定要克服急功近利的现象，必须根据学科的特点、学科的发展规律、学科对社会的需求，做好长期规划及发展目标，使学科建设一步一个脚印向前发展[2]。

三、医院学科建设原则

（一）系统性原则

学科建设涉及多个要素，包括科学研究、人才培养、梯队建设、条件设施等，是医院具有综合性、长远性的一项基础性工作，需要若干科室通力合作，需要大批医务人员几年，甚至几十年不懈地辛勤耕耘。因此，无论是学科建设还是学科管理，都必须坚持系统性原则。

（二）适应性原则

医疗必须适应医学发展的需要，这是医疗的基本规律。学科是医院、科室实现其职能的基本平台，学科的适应性直接决定着医院、科室的适应性。医院应该按医学发展规律及实现可持续发展对人才的需求，紧紧把握人才培养和科技发展方向，确定学科体系、调整学科布局和设置学科方向，同时积极推进生产、教学、科研合作，充分发挥学科在人才培养、科学研究和社会服务中的重要作用。简而言之，医院的学科建设既输送了本学科领域国家急需的高层次人才，又解决了本学科领域关键性的理论与实践难题，主动适应医学需要是医院学科建设保持活力的健康法则和基本理念。

（三）发展性原则

发展性是适应性的逻辑要求，学科建设要适应医学发展的需要，就必须坚持发展性原则。众所周知，医学是不断发展的，人类的需求也在不断变化，这就决定了医院的学科建设不能一劳永逸，唯有不断调整学科结构，提高学科水平，催生新的学科生长点，才能适应社会变化和医学发展的需求。

（四）重点建设原则

辩证唯物主义认为，均衡发展只能使事物保持渐进态势，不可能获得大的突破，非均衡发展才能使事物发生质的飞跃，取得事半功倍的效果。任何一所医院的资源都是有限的，如果医院在分配资源方面对所有的学科一视同仁，齐头并进地搞学科建设，势必造成资源配置分散，无法促进学科建设发生质的突破。为此，学科建设应该突出重点，对医院重点学科、重点方向、重点带头人、重点基地等给予优先建设和倾斜投入。

（五）突出特色原则

特色是指事物所表现的独特的色彩、风格等，突出特色是学科建设的根本所在，虽然医院的学科都是根据国家的学科目录进行设置的，但是不同医院的同名学科一般都具有不同的特色。学科特色不仅是一所医院的医疗特色所在，也是一所医院的生命所在。一所医院，如果有一个或几个独具特色的学科，这所医院就能在一定区域产生影响，就能在医疗市场竞争中立足。医院的学科建设要注重培育自己的特色学科，竭力形成学科特色。这种特色可以是在某一些领域，也可以是在某一些方面，甚至还可以是在某一点上。突出特色是学科建设的一种策略，医院应该重视通过培育特色形成自己的优势，做到"人无我有，人有我优，人优我强"。

（六）生态优化原则

人类知识原本是一个整体，随着科技的发展，知识虽然划分为各种不同的学科，但这些学科并非绝对割裂的，而是在一定程度上相互依存、相互联系的。如果孤立地建设一个学科，虽然该学科取得暂时的发展，但是也难以持久，更不可能形成良好的学科环境，最终将影响人才的培养。学科具有生命体现象，从单个学科的发展来看，可以区分它的诞生、成长、繁荣、衰老乃至衰亡。从多个学科之间的关系来看，它们可以互为输入、输出，彼此影响，互为营养，并能交叉、繁殖，产生新的学科。国际知名的医院各学科之间不仅存在链状关系，而且存在网状关系。因此，医院的学科建设应该重视形成合理的学科门类结构，并设法在同一学科门类、一级学科和二级学科内部形成由主干学科、支撑学科、配套学科、相关学科、基础学科、交叉学科同存共荣的结构优化的学科生态系统。

总之，医院学科建设是一个动态过程，它伴随着社会发展而发展，永无止境。同时，医院学科建设也只有不断追求进步和发展，才能适应学科以及社会发展的需要。

四、医院学科建设的现状及发展趋势

（一）医院学科建设的现状

20世纪90年代，我国医院的学科建设取得了较大发展，承担的科研课题数量不断增加；发表学术论文数量和质量不断提高；获得奖励的科研成果也不断增加；科研平台的硬件水平也有了很大的提高；重点学科的建设和人才培养也取得了很大成绩。但是，学科建设的现状仍不容乐观，仍然存在着发展不平衡、缺乏规划性、人才后劲不足；基本投入欠缺等问题。

1. 发展不平衡

随着市场经济体制的运行，各家医院相互间竞争逐渐加剧，学科的整体实力与技术水平出现了强项不强的状态。由于临床科研整体水平偏低，创新的后劲不足，束缚了学科发展，必将削弱医院在当今社会中竞争的实力。

2. 缺乏规划性

在市场经济条件下，政府对国有医院投资过少，受医院自身发展资金的限制，对学科建设的投资力度明显不足。学科建设缺乏长期的规划和短期的计划，体现出急功近利，追求短期效应；缺乏预期的目标，没有认真的规划。从时间上看，缺乏整体的思维，对专科的发展没有明确的规划和目标，缺乏长远考虑。如此长期下去必将影响学科的建设与发展。

3. 人才后劲不足

近几年来，医院也认识到人才建设在学科建设中的重要性，特别是高层次人才对学科建设和发展的影响。在管理上采取了一系列留住人才、引进人才的激励措施。到目前为止，医院人才多半是以自我培养为主，引进人才基本停留在口头上。学术存在断层或后继乏人的现象，许多学科拔尖人才或骨干力量也就 1~2 名，还有一些学科带头人在本地区未形成气候，知名度不高，影响力不大。许多医院只追求高学历，忽视了对人才有效的利用，注重重点专科人才的培养，忽视了对一般人员的专科性培训和人才梯队建设。

4. 基本投入欠缺

临床医学研究是学科建设的基础，其基金项目特别是重点、重大项目，既体现了学科的水平，又为学科的科技创新、筹建充足了资金，同时也是科技进步、学科发展的支撑。实验室、实验条件、科研条件、设备、图书资料等条件的限制，已成为制约学科发展的关键因素[3]。

（二）医院学科建设的发展趋势

1. 由传统分科向专科化转变

随着医学科学技术的发展和新兴边缘学科的不断涌现，医院学科专业的内部分工日趋精细，分科已从传统的内、外分科，分化出众多二级学科，一些大型三级医院甚至出现了亚学科、亚专科，如普外科分化为神经外科、胸外科、肝胆外科、肛肠外科等。一些新学科也相继出现，如心理治疗科、免疫科等。当前，一方面，医院学科将继续向专业化、精细化方向发展，更多的二级、三级学科不断出现；另一方面，医院学科逐渐趋向群体综合，形成多学科联合的优势学科群或中心。

2. 由专业技术特色向功能优化拓展

医院学科建设通过不断优化和拓展，更加注重内涵建设。一方面，要想保持学科特色和优势，必须拥有雄厚的人才、设备和技术实力；另一方面，通过同类或相近学科的整合，互相取长补短，进一步优化和完善专业技能或功能定位。学科的建设和发展始终围绕满足患者需求为目标，应坚持和强化多学科综合诊治的功能，疑难疾病在较短时间内能够获得明确诊断，危重患者通过治疗能够得到有效改善甚至治愈，提高临床医疗工作的质量和效率。

3. 由领先学科带头人向构建合理人才梯队转变

学科带头人在学科建设中的地位和作用十分重要，直接影响学科建设的水平、特色和优势。但在具体的实践中，往往过多依赖学科带头人个人的技术水平、专业方向、学术地位和能力素质，而忽视了对整个学科人才梯队的培养和建设，一旦学科带头人离开，学科的整体发展就陷入停滞，甚至萎缩，学术专业水平下降。因此，当前的学科建设不仅要重视学科带头人和接班人的选拔与培养，还应注重学科技术团队整体素质及人才梯队的建设。

4. 由重点学科带动向学科群发展

医院重点学科不仅代表医院在本学科的学术水平、技术地位、业界影响力，还代表着医院的形象和声誉，同时也能带动医院相关学科协同发展。近年来，通过重点学科的建设，促进了以疾病为纽带的各相关学科的发展，逐渐形成了优势学科群。

5. 由传统医学向转化医学演变

基础医学与临床医学的脱节，极大地影响了基础医学科研成果的转化和应用。转换医学主张在实验室和临床之间架起一条快速通道，也就是以病患为中心，从临床工作中发现和提出问题，由基础研究人员进行深入研究，然后再将基础科研成果快速转向临床应用。可以说转化医学打破了以往研究课题组单一学科或有限合作的模式，更加强调多学科间的通力合作，从而提高医疗总体水平，用以应对医学发展中所出现的医学难题。

6. 由传统观念指引转向新常态新理念

医院学科水平直接反映和代表着医院的整体技术实力和学术地位，因此学科建设是一所医院发展的核心与灵魂。医院现代化要求学科建设要坚持公益性，把维护人民群众健康权益放在第一位，坚持以病人为中心的服务理念，不断提升医疗水平，优化就医环境，加强质量管理，简化服务流程，为病人提供安全、优质、高效的服务。建立学科建设可持续发展的文化机制，树立正确的人生价值观，造就和谐的团队，促进学科内部的合作交流，促进学科学术发展。通过建设学习型团队，凝练学科文化，共同学习，共同提升，持续提高，进一步树立高尚的人生价值观，推进学科建设向更高的目标迈进，同时个人价值也得以体现。

第二节　医院学科建设内容和策略

一、医院学科建设内容

学科建设是医院建设和发展的基础，是医院建设发展的一项综合性、长远性的工作。学科建设的水平直接反映医院的整体实力和学术水平。医院学科建设包括学科方向、学科队伍、学科平台、学科人才、学术成果和学科文化六个方面，这六个方面互为依托，互相促进，推动医院学科的全面发展。

（一）学科方向

学科方向建设主要是梳理、明确、把握医院学科主体方向，发展出具有独特能力的优势、特色学科。梳理学科方向是学科建设的关键。一门学科要想得到良性发展，必须要有稳定的、符合医院实际情况的学科方向。学科优秀与否是一家医院能否形成良好的社会声誉、服务或占据医疗市场，是否形成在医疗界的尊崇地位，是否自立于优秀医院之林的根本。学科弱则医院弱；学科强则医院强。作为综合性医院，如何具备拥有竞争优势的学科发展方向是从医院领导班子到专家学者都在思考的关键性问题。医院必须进一步找准主攻方向，扬长避短，突出学科特色。

（二）学科队伍

学科建设的首要任务是组建一支具有良好业务素养、较高政治觉悟、优秀组织管理能力、极具研究和创新意识、梯队结构合理的学科团队。学科带头人对学科的生存和发展起着决定性的影响。学科带头人不但要具备扎实的理论知识、较强的业务水平和科学研究能力，而且要有综合性的知识结构及卓越的科学发展洞察力，谦逊、大度的精神及良好的组织管理能力。中青年骨干是学科团队的中坚力量，在学科发展中起到承前启后的作用。加强对中青年骨干的培养能够为学科发展储备人才。学科梯队的配备，一方面要注意知识结构的互补性；另一方面要注意其年龄结构的合理性，建立起一支以中青年为主，老中青相结合、富有科研创造活力的科研群体。

（三）学科平台

学科平台是指学科发展所需的学术物质基础，即开展学科活动所必须依赖的场所、设备、设施、手段等，是学科成员进行医疗、教学、科研工作的物质基础。医院学科平台的建设肩负着医院高层次人才培养、高水平医学科研、高质量社会服务的重要使命。医院学科平台通常包括信息平台、医疗资源共享平台、教学平台和科研实验平台、国内外学习交流协作平台。

（四）学科人才

人才培养体系建设就是教学体系与能力建设。学科发展是可以复制的，并担负着培养人才的职能。教学是高端医院、学科的必然属性，学科的发展应严格按照教学医院的方式去部署、实施，在意识上要清晰，力争有所作为。如果没有完善的教学体系，学科建设工作就难以持续，就会影响医学科研和人才培养。

（五）学术成果

学术成果建设包括研究课题立项、学术论文与专著、科研成果奖励、专利、行业标准制定等的建设。学术成果是学科建设成效的重要标志，也是学科建设实力提升的重要条件。科研"5+3"指标中的"5"即课题、论文、成果奖励、专利和行业标准。课题包括国家级、省部级、国际合作、社会团体等课题；论文指发表于美国《科学引文索引》（Science Citation Index，SCI）收录期刊、中华医学系列杂志及中国科技核心期刊等不同级别期刊的文章；成果奖励来源于国家、省部、社会9行业等不同级别；专利包括发明专利、实用新型专利、外观设计专利等；行业标准指国家标准、行业规范、行业指南、专家共识等。每个学科应该在这五个方面有所成就。

（六）学科文化

学科文化建设就是培养、凝练代表先进方向，符合人类核心价值观的文化。文化是学科的核心部分，重视文化建设是学科提升核心竞争力的关键途径。文化是学科建设和发展的强大精神动力和思想保证，规范制约着学科及学科内部成员，是学科成长的基石，是学科发展的动力，也是学科持久的灵魂。学科的发展是一个积淀、凝练先进文化的过程，精神和文化层面对组织将起到至关重要的作用[4]。当学科文化呈现消极、保守或反动的特征时，该学科将被淘汰，行将消亡；当学科文化呈现积极、进步、革命的特征时，该学科或衍化出新的学科文化内容，或与不同的学科文化整合为另一种新的学科文化体系，而予以发展。

在现有的医疗体制制度下，医院必须思路清晰、树立正确的学科发展意识和观念，制定学科发展战略，出台利于学科发展的相关政策，形成学科发展机制，积极推动学科发展，提升医院的竞争力。

二、医院学科建设策略

（一）加强学科队伍建设

学科建设要在激烈的竞争中独具特色，人才是关键，尤其是学科带头人对学科的生存和发展起着决定性的影响。学科带头人不仅要具备卓越的知识水平，在自己所属的学科领域中独领风骚，还要有广博的胸襟和海纳百川的气度，善于接受各种不同的学术思想和观点，集思广益，更要有高尚的道德修养、思想境界和令人叹服的人格魅力，这样才能团聚大批学术骨干，组织和带领学科成员开展教学、科研和各类学术活动。

1. 建立人才培养管理体系

大胆使用优秀人才担当骨干，引进和选拔培养优秀后备人才，打造结构合理、特色鲜明、专业扎实、素质优良的具有国际竞争力的研究团队，为学科持续、健康发展提供动力[5]。

2. 建立人才长效激励机制

对做出突出贡献的个人和团队给予奖励，为学科带头人和中青年骨干营造积极向上的工作环境。

3. 给予人才相应的政策倾斜

作为保障学科各项工作顺利开展的相关组织机构和管理人员，必须在人、财、物和政策上给予学科带头人大力支持和倾斜，在晋升、培训、进修等政策上给予中青年骨干适当倾斜，关注中青年骨干的成长，促进个体能力和特长的发挥，形成具有较高内动力的学科团队，推动学科发展。

（二）加强学科特色建设

学科建设的首要问题在于凝练方向。所谓优势、杰出、特色，讲的是人无我有，人有我优，也就是要有"高人之处"。学科带头人应当根据本学科发展形势、同行业其他单位的特点、本学科的业务与人员状况，探索适于本学科的研究方向，并带领团队持之以恒地在该方向上努力，形成优势地位，提升为社会服务的独特与高超技能。学科发展中应当注重培育技术专长，形成对某些专病的诊疗特长，进而汇聚成总体专科优势。

（三）加强学科医教研防四位一体建设

医院的核心工作是医疗，做好医疗工作是医院的目的与宗旨。为达到这一目的，医院必须同时将教学与研究作为医院的主体工作，医疗、教学、研究、预防工作四位一体才能使医院可持续发展，任何偏废行为都将对包括医疗在内的医院整体工作造成严重影响。医疗决定医院的今天，而教学、预防与研究工作则决定着医院的明天和后天。没有教学工作，医院难以具备人才的培养与繁衍能力，医疗工作便会失去日常工作中可借以提高规范化诊疗水平的有效方式，医生便失去了常温学问之新的途径。不做研究工作，医院就失去了把握医学前沿动态、积极参与医疗新生产力创造的意识与能力，所培养的医生对于医学也只知其然而不知其所以然。不做预防工作，医院将失去最基本、最简单、最有价值的存在基础。预则立，防则久，任何诊疗中都蕴含着大量的预防责任和义务，只见病不见人的诊疗是一定没有好结果的，以预防为主、健康导向的诊疗活动才是国家倡导、人民欢迎、成效显著的最佳选择。医疗、教学、预防与研究工作四者互相依存，不可分割，相辅相成。

（四）加强学科科技建设

一家医院的社会声誉主要取决于其科技水平，科技水平对患者具有决定性影响。研究是先进科技产生的源泉，只有善于研究的医生才能真正把握先进科技并加以科学运用，使之合理地服务于患者。医学研究必须以改善医疗实践为宗旨，以解决临床实际问题为追求；医院中所从事的研究应当以临床研究为主，兼做应用基础研究。医学研究需遵循转化医学研究模式，转化医学是医学研究中的一种思想观念、一种行为模式，它强调基础、临床、预防、药物与器械研究、行业规范与标准、卫生政策与社会行为之间的相互影响、衔接与转化，强调多学科交融合作，临床医生和研究工作者必须深刻理解并积极实践转化医学研究模式，为疾病防治提供全套解决方案，提高对疾病的防治水平。临床中蕴含着大量的研究课题，只有着眼、着力于研究这些问题，才能高水平地做好医疗工作，在当前医疗工作所面临的严峻竞争形势中胜出。

加强医学学科建设，是医院生存和发展的必由之路。医院要充分重视学科的建设与发展，努力形成在国内乃至国际同学科中的特色与优势，打造一流的学科，形成良好的社会声誉，自立于优秀医院之林[6]。

第三节 医院学科评估管理

医院学科评估是学科发展的核心内容，也是学科进行调整的依据和基础。医院学科评估是针对医院学科的发展状况、未来发展潜力等，选择学科发展的代表性指标，利用专家咨询、数理统计等方法构建评价体系，进行学科筛选和评价，为医院制定学科发展政策提供有效的依据。医院学科评估是一种综合评价方法，包括人才队伍、医疗实力、科研能力、展开规模、投入与产出效益、学科支撑条件等各个方面。

一、学科评估指标体系的构建

学科评估指标体系的构建是一项复杂而重要的系统工程，直接关系到评估工作的质量、效果和成功与否，是整个评估工作的关键，主要包括要点、原则和结构三个方面。根据国家对医学学科发展和医院建设的总体要求，学科评估体系的要点主要考虑以下五个方面：现状及发展方向、人才队伍结构、区域布局情况、未来发展潜力和现有资源保障。同时，学科评估指标体系的制定包括五大原则：科学性原则、整体性原则、可行性原则、可测性原则和一致性原则。

学科评估指标体系采取等级指标的方法，将评估指标分为三个等级。其中，一级指标包括学科发展方向、技术队伍建设、学术水平、医疗护理工作、教学工作、思想建设和管理等要素。二、三级指标是一级指标内涵的延伸，根据综述的原则和标准立项。指标体系构建是一种综合评价的办法、常用的方法，包括专家访谈法、头脑风暴法、层次分析法等。

二、医院学科评估的实施

根据不同类别、不同级别学科评审具体实际，按照逐级申报、逐级评审、逐级审批的方式最终确定，医院学科评审的组织实施，包括总体部署、学科申请、调查核实、科学评估、审定批准和评审周期等过程和关键环节。

（一）总体部署

评审机关组织制定评审条件，设计评审表格，初步确定名额分配、评审时间安排等。

（二）学科申请

学科申报单位在客观分析本学科研究方向的基础上，结合国内外、本地区学术地位、梯队建设、高层次人才培养、建设条件等基础综合自评，提出书面申请。

（三）调查核实

学科评审组织对所申报材料进行公示，并结合工作实际，安排评估专家实地调查，逐一核实申报材料的真实性。

（四）科学评估

评审团队由对学科建设和发展颇有见解、实事求是、坚持标准、秉公办事的同行权威专家、相关学科专家、管理专家和信息专家等组成，负责完成学科评估。本单位专家原则上采取回避原则。

（五）审定批准

组织评审机关根据评测结果，结合学科在国家、地区、单位国民经济建设和发展中的作用，初步确定重点学科，公示期满无异议由组织机构正式发文批准。

（六）评审周期

评审机关要打破重点学科建设的终身制，形成竞争机制，要定期对重点学科进行全面评估。目前，一般情况下，国家级重点学科评审每 4 年一次；省部级重点学科评审可根据具体情况，每 3~5 年进行一次。

第四节　医院重点学科建设

加强重点学科建设有利于培养人才和优化配置医院内部医疗资源，提高医院医疗技术水平和服务水平，能带动医院科研工作的开展，提高医院科技创新能力，增强医院核心竞争力。

一、概述

（一）定义

重点学科是指大型医院、高等院校或学术性科研团体将有限的资源用于某些学科，以实现人才和技术上的突破，在激烈的竞争中占领专科、专病、专项建设与发展的一席之地，这些专科通常被称为"重点学科"。

（二）基本要求

医院重点学科建设主要有以下基本要求。

（1）学科方向：对推动学科发展、科技进步，促进我国经济、社会、文化发展和国防建设具有重要意义。

（2）学术队伍：有在所在学科学术造诣高、有一定国际影响或国内公认的学术带头人，有结构合理的高水平学术梯队。

（3）学科人才：培养博士生的数量和质量居于全国同类博士点前列。

（4）科学研究：已形成有较大影响的学术特色，取得一定数量较高水平的研究成果，对经济建设和社会发展做出重大贡献，且承担具有重要理论和现实意义的研究项目。

（5）基础条件：教学、科研条件居全国同类学科先进水平，具有较强的与相关学科相互支撑的能力和获取国内外信息资料的先进手段。学术气氛浓厚，国际、国内学术交流活跃。

（三）目的意义

1. 促进医药卫生事业健康协调发展

解决好重点学科的建设和发展，其意义不仅在于重点学科本身，而且在于力争使我国医药卫生事业在重大领域取得突破性进展，推动整个卫生事业健康发展，使医学科学技术能在经济和社会的发展中发挥更好的作用。

2. 促进医院全面发展和综合竞争力提升

医院重点学科建设能够推动医院学科结构和布局的优化与调整，提升人才培养质量、科技创新水平和医疗服务能力；提高医院综合竞争能力，带动医院的全面发展。

3. 促进医院不断创新和发展

医院的生存和发展有赖于医疗技术的不断创新和医疗水平的不断提高，而医疗技术的创新与医疗水平的提高又赖于学科建设。开展重点学科建设，有利于医院集中力量建设一批高质量、有特色的优势学科，这些优势学科拥有知名学科带头人和合理人才梯队，配备先进专科技术设施，可以产生一定数量的高水平科研成果以及创造明显的社会和经济效益的学科。

4. 促进医院高层次人才凝聚

通过重点学科建设，有利于医院发现和培养高层次人才，不断提升人才培养质量，使医院的重点学科成为知名的学科人才培养、聚集基地，培养一批高技术能力和高学术水平的学科专业人才，逐步建立一支学科间相互渗透、人才结构合理的学术队伍。同时，重点学科建设有利于增强学科带头人的使命感和责任感，充分调动他们的积极性和创造性，为人才职业生涯、医药卫生事业的兴旺发达多做贡献。

（四）战略目标

1. 提高医学技术水平、促进医学科技发展

学科建设要与提高科学技术水平、增强科技竞争力和促进科学技术与社会、经济协调发展相结合，不断提高医学技术和防病治病水平是医学科技发展的根本源泉和内涵，重点学科建设必须立足于促进医学科技的发展，争取在防病治病的难点、热点和关键技术问题上有所突破，使严重危害人民健康的主要疾病的防治技术明显改进、疾病的治愈率显著提高。

2. 培养高层次人才，建设一支高水平的卫生科技队伍

培养一支高水平的卫生科技人才队伍是推动卫生事业发展的基础性战略任务。通过重点学科建设，要力争一些医院的学科专业成为国内乃至国际知名的人才培养和科学研究的中心，力求培养出一批具有高尚医学科研品德和一流学术水平的学科带头人，并建立起一支学科齐全、结构合理的学术队伍。

二、重点学科及学科带头人的选择与管理

（一）重点学科的确定与建设

重点学科的建设应遵循"有所为、有所不为"的原则，从医院卫生事业与经济社会协调发展出发，结合当地的经济社会发展和医院的实际情况，突出重点、合理布局，以形成医院学科建设的整体优势。重点学科的建设遵循整体性原则、择优性原则、创新性原则、指导与评估相结合原则、财务监督原则。

（二）学科带头人的选用标准

学科带头人不仅是某一学科领域的学术权威，而且是该学科建设中的管理者、建设者和力量凝聚者，其素质和水平直接影响到该学科的建设和发展。学科带头人的选拔和管理是学科建设的重要环节，必须具备以下四方面综合素质：良好的政治素养和职业道德、较高的业务水平和学术威望、较强的组织管理能力、合适的年龄及身体状况。

（三）学科带头人的选拔和培养

遴选学科带头人可采用选举制、推荐制、考核择优制等方法，制定严格的公平、公开学术竞争氛围和专家评审等优中选优的程序，选拔德才兼备的学科带头人。此外，对重点学科带头人的培养应纳入医院的学科发展规划。医院积极创造条件，将学科带头人置于医疗、科研的第一线，并在人力、物力、财力、荣誉上给予必要的保障，支持学科建设人才外出学习、研修、交流。

（四）学科带头人的考核

考核内容主要是学科带头人履行职责的情况，包括制定学科发展规划、组织实施重点科研项目、完成重大科研成果及其推广应用和奖励、规划使用学科建设经费及课题经费、提出并落实人才梯队建设规划、科研支撑条件的改善以及组织安排学术活动与著书立说等。

三、重点学科建设规划及实施

（一）重点学科建设规划的编制

编制重点学科建设规划与计划是医院科研管理的一项重要工作。重点学科规划应基于医院的综合实力并结合其发展潜力，采取"请进来、走出去"的办法，广泛征求相关领域的专家意见，使规划满足先进性、可行性、创新性等要求。重点学科建设规划的基本内容包括学科建设的重点研究方向、主要奋斗目标、预测学科发展趋势、采取的相应

政策与保障措施等，具体包括科研情况、教学情况、人才培养及学术梯队建设、学术环境和工作条件等。

（二）重点学科建设规划的组织实施

重点学科建设规划有效实施取决于三个方面：一是医院管理层面对各项政策措施的落实程度；二是学科带头人和学术队伍的创造性和积极性；三是各级科教管理部门在服务和管理中发挥的作用。因此，必须明确学科带头人及其成员的工作目标和任务，落实实施规划所需要的人、财、物、信息等各项条件措施，做好实施情况的检查与监督工作并进行科学的考核评估[7]。

四、重点学科建设管理

重点学科建设管理主要包括以下内容。

（一）完善制度

通过学科建设，逐步建立完善的管理制度，使学科建设达到科学化和规范化管理。

（二）严格程序

申报项目由医院专家组进行评审遴选，遴选指标包括学科带头人知名度、学科原有学术地位及学科人才梯队组成等。

（三）认真实施

在申报重点学科时必须制订详细和周密的建设计划，包括建设目标、研究计划、梯队建设、学术交流、预期成果及考核指标等。一旦立项，相关计划必须认真实施，在计划实施过程中医院将给予全力支持和严格监督，保证学科建设顺利进行。

（四）评估改进

由相关领域专家对科研进度、人才培养、成果转化等进行全面评价，对存在的问题认真分析落实纠正及预防措施，并作为学科建设完善提高的基础和继续支持学科建设的依据。评估与考核要公正公平、实事求是，坚持严谨科学、创新发展的态度。

案例：给患者找到最合适的治疗方式

伴随医学技术发展，学科分类越来越细，专科和亚专科越来越多地出现在临床科室目录中，专科细分给患者带来专业诊疗服务的同时，也招致一些弊端，如患者无所适从。很多肿瘤患者都有这样的经历，跑了多家医院，本来想多听听专家意见，可是转了一大圈还是不知道怎么做，内科大夫说化疗、外科大夫建议手术，每个大夫的建议都不同，多学科诊疗模式（multi disciplinary teamwork，MDT）恰恰是解决这一问题的开门锁。

　　MDT，即将手术、放疗、化疗、介入、中西医结合和生物靶向治疗等多种手段综合运用于患者。2010 年 11 月 10 日成立的河南省肿瘤疾病会诊中心，是河南省第一家肿瘤多学科专家综合会诊中心，开设了食管癌、肺癌、胃癌、大肠癌、乳腺癌、宫颈癌、肝癌、甲状腺肿瘤、淋巴瘤 9 个单病种肿瘤诊疗质控专业组。

　　医院依托单病种首席专家组的 MDT，可以大大缩短从诊断到治疗的时间，用最短的时间获得最佳的个体化治疗方案，有机会让每一个需要的患者在肿瘤治疗开始前就能获得全面周到的医疗服务，提高了诊疗质量，也促进了医患和谐。2014 年底，胸部肿瘤 MDT 治疗团队在全院率先启动，同时每次会诊均可向全院各科室医务人员开放，给年轻医师很好的学习机会，还通过远程会诊系统让协作医院的医务人员观看，且已将每月的典型病例讨论及 MDT 诊疗效果进行汇总分析，汇编成《胸部肿瘤多学科会诊病案分析荟萃》，作为内部学术交流资料，受到业内肯定。

参 考 文 献

[1] 高剑峰，高德富. 高校学科建设要素分析研究[J]. 中医药管理杂志，2013，（10）：1046-1047.

[2] 王桂芝，田秀山. 浅谈学科建设的基本方法[J]. 四川理工学院学报，2004，（3）：54-55.

[3] 韩燕. 市级医院学科建设现状与对策[J]. 临床医药实践杂志，2006，（2）：159-160.

[4] 张鹏俊，王辰. 文化建设在医学专业学科发展中的作用探讨[J]. 中国临床医生，2013，（9）：34-35.

[5] 刘慧玲. 试论学科文化在学科建设中的地位和作用[J]. 现代大学教育，2002，（2）：74-76.

[6] 宁方芹，付亚芬，韩晓燕，等. 加强学科建设促进医院发展[J]. 中华医院管理杂志，2005，（21）：4.

[7] 陈洁. 医院管理学[M]. 北京：人民卫生出版社，2005.

（宋永平　王雷超　张禄生）

第十二章

科 研 管 理

第一节 医院科研概述

通常医院主要承担医疗、教学、科研三大任务。医疗的本质在于整合已有知识为维护患者健康服务，教学的本质在于维护患者健康知识的传播，科研的本质在于有效回顾卓越实践，挖掘与丰富维护患者健康的知识内涵。随着社会的进步、医学的发展和人类健康追求的需要，医院科研已成为推动医学进步、丰富医学内涵，有效维护人类健康的重要组成部分，医院科研与医疗质量、流程效率、高素质人才荟萃、核心竞争力发挥、优势学科创建、资源优化、健康环境的构筑等密切相关。推进医院科研不断深入，创新提高，引领发展势在必行。

一、医院科研的作用

（一）提高医疗技术水平和医疗服务质量

医院科研旨在研究人的生命本质，探索疾病的发生、发展、转归和防治的规律，以达到增进人类健康、延长寿命的目的。随着经济社会的不断发展，医学模式和疾病谱也发生了显著的变化，有组织、有目标地开展医学科学研究，可以系统地总结以往的实践经验，加深对人的生命和疾病现象及其发生、发展规律的认识；可以不断发展医学新理论，寻求维护人类健康和防治疾病的最佳途径和方法；可以拓展研究领域，攻克技术难关，持续提高医疗服务质量和技术水平，满足人民日益增长的医疗需要，推进健康中国发展。

（二）培育优势专科，推动学科集群发展，打造核心竞争力

学科建设和高素质医学人才是医院可持续发展的重要保证。通过科研工作，不仅能

有效地总结临床成功经验，掌握和跟踪国内、国际最新医学发展动态和趋势，还能培养出具有较高科学素质的医学人才和优秀学科带头人。

（三）促进医学科学技术与经济社会协调发展

医学研究的成果不仅能维护人的健康和生命，促进人的综合素质的提高，从而发挥保护生产力的作用，其科技成果也可以直接转化为生产力，创造更多的社会财富，为医疗卫生事业的发展提供良好的经济与物质条件，从而达到实现经济社会协调发展的目的。

二、医院科研工作的特点

医学研究的对象是人，人既具有生物属性，又具有社会属性，因而医学比其他自然科学更复杂，包含明显的生物、心理、哲学、社会学等因素。医学研究除了一般科研所具备的特点外，由于其研究的对象不同，还有自己独有的特点[1]。

（一）研究对象的特殊性

以人为研究对象是医院研究的重要特点之一，它关系到人的生命健康。因此，要求科研人员必须具有高尚的职业道德和严谨的科研作风，凡涉及人体试验的都必须在伦理道德准则和严格的法律规定下进行，如知情同意原则、实验设计以及进行过程的伦理道德原则等，是每一个医学研究人员必须遵循的。

（二）研究工作的多学科交叉性

疾病防治的研究涉及多领域多学科，每一项重大的医学科研成果，不仅需要某一专业的专家学者个人潜心研究，还需要多学科的群体研究人员通力协作才能实现。因此，开展医学研究必须重视对跨学科、跨系统联合攻关的管理研究，大力促进学科间的交叉渗透、重点突破。

（三）研究客观条件的局限性

医院的医疗、教学任务繁重，科研人员又多为临床医务人员，开展医院科研工作常受到科研时间得不到充分保证、研究条件和环境也不如研究机构等限制。因此，医院管理层、科研管理部门及科研人员都应该树立"科技兴国""科技兴院"的意识，正确处理好医、教、研三者关系。医院应为科研人员创造良好的科研环境和实验条件，并制定相应的倾斜、激励政策，保障科研人员的利益，发挥科研人员的积极性，保证科研工作的顺利开展。

（四）研究目的和结果的社会公益性

医院科研工作的目的是保护人的健康，属于社会公益性事业。因此，对于以社会效益为主的医学研究，应承认和激励其所取得的研究成果对社会的贡献，要以与经济社会条件相一致的经济手段对社会公益性成果予以奖励，要提倡与表彰公益性事业研究者的奉献精神，并给予从事研究工作所需的物质保障。研究者的奉献精神，将影响包括研究者本人在内的所有人及相关群体。

三、医院科研工作的类型

（一）按任务来源分类

1. 纵向科研任务

纵向科研任务是指各级政府主管部门下达的课题、项目，包括国家、部门和专业发展规划中确定的科研任务，或主管部门根据医药卫生事业发展的要求和在防病治病工作中遇到的一些技术难点提出的科研课题，一般通过择优或招标方式落实到承担单位。例如，国家科技攻关项目，"863""973"课题，国家自然科学基金课题，各国家部（委、局）、各省级及各厅（委、局）、各市级及各局（委）基金课题等。

对于医院而言，这部分任务是科研的主要任务，对于培养优秀的科研人才，提升医院科研能力和核心竞争力，提高医院学术地位和知名度、信誉度非常重要，应积极创造条件争取纵向科研任务，并在人、财、物上加以支持和保证。

2. 横向科研任务

这类研究与开发课题是以横向科技合同为依据的，它主要由企事业单位或社会组织委托进行，研究经费一般由委托单位提供。

3. 自选课题

自选课题是根据学科发展和科技人员的专长，结合医疗卫生工作的实际需要，由科技人员自己提出的研究课题。由所在单位给予资助立题，如院、所基金等。自选课题的目的在于鼓励有创新的思路和设想，先给予启动，为以后申报大课题做准备。因此，应充分重视自选课题，并积极创造条件给予支持。

（二）按科技活动类型分类

1. 基础研究

基础研究以认识自然现象、探索自然规律为目的，此类研究探索性强，研究周期长，对研究手段要求高，研究结果常是一些科学发现。医学基础研究是探索和认识生命活动的基本规律，探索和揭示疾病发生、发展和转归的一般规律，从而对医疗、预防提供科学理论依据，指导医学科学实践活动。

2. 应用研究

应用研究主要是针对某个特定的有实际应用价值的目标开展的研究。一般来说，通过应用研究可以把理论发展到应用形式。医学应用研究是应用已知的医学技术和诊疗方法去攻克疾病，主要包括治疗方法研究、诊断方法研究及医疗技术、装备的研究等。在应用研究中，有时又有基础研究，这种研究又称"应用基础研究"，这种研究与纯基础研究的区别在于它有具体应用目的。

3. 开发研究

开发研究是运用基础研究和应用研究的知识，为了推广新材料、新产品、新设计、新流程、新方法，或对之进行重大的、实质性改进的创造活动。它和前两种研究的区别在于，基础研究和应用研究主要是为了增加和扩大科学技术知识，而开发研究主要是为了推广和开辟新的应用。

以上三类研究相互补充、互相促进并可以相互转化。基础研究是应用研究的前提，应用研究是基础研究的延伸。应用、开发研究不仅是对基础研究成果的进一步延续和证实，还反过来促进基础研究的发展。

四、医院科研工作的必要条件

医院科研工作条件，包括科研人员、科研基地与场所、实验技术装备及科研经费。积极创造科研条件，是完成科研任务的基本保证。只有将人、财、物这三种必不可少的要素有机地结合起来，通过科学的组织管理，才能有效地发挥各自的作用，产生较大的效益。

（一）科研人员

科研人员的质量和数量，是关系到医院科研工作能否顺利开展并取得预期成果的首要条件，是衡量医院科研实力的重要标志。按照科技"以人为本"的原则，建立一支老中青三代合理的梯队结构，发挥各自的最佳效能。对学有所长的专家教授积极发挥他们的作用，指导并培养年轻一代。医院通过实践与考核，对德才兼备的人才进行大胆选拔与培养，为他们创造条件，重点扶植，使他们能脱颖而出。

（二）科研基地与场所

医院科研除了临床研究外，实验研究占有相当重要的地位，这就需要有相应的设施，如科研实验室、动物实验室和Ⅰ期甚至Ⅱ期科研病房等。

（1）实验室的设置既要有利于科研工作，又要考虑临床医疗共用的可能性，做到布局合理，人力、物力集中，设备配套。规模较大的医院可以采取集中与分散相结合的方式，以集中为主，设置中心实验室，大型通用仪器设备集中使用，个别专科根据需要，增设专科实验室作为补充，而规模小的医院以只设中心实验室为宜。

（2）动物实验是医学科研工作必不可少的基本条件。新的诊疗方法的创立、新药研究、疾病模型的建立等，都需要相应的先期动物实验支撑，动物实验质量将直接影响到研究结果的科学性和可靠性。医院动物实验室及动物饲养室的设备条件和管理水平，是反映一个医院科研质量的重要指标。

（3）设置适当的科研病房和病床，收治符合要求的病种，建立详细的病例档案，以便进行系统观察和科学研究。

（三）实验技术设备

实验技术设备，包括仪器设备、材料、药物、试剂、实验动物等。

（四）科研经费

科研经费是开展科研的基本保证。医院应充分发挥优势，组织科技人员联合起来协作公关，提高凝聚力、竞争力，多渠道争取科研经费，同时医院应加大对科研的政策倾斜和资金投入，每年拨出一定数量的经费用于支持科研与学科建设。

第二节　医院科研管理

医学研究是医院的一项经常性工作，医院科研的进步与发展、科技人才的培养与成长，与组织管理密切相关。良好的组织管理、完善的科研条件是医院科研的基本保证。

一、医院科研管理的概念

医院科研管理是对医院各个学科专业领域的科学研究和技术活动的管理。具体来说，就是将现代管理学原理、方法应用于医院的科研活动中，实现医院科研活动中各要素的最佳组合并发挥最大的效能。医院科研管理工作的基本目标是出成果、出人才、出效益，促进医学科学事业的不断发展和医疗技术、医疗质量、医疗服务水平的不断提高。

二、医院科研工作的组织管理

（一）医院科研管理的组织结构

1. 医院科研管理的职能机构

医院有一名副院长分管科研工作。根据医院级别和规模大小，设科研处（科教处）或科研科（科教科）为职能部门，主要职责是认真贯彻"科技兴国，科技强院"的方针及国家有关发展科学技术的政策，在抓好医院日常科研工作以外，结合医院的实际，以学科建设和人才培养为宗旨，协助院长组织制定医院的科研规划、计划，建立健全科研制度，创造科研条件，合理协调科研力量，组织科研协作，抓好人才培养和管理，充分调动科技人员的积极性，采用先进的管理思想和方法，提高科研工作的效率和质量。

2. 学术委员会

学术委员会负责医院科研课题申报前的评审与咨询，提出改进的意见与建议，论证科研机构和各种科研活动方案。学术委员会由医院内学术造诣较高、才学出众、品德高尚的专家组成，一般为8~10人。

3. 伦理委员会

伦理委员会或伦理小组，负责论证医学科研中有关涉及人体实验方面的伦理学问题。伦理委员会由5~7名医学专业人员、行政人员和至少一名非医学专业技术人员组成，其工作以《赫尔辛基宣言》为指导原则。在临床科研中，凡经过动物实验后应用于人体的新药物、新技术、新材料以及有关基因工程和器官移植等方面涉及伦理学问题的研究都应经伦理委员会审定，严格按国际上共同遵守的"人体试验准则"及其他有关规定，经受试者同意，计划周密地进行必要的人体试验。

（二）医院科研机构

1. 附设研究所（中心）

研究所是医院的大型研究机构，需经上级主管审批同意方可建立。建立研究所的条件是：必须有一支实力雄厚的学术团队，具有承担国家级或至少省市级科研项目的能力，有必备的科研设备和实验室条件，研究方向必须符合医院学科发展方向。研究所多数科研人员是专职或以科研为主，组织管理上单独建制，但体制上由院长统一领导。

2. 研究室

研究室是医院附设的小型研究机构，相当于专业科室。作为医院的研究室，应具备研究所的基本条件：一定人数的科研人员、专用的仪器设备、科研病床和经常性的科研经费，有明确的主攻方向，既要完成当前的科研任务，又要符合长远的发展方向。

3. 研究组

研究组即课题组，是根据科研任务的需要而临时组织的，人员组成可以跨科室、跨单位，要求精干，结构合理。研究组完成课题后自行解散，这是各级医院的一种主要科研组织形式。

三、医院科研管理的原则

在医院科研管理过程中，应遵循以下原则。

（一）系统性原则

有效整合人、财、物、时间、信息等要素，加强与计划、财务、教育、医疗等系统的横向联系，充分发挥各要素和各系统的作用，实现医学科学研究的整体目标的最优化。

（二）安全性原则

由于医学研究对象的特殊性，必须树立以人为本的理念，坚持安全第一的原则，这是医学科学伦理道德和精神文明之所在。

（三）求实性原则

医院科研工作的目的是为人的健康和生命服务。一切科研成果都必须慎之又慎，反复验证，确保万无一失，在科研活动中必须具备严密谨慎、求真务实的工作作风，精心设计每一项科研计划，认真做好每一个科研实验，以不断探索生命之本质和疾病防治规律之所在。

（四）学术性原则

医学科学的发展受制于诸多因素，如科学的总体发展水平、群体与个体的差异等，在医学科研中必定会出现不同的学术观点和学派。因此，在医院科研管理中应尊重不同的学术观点，提倡"百家争鸣"，充分发挥科研人员的聪明才智。

四、医院科研管理的主要内容

医学研究的基本程序是指一项研究课题从开始到终止所经过的步骤，大体经过选题、申请、实施、总结、鉴定、报奖及推广转化等几个基本程序。科研管理必须围绕着基本程序进行，保证研究工作顺利开展，达到出成果、出人才、出效益的目的。科研管理主要包括计划管理、成果管理、经费管理、科技档案、学术交流等主要内容。

（一）计划管理

医院根据发展目标，制定相应的科研规划和计划。医院的科研规划和计划参照国家和地方的规划和计划精神，根据防病治病原则，结合医院实际情况加以编制。除了编制相应的科技规划和计划外，计划管理的重点是课题计划。目前，我国医药卫生科研计划分为四级，即国家级计划、省部级计划、市级计划和行业或单位计划，与此相应的课题有五种，即国家级课题，省、部级课题，市级课题，行业内课题和自选课题。课题计划管理由两部分内容组成，即立项管理和实施管理，具体内容包括选题、立项申请、审批、过程管理。

1. 选题

选题就是选择确定课题的主要研究方向，它关系到整个科研工作的质量。爱因斯坦曾经说过："提出一个问题往往比解决一个问题更重要，因为解决问题也许仅仅是一个数字或技术上的技能而已，而提出新的问题、新的可能性，从新的角度去看旧的问题却需要创造性的想象力，而且标志着科学的真正进步。"因此，正确地选择课题，是科学研究中具有战略意义的首要问题。

（1）选题原则。

一是有明确的目的性。必须以科学发展为目的，与学科研究方向相一致。二是有创新性。创新应是前人没有研究过的或是已有研究工作上的再创造，包括新发现、新设想、新见解，也可以是新理论、新技术、新方法或开拓的新领域。三是有科学性。符合客观规律，有一定的理论和实践依据。四是有先进性和可行性。应代表本领域研究的前沿水平，并且具有开展研究的现实条件和可操作性。

（2）选题注意事项。

选题范围大小适当，明确研究方向；通过查新，摸清国内外有关的科技动态，以判断研究价值；选题后要先进行预试验，以确定课题的可行性；做好开题报告、同行评议，以审定该课题是否具备立题条件。

2. 立项申请

选好题目或研究方向后，能写出一份高质量的申请书，将自己的思路充分表达出来，得到同行专家和主管部门认可，是申请课题竞争性强的关键，主要包括：①立项依据，包括课题的研究意义、国内外研究现状分析及主要文献、出处。②研究方案，包括研究目标、研究内容和拟解决的关键问题；研究方法、技术路线、实验方案及可行性分析；年度研究计划及预期进展/预期研究成果；等等。③研究基础，包括有关的研究工作积累和已取得的研究工作成绩，已具备的实验条件。④经费预算，包括仪器设备购置费、会议会务费、专家咨询费、办公用品及耗材费等。

3. 审批

审批主要包括医院内部审核和主管部门审批。医院科研管理部门主要把关形式审查，协助医院学术委员会或同行专家负责对申报课题进行全面审核和评议，主要包括：立意是否创新，立论依据是否充分，研究目标与研究内容是否明确、具体，技术路线、实验方案是否可行、先进，避免低水平的重负研究。

4. 过程管理

过程管理是指在课题确定（中标并签订合同）后，管理者和负责人在职责范围内对课题实施过程中各种基本要素进行有效的协调控制和综合平衡，以实现课题目标的一系列活动。

（1）落实计划，明确职责。

课题负责人对课题的完成负有责任，要认真做好课题的组织、指挥、协调工作，严格掌握课题进度，合理安排经费使用，负责对课题进行小结、总结和汇报以及组内人员的指导与考核，建立一套组内共同遵守的规章制度，以保证研究工作有条不紊地开展。

医院科研管理部门是课题完成的保证单位，应负责监督、检查课题完成情况及课题的验收工作，并协调解决课题执行过程中出现的各种矛盾与纠纷。

（2）定期检查，掌握进度。

为全面掌握课题执行情况，必须建立研究工作检查制度。检查的目的在于及时了解情况，及时发现问题和解决问题，这是保证科研计划顺利进行的有效手段。对课题计划的执行情况进行检查，内容包括计划实施、条件落实、经费使用情况及遇到的困难等，以便及时协调解决。

（3）按期结题，及时总结与验收。

课题按规定时间结束后三个月内，管理部门应督促课题负责人认真撰写出科研课题结题报告。报告内容包括结题简表（研究概况）、研究内容及研究简要经过、取得的主要成果及意义、达到的主要技术经济指标、对研究成果的评价和建议、完成论文论著目标、经费使用决算等。

（二）成果管理

科研成果管理包括成果鉴定、成果申报和奖励、专利申请和成果转化。

1. 成果鉴定

成果鉴定是指有关科技行政管理机关聘请同行专家，按照规定的形式和程序，对成果进行客观公正的审查和评价，正确判断科技成果的质量和水平，加速科技成果推广使用。

成果鉴定必须具备以下条件：①全面完成科研合同、任务书或计划的各项要求；②技术资料完备，符合科技档案要求；③应用性科研成果必须出具应用推广单位证明；④实验动物必须具有合格证书；⑤基础性研究成果一般需论文发表后方可申请鉴定，申请鉴定必须填报"科技成果鉴定申请书"或"科技成果验收申请书"，经上级主管部门审核批准。成果鉴定形式包括专家鉴定和验收鉴定两大类，其中专家鉴定又包括会议鉴定和函审鉴定两种形式。

（1）会议鉴定由同行采用会议形式对科技成果做出评价，由组织或主持鉴定单位聘请同行专家 5~7 人组成鉴定委员会，采用答辩、讨论、现场考察、演示或测试等方式。鉴定结论必须经到会专家的 3/4 通过才有效。

（2）函审鉴定由组织鉴定单位确定函聘同行名单，专家人数一般控制在 5~7 人，由组织鉴定单位将该项成果的有关证明、技术资料等文件函送所聘专家，并请其在一定时期内反馈具有专家亲笔签名的评审意见书，反馈的评审意见书不得少于 5 份。若少于此数时，应增聘评审专家。

验收鉴定。由组织鉴定单位或委托下达任务的专业主管部门（或委托单位）主持，根据计划任务书（或委托合同书）或规定的验收标准和方法，必要时可视具体情况邀请 3~5 名同行专家参加，对被鉴定的科技成果进行全面的验收。

2. 成果申报和奖励

科技成果申报是为了让国家和地方各级科技管理部门随时掌握和了解各类科技成果的数量和意义，及时交流和推广科技成果，最大限度地发挥科技成果在推动社会主义经济建设中的作用。报送的每一项科技成果，均应附送下列材料。

（1）科技成果研究报告，主要包括以下内容：①项目简介，包括项目所属科学技术领域、主要内容、特点及应用推广情况；②项目详细内容，包括立项背景、详细科学技术内容、发现、发明及创新点、保密点、与当前国内外同类技术的综合比较、应用情况、经济和社会效益等。

（2）"科学技术成果鉴定书"。

（3）研究实验报告或调查考察报告、学术论文与科学论著等有关技术资料。

（4）成果应用、推广方案或证明。

成果奖励，主要包括国家级成果奖、省部级奖和其他各级各类社会组织颁发的奖项。其中国家级成果奖是由国务院设立的国家最高级别的奖项，有国家最高科学技术奖、自然科学奖、技术发明奖、科技进步奖。

3. 专利申请

专利制度是国际上通用的利用法律保护知识产权、促进社会科技进步、促进科技成果转化、建立良性的市场竞争机制的有效办法。鼓励新技术、新工艺、新方法、新产品、新材料等技术构思申请专利。专利法中所指的专利即专利权，专利权就是专利权人在法律规定的期限内，对其发明创造享有的独占权。专利权只能由国务院专利行政部门批准、授予。

专利有三大特点：①独占性，指对同一内容的发明创造，国家只授予一项专利权；②地域性，指一个国家或地区授予的专利权，仅在该国或该地区有效，在其他国家或地区没有任何法律约束力；③时间性，指专利权有一定的时间期限，发明专利权限为20年，实用新型和外观设计专利权的期限为10年。

取得专利的实质条件包括：①新颖性，指一项发明在申请日之前没有与其相同的，未在国内外出版物上公开发表过的技术内容，未在国内公开使用过的技术内容，未在国内以其他方式（口头报告、演讲、发言、展览等）为公众所知的技术内容，未有他人先申请的技术内容；②创造性，指先进性，首创发明、解决某些技术领域的难题或取得预料不到的技术效果等；③实用性，指能在各种产业中应用。

专利权并不是伴随发明创造的完成而自动产生的，需要申请人按照专利法规定的程序和手续向专利管理部门提出申请，并提供规定的各种文件资料，经专利管理部门审查，符合规定的申请才能授予专利权。一般申请专利是通过专利代理公司来进行的。

4. 成果转化

成果转化实际上就是科研成果由科研部门向生产领域的运动过程。广义上讲，科研成果的转化包括基础研究的成果向应用研究与开发研究成果的转化。应用研究、开发研究的成果向生产中等信息性和实物性成果的转化，直到生产中应用和推广，形成生产力，获得经济效益。狭义上讲，科研成果的转化是指实验室内已成功的科研成果向生产应用推广，形成生产力。科研成果的管理，主要指的是抓好科研成果的应用和推广。就管理工作而言，成果的应用与推广，是科研与生产的"结合部"。

科研成果转化的具体模式包括：自行转化，自己投产；招标拍卖，转让所有权；技术转让，分成收益；技术入股，合资经营；风险投资，孵化成果。

科研成果转化资金筹集主要包括国家专项基金申请、金融机构贷款和风险投资三类。

（三）经费管理

1. 科研经费来源

与课题任务来源相配套，科研经费来源也可以分为纵向与横向。纵向经费来自中标的纵向课题，主要是由国家和各级主管部门科研拨款；横向经费主要来自企事业单位。

科研经费的收入多少是衡量一个医院研究能力大小的重要标志之一。采取多种渠道、多种形式筹措科研经费，是当前和今后一段相当长的时间里医院科研经费管理的一个极其现实而又重要的问题。基础研究和部分应用研究经费，力争通过申请各级各类科学基金获得。发展研究和自选课题经费越来越要求经济自立，医院要面向社会，与科研、企事业单位开展各种层次、形式的科技横向联系，有条件的医院还可开展国际的科技协作。同时，增加医院科研经费的投入比例，并以开发转让自身科技成果产生的经济收益来壮大自己，这对实现"科技兴院"、促进医学发展具有重要意义。

2. 经费使用原则

第一，政策原则，严格遵守财务纪律，单独建账，专项管理，单独核算，专款专用。第二，预算原则，坚持先预算后开支，量入为出。第三，节约原则，坚持勤俭办事原则，最大限度地节省人力、物力、财力。

3. 经费开支范围

1）直接费用

（1）科研业务费，包括实验材料费、燃料动力、外协测试化验及加工、出版物/文献/信息传播/知识产权事务/会议。

（2）人员费，包括直接参加课题研究的全体人员支出的工资或劳务费用。

（3）仪器设备费，包括研究过程中发生的仪器、设备、样品、样机的购置和试制费用。

（4）修缮费，主要指研究所用固定资产的安装、维护、修理等费用。

（5）其他，指国际合作交流、差旅、专家咨询等费用。

2）间接费用

间接费用包括现有仪器设备折旧费、房屋占用费、管理费等。

（四）科技档案

医院科技档案，是指医院在医药卫生科技活动及防病治病过程中形成的具有保存价值的文字、数据、声像、图表、软盘等各种载体，并且按照一定的归档制度作为真实历史记录集中起来保管的科学技术文件材料，科技档案工作是医院科研管理的重要组成部分，是提高科研工作质量的重要保证。

科技档案真实地记载了科技人员的科技思想、科技方法和科技经验，是广大科技人员劳动的结晶，它能为科研管理机构和科技人员在进行科研管理、科技决策、科学研究、技术交流、著书立说、职称评聘、经验总结等方面提供信息和依据，起到凭证和参考作用[2]。

归结起来，科研档案归档范围主要包括以下内容。

（1）任务来源类：任务计划书、工作方案、选题论证报告、课题协议书、合同、年度计划及执行情况、经费预决算。

（2）原始记录类：科研记录本、各种测试数据及分析、各种图表及照片、各种临床观察材料、各种化验报告、计算结果。

（3）成果鉴定类：课题简介表、成果送审表、成果报告表、鉴定证书、鉴定委员会名单、鉴定会议记录、鉴定委员会意见、论文或著作、科技成果主要研究者登记表、课题组人员名单、科技成果推广情况表、科技文件材料登记表。

（4）成果奖励类：成果奖励申请表、上级批复、获奖照片及证书、奖金分配。

（5）成果推广应用类：各类报道、有关来往信件、讲座及学习班有关材料、用户反馈评价意见、技术转让合同。

（五）学术交流

学术交流是推动科学发展、造就科学人才的重要条件。为了净化学术空气，及时掌握国内外的学术动态，积极开展新技术、新业务的学习，医院应建立健全学术交流制度，定期开展学术交流。学术交流的形式可多种多样，包括学术讨论会、学术座谈会、学术报告会，以及学术性互访、讲学、参观、考察等。有条件的医院还可以开展国际性学术交流，以便更好地开阔视野，启发思路，增加新的科学技术知识，促进医学科学的进一步发展。

第三节 医院科研管理发展状况

科研管理是现代化新型医院建设的重要内容，对于医院科研规划的制定、科研任务的落实、组织项目的申报具有重要意义，并指导和支撑了医院科研的可持续发展，是医院实现现代化建设的重要内容。

一、医院科研管理对推动医院发展的重要意义

伴随着社会医疗体制的不断深化改革，各医疗单位之间的竞争也愈演愈烈。在这激

烈的竞争中，医学科研水平和新成果的转化应用是医院医疗水平的重要标志。因此，想在这种竞争中立于不败之地，必须形成系统完善的科研管理模式，以提升医院科研管理水平，进一步增强医院的综合竞争能力。现实意义在于医院竞争力的核心是创新能力，也是医院获得独特竞争优势的关键。在新形势下，实现医院创新的主要形式之一就是科研，通过加强医学科研，提高临床技术水平，才能使医院在激烈的竞争中处于优势地位。科研水平提升的直接因素是科研管理水平和质量。科研管理与科学研究密切相关，科研管理的水平直接影响着科技成果的数量和质量。科研管理作为一门科学日趋得到更多的承认，科技事业的进步和发展，科技人才的成长和作用的发挥，无不与科研管理工作密切相关。医院科研管理工作在提高科研水平、保证科研质量和促进成果转化中起着极其重要的作用。医院科研管理工作的最主要也是最基本目标是在出成果、人才、效益各方面的基础上进一步提高医疗技术和诊疗质量[3, 4]。

二、国内外医院科研管理发展现状

（一）国外发展现状

医院的科学管理，开始于 20 世纪初，产生于美国。1910 年美国学者 Washourn 与 Howland 首先提出了医院管理学的概念。他们提出医院管理是一门独立的科学，并提倡对医院管理进行专门教育，培养专门人才。日本在第二次世界大战后引进了美国的医院管理方法，自 1948 年以来，日本相继创办了医院管理进修所、医院管理研究所，负责医院管理教育，轮训医院管理干部。此外，一些医科大学也相继增设了医院管理课程。有了这些机构，加上医院管理工作的开展，日本医院管理工作得以进步和发展。另外，医院管理不仅是医院内部的管理工作，还应包括社会医疗组织和医疗管理的研究，这也是当前医院管理发展的趋势。

国外的科研管理思想起源较早，其中以"爱因斯坦的科学家社会责任思想"比较典型。爱因斯坦是 20 世纪的科学巨匠，他关于科技和道德问题的一系列见解和主张，形成了他的科技伦理思想。爱因斯坦科技伦理思想为我们今天思考和解决科学技术的一系列问题带来了一些启示，但又受社会背景和生产力发展状况的制约，存在着一定的局限性，需要不断发展和完善。20 世纪，"贝尔纳的科学伦理思想"也成为现代科研管理的思想溯源之一。贝尔纳在科学的历史和现状的分析中，指明科学真正的社会功能应当是"普遍造福于人类"，科学家个人和科学家集团对科学应坚持"普遍造福于人类"的道德原则，他的这些思想对于我们今天面临的高科技条件下的伦理问题有很强的借鉴和指导意义。

（二）国内发展现状

中国医院的科学管理工作，是中华人民共和国成立之后逐渐发展起来的。20 世纪 50 年代，主要采用苏联的管理体制和方法，如科主任负责制等，另外以北京协和医院为代表，采用欧美国家的一些医院规章制度、操作规程。这一时期虽然还未形成一套中国自己的管理经验，但医院发展是正常的，也是较快的。20世纪60年代初，为贯彻"调整、巩固、充实、提高"八字方针，总结经验教训，1963年，中国人民解放军总后卫生部编著了《军队医院管理》。卫生部在全面总结中华人民共和国成立以来医院管理工作经验的基础上，修改制定了《全国医院工作条例》，修订颁发了《医院工作制度及人员岗位职责》等文件，对整顿发展医院工作起了很大作用，促进了全国医院的科学管理，医院管理的研究在中华大地上蓬勃发展，这些为中国医院发展奠定了坚实基础。

现在国内的医院大多数都设立了管理科研工作的部门和机构，在形式上也具备了科研管理部门的设施和人员组成，但在这些表面构象之下，医院科研管理工作并没有得到足够的重视。科研管理工作人员的意识和能力相对欠缺；在科研信息管理方面，部分医院由于各种原因，信息渠道不畅，科研信息不能及时传达给相关科研人员，致使有意申报课题的申报人错过申报期，从而影响到科研人员的科研积极性；科研经费管理制度不健全，到账经费不能及时通知负责人，造成结题前的经费突击花费；监督机制不完善，经费不按照合同约定报销，随意支出；成本核算不科学，申请经费不能完成课题大部分内容，致使课题不能按照约定结题；科研设备的维护不能达到一定的要求，设备不能有效发挥作用，造成浪费，阻碍科研工作的质量和进度，使科研工作无法顺利达到预期的目标；科研档案管理不规范，存在档案不能按照年份、类别等分门别类存放和管理的问题，使科研档案不能有效地为科研管理工作提供便捷、简约的服务；等等。

三、现代医院科研管理中存在的主要问题

（一）落后的管理理念

医院属于国家和政府直接管理，具有强烈的服务性质和公益性质，竞争压力弱于一般企业，因此部分科研人员养成了懒惰心理，对于医疗经费的获得也都是主要依赖于国家财政拨款，并不是积极地和科研单位联系以加大科研成果的转化，在管理上也是主要依靠上级管理。长期处于这种状态下势必会降低科研人员的积极性，使科研管理处于非常被动的地位[5]。

（二）滞后的评估模式

一些医院的科研人员存在过于追求成果数量、急功近利的心理，对科研成果与水平的衡量根据科研论文与经费量，对学术水平的衡量根据课题立项数量与所得的经费多少，严重缺乏对论文与科研课题质量的监督与管理，使科研与研究规律相脱离，不能静心专注于实际科研水平的提高与课题的管理，更有甚者为了获得科研经费而剽窃他人科研成果，挫伤了医疗科研行业的良好风气与整体质量。

（三）较低的科研成果转化

由于一些医院科研成果转化激励制度不完善，没有为科研人员提供良好的成果

转化平台，科研成果的转化内容也没有被完全覆盖，科研成果市场化结合低，导致科研成果的转化率比较低，很多具有研究价值的科研论文与课题都没有获得良好的转化机会。

（四）缺乏有效的科研协作

部分医院的科研管理都没有形成集中的管理模式，科室之间存在不正当的竞争关系，比较看重个人荣誉，而缺乏合作探究精神，一些课题存在重复研究现象，而且科室之间的资源共享性较差。现代科研任务所涉及的范围和领域越来越广，内容越来越复杂，而且多是大型科研项目。个人无法完成大型科研项目，只有成立科研团队，依靠团队协作才能够增大成功的机会。

（五）缺乏较强的知识产权保护意识

近年来科学技术增长飞速，很多医院的科研实力都得到了大幅度提高，进而科研创新能力也得到了很大的提高，具有创新性的科研成果也在各大医院层出不穷。但是我国的科研人员知识产权意识比较薄弱，一些多年研究的课题即使获得了相应的成功，却不进一步申请知识产权保护，埋没了很多有价值的科研内容。

（六）医院科研管理人才及经费短缺

部分医院依然走着"靠技术熟练、靠个人技能提高医疗水平"的单一模式路线，不能有效利用科研资源，传统的"英雄式"人才模式逐渐成为医疗发展的瓶颈。科研管理人才受环境影响，从基层管理人员到高端人才都呈现出供不应求状态。医院往往愿意把资金投入基础设施建设和高端设备采购等见效快的地方，对于科研管理这种需要夯实基础、逐步推进但较长时间才能显著见效的项目重视不够，人才和经费的短缺是医院科研管理的长期短板。

（七）医院科研管理过程不规范

一些医院科研管理缺乏监管，没有严格的制度规范，使科研过程盲目散乱，如选题、论证、申请、评定、激励等方面没有严格的制度规范引导，使科研收效甚微，人员的积极性受到打击，资源得不到合理利用。很多项目低水平、重复、方向错误，同时医院内部科室很少交流，缺乏协作。

四、新常态下如何加强医院科研管理

党的十八大以来，我国提出创新驱动发展战略，全面开展了科研管理制度的改革。推动以科技创新为核心的全面创新，发挥科技创新对经济社会发展的支撑和引领作用，深化科技体制改革，形成有利于出人才、出成果的科研管理制度。为此，我国各级政府出台了若干促进科技发展的政策和制度，如《国务院关于改进加强中央财政科研项目和资金管理的若干意见》《关于深化中央财政科技计划（专项、基金等）管理改革的方案》等。当前科研管理的新常态要求科研管理要更加尊重科研规律，创建有利于科研人员从事科研活动的科研管理平台[6]。

（一）改变科研思维及理念

医院要树立"科技兴医"观念，把科研工作提上重要日程。通过开展教育活动，强化医务人员的科研意识；通过开展科研项目，医务人员参与科研过程；通过鼓励和奖励科研活动，调动科研人员的积极性；通过建立院际科室间科研项目合作，科研协作深入人心；通过建立规范的科研队伍，用引导和传帮带方式，提高整体科研水平。

（二）加强科研管理人员队伍的建设

科研管理人员是执行科研管理的主体，其综合素质的强弱和发挥的好坏与医院科研工作是否进步和发展有着密切关系。因此，要更好更快地提升医院的科研水平，除了需要拥有高端专业水平的科研梯队，还需要配备高素质的科研管理队伍。

科研管理人员应具备复合型的知识结构。科研管理的内容决定了科研管理人员不但要掌握管理学、信息学等知识，还要有较好的专业知识基础，才能明确科研项目的创新点和可行性。这就要求，科研管理人员不但是一个科研管理者、临床工作者，还是一个较好的科研工作者，不但要从管理层面指导临床科研人员进行科学研究，具备数据分析、判断、信息捕捉、传达的管理能力，还要能够用专业人员的眼光对课题的创新性和设计的合理性进行评估和合理化建议，对不同学科、不同专业、不同项目之间的科研信息具有一定的敏锐性，了解科研项目之间的相关性和可能存在的潜在合作和转化。

（三）重视科研项目全过程的质量管理

在科研管理中容易出现"重申报轻管理""重数量轻质量"的现象，科研项目作为科研工作的主线，有其完整的生命周期，需要全过程的质量管理。

1. 有针对性地开展培训与辅导，强化科研申报服务

制定"各级各类科研课题申报时间一览表"，便于科研骨干提前启动申报工作，有针对性地安排相关培训和专家辅导、经验交流、政策解读等，像"国家自然科学基金""省自然科学基金"等高水平、高层次的申报项目，可请院内外专家进行"一对一"辅导。在项目推荐前，组织院内学术委员会专家对申报项目进行初审，进一步修订申报书，必要时，对拟推荐项目邀请院外知名专家审阅，进一步提升申报项目的深度与广度，提高中标率。科研管理部门则着重在申报书的书写规范、附件材料的齐备等形式审查上下功夫，确保申报项目更加缜密完善。

2. 定期进行项目的检查与监督，保证课题研究的质量

除了对科研项目进行立项、成果管理以外，科研管理部门应加强项目实施过程的管理，切实抓好科研项目年度进展和结题的督促工作；严格依据项目任务书，定期检查项

目的进展情况，递交项目中期进展报告，同时检查科研项目的原始实验记录，包括实验场所、实验数据、统计资料、实验照片、待发表和已发表的论文等；及时掌握课题研究的进展情况，对结题项目进行验收评估，及时发现存在的问题，纠正偏差，改进质量；对于课题研究中存在的困难或问题，积极与有关部门协调，尽可能地予以解决，保障课题研究的顺利开展。

（四）建立科研信息管理系统，实现动态高效的管理模式

传统的人工管理模式越来越难以适应科研工作的高速发展，这就需要建立一个科研信息管理系统，采用过程管理的理念与方法，借助信息化手段，实现信息的收集、储存、管理、分析和展示。课题负责人、财务部门、科研部门三方联网，将课题管理、科研经费管理、科研产出管理、人才管理和技术平台管理等放在同一个信息界面下操作，使分散的不同信息之间建立紧密的动态联系，使科研信息沟通更加简洁和及时。课题负责人对自己课题的研究时间、经费到账情况、进展情况、任务分工、经费使用等关键信息了然于心；财务部门及时了解课题经费的到账、预算和支出情况，实现对科研经费使用全程的跟踪与监管；科研部门对科研项目进行实时动态查询、统计、分析和管理，有利于及时跟踪和把握科研课题进展，及时发现课题研究中的创新点和存在的问题，及时纠正和补救，同时科研部门能准确掌握科研成果情况，从而促进科研成果的转化，创造社会效益和经济效益。

（五）搭建学术交流的平台，促进学科间的沟通交流

医疗、科研、教学工作量大，导致临床科研人员间很少有时间或机会坐在一起沟通或交流，而科研人员间的沟通交流可以促进科研合作，激发科研创作的灵感，因此，建立有效的沟通渠道成为当务之急。在不影响医疗工作秩序的前提下，科研管理部门可以发挥其号召力，以座谈交流会等活动平台，将不同学科、不同专业的科研人员组织在一起，畅谈各学科的发展现状、工作心得、经验总结等，推动科研环境的建设，促进科研工作迈上新台阶。邀请院士、长江学者、国家重点学科带头人、国家级重大项目负责人等高层次专家来院讲学，利用专家学者来院访问交流的机会为医院专业技术人员、在读研究生等举办学术讲座或座谈，开展博士沙龙，设立医师论坛，鼓励中青年专家走上讲台，以切身经历和工作体会为基础，介绍医、教、研等方面的经验。总之，通过多种途径营造浓厚的学术氛围和自由的学术环境，进一步激发医务人员的科研与竞争意识，让他们主动参与到科学研究中，并且以实际行动和喜人业绩体现自身的价值。

（六）完善科研管理制度

制定完善的"科研计划管理办法"和"科研经费管理办法"，细化科研立项、项目管理、经费管理、成果鉴定及科研奖励等各方面工作，调动医务人员开展科研工作的积极性，提高医院的医学科研水平。制定合理的激励政策，如对发表论文、授权专利、获得奖项、成果转化等给予相应的奖金或科研基金，鼓励科研工作者多拿课题、多出成

果，这样可以充分调动科研人员的积极性和主观能动性。对于在项目计划期限内不能完成研究任务的，应与项目负责人的职称评定、晋升、年终考评、研究经费和课题申报等挂钩，给予一定的限制。

（七）加大科研经费投入

科学研究是一项需要人员、设备、经费和环境等多种因素支持的复杂智力劳动，没有经费支持的科学研究可谓步履维艰。因此，在医院经济运行许可的情况下，要加大对科研工作的经费投入，坚持广泛覆盖、层次分明、重点支持的原则，对获得国家级和省部级科研课题的科研人员给予相应的配套资金，同时设立院内科研启动基金、博士启动基金、青年基金科研项目等，资助院级课题做好前期研究，支持青年业务骨干开展科研工作，为申报上级科研管理部门的课题打好基础。对于申报科研项目的查新费、评审费，全额从医院科研费中列支；对于发表的高层次期刊论文，全额报销论文版面费；对于获得的国家自然科学基金，在 SCI、《中华医学杂志》等期刊发表的高水平论文，省部级科研奖励等高层次科研成果，给予项目负责人或完成人以丰厚的经济奖励。

（八）推动医院科研创新及进步

从制度和资金上鼓励科研创新和进步，科研活动应坚持"突出优势，发展重点，拓展普通"的原则，打造国家级、省级优秀的特色学科，作为医院的核心竞争力；对于重点学科要重点发展，开展科研活动，攻克难关，有计划、有步骤地加强学科建设，逐步向优势推进；对于普通学科，要不断拓展，开发基础科研，通过与院校交流、培训等方式提高医疗质量。

（九）创新科研评估模式

现代医院的科研管理需要更新科研成果评估模式，不再使用以前由科研管理部门全权决定的项目申报、立项、经费批准，以及科研项目成果的转化与评估模式。现代评估模式的创新需要满足以下几方面条件：第一，对医院科研管理和量化管理过程中存在的问题进行纠正，科研成果的评估要综合考虑质与量。第二，管理与改善过于追求课题质量的倾向，科研成果的考察与评估注重科研人员的实际学术水平、科研整体效果及科研综合素质，营造出良好的科研氛围，增强科研意识。

（十）注重科研成果的转化

加大科研成果转化意识，大力宣传科研成果，以吸引更多民间企业与团体的加入，获得更多用于科研成果转化的资金。科研成果的转化要积极向市场推进，利用市场加大科研成果的转化率，提供较高的政策待遇，吸引更多的科研人才，为具有较高科研能力的人才提供一个能够施展的机会与平台，实现产、学、研的有机结合，构建一个与社会资本相对接的平台，加大科研成果向生产力的真正转化，以提高医院的医疗水平与技术设备水平。

（十一）强化科研合作与资源共享

提高科研人员的团队协作意识，让所有科研人员都充分认识到合作在科研中的重要性，实现科研过程的全方位配合与资源共享，提高团队科研能力，以获得更高层次的科研水平，承担更高、更有价值与意义的研究课题，并使研究速度得到明显提高，使课题项目研究周期得到缩短，减少科研过程对资源与劳动的浪费，建设出健康、研究性强的研究项目，转化出具有高质量的科研成果。

（十二）提高知识产权保护意识

提高医院科研人员的知识产权保护意识，将知识产权保护落实到科研活动的各个环节中。医院还需要建立出一套完善的科研成果管理与质量评估体系，所建设的体系要以专利知识产权保护为基础，与多种知识产权保护方式同时存在，为科研成果的转化提供全方位的途径与保护。

参 考 文 献

[1] 张永亮. 医学科研方法学[M]. 北京：人民卫生出版社，2011.

[2] 欧丽杰. 对医院科研及其档案管理的思考[J]. 城建档案，2015，（5）：75-77.

[3] 唐玉、李杨、杨静宇，等. 加强医院科研管理工作的体会与探讨[J]. 江苏卫生事业管理，2014，（6）：99-100.

[4] 范博文. 推进医院科研管理工作[J]. 中外企业家，2015，（23）：73.

[5] 林海. 大型三甲教学医院科研管理存在的不足和改进办法[J]. 检验医学与临床，2014，（11）：1588-1589.

[6] 王丰、王静. 新常态下如何加强三甲医院科研管理[J]. 医院管理论坛，2016，（3）：52-54.

（宋永平　许林平　王炳蔚）

第十三章

信 息 管 理

第一节 医院信息管理概述

我国医疗卫生领域的信息化建设从 20 世纪 70 年代末 80 年代初开始，至今大约已有 40 年的历史。医院信息化是实现医院现代化的重要任务之一，医院信息化是社会信息化不可缺少的组成部分。现代医学进展，无论是分子生物学、临床诊疗技术、预防医学及医院管理，在很大程度上都取决于医学信息技术应用的广度。我国的医疗保健制度改革和医疗保险制度的发展，对医院的发展与生存都提出了挑战，医院信息化是医院适应改革的必然选择。信息化是实现医院科学管理，提高社会经济效益，改善医疗服务质量的重要途径。

一、医院信息化的概念

医院信息化是指医院以业务流程优化重组为基础，在一定的深度和广度上利用计算机技术、网络和通信技术及数据库技术，控制和集成化管理医疗、护理、财务、药品、物资及科研、教学等活动中的所有信息，实现医院内外部信息共享和有效利用，提高医院的管理水平与综合发展实力。医院信息化是一项涉及医学、计算机科学、医院管理学、信息学、医学信息学等多学科的系统工程，强调的是将先进的信息技术与医院管理模式及运行机制相结合，利用信息技术优化业务流程和管理模式，实现医院业务和管理水平、医疗服务质量和效率的整体提高，以提升医院竞争力的过程。

医院信息化不是简单的医院管理流程计算机化，而是以病人信息的共享为核心，包括医院各个科室之间、医院之间、医院与社区、医疗保险、卫生行政等部门的信息共享，最大限度地方便病人就医、方便医院一线医护人员工作、方便各类管理人员分析决策。医院信息化也不是简单的计算机软件、硬件的购置和安装，而是包括系统规划、系统建设、维护运营、人员培训、信息分析利用等。医院信息化是涉及信息技术、管理科学的系统工程，需要医院全员参与、全程参与。

医院信息管理系统涉及医院的各个方面，只有做好全局规划，细化业务环节，明确业务需求，才能取得良好的效果。信息系统集成技术作为一种管理手段引入医院后，它的基本要求是规范化和严密性，医务工作人员必须改变和克服手工作业的思想意识，以适应计算机网络化管理的要求。只有建立现代化的医院工作制度和规程，把医院的实际管理与应用软件的功能有机结合起来，才能够达到预期的管理效果。

二、医院信息化建设的必要性

随着信息技术的迅速发展，信息化、数字化已经进入各行各业和人们日常生活中的许多方面，我国的各级医院也迅速地进入了数字化和信息化时代，可以看到从单机版到网络化的 HIS 正在普及。医院正在使用信息技术改造许多传统的做法，并不断地进行创新。信息技术发展很快，而且医院随着自身的发展，也需要将各种新技术和医院的需求结合，通过改造和创新，提高医院的医疗质量、工作效率，提高管理水平，更好地服务于患者、医护人员、行政管理人员，并提高医院的科研、技术水平。医院信息化建设能够帮助医院解决医疗及运营方面的问题，具体包括：提高医疗质量、保障医疗安全、降低医疗差错和意外；提高患者满意度；降低医院成本、支持医院成本核算；提高医院竞争力；支持医疗保险结算；满足医政部门和行政管理法规要求；适应最佳的临床实践，提高临床诊疗效率；降低患者不必要的医疗费用。

三、医院信息化的发展

经过近年来的发展，医院信息管理系统的发展形势十分令人鼓舞，无论是国家、医院还是软件公司都投入了大量的人力、物力与财力。

目前，全国绝大部分三级医院已经建立了医院信息化系统，医院信息化系统已经成为医院管理业务运行中必不可少的基础性设施，基层医院的信息化系统建设也在快速发展。同时，HIS 的开发和应用正在向深度发展，从侧重于经济建设运行管理，逐步向临床应用、管理决策应用延伸。由于医院信息化系统的多样性及临床应用协作的需求，医院信息化建设也更关注于系统间的集成与互联互通。

2013 年，中国医院协会信息管理专业委员会对全国 1067 家医院（三家医院 371 家，三甲以下医院 696 家）进行了医院信息化建设状况调查（图 13-1）。调查报告指出，目前医院信息化建设中最受重视的应用系统前四位为电子病历（electronic medica record，EMR）系统、临床信息系统（Clinical Information System，CIS）、数字化影像存储交换系统（Picture Archiving and Communication Systems，PACS）、计算机化的医嘱录入（computerized physician order entry，CPOE）。由此可见，面向临床的临床信息建设已成为关注焦点。建立和完善医院 CIS 涉及医生、护士和检查科室等与病人医疗相关的各个环节，包括医嘱处理、病程记录、检验、医学影像、监护和麻醉等多个不同的系统。CIS 是电子病历的基础，医院只有建立比较完善的 CIS，才能实现完整的电子病历。同时，CIS 对于医院提高医疗质量、减少医疗差错具有不可替代的作用。

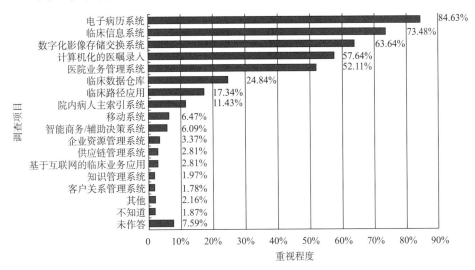

图 13-1　2013 年中国医院信息化建设状况调查

　　此外，随着医院信息化的发展，软件系统规模变得越来越大，一个软件开发商包揽一个医院的所有信息子系统变得越来越困难。目前我国大多数医院在信息化建设过程中，由于种种原因，临床信息系统建设落后于管理信息系统，因此在今后医院信息化的发展过程中，要重点建立和完善医院临床信息系统。医院信息化的项目由多个软件厂商共同完成，因此建设基于电子病历的医院卫生信息平台是现阶段医院信息化发展的重要方向。通过医院信息平台解决 HIS 内各子系统的集成、HIS 与外部系统的集成，如公共卫生信息、上级主管部门数据上报系统、医疗保险系统和社区医疗系统等。重点要解决HIS 的系统异构集成、数据共享和数据交换传输标准等关键性技术问题，在医院内部使其功能模块涵盖门诊及其相关辅助科室、病房、放射影像中心、医技科室、行政管理等多个部门，全方位覆盖医院所有业务流程，信息系统能够和其他外部系统平滑连接，共享和交换有关数据。

四、医院信息化系统设计理念

　　医院信息化建设是根据医院规划的建设目标，以各科室业务需求为导向，以病人为中心，以"质量、安全、服务、效率"四个关键维度为核心的信息化建设项目，可以促进临床诊疗、医疗管理与质量控制的可持续改善，建立健全医院运营管理体系，实现运营与医疗的高效协同。

　　医院信息化建设项目的设计理念如下。

　　（1）在框架设计上，在单一应用系统的建设和点对点业务系统互联的基础上，向医院信息平台业务集成方式转变，利用纵横交互的平台技术实现统筹规划、资源整合、互联互通和信息共享，提高医院医疗服务水平和监管能力。

（2）在业务内容上，以病人为中心、以医务人员为主体，利用 IT 技术促进医疗服务模式创新，优化工作流程，促进医院管理和机制创新，全面提升全体员工的信息化应用素质和管理层的决策辅助支撑能力，促进经营管理和决策更加科学。

（3）在实现路径上，从追求单个系统规模向促进以电子病历为核心的临床一体化和以财务为核心的运营管理一体化的方向转变，建立健全医院数据标准体系，以促进信息资源在临床医疗和运营管理中的高效利用，实现医技科室独立运行，以及在区域范围支持实现以患者为中心的跨机构医疗信息共享和业务协同服务。

五、医院信息化系统总体架构设计

1. 总体业务架构设计

要结合医院的建设目标和任务，构建医院的总体业务架构模式，以实现各个业务部门间紧密联系与互相协作，促使医院内外业务高效运行，促使医院的业务目标快速达成，如图 13-2 所示。

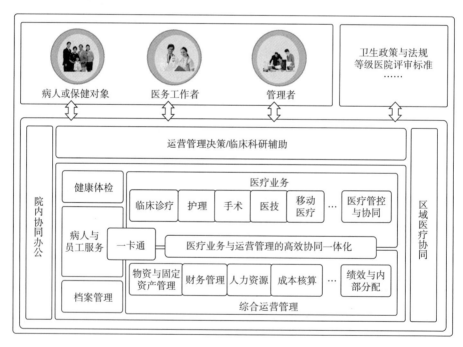

图 13-2　医院总体业务架构

如图 13-2 所示，医院的业务划分为医疗业务、综合运营管理两大主线，以病人和员工的需求为导向，通过核心业务模式构建，优化管理模式、工作流程，促进医院管理和机制创新，促进经营管理和决策更加科学，全面提升全体员工的信息化应用素质，实现院内协同办公和区域医疗协同，并为运营管理与临床科研辅助提供可靠的数据支持，既要推进医院持续快速发展，又使其能够持续深化国家医改政策的贯彻落实。

2. 总体应用架构设计

依据医院信息化建设项目业务领域的划分，结合在医疗行业的 IT 建设经验，将医院业务系统重新划分，总体应用架构设计如图 13-3 所示。

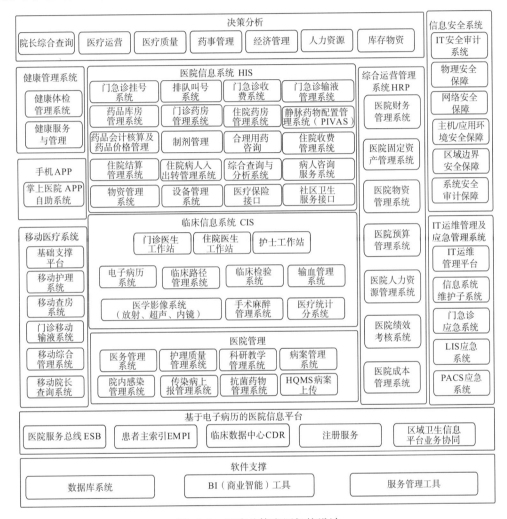

图 13-3 医院总体应用架构设计

3. 总体数据架构设计

数据是进行信息资源建设的起点与目标。良好的数据架构是未来应用进行灵活扩充的基础保证。

医疗信息系统要适应业务的复杂多变，又要对海量数据做出高效反应。尤其是针对数据，要根据使用对象的不同，用不同方式快速地展现，而这些数据往往存储在多个数据库中。数据架构设计的目标是：既能满足医疗机构内业务系统平滑开展协同过程，又能构建成以人为核心的电子病历可扩充构架，还能对医疗管理决策提供有效支撑。

1）总体架构

医院数据中心数据结构以临床文档库为中心[1]。对于各个业务系统产生的医疗业务信息、临床信息、医院管理信息，通过业务信息库进行整合；这些业务信息需要患者基本信息、医疗卫生从业人员注册信息和各种术语字典等基础信息的支撑，并以此形成电子病历信息[2]。医院信息平台的重要特点是根据数据仓库中历史积累的数据实现决策支持。此外要有医院内部子系统之间的交换和对外信息交换数据库。具体数据分布如图 13-4 所示。

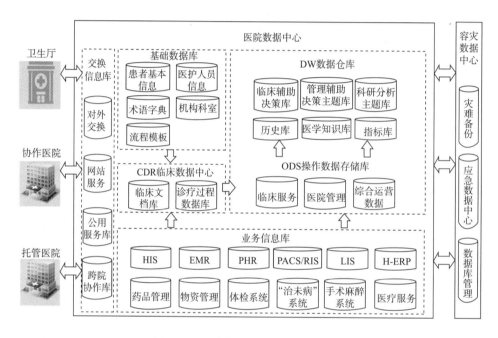

图 13-4　医院信息平台数据分布示意图

依照业界经验和最佳实践，基于电子病历的医院信息平台可以采用三层数据存储架构来进行未来的规划和建设，以完成不同的数据存储与统计分析服务目标。在具体技术实现时，应该从数据的生命周期、性能和经济性上综合考虑。三层数据存储架构的划分如表 13-1 所示。

表 13-1　三层数据存储架构划分

数据存储层次	服务目标
数据采集与操作处理	1. 记录采集的原始数据记录 2. 围绕原始数据进行的事务型操作 3. 短期（如当天）实时查询与统计
临床文档库及操作数据存储	1. 保存有效原始数据记录，以供历史数据查询，并共享给其他应用系统和省市区域信息平台 2. 计算部分中间汇总表，提供主要的业务支撑服务 3. 完成常规的智能分析，为用户提供操作指导
数据仓库	1. 保留医院内部应用数据历史记录变更记录，可以做历史变更分析 2. 可引入外部数据源，综合医院内所有的数据源历史记录，对医院进行跨业务、跨应用的长期分析提供决策依据

2）临床文档存储库

图 13-5 对临床文档存储库（clinical document repository，CDR）在医院信息平台中的位置与地位做了描述。

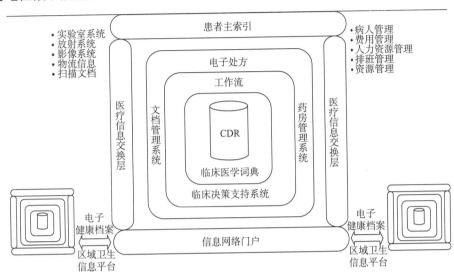

图 13-5　以 CDR 为核心的 EMR 体系架构

图 13-5 参照了美国的医疗卫生信息化组织的智库 HIMSS Analytics 公司给出的一个 EMR 体系架构示意图。从图中可以看出，CDR 是医院信息平台的核心构件。

CDR 是医院为支持临床诊疗和全部医、教、研活动而以病人为中心重新构建的新一层的数据存储结构。它应该是物理存在的，而不仅仅是概念存在或者是逻辑存在。它是医院基于电子病历的信息平台的核心构件。它可以作为医院是否拥有真正 EMR 系统的标志，与直接支持医疗操作的前台业务信息库不同，其数据来自这些业务系统，但与前台业务流程无关。它也不是通常意义上的数据仓库，因为它的内容是随着医院业务活动动态变化的，并且直接支持医生/护士对病人临床记录的实时应用。

CDR 的独立存在主要用于实现以下几个方面。

（1）与复杂的业务处理流程分割。

病人的临床信息来自医院现已存在的应用系统。一般来说，其是面向应用过程设计的，是由不同供应商提供的，具有不同的信息模型和软硬件平台，其功能必须满足管理与临床应用不同的过程要求。例如，一个实验室系统。从医生开出医嘱，到条码打印和取得样本，样本传送与接收，上化验设备，化验过程的双向控制，化验结果的自动获取，报告的产出与确认，报告的发出与接收确实是十分复杂的。应用系统的数据结构设计必须满足这些要求，数据库内的化验结果表达必然是复杂多变的，而电子病历仅仅关心化验报告的最终结果。因此，如果 CDR 仅仅保存从检验系统传递来的化验结果，那么 EMR 系统就可以和复杂的业务处理流程相分割。如果 EMR 系统中的化验结果要从检验系统中直接获取，就不得不关注上述的所有细节。

（2）透明、一致化的数据模型。

CDR 的独立存在使一个统一、透明、一致化的电子病历信息模型的设计与实现成为可能。这样一个模型的存在对于所有应用系统的开发商、对系统集成、对医生护士对病人信息的进一步应用都十分重要。

（3）应用系统升级容易。

由于 CDR 和复杂的业务处理流程相分割，以后各应用系统的升级换代变得简单易行，而这种变化随着业务流程的变化和信息化水平的提高，是经常发生的，也是医院信息化发展进程中最让人头痛的问题。

（4）对医生/护士更友善，效率更高。

医生/护士使用物理上保存的以病人为中心的电子病历记录比起使用分散在不同应用系统中的病人记录更得心应手，更符合他们的思维习惯，应答速度会更快。特别是简单、统一、透明的信息模型的存在使他们有可能根据自己临床工作的需要从 CDR 中剪裁出自己的病人临床记录子集。

（5）有利于电子病历深层次应用的开发推广。

电子病历的存在不仅是要满足临床信息查询的需要，更重要的是要满足临床决策、教学、科研的深层次要求，如警告与提示系统、CP 控制、循证医学支持等。这些应用的开发，当面对一个数据相对稳定、信息模型简单清晰、与操作过程无关的存储库时，要简单得多。特别是当服务点应用系统发生变化时，也不会影响这些深层次的应用。

3）基础数据库

基础信息库集中了整个医院信息平台的基础信息和共享数据，为各个子系统提供基础信息服务。基础信息库包括患者的人口学信息、医疗卫生人员的注册信息，以及各种医疗卫生、公共卫生术语字典数据及流程模板数据等。

病人基本信息是基础信息数据库中的核心内容之一。无论是电子病历、医疗业务、临床信息，还是疾病分析信息和公共卫生条线数据，都是以病人基本信息为基础的。在此基础上，实现电子病历、医疗业务（含临床数据）的关联。

医护人员库是基础信息数据库中的另一个核心内容，以医护人员信息为基础，可以建立医院诊疗资源注册库，作为医院管理以及绩效考核的基础。

数据元字典是辅助各类医院业务、临床业务的基本数据元、代码集及数据字典，以及包含医院各种业务、流程说明模板的操作模型。

流程模板库是包含医疗机构、医疗业务、CP、管理流程、财务结算等所有信息系统正常运转、分布协同的规则库。通过流程模板库的流程引擎指导，能够明确患者在医疗机构内如何进行就医，临床医生如何对患者进行准确诊断，医生如何对疾病进行控制和分析，管理及后勤人员如何对医疗资源进行合理分配或者补充采购，财务结算人员如何统计和控制医院的收入和开支。流程模板库是医疗机构保证正常运转的核心，对各级医疗卫生人员和患者的医疗行为起着规范和指导作用。

4）操作数据存储 ODS

CDR 存储库的组织形式以患者电子病历为核心展开，其存储结构方式更多地以个人基本索引模式组织展开，以结果数据为主体，这样的组织形式在以个人视角所见的电子病历中能够完整迅速地定位，但对纵向条线业务的支持却明显缺乏有力的索引组织，不能完全满足业务的需求。所以很多业务数据并不都在 CDR 存储库中存储，为了完成某些特定业务上的流程要求，可能会产生很多中间数据，而这些中间数据都有赖于 ODS 数据库实现其存储方式。

ODS 数据库主要涵盖临床和管理数据，对数据即时查询、数据仓库、面向患者的公众信息服务及区域卫生提供数据层支持。同时，ODS 数据库支持整个医院范围内各业务系统的协同，可以与 CDR 结合作为院内临床及其他业务驱动的数据，为医院内平台级别的应用（非 POS 应用），如统一调阅等提供信息支撑。

ODS 数据库主要是作为 CDR 存储库外的业务需求的补充。除了电子病历外，医院信息平台还需要支持一些其他业务，如妇幼保健等具体医疗业务。这些业务所需的一些信息可以从电子病历中抽取，但是同时另一部分信息可能和健康信息毫无关系，只是在业务统计分析时使用，它们也有一定的业务流程，ODS 数据库就成为此类数据的存放场所。

ODS 数据库还包含对这些业务数据的汇总、展现、统计查询等功能的支持，它不仅是一个单纯的存储服务，还是可以依赖 LRS 实现共享和使用 CDR 存储库中已经存储信息的展示。

业务信息库、数据仓库和 ODS 的区别在于：业务信息库一般针对实时性非常强的事务性操作和这些操作所对应的业务数据，其特点是数据实时性很强，但数据规模不大；数据仓库一般针对很大规模的数据量，但是其数据为历史数据，时效性不强；而 ODS 则介于二者之间。

ODS、业务数据库和数据仓库三者在一个系统中的组合如图 13-6 所示。

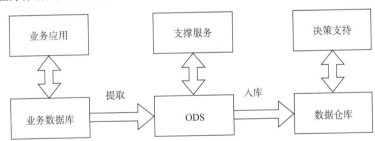

图 13-6　ODS、业务数据库和数据仓库三者在一个系统中的组合

如图 13-6 所示，ODS 数据来源于在线业务系统的实时映像。映像数据保存周期为数据集市或数据仓库的装载周期。利用 ODS 系统，我们既可以允许历史数据在保存周期中进行更新，又可以随时对现有监测数据进行分析，满足应急性分析需求。数据从业务库抽取出来装载到 ODS 系统后，从 ODS 系统中进行数据清洗和转换，从而完成在建立数据仓库/数据集市之前的数据准备工作。

为了不影响业务数据库的性能，一般 ODS 的数据库结构和业务数据库是完全一致的，这样数据可以高效地从业务数据库中抽取出来。ODS 和数据仓库的数据库结构往往区别较大。ODS 的数据需要进行数据转换方可进入数据仓库。

HIS 积累了大量有价值的医疗、运营、管理数据。这些数据是医院宝贵的财富，近年来，社会对如何高层次地应用数据进行经营提出了更高的要求。当医院 HIS、H-ERP 数据量迅速增加、查询要求不断复杂，那么建立在联机事务处理基础上的信息查询就不能很好地满足医院经营决策的需求，系统在进行联机事务处理时，还要进行复杂的分析处理，这会对生产系统产生很大的压力。建立综合运营数据中心，利用数据挖掘分析工具，对 HIS 数据库中的原始数据进行再加工，形成一个综合的、面向主题的医院运营数据中心，将分布在医院信息网络中的业务运营数据集成在一起，为医院管理者提供各种类型的有效数据分析，使医院信息平台真正起到决策分析的作用。

5）数据仓库 DW

数据仓库指的是在临床数据、医院管理类数据及财务类数据采集的基础上对各类数据进行归类整合并加以利用。按其数据的性质大致可分为卫生资源信息、临床诊疗信息、卫生业务信息三类。其中卫生资源信息可作为卫生资源分布的基础数据；临床诊疗信息中与费用相关的信息可作为卫生资源消耗的基础数据；临床诊疗信息中的疾病数据和卫生业务信息可作为卫生资源需求的基础数据，医院的管理与决策可利用这些数据所产生的信息为相关的卫生决策提供支撑。

为快速地展示各种业务统计分析的报表及结果，必须首先对不同来源的数据按照主题的方式来进行组织和处理，按照业务统计分析的需求搭建数据仓库，实现对数据的多维管理。数据仓库包括相应的事实表和维度表，基于上述业务统计分析的要求，可采用多个面向不同主题的事实表共享维度表的"星形"数据仓库模型。数据仓库的建立，有利于后期对数据的高效应用。

基于电子病历的医院信息平台的数据仓库建设框架如图 13-7 所示，采取"ODS 库→数据仓库→展示平台"的三级架构。

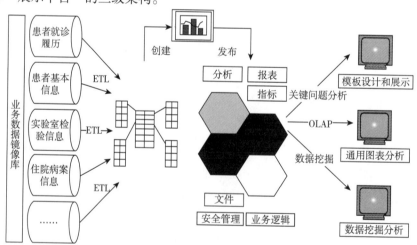

图 13-7　基于电子病历的医院信息平台的数据仓库 DW 框架

数据仓库是数据整合汇总中心，以业务需求为基础创建 ODS 库数据的抽取整理规范及流程，抽象出满足业务分析主题的度量和维度，区分事实表与维度表，按照"星形模型""雪花模型"的方式建立事实表与维度表之间的关联关系，将原有的二维数据表转换成以分析主题为中心的多维表。建立数据仓库，可以有效地管理业务数据，为数据展示、挖掘利用奠定基础。

数据仓库的数据主要供管理决策分析之用，所涉及的数据操作主要是数据查询，一般情况下并不进行修改操作。数据仓库的数据反映的是一段相当长的时间内历史数据的内容，是不同时点的数据库快照的集合，以及基于这些快照进行统计、综合和重组的导出数据，而不是联机处理的数据。因为数据仓库只进行数据查询操作，所以数据仓库管理系统相比数据库管理系统而言要简单得多。数据库管理系统中许多技术难点，如完整性保护、并发控制等，在数据仓库的管理中几乎可以省去。但是由于数据仓库的查询数据量往往很大，所以就对数据查询提出了更高的要求，它要求采用各种复杂的索引技术；同时由于数据仓库面向的是高层管理者，他们会对数据查询的界面友好性和数据展示提出更高的要求。

ODS 库是医院医疗信息原始业务数据库的镜像库，定时与医疗信息业务数据库进行同步，为后面的数据转换、数据仓库建立提供稳定、可靠的数据源。ODS 库的设置，缓解了 ETL 过程中频繁访问生产数据服务器产生的大批量数据交换对医院信息平台及网络造成的压力，并最大限度地降低数据仓库对原有业务系统的影响。

6）交换信息库

交换信息库是信息平台的数据转换枢纽，可以实现医院信息平台与区域信息平台的数据交互，以及对网站服务、公用服务、跨院协作业务支撑等。

（1）对外交换库。

对外信息交换库是 HIS 与区域卫生信息平台进行数据交换的信息存储区域。为保证系统的相对独立，我们设立对外信息交换数据库。对外交换库存储要推送到区域卫生信息平台的电子病历中，同时也存储着从区域平台推送来的健康档案。在对外交换库中完成电子病历与健康档案的相互转换。

（2）网站服务信息库。

建立独立的外 Web 数据库，通过医院门户平台，为公众患者提供检验报告和检验履历查询、特色门诊网上预约、医疗咨询等服务。

（3）公共服务库。

医院是公共服务的基础组成部分，通过建立公共服务库，实现对居民健康档案、健康教育、预防接种、传染病防治、高血压、糖尿病等慢性病和重大精神病管理、儿童保健、孕产妇保健、老年人保健的管理支持。

（4）跨院协作库。

通过建立跨院协作库，实现对医疗协作、双向转诊、检查检验结果互认等业务的支撑，将患者的诊疗数据进行连贯全面的记录，让患者的诊疗数据在不同医疗结构间进行有效的流转。

7）业务信息库

业务信息库是整个医院信息平台的数据基础，主要存储原始业务产生的数据，以未经过进一步加工的数据为主，包括诊疗业务流程产生的结果数据、医疗服务管理数据及医院运营管理流程产生的结果数据。这些未经修改的数据，作为电子病历的备份存储，在以后发生任何疑问时，可调阅业务信息库中的数据进行核实。业务信息库中的数据要求在存储后不能被修改和删除，将作为系统的原始凭证被永久保留。从时效性和实际业务需求出发，业务信息库至少也要保存 50 年之内的在线业务操作及结果数据。

医疗机构内部的业务数据分布于不同的信息系统自身的数据库中，因此需要接入覆盖整个医疗机构的信息平台，以提供对原有业务数据的整合，利用服务，为机构之间以及业务系统之间的联动提供支持。

业务系统通过设置交换信息库作为与信息平台的接入端代理，来实现业务系统与信息平台的互联互通性，体现在数据结构层面，就是业务信息库通过交换信息库实现数据的接入。

除了在信息平台上保存即时产生的、符合临床诊疗要求的各种业务原始数据以外，还需要以患者的基本信息为基础，整合患者历次就诊的履历，完善患者的医院电子病历。患者的基本信息保存在基础信息库中，电子病历保存在临床文档信息库中，也就是说，业务信息库将基础信息库中的患者信息进行整合，最终形成存储在临床文档信息库中的电子病历。

8）容灾数据中心

灾难备份数据库从数据保护及最终应用切换的角度出发，提供对核心业务数据库、网站数据库、数据库等的异地备份。异地备份的目标在于当信息中心的主服务器硬件失效、软件失效或系统运行环境失效（如电源失效、空调失效、大楼失火等）导致计算机系统失效时，能在较短的时间内进行系统恢复，并且最大限度地防止数据的丢失。

六、医院信息化系统集成设计

（一）设计目的

医疗信息平台建设是医院信息化建设中的关键技术[3]。医院信息平台需要具有适应各种医疗卫生政策变化、医院业务发展的能力，支持医院日常业务与管理系统运行，对内实现医院内部不同业务系统的统一集成、互联互通和信息整合，对外基于区域卫生信息平台实现跨机构医疗信息共享、医疗业务协同和医疗业务监管等功能扩展，最大限度地方便病人就医、方便医院一线医护人员工作、方便各类管理人员分析决策。

医院信息平台建设也将医院信息模式从垂直业务和单一应用向扁平化信息平台与主线业务的应用系统建设相结合转变，加强标准化和规范化，利用纵横交互的平台技术实现统筹规划、资源整合、互联互通和信息共享，提高医院医疗服务水平和医院运营管理能力。

（二）设计原则

（1）平台的设计和建设应参照卫生部制定的《基于电子病历的医院信息平台建设技术解决方案》中的相关要求。

（2）基于企业信息架构分层设计思路，按照企业信息架构理论和方法，以分层的方式设计集成平台，按不同的层次解决不同的问题。

（3）能够满足医院数据整合、应用整合、流程整合、用户界面整合及院际业务和数据整合的全方位整合服务，为医院打通应用系统间的鸿沟，实现医院内部和外部的互联互通，从而使新区医院能够敏捷地实现业务流程的快速变革和优化。

（4）符合医疗业务与运营管理高效协同一体化要求，完成以医疗业务信息系统与医院综合运营管理系统之间的数据、应用集成设计及建设工作。

（5）能够实现准确、及时、完整地收集医院运营的各类信息并做全面的统计分析，为决策支持提供全面的数据保障。

（6）系统间的集成要从数据、应用和流程三方面考虑，要重点解决 HIS 的系统异构集成、数据统一存储共享和数据交换传输标准等关键性技术问题。

（7）平台建设应充分考虑未来医院发展要求，从可管理性、可靠性、可扩展性、安全性等方面来考虑。

（三）医院信息平台架构设计

如图 13-8 所示，平台基础设施层是支撑整个平台运行的基础设施资源，主要包括各类系统软件、系统硬件、数据存储、网络设备和安全设备等。

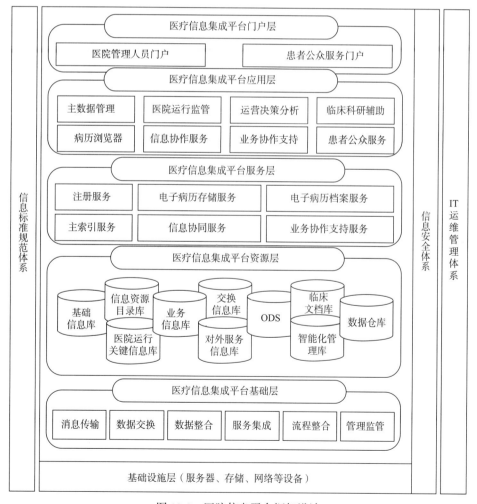

图 13-8　医院信息平台框架设计

平台基础层的主要任务以满足临床信息、医疗服务信息和医院管理信息的共享和协同应用为目标，采集相关业务数据，并对外部系统提供数据交换服务。平台基础层为整个平台的数据来源提供了技术基础和保障，通过信息标准、交换原则的制定，对业务系统提供标准的信息交换服务，确保数据交换过程的安全性、可靠性，实现数据在系统平台范围内自由、可靠、可信地交换。

平台资源层用于整个平台各类数据的存储、处理和管理，主要包括基础信息库、信息资源目录库、临床文档库、数据仓库、医院运行关键信息库、业务信息库、对外服务信息库和交换信息库等。

平台服务层的主要任务是为平台提供各种服务。

平台应用层基于医疗信息集成平台，通过基础业务数据的交换、共享和整合，结合实际的医疗业务和管理需要，建立扩展应用。

平台门户层是整个平台对内和对外使用和展示的界面，根据不同的使用者可以分为：①医院管理人员门户，针对医院管理人员，提供 Web 应用的统一入口，医院管理人员所有的医院 Web 应用在该门户上使用，特别是提供统一的管理辅助决策和临床辅助决策应用；②患者公众服务门户，针对患者提供各项信息化的医疗服务。

第二节　现代医院信息化建设与管理

医院信息化系统功能具体可划分为 6 个部分，即 HIS、CIS、医院管理系统、综合运营管理系统、移动医疗信息系统、基于医院信息平台的应用与信息协同，下面分别阐述这 6 个部分的功能设计。

一、HIS 功能设计

HIS 是指利用计算机软硬件技术、网络通信技术等现代化手段，对医院及其所属各部门的人流、物流、财流进行综合管理，对在医疗活动各阶段产生的数据进行采集、储存、处理、提取、传输、汇总、加工，生成各种信息，从而为医院的整体运行提供全面、自动化的管理及各种服务的信息系统。

（一）门急诊挂号系统

门急诊挂号系统是用于医院门急诊挂号处工作的计算机应用程序，包括预约挂号、窗口挂号、处理号表、统计和门诊病历处理等基本功能。门急诊挂号系统是直接为门急诊病人服务的，建立病人标识码、减少病人排队时间、提高挂号工作效率和服务质量是其主要目标。

（二）排队叫号系统

排队叫号系统是用于医院门诊、药房、功能科室的计算机应用程序，包括门诊分诊叫号、药房排队叫号、功能科室叫号等基本功能。排队叫号系统是直接为门急诊病人服务的，减少病人排队时间、提高病人就诊效率和服务质量是其主要目标。

（三）门急诊划价收费分系统

门急诊划价收费分系统是用于处理医院门急诊划价和收费的计算机应用程序，包括门急诊划价、收费、退费、打印报销凭证、结账、统计等功能。医院门急诊划价收费分系统是直接为门急诊病人服务的，减少病人排队时间，提高划价、收费工作的效率和服务质量，减轻工作强度，优化执行财务监督制度的流程是该系统的主要目标。

（四）门诊输液管理分系统

门诊输液管理分系统是用于处理门诊输液的计算机应用程序，基本功能包括注射管理、座位图式管理、查询打印。

（五）药品管理分系统

药品管理分系统是用于协助整个医院完成对药品管理的计算机应用程序，其主要任务是对药库、制剂、门诊药房、住院药房、药品价格、药品会计核算等信息的管理以及辅助临床合理用药，包括处方或医嘱的合理用药审查、药物信息咨询、用药咨询等。

1. 药品库房管理系统

药品库房管理系统的基本功能包括以下 15 个方面。

（1）录入或自动获取药品名称、规格、批号、价格、生产厂家、供货商、包装单位、发药单位等药品信息以及医疗保险信息中的医疗保险类别和处方药标志等。

（2）具有自动生成采购计划及采购单的功能。

（3）提供药品入库、出库、调价、调拨、盘点、报损丢失、退药等功能。

（4）提供特殊药品入库、出库管理功能（如赠送、实验药品等）。

（5）提供药品库存的日结、月结、年结功能，并能校对账目及库存的平衡关系。

（6）可随时生成各种药品的入库明细、出库明细、盘点明细、调价明细、调拨明细、报损明细、退药明细以及上面各项的汇总数据。

（7）可追踪各个药品的明细流水账，可随时查验任一品种的库存变化（入、出、存）明细信息。

（8）自动接收科室领药单功能。

（9）提供药品的核算功能，可统计分析各药房的消耗、库存。

（10）可自动调整各种单据的输出内容和格式，并有操作员签字栏。

（11）提供药品字典库维护功能（如品种、价格、单位、计量、特殊标志等），支持一药多名操作，判断识别，实现统一规范药品名称。

（12）提供药品的有效期管理，可自动报警和统计过期药品的品种数和金额，并有库存量提示功能。

（13）对毒麻药品、精神药品的种类，贵重药品，院内制剂，进口药品，自费药等均有特定的判断识别处理。

（14）支持药品批次管理。

（15）支持药品的多级管理。

2. 门诊药房管理系统

门诊药房管理系统的基本功能包括以下内容。

（1）可自动获取药品名称、规格、批号、价格、生产厂家、药品来源、药品剂型、药品属性、药品类别、医保编码、领药人、开方医生和门诊患者等药品基本信息。

（2）提供对门诊患者的处方执行划价功能。

（3）提供对门诊收费的药品明细执行发药核对确认，消减库存的功能，并统计日处方量和各类别的处方量。

（4）可实现为住院患者划价、记账和按医嘱执行发药。

（5）为门诊收费设置包装数、低限报警值、控制药品及药品别名等功能。

（6）门诊收费的药品金额和药房的发药金额执行对账。

（7）可自动生成药品进药计划申请单，并发往药库。

（8）对药库发到本药房的药品的出库单进行入库确认。

（9）提供本药房药品的调拨、盘点、报损、调换和退药信息。

（10）具有药房药品的日结、月结和年结算功能，并自动比较会计账及实物账的平衡关系。

（11）可随时查询某日和任意时间段的入库药品消耗，以及任意某一药品的入、出、存明细账。

（12）药品有效期管理及毒麻药品等的管理同药品库房管理系统中的第 12、13 条。

（13）支持多个门诊药房管理。

（14）同药品库房管理系统中的第 14 条。

（15）支持二级审核发药。

3. 住院药房管理系统

住院药房管理系统的基本功能包括以下内容。

（1）可自动获取药品名称、规格、批号、价格、生产厂家、药品来源、药品剂型、属性、类别和住院患者等药品基本信息。

（2）具有分别按患者的临时医嘱和长期医嘱执行确认上账功能，并自动生成针剂、片剂、输液、毒麻和其他等类型的摆药单和统领单，同时追踪各药品的库存及患者的押金等，打印中草药处方单，并实现对特殊医嘱、隔日医嘱等的处理。

（3）提供科室、病房基数药管理与核算统计分析功能。

（4）提供查询和打印药品的出库明细功能。

（5）本药房管理系统中的库存管理同门诊药房管理系统中的第 7、8、9、10 条。

（6）药品有效期管理及毒麻药品等的管理同药品库房管理系统中的第 12、13 条。

（7）支持多个住院药房管理。

（8）同药品库房管理系统第 14 条。

4. 静脉配置中心管理系统

静脉配置中心管理系统的基本功能包括以下内容。

（1）可自动获取药品名称、规格、批号、价格、生产厂家、药品来源、药品剂型、属性、类别和住院患者等基本信息。

（2）住院配药：长期有效医嘱发药、输液单查询。

（3）业务处理：对药品进行库存管理，可查询及退药至病房、药库。

（4）打印输液卡与配药标签。

（5）长期有效医嘱能够自动发送，确保不漏费。

（6）未收取药费的科室、姓名、床号、药品能自动提示，方便查询。

（7）药房查询栏中药品总账查询应有对特定品种进行定位查询的功能。

（8）长期有效医嘱当天不能停，只能隔天停；长期有效医嘱停用要有显示处理。

（9）报表显示：科室发药单、配药组数、人次数、金额。

（10）摆药单及撤摆处理查询。

5. 药品会计核算及药品价格管理系统

药品会计核算及药品价格管理系统的基本功能包括以下内容。

（1）药品从采购到发放给病人有进价、零售价及设置扣率和加成率参数，这两种价格应由专人负责，根据物价部门的现行调价文件实现全院统一调价，提供自动调价确认和手动调价确认两种方式。

（2）要记录调价的明细、时间及调价原因，并记录调价的盈亏等信息，传送到药品会计和财务会计处。

（3）提供药品会计账目、药品库管账目及与财务系统的接口，实现数据共享。按会计制度规定，提供自动报账和手工报账核算功能。

（4）药品会计账务处理须实现计算进出药品库房和药房处方等的销售额与药品的收款额核对，做到账物相符，并统计全院库房和药房的合计库存金额、消耗金额及购入成本等信息，计算出各月的实际综合加成率。

（5）药品会计统计分析报表应实现对月、季、年进行准确可靠的统计，为"定额管理、加速周转、保证供应"提供依据。

（6）提供医院各科室药品消耗统计核算功能。

（7）打印功能：对药品会计处理需要的账簿、报表按统一规定的格式和内容进行打印和输出。

6. 制剂管理系统

制剂管理系统的基本功能包括以下内容。

（1）制剂库房管理，包括原辅料及包装材料的入库、出库、盘点、领用、报废、消耗、销售等的管理。

（2）制剂的半成品、成品管理，包括半成品及成品的入库、出库、销售、报废、盘点等的管理。

（3）制剂的财务账目及报表分析，包括月收支报表、月发出成品统计表、原辅料出入库明细表、原辅料和卫生材料及包装材料月消耗统计表、部门领用清单等。

（4）提供制剂的成本核算功能，并能自动生成记账凭证。

（5）提供各种单据和报表的打印功能，如入出库单等。

（6）提供各种质控信息管理功能，包括原辅料入库质量检查、制剂产品（外用、内服）卫生学检验、成品检验等。

（7）提供计划、采购、应付款和付款的管理功能。

（8）提供各种标准定额的管理功能，包括工时定额、产量定额、水电气的消耗定额等。

（9）提供制剂生产过程、生产工序管理功能。

7. 合理用药咨询系统

合理用药咨询系统的基本功能包括以下内容。

（1）提供处方或医嘱潜在的不合理用药审查和警告功能。

（2）药物信息查询功能，用药指南，最新不良反应信息，单一药品对其他药品的相互作用信息，正确用药信息，等等。

（3）简要的用药提示功能，提供药品最主要的用法、用量和其他注意事项。

（六）住院病人入、出、转管理分系统

住院病人入、出、转管理分系统是用于医院住院患者登记管理的计算机应用程序，包括入院登记、床位管理、住院预交金管理、住院病历管理等功能。方便患者办理住院手续，严格住院预交金管理制度，支持医保患者就医，促进医院合理使用床位，提高床位周转率是该系统的主要任务。

1. 住院收费分系统

住院收费分系统是用于住院病人费用管理的计算机应用程序，包括住院病人结算、费用录入，打印收费细目和发票，住院预交金管理，欠款管理等功能。住院收费分系统的设计应能够及时准确地为患者和临床医护人员提供费用信息，及时准确地为患者办理出院手续，支持医院经济核算，提供信息共享和减轻工作人员的劳动强度。

2. 综合查询与分析分系统

综合查询与分析分系统是指为医院领导掌握医院运行状况而提供数据查询、分析的计算机应用程序。该分系统从 HIS 中加工处理出有关医院管理的医、教、研和人、财、物分析决策信息，以便为院长及各级管理者决策提供依据。

3. 病人咨询服务分系统

病人咨询服务分系统是为病人提供咨询服务的计算机应用程序，以电话、互联网、

触摸屏等方式为病人提供就医指导和多方面咨询服务，展示医院医疗水平和医德医风，充分体现"以病人为中心"的服务宗旨是该系统的主要任务。

4. 物资管理分系统

物资管理分系统是指用于医院后勤物资管理的计算机应用程序，包括各种低值易耗品、办公用品、被服衣物等非固定资产物品的管理，主要以库存管理的形式进行管理，也包括为医院进行科室成本核算和为管理决策提供基础数据的功能。

5. 设备管理分系统

设备管理分系统是指用于医院设备管理的计算机应用程序，包括医院大型设备库存管理、设备折旧管理、设备使用和维护管理等功能。医院其他固定资产管理系统可参照本规范。

6. 医疗保险接口功能规范

医疗保险接口功能规范是用于协助整个医院，按照国家医疗保险政策对医疗保险病人进行各种费用结算处理的计算机应用程序，其主要任务是完成 HIS 与上级医保部门进行信息交换的功能，包括下载、上传、处理医保病人在医院中发生的各种与医疗保险有关的费用，并做到及时结算。

7. 社区卫生服务接口功能规范

社区卫生服务接口功能规范是协助医院与下级社区卫生服务单位进行信息交换的计算机应用程序，主要任务是跟踪病人，提高出院后服务质量，为社区病人转上级医院提供快速、方便的服务，以及为各种医疗统计分析提供基础数据。

8. 掌上医院手机 App

掌上医院手机 App 是用于患者在医院就诊过程中的手机应用程序。

9. 一卡通系统

一卡通系统主要包括：门诊卡管理子系统；门诊建卡与发放、门诊卡挂失补发、门诊患者基本信息修改、查询；门诊账户管理子系统：账户管理、账户授权管理、账户密码的查询、相关查询。

二、CIS 功能设计

CIS 是 HIS 的组成部分，其对医疗活动各阶段产生的数据进行采集、储存、处理、提取、传输、汇总并加工生成各种信息，支持医院医护人员的临床活动，丰富和积累临床医学知识，并提供临床咨询、辅助诊疗、辅助临床决策，以提高医疗质量和工作效率。

（一）门诊医生工作站分系统

门诊医生工作站分系统是协助门诊医生完成日常医疗工作的计算机应用程序，其主要目标是实现门诊记录、诊断、处方、检查、检验、治疗处置、手术和卫生材料等信息的处理。

（二）住院医生工作站分系统

住院医生工作站分系统是协助医生完成病房日常医疗工作的计算机应用程序，其主要任务是处理诊断、处方、检查、检验、治疗处置、手术、护理、卫生材料及会诊、转科、出院等信息。

（三）护士工作站分系统

护士工作站分系统是协助病房护士对住院患者完成日常的护理工作的计算机应用程序，其主要任务是协助护士核对并处理医生下达的长期和临时医嘱，对医嘱执行情况进行管理，同时协助护士完成护理及病区床位管理等日常工作。

（四）电子病历分系统

电子病历分系统主要以病人信息为核心，将整个病人诊疗过程作为主线，医院中所有科室将沿此主线展开工作。随着病人在医院中每一步诊疗活动的进行产生并处理与病人诊疗有关的各种诊疗数据与信息。整个诊疗活动主要由各种与诊疗有关的工作站分系统来完成，并将这部分临床信息进行整理、处理、汇总、统计、分析等。

（五）CP 分系统

CP 分系统是医生、护士及其他专业人员针对某个病种或手术所指定的有工作顺序和准确时间要求的程序化、标准化的诊疗计划管理系统，其主要任务是协助医疗机构规范医疗行为、降低医疗风险、提高医疗质量、减少医疗费用。

（六）临床检验分系统

临床检验分系统是协助检验科完成日常检验工作的计算机应用程序，其主要任务是协助检验师对检验申请单及标本进行预处理，检验数据的自动采集或直接录入，检验数据处理，检验报告的审核，检验报告的查询、打印等。该系统应包括检验仪器、检验项目维护等功能，可减轻检验人员的工作强度，提高工作效率，并使检验信息存储和管理更加简捷、完善。

（七）输血管理分系统

输血管理分系统是对医院的特殊资源——血液进行管理的计算机程序，包括血液的入库、储存、供应及输血科（血库）等方面的管理，其主要任务是为医院有关工作人员提供准确、方便的工作手段和环境，以便保质、保量地满足医院各部门对血液的需求，保证病人用血安全。

（八）医学影像分系统

医学影像分系统是处理各种医学影像信息的采集、存储、报告、输出、管理、查询的计算机应用程序，其基本功能如下所述。

1. 影像处理部分

（1）数据接收功能：接收、获取影像设备的 DICOM3.0 和非 DICOM3.0 格式的影像数据，支持非 DICOM 影像设备的影像转化为 DICOM3.0 标准的数据。

（2）图像处理功能：自定义显示图像的相关信息，如姓名、年龄、设备型号等参数。提供缩放、移动、镜像、反相、旋转、滤波、锐化、伪彩、播放、窗宽窗位调节等功能。

（3）测量功能：提供 ROI 值、长度、角度、面积等数据的测量，以及标注、注释功能。

（4）保存功能：支持 jpg、bmp、tiff 等多种格式存储，以及转化成 DICOM3.0 格式的功能。

（5）管理功能：支持设备间影像的传递，提供同时调阅病人不同时期、不同影像设备的影像及报告功能，支持 DICOM3.0 的打印输出，支持海量数据存储、迁移管理。

（6）远程医疗功能：支持影像数据的远程发送和接收。

（7）系统参数设置功能：支持用户自定义窗宽窗位置、显示文字的大小、放大镜的放大比例等参数。

2. 报告管理部分

（1）预约登记功能：支持对预防登记操作所产生的内容，包括患者信息、预约时间、登记内容、预约操作项目等信息的综合查询，提高查询追溯的能力。

（2）分诊功能：病人基本信息、检查设备、检查部位、检查方法、划价收费。

（3）诊断报告功能：生成检查报告，支持二级医生审核，支持典型病例管理。

（4）模板功能：用户可以方便灵活地定义模板，提高报告生成速度。

（5）查询功能：支持姓名、影像号等多种形式的组合查询。

（6）统计功能：可以统计用户工作量、门诊量、胶片量及费用信息。

（九）手术、麻醉管理分系统

手术、麻醉管理分系统是指专用于住院病人手术与麻醉的申请、审批、安排及术后有关信息的记录和跟踪等功能的计算机应用程序。医院手术、麻醉的安排是一个复杂的过程，合理、有效、安全的手术、麻醉管理能有效保证医院手术的正常进行。

（十）医疗统计分系统

医疗统计分系统是用于医院医疗统计分析工作的计算机应用程序，该分系统的主要功能是对医院发展情况，资源利用，医疗护理质量，医技科室工作效率，全院社会效益和经济效益等方面的数据进行收集、储存、统计分析并提供准确、可靠的统计数据，为医院和各级卫生管理部门提供所需要的各种报表。

三、医院管理系统功能设计

（一）医务管理系统

医务管理系统是医院用于医务管理的计算机应用程序，主要是指对患者纠纷、医生排班、资格资质、投诉等级、医疗缺陷等进行管理。

（二）护理质量管理系统

护理质量管理系统是医院用于护理质量管理的计算机应用程序，主要是指对护理质量考核、护士排班、护理工作量、不良事件等进行管理。

（三）科研教学管理系统

科研教学管理系统是医院用于科研教学管理的计算机应用程序。

（四）病案管理系统

病案管理系统是医院用于病案管理的计算机应用程序，主要是指对病案首页和相关内容及病案室（科）工作进行管理。病案是医院医、教、研的重要数据源，向医务工作者提供方便灵活的检索方式和准确可靠的统计结果、减少病案管理人员的工作量是该系统的主要任务。其管理范畴包括病案首页管理、姓名索引管理、病案的借阅、病案的追踪、病案质量控制和病人随诊管理。

（五）院内感染管理系统

院内感染管理系统是医院用于医务处对院内感染管理的计算机应用程序。

（六）传染病上报管理系统

传染病上报管理系统是医院用于医务处对传染病管理的计算机应用程序。

（七）抗菌药物管理系统

抗菌药物管理系统是医院用于临床业务中对抗菌药物管理的计算机应用程序。

（八）HQMS 病案上传

HQMS 病案上传主要包括基本信息维护、数据查询、数据补录、HQMS 数据对接。

四、综合运营管理系统功能设计

综合运营管理系统又称为医院资源管理系统，是指利用计算机软硬件技术、网络通信技术等现代化手段，对医院及其所属各部门的人流、物流、财流进行综合管理，从而为医院管理提供全面的分析及各种服务的信息系统。

（一）财务管理系统

财务管理系统是对医院日常业务中会计凭证的制单、审核、记账，以及进行出纳管理（现金、银行、对账）、票据管理、往来管理（应收、应付）、工资管理，实现账簿管理、财务报表、财务分析、业务对账等业务的科学规范管理，包括"账、证、表"的基本核算内容，以及财务管理和分析内容。该系统应符合医疗行业特色，通过备查簿实现财政基本支出、科教项目收支的管理；实现现金流量标注管理；通过定基、环比、对比、结构、杜邦等分析方法，对财务报表、核算内容、预算执行、现金流量、财务指标等进行分析和比较。

（二）固定资产管理系统

医院固定资产管理系统，通过建立资产档案，对资产购置计划、招标、合同、安装验收、入库、变动、付款、使用、计量、维修、提取折旧、处置进行全程的记录和管理。根据预算批准项目进行招标采购，对资产增加、减少、盘盈、盘亏进行核算，期末产生报表。对大型设备进行单机核算管理，并做出效益评价和分析，同时实现固定资产管理与财务系统、成本管理系统、合同管理系统、HIS 系统等其他业务子系统之间的数据共享。

（三）物资管理系统

医院物资管理系统，是专为医院物流的科学化管理而设计的，通过对医院物流的采购计划管理、订单管理、库存管理、耐用品管理、应付款管理、供应商管理等功能，规范医院物流管理，体现"适时、适量、适价、适质"的先进采购管理思想，并以最经济的资金占用率，保证物料的充分供应，减少库存资金占用，加快库存资金周转速度，降低医院运营成本，提高医院物流管理水平，充分体现"供""管""控"的思想。

（四）预算管理系统

医院预算管理系统是医院根据事业发展计划和医疗计划任务编制的年度财务计划，它反映了卫生事业计划和工作任务的规模和方向，是医院控制支出的工具。在把预算计划变成现实的过程中，以全面编制医院预算为核心，加强预算的执行和管理，是构建医院全面预算管理系统组织体系的关键。预算的本质是一种权力控制管理，是一种机制安排。医院预算经过职工代表大会通过后，各责任单位必须执行。预算本身不是目的，预算的目的是控制。预算是权力控制者采用的合理方式，在为实现医院整体利益的目标下，明确各单位之间的权力范围，使各责任单位的权力能以预算指标的形式进行分解，在此权限范围内，各科室既有权利又有义务做自己该做的事情。

（五）人力资源管理系统

医院人力资源管理系统是指医院对人力资源的获取、开发、保持和利用等方面所进行的计划、组织、指挥和控制的系统，是通过协调医院内部人事关系乃至医院与社会的关系，以充分开发人力资源，挖掘人的潜力，调动人的积极性，提高工作效率，实现医院战略发展目标的理论、方法、工具和技术。

（六）绩效考核管理系统

医院绩效考核管理系统，以实现医院发展的目标为导向，选用适合医院组织机构属性的绩效理论和方法，采用平衡计分卡（balanced score card）等先进的绩效管理工具，构建多维度、多层次的绩效考核指标体系，最大限度地提高医院的工作效率，持续提升医疗和服务质量，并将考核结果与奖金分配进行有效对接，实现以人为本、公平竞争、合理分配、有效激励的考评原则，建立医院持续、稳定、健康发展的管理流程。

（七）成本管理系统

医院成本管理系统是指医院在开展医疗服务过程中发生的各种消耗，其中包括医疗业务成本和管理费用。医院全成本核算最终应体现在医疗成果上，能够反映最终医疗成果的是门诊医疗的各科室和住院临床的各科室。医技科室只是医疗过程的一部分或是一个过程而不是最终医疗产品；全成本核算过程对各级各类科室的成本都要核算和反映，但它不是终点，要归集分配到门诊和住院各相关科室。

五、移动医疗信息系统功能设计

国际医疗卫生会员组织 HIMSS 认为，移动医疗信息系统就是通过使用移动通信技术——个人数字助理（personal digital assistant，PDA）、移动电话和卫星通信来提供医疗服务和信息，具体到移动互联网领域，则以基于安卓和 iOS 等移动终端系统的医疗健康类 App 应用为主。它为发展中国家的医疗卫生服务提供了一种有效方法，在医疗人力资源短缺的情况下，通过移动医疗可解决发展中国家的医疗问题。

六、基于医院信息平台的应用与信息协同功能设计

（一）与临床相关的业务协同

基于电子病历的医院信息平台建设，使整个临床业务活动能基于医院信息平台更为

充分地实现信息的共享与交换，实现各项临床业务活动在信息使用层面上最大限度的业务协同，使实际临床业务工作在充分的信息利用条件下实现提高业务效率、减少临床差错、降低业务成本、提高临床服务满意度等目标。

电子病历作为所有和临床业务活动相关的业务活动信息与数据的集散地，在基于电子病历的医院信息平台建设中，与电子病历相关的业务协同活动将是最主要也是最活跃的系统协同活动。从患者进入各项医院的服务环节开始，从查房到医嘱产生到医嘱主动或被动地执行及医嘱执行后患者的各项主观、客观指标或数据的产生与记录，都需要和电子病历产生业务协同行为。大量临床业务活动信息在医院信息平台上进行实时、非实时的共享与交换。各种临床业务活动不断地产生的各种电子病历文档被记录与存储，成为电子病历文档的数据源，医院信息平台将各类信息进行汇总，用以支持后续的临床业务活动。这些信息可能来源于手工记录、医疗设备、医疗仪器，或者各种 CIS。

（二）与医院管理相关的业务协同

为提升医院的管理水平，实现医院精细化管理和运营，逐渐有一些医院将企业资源规划（enterprise resource planning，ERP）中的管理思想和管理方法引入医院的运营管理领域中，建设 HRP 系统。医院 HRP 系统是指建立在信息技术的基础上，以医院的人、财、物资源为管理对象，以实现医院运营目标为方向，引入先进、系统化的管理思想，有效保障医疗质量、降低医院运营成本、提高工作效率、提升管理水平，为医院决策层及员工提供决策运行手段的管理平台。

HRP 系统作为医院内信息化建设重要的一环，其正常运行与医院临床业务系统密不可分，通过数据交换，将医院临床业务系统发生的数据传递到医院 HRP 系统中，满足运营管理的需要，实现医院信息流、数据流、物流、资金流的统一，从而实现医院管理、系统的高效协同、统一管理。

（三）与区域卫生信息平台的业务协同

依托区域卫生信息平台，实现区域医疗一卡通、院际双向转诊、区域医疗业务协同、统一药品代码应用、统一收费代码应用、医疗资源的共享、支持医疗行为信息监管、与区域平台数据同步管理和区域平台其他应用集成。

第三节　医院信息化建设探索

医院信息化建设应以适应医药卫生体制改革为先导，以省卫生信息化项目建设总体计划为依据，以计算机、网络通信、信息技术为手段，以提高医疗质量和保障医疗安全为中心，建成以科学管理为基础，以 CIS 为主导，以经济管理为支撑，以医疗服务、质量监督与控制、办公自动化等为主要内容，集中力量，重点引进，实现具有规范性、先进性、实用性、扩展性、可控性的管理信息系统及信息基础设施，实施建设智能化楼宇，完善信息基础设施，铸造数字化信息平台，构建保障网络安全、实现同城异地容灾，实现 HIS、EMRS、PACS、LIS、OA、手术麻醉、体检等多系统融合，并拥有精通信息技术和医疗业务的复合型信息化人才队伍。结合现有的网络状况与发展趋势，未来的医院信息化建设将会面向以下方向。

一、提高信息化财务运营效率

在现有的收费模式和系统的基础上，大幅度提高自动化流程，进一步增加自助业务办理，使患者就医缴费更加方便，并进行多途径支付尝试，包括手机、网上银行等新型支付方式的实验性探索。

案例：医疗管理流水线

一个企事业单位如何实行有效的管理一直是很头疼的事情。所以借助信息化的力量，总是期望能够高效并有效地解决问题。

然而信息化管理不总是那么顺利，总会面临各种各样的问题，而解决问题的方法，归根结底还是要依赖完善的相关规定的制定。

有了严格且完善的规定，信息化管理才能发挥出原有的高效率，尤其是"流水线"一样的管理模式。顾名思义，其就是将每个人的职责进行细化分类，让解决问题和工作进展犹如流水线一样，各司其事，完成工作之后交付下一位负责人，直到问题被彻底解决。

例如，河南省肿瘤医院的 HRP 系统，从上线之初起，就整理编制了详细的用户手册，内容包含项目开发商、医院各个职能科室、使用科室，分工到位、职责分明，明确划分职责、确认流程、环环相扣，结果可追溯，操作有依据。这一系列工作都可以借由"任务管理系统"进行监视，每一个步骤都可以看到状态，不仅方便管理，还方便划分责任。

但是这一切都需要相关规定的完善确立与执行，所以有时候，信息化是需要规范的保护和互补的。

二、部署云技术

结合现有网络环境和技术，构建云服务器，对于HIS的核心电子病历数据等内容采用云存储记录等方式，以有效解决现有的数据汇总复杂等不良情况。

案例："大数据"与"患者感染分析"

我们总是能听到"大数据"这个词的出现，无论是报纸、电视新闻，还是各种网络媒体，但是很少有人知道它到底是什么。

其实不知不觉之间，"大数据"已经走进了我们的生活，并且以潜移默化的方式改变了我们的生活。

过去的医院对患者治疗中的感染情况管控是全人工的，谁发烧了，谁不舒服了，谁可能被感染了，都需要人工记录并且汇总，然后由感染办公室进行统一管理和调度。

但是有了"信息技术"与"大数据"，一切就不同了。

采用"信息技术"与"大数据"系统开发的"医院感染管理系统"高效地解决了这一问题。患者的体温和感染情况将会直接与系统进行连接，统一汇总到感染办公室，并且生成报表，一目了然。

当然这还不是最厉害的地方。

厉害的是"医院感染管理系统"会根据患者的体温走向预测这位患者是不是有感染倾向，并且会提醒他的主治医生。

走在感染发作的前面，将问题扼杀在萌芽阶段，这才是信息技术所体现出来的先进性。

当然，这也仅仅是"大数据"的冰山一角，医疗信息化等待大数据带来的惊喜还有很多很多。

三、加大移动医疗应用

在移动医疗护理系统的基础上，进一步架设无线网络，实现高速无线网络的全院覆盖，进一步推行信息化在无线环境中的应用，扩展系统客户端使用空间，包括并不限于手机、平板、PDA 等设备。

案例：护理为什么要"移动"？

过去护士为了完成护理工作，要先在护士站查看医生医嘱，去治疗室拿药，然后跑到病房给病人做检查或治疗，到处置室分类处理医疗垃圾，再到医生办公室反馈，来回奔波告知。

移动护理使这一环节大为简化，现在在河南省肿瘤医院病房门口，我们往往能看到护士正在操作一台移动护理推车，扫描患者腕带，使用 PDA 核对病人信息及医嘱后，没有往返治疗室和处置室就完成了查询、配药、注射等护理工作。护士为患者测量血压后，结果直接记录到移动护理信息系统中，医生也可以随时查看，不必再回到护士站往系统内重复录入。

这种小型的护理推车，配备护理及治疗所需的安全盒架、六个活动架、长置物篮、垃圾桶，安装专用电脑、PDA、扫描枪，借助无线网络的无缝覆盖，几乎囊括了所有的护理功能。

护士长说："护士每天就在患者身边，方便多做心理疏导和医患沟通，也拉近了医患距离，患者埋怨少了，满意度和服从性提高了，还感慨现在护理设施的先进和便捷。"

移动护士站使护理工作向患者床边扩展和延伸。从护士站、治疗室走到病床边，从简单地完成护理工作到提供更优质高效的护理服务，有效增加了床边护理工作时数，这不仅是护理信息应用模式、护理工作流程的改变，也是护理信息化、护理模式的探索性转变。

四、推行远程医疗

利用微波或卫星等通信手段，与合作单位开展远程医疗，提升医院综合实力。构建高性能远程医疗设备，满足将来的各种远程医疗、远程会诊的需求，并对此新兴技术进行推广和应用。

案例：远程会诊——乘着网络的翅膀

"足不出户，解决一切问题"是未来互联网发展的一个方向，就算是医学领域也是如此。网络直播、网络视频、手机聊天等业务如火如荼的发展，对医疗信息化有什么影响呢？

答案很简单，远程医疗。

远程医疗有多种方式，对于每个患者来说最为直观的莫过于"远程会诊"。坐在电脑前，就可以和千里之外的专家进行对话，在对话中完成诊疗，免去了奔波之苦，何乐而不为呢？

然而远程医疗看似简单，实现却要克服许许多多的困难，山区里网络条件差、设备缺，不同医院之间的对接障碍等，这些都是无形的墙，挡住了远程医疗前进的步伐。

然而随着国家相关法律法规的完善，这一问题也得到了逐步解决，远程会诊作为一种新兴的未来主流就诊方式，正在逐渐改变患者与医生之间的生活。河南省肿瘤医院远程会诊中心就实现了"从中原到新疆"跨越数百千米的诊疗与对话。

随着直播平台逐步转向手机，或许在未来，我们可能只需要一台手机就可以与各路专家进行直面会诊，配合穿戴设备获取检查信息，解决疾病问题。

结合实际，确立正确发展方向与规划，并严格遵循执行，历经多年时间的发展，在上级领导的帮助和支持下，河南省肿瘤医院成功将本院信息化建设为以患者为中心、以电子病历为核心的 HIS，围绕与电子病历相关的诊疗业务、管理业务及支撑体系，同时对云计算和无线网络等新技术的引进，将会使整个医院的信息化发展实现比现有架构更快、更方便的发展方向。医院通过信息平台建设促进信息资源在临床医疗和管理运营中的高效利用，推进医疗临床业务和经济运营并举的现代医院信息化建设，以资源整合为目的，加强规划管理，打破信息孤岛，扩大服务范围和效率。

五、移动设备在医疗领域的应用

随着手机、平板电脑等移动设备的普及，医疗领域也逐渐将目光投向了这一普遍、便捷的方式，站在患者的角度，重构就医流程，实现医疗服务延伸，让患者通过移动终端获得门诊、住院、出院全流程便捷的医疗服务，以充满活力的移动就医平台为传统就医模式注入新的活力，把医院"装"进手机。

案例："掌上医院"促进医院整体标准化提高

一般来说，信息化技术的推进是伴随着医院整体标准的制定和普及后进行的，不过万事并无绝对，对于医疗信息化发展和推广来说，也会存在着"倒逼"的情况，譬如"掌上医院"这一系统的进展与运行。

河南省肿瘤医院部署"掌上医院"系统后，患者可以快速通过手机查询到检查报告与检查单，并非以往需要等待报告打印，只需拿出手机，而这一便捷性不仅仅体现在检查单上，其他的检查报告与诊断结果都是如此。这就导致了一个非常有趣的现象，那就是患者获取报告的速度和医师几乎是差不多的，也就意味着医师在书写第一次报告的时候就要做好"接受患者的检查和审阅"的准备，若书写不认真，患者检查后必然有疑惑。

"掌上医院"系统成功促进了河南省肿瘤医院整体标准化以及医师报告质量标准的提高，也充分体现了医疗信息化技术在实现更快更好更方便的同时，也可以进一步规范各种标准，进一步提升报告的通用性和可读性，造福患者与医疗科研项目。

六、医技检查推行分时段预约

医技检查是患者就诊流程中的重要环节。目前国内大型综合性医院的业务量不断攀升，医技检查部门的压力日益明显，医技登记窗口人满为患的现象频繁出现。有效缩短辅助检查尤其是医技检查预约时间是尽快确诊、缩短病人平均住院日、减轻病人负担的关键因素。分时段预约在医技检查上的应用，为患者提供了便利。

案例：医技检查大"提速"

市民孙先生来到河南省肿瘤医院复查，住院当天下午护士给了孙先生CT检查指引单和申请单，告知注意事项后，就告诉孙先生可以直接到CT做检查了。孙先生一脸迷惑："可以直接去做检查了吗？我还没有去分诊台取登记分诊呢，护士你是不是搞错了啊？"护士笑了笑说："现在我们医院已经不需要患者再去医技科室排队分诊，回来等候检查通知，然后再跑到医技科室检查了，我们直接在系统内已经为您预约好了时间点，您直接去检查就行了，不用来回奔波了！"

2016年，河南省肿瘤医院医技预约平台全院正式上线，实现了医技检查科室医技管理和检查申请单的分时段预约，以及全院医技科室新申请单开立，检查服务实现全面大"提速"。通过医技预约信息系统对患者的多项检查进行排序和组合，统筹安排检查项目，实现检查电子申请单自动化预约功能，并与医生站、护士站无缝融合，简化检查流程、减少重复排队、缩短就诊时间，提高患者就医体验的满意度。

参 考 文 献

[1] 卫生部办公厅. 基于电子病历的医院信息平台建设技术解决方案[S]. 2011.

[2] 卫生部医院管理研究所，中国医院协会信息管理专业委员会. 中国医院信息化发展研究报告 2008-2013（白皮书）[R]. 2015.

[3] 李小华，刘晓辉，冯前进，等. 基于电子病历的医院信息平台的关键技术[J]. 中国医学物理学杂志，2014，（2）：4772-4775.

（韩斌斌　韩　杰　赵燕燕　李　舒）

第十四章

信息安全管理

第一节　医院信息安全概述

根据《卫生行业信息安全等级保护工作的指导意见》，医院的核心业务信息系统（如 HIS 系统、电子病历系统等），按照《信息安全技术信息系统安全等级保护定级指南》，应定为三级安全等级保护。

三级系统安全保护环境的设计目标是：落实 GB 17859-1999 对三级系统安全保护的要求，通过实现基于安全策略模型和标记的强制访问控制以及增强系统的审计机制，使系统具有在统一安全策略管控下保护敏感资源的能力。

医院要满足物理安全、网络安全、主机安全、应用安全、数据安全五个方面的基本技术要求进行技术体系建设，满足安全管理制度、安全管理机构、人员安全管理、系统建设管理、系统运维管理五个方面的基本管理要求进行管理体系建设。网络系统的等级保护建设方案最终既可以满足等级保护的相关要求，又能够全方位为医院的业务系统提供立体、纵深的安全保障防御体系，保证信息系统整体的安全保护能力。

一、医院信息安全定义

医院信息化属于技术复杂型系统，其计算机网络是一个完善的办公、业务网络系统，作为一个现代化的医疗机构网络，除了要满足高效的内部自动化办公需求以外，还应保证外界通信的畅通[1]。结合医院复杂的 HIS、LIS、PACS 等应用系统，医院的信息化建设要求网络必须能够满足数据、语音、图像等综合业务的传输要求，所以在这样的网络中应运用多种高性能设备和先进技术来保证系统的正常运作和稳定。同时医院的网络系统连接着 Internet、医保网等，访问人员比较复杂，所以如何保证医院网络系统中的数据安全尤为重要。在日新月异的现代化社会进程中，计算机网络几乎延伸到了世界每一个角落，它不停地改变着人们的工作生活方式和思维方式。此外，计算机信息网络安全的脆弱性和易受攻击性是不容忽视的。网络设备、计算机操作系统、网络协议等安全技术上的漏洞和管理体制上的不严密，都会使计算机网络受到威胁。

在医院行业的信息化建设过程中，信息安全的建设虽然只是一个很小的部分，但其重要性不容忽视。便捷、开放的网络环境，是医院信息化建设的基础，在数据传递和共享的过程中，数据的安全性应切实得到保障，才能保障医院信息化业务的正常运行。

二、医院信息安全管理的必要性

（一）物理安全风险

物理安全风险主要是指因网络周边的环境和物理特性引起的网络设备和线路的不可使用，从而导致网络系统的不稳定，甚至造成网络瘫痪等。物理安全是整个网络系统安全的前提和基础，只有保证了物理层的可用性，才能保证整个网络的可用性，进而提高整个网络的抗破坏力。物理安全部分的问题主要集中在后期的管理措施方面，如机房出入登记备案等管理措施都需要适时建立。

（二）网络安全风险

医院通信网络的安全主要包括网络结构安全、网络安全审计、网络设备防护、通信完整性与保密性、网络可信接入等。

1. 网络结构安全

网络结构是否合理直接影响着网络是否能够有效地承载业务需要。因此网络结构需要具备一定的冗余性，带宽能够满足业务高峰时期的数据交换需求，并合理地划分安全域、网段和 VLAN。

2. 网络安全审计

由于用户的计算机相关知识水平参差不齐，一旦某些安全意识薄弱的管理用户误操作，将会给信息系统带来致命的破坏。没有相应的审计记录将给事后追查带来困难，所以有必要进行基于网络行为的审计，从而威慑那些心存侥幸、有恶意企图的少部分用户，以利于规范正常的网络应用行为。

3. 网络设备防护

由于医院在建网络系统将会使用大量的网络设备和安全设备，如交换机、防火墙、入侵检测设备等。这些设备的自身安全性也会直接关系到涉密网和各种网络应用的正常运行。如果发生网络设备被不法分子攻击，将导致设备不能正常运行。最为严重的情况是设备设置被篡改，不法分子轻松获得网络设备的控制权，通过网络设备作为跳板攻击服务器，将会造成无法想象的后果。例如，交换机口令泄漏、防火墙规则被篡改、入侵检测设备失灵等都将成为威胁网络系统正常运行的风险因素。

4. 通信完整性与保密性

网络协议及文件格式均具有标准、开放、公开的特征，因此数据在网上存储和传输的过程中，不仅面临信息丢失、信息重复或信息传送的自身错误，还会遭遇信息攻击或欺诈行为，导致最终信息收发的差异性。因此，在信息传输和存储过程中，必须确保信息内容在发送、接收及保存时的一致性，并在信息遭受篡改攻击的情况下，提供有效的察觉与发现机制，实现通信的完整性。因此数据在传输过程中，为能够抵御不良企图者采取的各种攻击，防止遭到窃取，应采用加密措施保证数据的机密性。

5. 网络可信接入

对于一个不断发展的网络而言，为方便办公，会在网络设计时保留大量的接入端口，这对于随时随地快速接入医院业务网络进行办公是非常便捷的，但同时也引入了安全风险，一旦外来用户不加审核地接入网络中，就有可能破坏网络的安全边界，使外来用户具备对网络进行破坏的条件，由此而引起诸如蠕虫扩散、文件泄密等安全问题。因此需要对非法客户端实现禁入，能监控网络，对于没有合法认证的外来机器，能够阻断其网络访问，保护好已经建立起来的安全环境。

（三）主机/应用安全风险

主机及应用层面的安全风险与需求分析，主要包括身份鉴别、访问控制、系统审计、入侵防范、恶意代码防范、软件容错、数据安全、备份与恢复、资源合理控制、剩余信息保护、抗抵赖等方面。

1. 身份鉴别

身份鉴别包括主机和应用两个方面。主机操作系统登录、数据库登录及应用系统登录均须进行身份验证。过于简单的标识符和口令容易被破解，同时非法用户可以通过网络进行窃听，从而获得管理员权限，可以对任何资源非法访问及越权操作。因此必须提高用户名/口令的复杂度，且防止被网络窃听，此外还应考虑失败处理机制。

2. 访问控制

访问控制包括主机和应用两个方面。访问控制主要是为了保证用户对主机资源和应用系统资源的合法使用。非法用户可能企图假冒合法用户的身份进入系统，低权限的合法用户也可能企图执行高权限用户的操作，这些行为将给主机系统和应用系统带来很大的安全风险。因此，用户必须拥有合法的用户标识符，在制定好的访问控制策略下进行操作，杜绝越权非法操作。

3. 系统审计

系统审计包括主机审计和应用审计两个方面。对于登录主机后的操作行为需要进行主机审计，对于服务器和重要主机需要进行严格的行为控制，对用户的行为、使用的命令等应进行必要的记录审计，便于日后的分析、调查、取证，规范主机使用行为。而对于应用系统同样提出了应用审计的要求，即对应用系统的使用行为进行审计。重点审计系统层与业务系统的运转流程。能够为安全事件提供足够的信息，与身份认证及访问控制联系紧密，为相关事件提供审计记录。

4. 入侵防范

主机操作系统面临着各类具有针对性的入侵威胁，常见操作系统存在着各种安全漏洞，并且现在漏洞被发现与漏洞被利用之间的时间差变得越来越短，这就使操作系统本身的安全性给整个系统带来了巨大的安全隐患，因此，对主机操作系统的设计、安装、使用、维护等提出了新的要求，要针对新要求设计维护防御系统，防范入侵行为。

5. 恶意代码防范

病毒、蠕虫等恶意代码是对计算环境造成危害最大的隐患，当前病毒威胁非常严峻，特别是蠕虫病毒的爆发，会立刻向其他子网迅速蔓延，发动网络攻击和数据窃密。大量占据正常业务十分有限的带宽，造成网络性能严重下降、服务器崩溃，甚至网络通信中断、信息损坏或泄漏，严重影响正常业务的开展。因此必须部署恶意代码防范软件进行防御，同时保持恶意代码库的及时更新。

6. 软件容错

软件容错的主要目的是提供足够的冗余信息和算法程序，使系统在实际运行时能够及时发现程序设计错误，采取补救措施，以提高软件可靠性，保证整个计算机系统的正常运行。

7. 数据安全

数据安全主要是指数据的完整性与保密性，计算机网络中所有的措施最终无不是为了业务数据的安全。因此数据的备份十分重要，是必须考虑的问题。医院在信息管理时应采取措施保证数据在传输过程中的完整性及保密性，保护鉴别信息的保密性。

8. 备份与恢复

数据是信息资产的直接体现。因此，对于关键数据应建立数据的备份机制，而对于网络的关键设备、线路均需进行冗余配置，备份与恢复是应对突发事件的必要措施。

9. 资源合理控制

资源合理控制包括主机和应用两个方面。主机系统以及应用系统的资源是有限的，不能无限滥用。系统资源必须能够为正常用户提供资源保障，否则会出现资源耗尽、服务质量下降，甚至服务中断等后果。因此要对系统资源进行控制，制定包括登录条件限制、超时锁定、用户可用资源阈值设置等资源控制策略。

10. 剩余信息保护

对于正常使用中的主机操作系统和数据库系统等，经常需要对用户的鉴别信息、文件、目录、数据库记录等进行临时或长期存储，在这些存储资源重新分配前，如果不对其原使用者的信息进行清除，将会引起用户信息泄漏的安全风险。因此，需要确保系统内的用户鉴别信息文件、目录和数据库记录等资源所在的存储空间，在被释放或重新分配给其他用户前得到完全清除。对于动态管理和使用的客体资源，应在这些客体资源重新分配前，对其原使用者的信息进行清除，以确保信息不被泄漏。

11. 抗抵赖

数据安全不仅面临着机密性和完整性的问题，还面临着抗抵赖性（不可否认性）的问题，应采用技术手段防止用户否认其数据发送和接收行为，为数据收发双方提供证据。

医院需要考虑的信息安全系统包括如下内容。

1）IT 安全审计系统

IT 安全审计系统的主要内容如表 14-1 所示。

表 14-1 IT 安全审计系统

功能	技术规格
产品硬件	
产品形态	软硬件一体
内部系统	裁剪内核+优化 TCP/IP 协议栈、精简 Linux
硬件规格	1U 高度工控机设备，内存≥2G，单个硬盘容量≥500G
网卡要求	千兆网卡≥3 个（内网口、外网口、HA 口）
产品自身配置、管理、安全要求	
接入方式	采用逻辑网关的方式接入，对现有主机和网络环境不做任何修改
高可用性	系统支持双机热备模式
系统安全性	产品自身采用安全的操作系统，不使用产品功能以外的操作系统功能，并关闭一切无关端口
处理能力	字符型协议（Telnet、SSH、FTP、SFTP）支持≥500 个并发 图形化协议（RDP、Xwindows、VNC、http、https、AS400 及其他应用发布的协议）支持≥100 个并发
日志备份	会话日志提供手工和定期备份功能，删除离线日志必须可审计
管理员角色划分	对自身管理有角色划分，至少有系统管理员、配置管理员、审计管理员、普通用户等多种角色。各角色功能定位明晰，不可越权，支持按模块进行权限配置
口令管理员强认证方式	口令管理员默认必须采用强认证方式登录，如基于证书或动态令牌等
管理账号	支持添加任意名称的管理员账号，如 root、administrator 等
管理方式	通过 Web 方式，应采用 https 加密协议
自审计功能	对自身全部操作进行详细的审计，并可按关键字查询和生成报表，审计结果具备较强的可读性
运维功能要求	
支持协议	产品支持 Telnet、SSH、FTP、SFTP、RDP、VNC、Xwindows、AS400 等运维协议，支持通过上述协议对各种操作系统、主流网络设备、安全设备进行运维
扩展协议	支持通过专用发布系统（软件）进行审计，如 PcAnywhere、Xmanager、数据库管理客户端等应用运维操作，并且能够对使用的工具访问进行管理与控制，需详细描述管理与控制力度
无需安装客户端	审计系统不需要在运维目标设备、运维客户端安装任何软件和系统
认证功能	系统提供身份认证，自然人（员工账户）登录系统时支持静态口令、双因素认证、LDAP、AD 域
无需专用客户端运维	自然人（员工账户）可通过主流客户端工具登录，不需专用的客户端

续表

功能	技术规格
系统授权功能	系统提供授权功能，并支持对系统的用户登录进行可配置的策略设置，包括限制登录 IP、登录时间段（可循环，如每周五 8：00~18：00 时）等，以确保可信用户访问其拥有权限的后台资源
RDP 图形文字识别	RDP 图形文字识别并查看、检索、定位回放，独创关键技术
捕获键盘和鼠标操作	事后回放中显示键盘和鼠标所进行的操作
产品审计功能要求	
审计方式	对在线的操作行为进行实时监控，对已离线的操作行为以 session 为单位形成审计记录
离线回放	提供对已经备份并在 HAC 上删除的日志进行回放审计
审计内容	审计结果中必须包含用户的命令输入和命令输出
审计操作行为	能够审计全部操作行为，包括 vi 和用户 shell 菜单（如 AIX 上 smit）
审计结果展示	审计结果能够以录像重放方式展现，并支持根据时间、运维命令、进度条等方式进行定位回放
审计结果查询	提供查询界面，供用户查询某一命令或某命令的输出，可组合时间、IP、用户名、受管设备、运维协议等条件进行查询
关键字检索	对图形会话操作中的键盘输入或界面文字进行基于关键字的查询检索
报表功能	提供多角度、可定制的报表机制，可按时间、用户名、受管设备等条件组合生成报表，报表可包含运维次数、时间、大小等
审计报表	必须使用专业的审计平台软件登录运维审计设备，确保安全性，报表系统必须内置 crystal reports（水晶报表），满足报表生成的需求
产品集成能力	能够与专业的数据库审计产品实现审计日志的整合，并可对数据库运维操作的视频审计记录关联
报表格式	报表可导出 PDF、Excel、Word 所有格式
其他功能要求	
事中告警、阻断功能	系统支持事中告警功能。通过配置设置敏感操作策略，当运维用户操作这类命令，系统提供告警或者阻断，以便审计员能重点关注。告警规则支持多条命令，告警规则使用正则表达式，支持黑白名单
中止会话功能	支持审计员通过审计平台中止活动会话
告警事件检索	按时间/分类/级别/主账号/资源名/协议等关键字检索告警事件
事件通知功能	可以通过邮件的方式发送指定分类的管理和运维事件
口令代理功能	口令代理功能，系统提供用户访问真实资源时的自动登录，从而简便运维操作，支持 AIX、HP、Unix、Linux、windows 等主机设备、网络设备、安全设备
口令管理功能	系统能够对被管理设备定期自动修改账户口令，并支持修改口令的密函打印、国密办认可的加密方式、邮件发送、文件导出等方式保管
备份口令的流程化管理要求	提供详细的备份口令领取方案，对口令的保管、领用、发放等各个环节进行详细的说明
运维流程管理	支持运维工单管理，提供纸面工单输入接口，运维人员可输入工单内容进行运维操作
终端密码分发器功能要求	
录入口令	可以通过 HAC 将修改后的口令存入终端密码分发器
查看口令	相关人员可以在终端密码分发器中查看由自己录入并维护的口令记录；应急情况下，高级用户可以授权非该口令的持有人员，通过终端密码分发器查看该口令记录
打印口令	相关人员可以操作终端密码分发器，将其保管的口令通过串口打印机以密码信封的方式进行打印，该密码信封可用作口令的备份；应急情况下，高级用户可以授权非该口令的持有人员，通过终端密码分发器打印该口令的密码信封
设备审计	相关人员能够通过串口以文件的形式获取终端密码分发器中的操作日志，或者通过串口打印机打印终端密码分发器的操作日志，以用作审计备案之用
操作认证体系	终端密码分发器中所有的用户可采用指纹加口令的方式进行注册登记，要求利用生物指纹的强唯一性特点，加强设备的操作认证强度，使终端密码分发器中的操作与用户严格关联

续表

功能	技术规格
敏感数据加密，敏感操作认证	通过外部接口与终端密码分发器进行交互时，终端密码分发器需提供对传输的敏感数据，如对服务器标识、用户名和口令信息进行加密保护，而且在进行交互前，终端密码分发器能够对外部接口调用程序的合法性进行验证
数据的安全存储机制	要求终端密码分发器的口令均以加密密文的形式保存在安全芯片中，提供在任何物理拆卸试图进行窃窃的行为发生时密钥能够自毁
设备操作审计	终端密码分发器对所有用户的操作能够进行全面的记录，如新增用户、录入口令、查看口令等。授权人可以通过设备对操作审计日志进行查看、备份等管理操作，以配合系统审计的需要
完善的开发定制设计	终端密码分发器需开放有与外部对接的接口，允许客户可以通过这些接口进行定制化开发，以满足客户内部的扩展性管理需求
关键数据容量指标	
电子密函记录容量	≥500 条
最大操作员用户数	≥50 个
指纹采集器	生物特征指纹采集器
资质证书	
产品资质	产品须提供公安部销售许可证（提供复印件）
	产品须提供保密局《涉密信息系统产品检测证书》（提供复印件）
	产品须提供中国信息安全测评中心《信息技术产品安全测评证书》（提供复印件）
	终端密码分发器须具有国家密码管理局《商用密码产品型号证书》（提供复印件）

2）电子签名系统

电子签名系统包括电子签章（表14-2）、时间戳服务（表14-3）和数字证书（表14-4）。

表 14-2　电子签章

序号	功能指标
1	支持第三方 CA 机构签发的数字证书
2	提供基于 Web 界面的电子印章的制作和管理功能，提供日志审计功能
3	支持电子印章图片写入证书存储介质中，并与证书绑定
4	支持自动生成电子印章图片，支持采集的手写签名
5	支持对多种文档格式如 Word\Excel\html 等的电子签章，实现数据完整性保护，确认签章者身份
6	提供电子签章中间件，满足 C/S 环境的电子签章集成
7	支持原文、印章图片、数字签名的绑定，能够防止篡改

表 14-3　时间戳服务

序号	功能指标
1	提供时间戳的签发及验证功能
2	提供多种时间戳服务接口，满足各类应用开发平台调用
3	提供可信时间发布功能

续表

序号	功能指标
4	提供时间同步机制
5	提供卫星授权时间源获取方式
6	提供时间源签名服务加密设备的配置管理
7	提供第三方 CA 证书导入、导出、备份和恢复等管理功能
8	提供易用的 B/S 管理界面

表 14-4　数字证书

序号	功能指标
1	标识个人用户网络身份
2	符合卫生部《卫生系统数字证书格式规范（试行）》
3	符合卫生部《卫生系统电子认证服务规范（试行）》
4	证书格式标准遵循 x.509v3 标准
5	支持存放介质：智能 USB Key
6	支持自定义证书扩展域管理
7	本次要求配置个人数字证书≥10 个（含一年服务费）

3）电子签名接口

（1）支持与第三方数字认证中心签发的电子签名系统的接口。

（2）应用系统接口：提供身份认证系统与各类应用业务系统的开放标准接口规范，在此标准指导下，可将应用系统完全纳入平台的统一管理中，同时简化应用业务系统安全登录的实现以及和各应用系统的集成，支持 java、c、ActiveX 等多种接口方式，并提供接口集成二次开发支持。

（3）实现身份认证系统和 CA 认证服务的集成应用。

（四）区域边界安全风险

业务系统自身的各种安全防护手段都会受到业务系统提供厂商的安全意识和安全开发技术的限制，所以在业务系统的边界区域进行安全防护，也是现实情况下比较务实和通行的做法。

区域边界的安全主要包括边界访问控制、边界完整性检测、边界入侵防范及边界安全审计等方面。

（五）安全管理风险

"三分技术，七分管理"更加突出的是管理层面在安全体系中的重要性。除了技术管理措施以外，安全管理是保障安全技术手段发挥具体作用的最有效手段，建立健全安全管理体系不但是国家等级保护中的要求，也是作为一个安全体系来讲，不可或缺的重要组成部分。

安全管理体系以国家相关标准、行业规范、国际安全标准等规范和标准来指导，最终形成可操作的体系，主要包括安全管理制度、安全管理机构、人员安全管理、系统建设管理、系统运维管理。

根据三级等级保护的要求在上述方面建立一系列的管理制度与操作规范，并明确执行。

第二节　医院信息安全保障体系

参照国家信息安全等级保护的有关政策文件和标准规范，结合医院的实际情况，制定出医院信息安全保证体系建设安全策略，指导各级医院进行安全建设[2]。

一、物理安全保障

物理环境安全保障的目的是保护网络中计算机网络通信有一个良好的电磁兼容工作环境，并防止非法用户进入计算机控制室和各种偷窃、破坏活动的发生。

（一）机房选址

机房和办公场地应选择在具备防震、防风和防雨等能力的建筑内，机房场地应避免设在建筑物的高层或地下室，以及用水设备的下层或隔壁。

（二）机房管理

（1）机房出入口安排专人值守，控制、鉴别和记录进入的人员。

（2）需进入机房的来访人员须经过申请和审批流程，并限制和监控其活动范围。

（3）对机房划分区域进行管理，区域和区域之间设置物理隔离装置，在重要区域前设置交付或安装等过渡区域。

（4）重要区域应配置电子门禁系统，控制、鉴别和记录进入的人员。

（三）机房环境

合理规划设备安装位置，应预留足够的空间做安装、维护及操作之用。房间装修必需使用阻燃材料，并且耐火等级符合国家相关标准规定。机房门的大小应满足系统设备安装时运输需要。机房墙壁及天花板应进行表面处理，防止尘埃脱落，机房应安装防静电活动地板。

机房安装防雷和接地线，设置防雷保安器，防止感应雷，要求防雷接地和机房接地分别安装，且相隔一定的距离。机房设置火灾自动消防系统，能够自动检测火情、自动报警，并自动灭火。机房及相关的工作房间和辅助房应采用具有耐火等级的建筑材料。

机房应采取区域隔离防火措施，将重要设备与其他设备隔离开来。配备空调系统，以保持房间恒湿、恒温的工作环境；在机房供电线路上配置稳压器和过电压防护设备；提供短期的备用电力供应，满足关键设备在断电情况下的正常运行要求；设置冗余或并行的电力电缆线路为计算机系统供电，建立备用供电系统。铺设线缆要求电源线和通信线缆隔离铺设，避免互相干扰，对关键设备和磁介质实施电磁屏蔽。

（四）设备与介质管理

为了防止无关人员和不法分子非法接近网络并使用网络中的主机盗取信息，破坏网络和主机系统，破坏网络中的数据的完整性和可用性，必须采用有效的区域监控、防盗报警系统，阻止非法用户的各种临近攻击。此外，必须制定严格的出入管理制度和环境监控制度，以保障区域监控系统和环境监控系统的有效运行。对介质进行分类标识，存储在介质库或档案室中。利用光、电等技术设置机房防盗报警系统，在机房设置监控报警系统。

二、网络安全保障

（一）网络结构安全

网络结构的安全是网络安全的前提和基础，对于医院而言，选用主要网络设备时需要考虑业务处理能力的高峰数据流量，以及冗余空间满足业务高峰期需要；网络各个部分的带宽要保证接入网络和核心网络满足业务高峰期需要；按照业务系统服务的重要次序定义带宽分配的优先级，在网络拥堵时优先保障重要主机；合理规划路由，业务终端与业务服务器之间建立安全路径；绘制与当前运行情况相符的网络拓扑结构图；根据各部门的工作职能、重要性和所涉及信息的重要程度等因素，划分不同的安全域、网段或VLAN。保存有重要业务系统及数据的重要网段不能直接与外部系统连接，需要和其他网段隔离，单独划分区域。

（二）网络安全审计

网络安全审计系统主要用于监视并记录网络中的各类操作，侦察系统中存在的现有和潜在的威胁，实时地综合分析出网络中发生的安全事件，包括各种外部事件和内部事件。

在医院核心交换机并接部署网络行为监控与审计系统，形成对全网网络数据的流量监测并进行相应的安全审计，同时和其他网络安全设备共同为集中安全管理提供监控数据，用于分析及检测。

网络行为监控和审计系统将独立的网络传感器硬件组件连接到网络中的数据会聚点设备上，对网络中的数据包进行分析、匹配、统计，通过特定的协议算法，从而实现入侵检测、信息还原等网络审计功能，根据记录生成详细的审计报表。

网络行为监控和审计系统采用旁路技术，不用在目标主机中安装任何组件。同时网络审计系统可以与其他网络安全设备进行联动，将各自的监控记录送往安全管理、安全域中的安全管理服务器，集中对网络异常、攻击和病毒进行分析和检测。

（三）网络设备防护

为提高网络设备的自身安全性，保障各种网络应用的正常运行，对网络设备需要进行一系列的加固措施，包括：对登录网络设备的用户进行身份鉴别，用户名必须唯一；对网络设备的管理员登录地址进行限制；身份鉴别信息具有不易被冒用的特点，口令设置需三种以上字符、长度不少于八位，并定期更换；具有登录失败处理功能，失败后采取结束会话、限制非法登录次数和当网络登录连接超时自动退出等措施；启用 SSH 等管理方式，加密管理数据，防止被网络窃听；对于鉴别手段，三级要求采用两种或两种以上组合的鉴别技术，因此需采用 USB key+密码进行身份鉴别，保证对网络设备进行管理维护的合法性。

（四）通信完整性

通信完整性设计包括信息传输的完整性校验以及信息存储的完整性校验。

对于信息传输和存储的完整性校验可以采用的技术包括校验码技术、消息鉴别码、密码校验函数、散列函数、数字签名等。

对于信息传输的完整性校验应由传输加密系统完成。部署 SSL VPN 系统保证远程数据传输的数据完整性。信息存储的完整性校验应由应用系统和数据库系统完成。

（五）通信保密性

应用层的通信保密性主要由应用系统完成。在通信双方建立连接之前，应用系统应利用密码技术进行会话初始化验证，并对通信过程中的敏感信息字段进行加密。

对于信息传输的通信保密性应由传输加密系统完成，部署 SSL VPN 系统保证远程数据传输的数据机密性。

（六）网络可信接入

为保证网络边界的完整性，不仅需要进行非法外联行为，同时对非法接入进行监控与阻断，形成网络可信接入，共同维护边界完整性。通过部署终端安全管理系统可以实现这一目标。

终端安全管理系统中的一个重要功能模块就是网络准入控制，启用网络阻断方式，包括 ARP 干扰、802.1x 协议联动等。

监测内部网中发生的外来主机非法接入、篡改 IP 地址、盗用 IP 地址等不法行为，由监测控制台进行告警。运用用户信息和主机信息匹配方式实时发现接入主机的合法性，及时阻止 IP 地址的篡改和盗用行为，共同保证医院的边界完整性，具体包括以下几点。

1. 在线主机监测

可以通过监听和主动探测等方式检测系统中所有在线的主机，并判别在线主机是否是经过系统授权认证的信任主机。

2. 主机授权认证

可以通过在线主机是否安装客户端代理程序，并结合客户端代理报告的主机补丁安装情况、防病毒程序安装和工作情况等信息，进行网络的授权认证，只允许通过授权认证的主机使用网络资源。

3. 非法主机网络阻断

对于探测到的非法主机，系统可以主动阻止其访问任何网络资源，从而保证非法主机不会对网络产生影响，进而避免其有意或无意地对网络攻击或者试图窃密。

4. 网络白名单策略管理

可生成默认的合法主机列表，根据安装安全管理客户端或者执行安全策略，来过滤合法主机列表，快速实现合法主机列表的生成。同时允许管理员设置白名单例外列表，允许例外列表的主机不安装客户端，但是仍然授予网络使用权限，并根据需要授予可以和其他授权认证过的主机通信的权限，或者允许和任意主机通信的权限。

5. IP 和 MAC 绑定管理

可以将终端的 IP 和 MAC 地址绑定，禁止用户修改自身的 IP 和 MAC 地址，并在用户试图更改 IP 和 MAC 地址时，产生相应的报警信息。

三、主机/应用环境安全保障

（一）身份鉴别

身份鉴别可分为主机身份鉴别和应用身份鉴别两个方面。

1. 主机身份鉴别

为提高主机系统安全性，保障各种应用的正常运行，对主机系统需要进行一系列的加固措施，包括：①对登录操作系统和数据库系统的用户进行身份标识和鉴别，且保证用户名的唯一性；②根据基本要求配置用户名/口令，口令必须具备采用三种以上字符、长度不少于八位并定期更换；③启用登录失败处理功能，登录失败后采取结束会话、限制非法登录次数和自动退出等措施；④远程管理时应启用 SSH 等管理方式，加密管理数据，防止被网络窃听；⑤对主机管理员登录进行双因素认证方式，采用 USB key+密码进行身份鉴别。

2. 应用身份鉴别

为提高应用系统安全性，需要进行一系列的加固措施，包括：①对登录用户进行身份标识和鉴别，且保证用户名的唯一性；②根据基本要求配置用户名/口令，必须具备一定的复杂度，口令必须具备采用三种以上字符、长度不少于八位并定期更换；③启用登录失败处理功能，登录失败后采取结束会话、限制非法登录次数和自动退出等措施；④应用系统如具备上述功能则需要开启使用，若不具备则需进行相应的功能开发，且使用效果要达到以上要求；⑤对于三级系统，要求对用户进行两种或两种以上组合的鉴别技术，因此可采用双因素认证（USB key+密码）或者构建 PKI 体系，采用 CA 证书的方式进行身份鉴别。

（二）访问控制

三级系统的一个重要要求是实现自主访问控制和强制访问控制。自主访问控制实现在安全策略控制范围内，使用户对自己创建的客体具有各种访问操作权限，并能将这些权限的部分或全部授予其他用户。自主访问控制主体的粒度应为用户级，客体的粒度应为文件或数据库表级。自主访问操作应包括对客体的创建、读、写、修改和删除等。 强制访问控制实现在对安全管理员进行严格的身份鉴别和权限控制的基础上，由安全管理员通过特定操作界面对主、客体进行安全标记；应按安全标记和强制访问控制规则，对确定主体访问客体的操作进行控制。强制访问控制主体的粒度应为用户级，客体的粒度应为文件或数据库表级。由此主要控制的是对应用系统的文件、数据库等资源的访问，避免越权非法使用。采用的措施主要包括以下内容。

（1）启用访问控制功能：制定严格的访问控制安全策略，根据策略控制用户对应用系统的访问，特别是文件操作、数据库访问等，控制粒度的主体为用户级，客体为文件或数据库表级。

（2）权限控制：制定的访问控制规则要能清楚地覆盖资源访问相关的主体、客体及它们之间的操作。对于不同的用户授权原则是进行能够完成工作的最小化授权，避免授权范围过大，并在它们之间形成相互制约的关系。

（3）账号管理：严格限制默认账户的访问权限，重命名默认账户，修改默认口令；及时删除多余、过期的账户，避免共享账户的存在。

（4）访问控制的实现主要采取两种方式：采用安全操作系统，或对操作系统进行安全增强改造，且使用效果要达到以上要求。

（三）入侵防范

入侵防范主要体现在主机及网络两个层面。针对主机的入侵防范，可以从多个角度进行处理：①入侵检测系统可以起到防范针对主机的入侵行为；②部署漏洞扫描进行系统安全性检测；③部署终端安全管理系统，开启补丁分发功能模块及时进行系统补丁升级；④操作系统的安装遵循最小安装的原则，仅安装需要的组件和应用程序，关闭多余服务等；⑤另外根据系统类型进行其他安全配置的加固处理。

针对网络的入侵防范，可通过部署网络入侵检测系统来实现。将网络入侵检测系统定位于有敏感数据需要保护的网络上，通过实时侦听网络数据流，寻找网络违规模式和未授权的网络访问尝试。当发现网络违规行为和未授权的网络访问时，网络监控系统能够根据系统安全策略做出反应，包括实时报警、事件登录，或执行用户自定义的安全策略等。

入侵检测系统可以部署在医院的核心处以及主要服务器区，建议在这些区域的交换机上部署入侵检测系统，监视并记录网络中的所有访问行为和操作，有效防止非法操作和恶意攻击。同时，入侵检测系统还可以形象地重现操作的过程，帮助安全管理员发现网络安全的隐患。

需要说明的是，IDS 是对防火墙非常有必要的附加，而不仅仅是简单的补充。入侵检测系统作为网络安全体系的第二道防线，对在防火墙系统阻断攻击失败时，可以最大限度地减少相应的损失。因此，IDS 应具备更多的检测能力，能够和其他安全产品（边界防火墙、内网安全管理软件等）进行联动。

（四）主机恶意代码防范

各类恶意代码尤其是病毒、木马等是对医院的重大危害，病毒在爆发时将使路由器、3 层交换机、防火墙等网关设备性能急速下降，并且占用整个网络带宽。

针对病毒风险，建议重点是将病毒消灭或封堵在终端这个源头上。例如，在所有终端主机和服务器上部署网络防病毒系统，加强终端主机的病毒防护能力并及时升级恶意代码软件版本以及恶意代码库。

在医院安全管理安全域中，可以部署防病毒服务器，负责制定终端主机防病毒策略，在医院内网建立全网统一的一级升级服务器，在下级节点建立二级升级服务器，由管理中心升级服务器通过互联网或手工方式获得最新的病毒特征库，分发到数据中心节点的各个终端，并下发到各二级服务器。在网络边界通过防火墙进行基于通信端口、带宽、连接数量的过滤控制，可以在一定程度上避免蠕虫病毒爆发时的大流量冲击。同时，防病毒系统可以为安全管理平台提供关于病毒威胁和事件的监控、审计日志，为全网的病毒防护管理提供必要的信息。

（五）软件容错

软件容错的主要目的是提供足够的冗余信息和算法程序，使系统在实际运行时能够及时发现程序设计错误，采取补救措施，以提高软件的可靠性，保证整个计算机系统的正常运行。因此在应用系统软件设计时要充分考虑软件容错设计，具体包括以下内容。

一是提供数据有效性检验功能，保证通过人机接口输入或通过通信接口输入的数据格式或长度符合系统设定的要求。

二是具备自动保护功能，在故障发生时，应用系统应能够自动保存当前所有状态，确保系统能够进行恢复。

三是资源控制。为保证医院的应用系统正常地为用户提供服务，必须进行资源控制，否则会出现资源耗尽、服务质量下降，甚至服务中断等后果。通过对应用系统进行开发或配置来达到控制的目标，具体包括以下内容。

（1）会话自动结束：当应用系统的通信双方中的一方在一段时间内未做任何响应，另一方应能够及时检测并自动结束会话，释放资源。

（2）会话限制：对应用系统的最大并发会话连接数进行限制，对一个时间段内可能的并发会话连接数进行限制，同时对单个账户的多重并发会话进行限制，设定相关阈值，保证系统可用性。

（3）登录条件限制：通过设定终端接入方式、网络地址范围等条件限制终端登录。

（4）超时锁定：根据安全策略设置登录终端的操作超时锁定。

（5）用户可用资源阈值：限制单个用户对系统资源的最大或最小使用限度，保障正常合理的资源占用。

（6）对重要服务器的资源进行监视，包括 CPU、硬盘、内存等。

（7）对系统的服务水平降低到预先规定的最小值进行检测和报警。

（8）提供服务优先级设定功能，并在安装后根据安全策略设定访问账户，或请求进程的优先级，根据优先级分配系统资源。

（六）客体安全重用

为实现客体的安全重用，及时清除剩余信息存储空间，应对操作系统及数据库系统进行安全加固配置，使操作系统和数据库系统具备及时清除剩余信息的功能，从而保证用户的鉴别信息、文件、目录、数据库记录等敏感信息所在的存储空间（内存、硬盘）被及时释放或再分配给其他用户前得到完全清除。

（七）抗抵赖

解决系统抗抵赖特性最有效的方法就是采用数字签名技术，通过数字签名及签名验证技术，可以判断数据的发送方是真实存在的用户。数字签名是不对称加密算法的典型应用。数字签名的应用过程是数据源发送方使用自己的私钥对数据校验，或其他与数据内容有关的变量进行加密处理，完成对数据的合法"签名"，数据接收方则利用对方的公钥来解读收到的"数字签名"，并将解读结果用于对数据完整性的检验，在确认签名合法性的同时，通过对签名的验证，可以判断数据在传输过程中是否被更改。从而，可以实现数据的发送方不能对发送的数据进行抵赖，发送的数据是完整的，实现系统的抗抵赖性和完整性需求。

PKI体系具备了完善的数字签名功能。因此部署PKI体系可以解决抗抵赖的问题，同时提供身份鉴别和访问控制。

四、区域边界安全保障

（一）边界访问控制

通过对医院的边界风险与需求分析，在网络层进行访问控制需部署防火墙产品，可以对所有流经防火墙的数据包,按照严格的安全规则进行过滤,将所有不安全或不符合安全规则的数据包屏蔽,杜绝越权访问,防止各类非法攻击行为。同时可以和内网安全管理系统、网络入侵检测系统等进行安全联动,为网络创造全面纵深的安全防御体系。在各安全域边界部署防火墙产品,部署效果如下所述。

1. 网络安全的基础屏障

防火墙能极大地提高一个内部网络的安全性,并通过过滤不安全的服务降低风险。只有经过精心选择的应用协议才能通过防火墙,所以网络环境变得更安全。防火墙同时可以保护网络免受基于路由的攻击,如 IP 选项中的源路由攻击和 ICMP 重定向中的重定向路径。防火墙可以拒绝所有以上类型攻击的报文并通知防火墙管理员。

2. 强化网络安全策略

通过以防火墙为中心的安全方案配置,能将所有安全软件(如口令、加密、身份认证、审计等)配置在防火墙上。与将网络安全问题分散到各个主机上相比,防火墙的集中安全管理更经济。例如,在网络访问时,一次一密口令系统和其他的身份认证系统完全可以不必分散在各个主机上,而集中在防火墙上。

3. 对网络存取和访问进行监控审计

如果所有的访问都经过防火墙,那么,防火墙就能记录下这些访问并做出日志记录,同时也能提供网络使用情况的统计数据。当发生可疑动作时,防火墙能进行适当的报警,并提供网络是否受到监测和攻击的详细信息。另外,收集一种网络的使用和误用情况也是非常重要的。因为这样可以清楚防火墙是否能够抵挡攻击者的探测和攻击,并且清楚防火墙的控制是否充足,而网络使用统计对于网络需求分析和威胁分析等而言也是非常重要的。

4. 防止内部信息的外泄

通过利用防火墙对内部网络的划分,可实现内部网重点网段的隔离,从而限制局部重点或敏感网络安全问题对全局网络造成的影响。再者,隐私是内部网络非常关心的问题,一个内部网络中不引人注意的细节可能包含了有关安全的线索而引起外部攻击者的兴趣,甚至因此而暴露了内部网络的某些安全漏洞。使用防火墙就可以隐蔽那些透漏内部细节如 Finger、DNS 等服务。

5. 精确流量管理

通过部署防火墙设备,不仅可以实现精准访问控制与边界隔离防护,还能实现阻止由病毒或者 P2P 软件引起的异常流量,进行精确的流量控制等。对各级节点安全域实现全面的边界防护,严格控制节点之间的网络数据流。

(二)边界完整性检查

边界完整性检查的核心是要对内部网络中出现的内部用户未通过准许私自连到外部网络

的行为进行检查，维护网络边界完整性，通过部署终端安全管理系统可以实现这一目标。

终端安全管理系统中的一个重要功能模块就是非法外联控制，探测内部网中非法互联网的计算机。非法外联监控主要解决发现和管理用户非法自行建立通路连接非授权网络的行为。非法外联监控的管理，可以防止用户访问非信任网络资源，并防止由于访问非信任网络资源而引入安全风险或者导致信息泄密。

（三）终端非法外联行为监控

可以发现终端试图访问非信任网络资源的行为，如试图与没有通过系统授权许可的终端进行通信，自行试图通过拨号连接互联网等行为。对于发现的非法外联行为，可以记录日志并产生报警信息。

（四）终端非法外联行为管理

可以禁止终端与没有通过系统授权许可的终端进行通信，禁止拨号上网行为。

（五）边界入侵防御保障

在各区域边界，防火墙起到了协议过滤的主要作用，根据安全策略偏重在网络层判断数据包的合法流动。但面对越来越广泛的基于应用层内容的攻击行为，防火墙并不擅长处理应用层数据，因此需要其他具备检测新型的混合攻击和防护能力的设备和防火墙配合，共同防御来自应用层到网络层的多种攻击类型，建立一整套的安全防护体系，进行多层次、多手段的检测和防护。入侵防护系统（intrusion prevention system，IPS）就是安全防护体系中重要的一环，它能够及时识别网络中发生的入侵行为并实时报警以进行有效拦截防护。

IPS是继"防火墙""信息加密"等传统安全保护方法之后的新一代安全保障技术。它监视计算机系统或网络中发生的事件，并对它们进行分析，以寻找危及信息机密性、完整性、可用性或试图绕过安全机制的入侵行为等并进行有效拦截。IPS就是自动执行这种监视和分析过程，并且执行阻断的硬件产品。

将IPS串接在防火墙后面、核心服务器区的前面，在防火墙进行访问控制，保证了访问的合法性之后，IPS动态地进行入侵行为的防护，对访问状态进行检测、对通信协议和应用协议进行检测、对内容进行深度的检测，阻断来自内部的数据攻击以及垃圾数据流的泛滥。

由于IPS需要对访问进行深度的检测，因此，IPS产品需要通过先进的硬件架构、软件架构和处理引擎对处理能力进行充分保证。

各安全区域边界部署了相应的安全设备负责进行区域边界的安全防护后，对于流经各主要边界（重要服务器区域、外部连接边界）的数据需要设置必要的审计机制，进行数据监视并记录各类操作，通过审计分析能够发现跨区域的安全威胁，实时综合分析出网络中发生的安全事件。一般可开启边界安全设备的审计功能模块，根据审计策略进行数据的日志记录与审计。同时审计信息要通过安全管理中心进行统一集中管理，为安全管理中心提供必要的边界安全审计数据，有利于管理中心进行全局管控。边界安全审计和主机审计、应用审计、网络审计等一起构成了完整、多层次的审计系统。

五、系统安全审计保障

（一）主机审计

部署终端安全管理系统，启用主机审计功能，或部署主机审计系统，实现对主机监控、审计和系统管理等功能。

（1）监控功能，包括服务监控、进程监控、硬件操作监控、文件系统监控、打印机监控、非法外联监控、计算机用户账号监控等。

（2）审计功能，包括文件操作审计、外挂设备操作审计、非法外联审计、IP 地址更改审计、服务与进程审计等。审计范围覆盖了服务器上的每一个操作系统用户和数据库用户，内容包括重要用户的行为、系统资源的异常使用和重要系统命令的使用等系统内重要的安全相关事件。审计记录包括事件的日期、时间、类型、主体标识、客体标识和结果等。因此，我们要保护审计记录，避免受到未预期的删除、修改或覆盖等，同时，根据记录的数据进行统计分析，生成详细的审计报表。

（3）系统管理功能包括系统用户管理、主机监控代理状态监控、安全策略管理、主机监控代理升级管理、计算机注册管理、实时报警、历史信息查询、统计与报表等。

（二）应用审计

应用层安全审计是对业务应用系统行为的审计，需要与应用系统紧密结合，此审计功能应与应用系统统一开发。

应用系统审计功能记录系统重要安全事件的日期、时间、发起者信息、类型、描述和结果等，并保护好审计结果，阻止非法删除、修改或覆盖审计记录，同时能够对记录数据进行统计、查询、分析及生成审计报表。

部署数据库审计系统对用户行为、用户事件及系统状态加以审计，范围要覆盖到每一个用户，从而把握数据库系统的整体安全。

（三）电子签名

《中华人民共和国数字签名法》于 2005 年 4 月 1 日起施行，确认了数字签名与手写签名具有同等的法律效应。由此，数字签名可在 HIS 应用，使电子处方、电子病历具有了法律确认的合法性。

1. 数字证书简介

数字证书就是标志网络用户身份信息的一系列数据，用来在网络通信中识别通信各方的身份，即要在 Internet 上解决"我是谁"的问题，就如同现实中每一个人都要拥有一张证明个人身份的身份证或驾驶执照一样，以表明身份或某种资格。

数字证书是一段包含用户身份信息、用户公钥信息及身份验证机构数字签名的数据。第三方认证机构 CA 中心的数字签名可以确保证书信息的真实性。证书格式及证书内容遵循 X.509 标准，数字证书中一般包括以下信息：①版本号、序列号、签名算法标识符、认证机构、有效期限、主题信息、认证机构的数字签名、公钥信息；②真实性，接收方能够通过数字证书来确认发送方的身份；③保密性，信息除发送方和接收方外不被其他人窃取；④完整性，信息在传输过程中不被篡改；⑤不可抵赖性，发送方对于自己发送的信息不能抵赖。

2. 数字证书的功能

数字证书是由权威公正的第三方机构，即CA中心签发的，以数字证书为核心的加密技术可以对网络上传输的信息进行加密和解密、数字签名和签名验证，确保网上传递信息的机密性、完整性，以及交易实体身份的真实性，签名信息的不可否认性，从而保障网络应用的安全性。

数字证书采用公钥密码体制，即利用一对互相匹配的密钥进行加密、解密。每个申请数字证书的用户都将从 CA 中心获得一对（即 2 个）密钥，其中一个为公开密钥（公钥），包含在数字证书中，用户可以将其对外公开；另一个为私有密钥（私钥），用户必须将其置于秘密的地方并妥善保管，且任何时候不得泄露给他人，私钥通常保存在数字证书的存储介质USB-key中，用户只需保管好存储介质USB-key即可。用户的私钥和公钥是一一对应的，而公钥又与用户持有的数字证书一一对应，因此，只有持有与数字证书相对应的私钥的人才可以证明他是该数字证书的合法持有者。

数字证书用户可以使用其拥有的公钥和相应私钥对数据做加密、解密、签名及验证签名操作。当一个用户（发送方）需要发送一份机密文件给另一个用户（接收方）时，发送方使用接收方的公钥对数据加密，信息就可以安全无误地到达目的地，即使在传输中被第三方截获，由于其没有相应的私钥，无法解密文件获取相关信息，而合法的接收方由于拥有私钥，则可以正确解密文件获取相应信息。

用户也可以采用自己的私钥对文件加以处理，如用自己的私钥对文件加密。由于私钥仅为本人所有，这样就产生了别人无法生成的文件，也就形成了数字签名。接收方可以使用发送方公开的密钥（公钥）对接收到的数据解密，即可验证数据的数字签名，从而能够确认以下两点：①数据是由签名者自己签名发送的，签名者不能否认；②数据自签发至接收到为止未被篡改，接收方收到的文件就是发送方发送的原始文件。

3. 数字证书的类型

目前各省 CA 所签发的数字证书类型主要有个人身份证书、单位身份证书、个人代码签名证书、企业代码签名证书、设备证书、WAP 证书、电子商务证书等。

六、IT 应急管理

依据医院安全稳定运行要求，提出 IT 应急方案，从基础设施应急、系统应急进行综合考虑，一旦故障发生了，应尽全力将故障造成的损失降到最小，具体管理模式如图 14-1 所示。

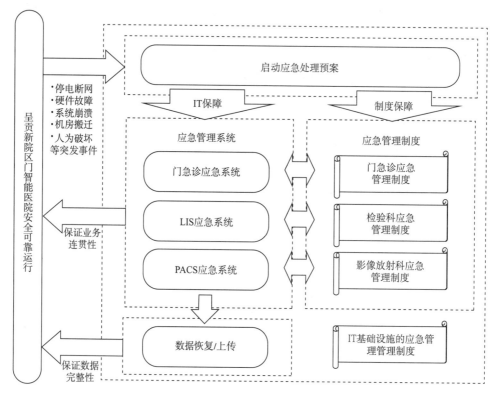

图 14-1　医院应急管理体系

（一）门急诊应急系统

医院门诊和急诊在日常工作中有着 7×24 小时不能间断的特点，鉴于此，以众多的医院门诊应用模型为基础，借此用来规避因为医院网络中断而不能进行正常的门诊划价收费操作的风险。

由于使用中间件作为应用服务器的便利，在门诊或急诊收费的机器上预装数据库系统和门诊收费所需要的中间件，并在本地配置好收费系统可执行文件所使用的配置文件，确保终端在脱网的环境下，能够进行正常的门诊收费操作。正常情况下，从客户端到计算中心的数据库服务器网络链路通畅时，系统会自动将中间件服务器连接到计算中心的生产用中间层服务器上，从而使所有的数据库操作都直接和生产用数据库进行交互，实现正常的门诊收费业务操作。

当系统网络链路（客户端到应用服务器或应用服务器到数据库服务器之间）出现故障时，收费系统在登录时一旦检测到和数据库连接不通的情况，就会自动提醒操作人员启动应急系统，从而将所有收费发生的数据写到本地的服务器中，待网络链路恢复正常后，操作人员只要结束应急操作，进行重新登录就可以进行正常的收费业务了，从而避免了因不能进行门诊收费造成门诊大厅中聚积大量门诊病人，影响医院声誉事件的发生。门诊应急系统在实际应用中规避风险的措施有很多，但一个好的门诊应急方案应该在以下几个问题上能够提供很妥帖的处理方法。

（1）主数据库上门诊使用的相关字典是如何及时更新到收费窗口的本地数据库中的？

（2）如何规避收费员利用应急系统进行贪污的风险？

（3）本地数据库中的收费数据是如何上传到主数据库中的？

针对以上问题，门诊应急系统准备了两套方案来实现应急系统的字典下载和收费数据上传的操作。

第一种方案，由操作员在固定的事件或启用应急系统前，利用系统提供的功能，人为手工下载基本字典和上传收费数据。

第二种方案，由 HIS 系统在后台定时进行数据字典的分发和收费数据的提取，并以系统日志的方式将操作过程记录下来。

第一种方案的特点是需要操作员人工进行干预，下载和上传工作完全依赖操作员的主观愿望，很容易发生数据字典不及时更新和上传的情况；第二种方案的特点是改变了作业方式，全部由服务器端后台进行操作，能够很好地避免第一种方案中更新和上传不及时的弊端。并且，应急系统中操作员的登录要进行两级密码验证。第一级是用来进行启用本地应急系统的验证；第二级才是收费员登录到应急系统的验证。

第一级应急系统的登录密码是由医院信息中心或医院总值班人员掌握的，而且是一次性的使用、用后即作废的。所以就最大限度地增加了系统的安全性。

（二）LIS 应急系统

网络设备、LIS 服务器、储存设备均有备份，当设备存在硬件问题时，可随时把业务切换到备份主机上，保证业务正常运行；LIS 系统每更新一次则做一次备份，在备份服务器上分别备份旧的 LIS 应用系统和更新后的 LIS 应用系统，以当天的更新日期命名；LIS 系统对 LIS 服务器的数据库文件有定时任务，每天凌晨会把数据库里的数据文件倒出到备份主机上，以确保服务期出现硬件故障时，数据文件不丢失。因为网络、LIS 服务器出现硬件方面的故障等比较严重的问题时会对业务的正常运行造成较大的影响，因此要立即向有关领导报告。网络中的监控服务器运用软件监控网络所有设备（路由器、防火墙、交换机及服务器设备）；对设备本身的硬件检测、外部入侵检测、外部攻击等多种对系统不利因素以发送 e-mail 的形式报警，相关人员收到报警信息，分析收到的 log 日志并做出相应的处理。相关人员要在每个工作日对网络设备进行日志及配置文件采集，对数据库数据文件定期下载和备份；在本地电脑上保存最近的配置文件，以便在发生毁灭性的灾难时，用来重组应对简单故障，让运维人员迅速排除故障，解决问题并记录；如果需要更换设备，应上报有关领导经批准后马上更换故障设备，尽快恢复网络、应用系统运行。IT 部门判断无法及时修理时，应立即通知相关的 LIS 系统运行服务提供商，在最短的时间内安排修理或更换系统，倘若发现属外部线路的问题，应与线路服务提供商联系，敦促对方尽快恢复故障线路，启用备份线路、设备、系统，迅速恢复相关的应用设备。

（三）PACS 应急系统

PACS 应急系统用于 PACS 服务器维护，PACS 服务器为图像存储服务器，出现问题时当事人登记正常，图像无法上传至服务器，也无法在诊断工作站调阅，这时需要做到以下几点。

（1）立即报告科主任及信息中心。

（2）登记、检查可按正常流程操作。

（3）影像检查按正常流程完成，完成检查后打印胶片。

（4）报告医师手持胶片在观片下阅片，利用 RIS 进行报告的书写，待设备恢复后上传影像。

（5）数据恢复上传/功能。

待医院故障修复后，信息管理员使用数据上传功能将应急期间生成的业务数据上传至医院生产库中，上传过程系统自动记录上传日志，避免重复上传或上传数据不完整的情况。

第三节 医院信息安全建设探索

一、紧密利用云平台数据，确保数据安全

通过对医疗基础数据的收集，借助云平台、云数据、云计算，实现互联互通、数据共享，推行远程医疗、数据挖掘、智能诊疗，乘着科技的翅膀造福更多的患者，实现更好的诊疗服务目标，谋求医院更大发展，提高全省居民的健康水平。

案例："三朵云"协力打造全新数字化医院

随着科技的发展，越来越多的信息化技术开始深度利用网络，使用便捷的互联网连接起来实现以往很难实现的事情，"云技术"就是其中一种。

而"云技术"到底是什么呢？

顾名思义，好比天上的云朵，人人仰首可见，将诸多处理的内容，交给一个人人都可以方便访问到的地方，这个地方就是"那朵云"。对于现在的数字化医疗来说，"云技术"的引进可谓一剂强心剂，极大地增强了医院信息化建设的全面实力。河南省肿瘤医院从2016 年开始全面建设了多项与"云技术"相关的新项目，最终实现并打造了以"三朵云"为中心的全面信息化医疗技术平台。

"三朵云"的第一朵为采用"阿里云"为支撑的医疗信息平台，该平台已经实现了与医院各方面数据对接，诸多医院的数据都可以迅速传至云端，实现与更多远方区域的诊疗对接，极大地增加医疗服务面积，造福更多患者。

"三朵云"的第二朵为采用 XX 云为支持的医疗集中处理平台，利用云技术提高性能，可以有效地缩减患者在处理 PACS 与 HIS 等信息数据中的等待时间，极大地降低运营成本，提高运行效能，进一步改善患者在医院的就诊体验。

"三朵云"的第三朵为采用 XX 云为支撑的医疗科研平台，利用云技术的边界扩展能力，将医院的诊疗与科研结合，为更多的科研人员打造一个协同交流的平台，进一步增强医疗实力，只有更好的科研环境才可以更快地提升诊疗效果。

"三朵云"的部署与运行很好地解决了原本医疗信息化局限于小圈子内的孤岛效应，更多的扩展与开放是未来互联网与科技发展的趋势，医院也要遵循技术的轨迹，乘着科技的翅膀造福更多的患者，实现更好的诊疗服务目标。

二、网络素质提升

在现有三层网络架构的基础上对网络系统进行完善和升级，重点包括稳定性和性能上的提升，速度提升至千兆网络，与新技术接轨。提升汇聚层性能，增加接入层接入能力，扩展交换机数量，确保满足今后的长期发展需要。

案例：信息血管结构图

孙工程师是河南省肿瘤医院信息中心的网络运维，长时间以来，作为一名"运维"，他一直秉承着"无事是福"的态度。对于服务于全院的信息系统来说，网络好似一个人身体里的"血管"与"骨骼"，虽然平时不可见，却默默无闻地在背后奉献，而且一旦出了乱子，就会导致系统出现巨大的麻烦，而全院的网络错综复杂，节点众多，仅确认检查一遍就已经疲惫不堪，更别说出现问题后的故障排查与处理了。

于是，为了解决这个问题，提高效率，河南省肿瘤医院部署了"运维管理系统"，其中该系统有一个重要的"硬件运维管理模块"，通过一系列登记与注册，孙工程师成功地把整个医院的网络设备进行了录入，之后经过系统地分析，这套运维系统快速给出了一个全院的网络拓扑图，经过对比后发现与实际拓扑图一分不差。最重要的是这个拓扑图拥有实时监控功能，如果存在设备反应迟钝或者离线的状况，就会用醒目的颜色进行标注，方便第一时间发现，还会根据时间给出每日的设备健康报告。

自从有了这个新系统作为辅助，孙工程师的工作效率大大提高了，再也不需要把大量的检查时间浪费在没完没了的设备检查和连接上，同时得益于新系统的预警机制，哪里出现了问题，就能第一时间发现，并且快速解决。

"简直就像医生看的那个'血管结构图'一样，他们是看人体血管，我们是看交换机和网络"，一谈到这个系统，孙工程师就眉开眼笑，"不如说我们的这个'血管结构图'更智能一点，还能自动预警"。

参 考 文 献

[1] 李桃，郑西川，王潘章. 医院信息系统集成平台的分析与设计[J]. 医疗卫生装备，2015，（11）：57-60.

[2] 王波. 基于等级保护的医院信息网络平台安全体系设计与实现[J]. 医学信息学杂志，2014，（7）：30-32，45.

（韩斌斌　韩　杰　赵燕燕　李　舒）

第十五章

医学设备管理

随着医院的不断发展，传统的经验型、粗放式的医学设备管理已经不能适应医院改革及医院管理发展的需求，医学设备管理正在由原来单纯的采购和维修，逐步向医学设备的计划申请、采购论证、购置、安装调试、验收、培训、应用、维保/维修、效益分析、报废等全生命周期的精细化、科学化管理转变。目前医院引进的医疗设备种类更加繁杂，分型更加精细，功能针对性更加专业，更新换代速度明显加快，这对医院的医学设备管理提出了极大挑战。所以提高医学设备管理水平，最大限度地发挥医学设备的作用和效益已成为必行之势。

第一节　医学设备管理概述

一、医学设备管理的概念、特点、体系

（一）医学设备管理的概念

医学设备管理是指在医疗环境下，根据一定的程序、方法、原则，对医学设备在整个生命周期中加以计划、指导、维护、控制和监督，使之有效地利用人力、财力、物力和信息等，安全、有效地为广大患者服务，达到良好的社会效益和经济效益。

医学设备管理是自然科学和社会科学相融合、技术与智能管理相结合的一项系统工程，其内容包括医学设备的计划申请、采购论证、购置及全生命周期的动态管理。

（1）医学设备的论证管理包括实施医学设备采购论证及其备案管理；对医学设备的计划申请进行前期调研分析，并在医学设备管理委员会会议上进行采购论证，确保所购置的医学设备符合临床需求，性能指标满足诊疗和科研要求；对医学设备购置申请表、论证推荐表及院办公会决议等文件进行建档封存备案，确保可追溯。

（2）设备的购置管理是指按照一定的采购规划和程序进行的设备购置环节的管理。

（3）设备全生命周期管理，包括医疗设备的验收、档案材料、操作使用、维护/维修、计量检测、效益分析、报废处理等管理内容，定期对医疗设备的使用环境进行测试、评估和维护，确保医疗设备安全、有效、持续运行。

（二）医学设备管理的特点

1. 社会化

在医院改革不断深入的背景下，医学设备管理工作逐渐由封闭走向开放，由院方全权负责向院方主导、第三方配合转变，开始向合理引进竞争机制、充分利用现有资源、降低成本、提高设备利用率、实行设备管理的社会化、提高医疗卫生服务质量、改善患者医疗环境转变。

2. 标准化

为指导医学设备的应用和管理按照标准化流程进行，保证医院各类医学设备处于完好与待用状态，国家制定并发布相应法律法规来改善医学设备管理部门的管理方式和方法，让医学设备管理工作获得最佳的社会效益。

3. 信息化

随着医院现代化进程的加速，信息化管理越来越普遍，对可无障碍升级的信息化管理系统的需求也越来越迫切，为满足信息化发展的需要，适应信息化带来的挑战，医学设备管理需要加快医院信息化管理建设，加速数字化医学设备配置，加强数字化医学装备管理，提高医学设备的管理效率和水平。

4. 法制化

医学设备的监督管理须从两方面进行，一方面对厂商的生产制造流程进行监督，另一方面对医学设备的合理使用和安全性验证进行监督。我国在医学设备监督管理方面也出台了大量的法律法规，以便在医学设备管理过程中依法行使职能。

（三）医学设备管理的体系

医学设备管理工作应遵循归口管理、分级负责、责任到人的原则，采用行政、技术、经济等手段进行综合管理，建立健全医学设备管理体系，要确保分级管理、组织机构和人员配置、环境设施、工作职能几个要素达到最优化。

1. 分级管理

分级管理是指医院领导、设备管理部门和使用部门负责医院医学设备的管理工作。

（1）院领导职责：主管医学设备职能管理部门的工作，贯彻落实国家与地方的法律法规、政策、方针，按照医院医学设备管理制度，结合医院实际情况，全面领导医学设备管理工作。

（2）医学设备管理职能部门的职责：依据相关制度和规范，制定适合本单位的工作细则并组织实施，按照细则对使用部门进行技术指导和监督管理。

（3）使用部门的职责：指派专人负责医学设备管理工作，负责本部门医学设备的使用、日常维护、保管和申领等各项工作，配合职能部门开展相关工作。

2. 组织机构和人员配置

医学设备管理职能部门需要指派专职管理人员实施管理。医学设备管理人员是指从事医学设备的购置申请、采购论证、采购、验收、培训、维保、维修、计量检测、保管、会计、统计等工作的人员。工作人员要具备一定外语基础，具有相关专业知识，且层次有别，并保持相对稳定。从事特殊设备管理的人员，要持有职业资格证和上岗证。

3. 环境设施

特定的环境和配套设施是进行医学设备管理的基础条件。医用耗材需配有专门库房，按照其存放要求进行存储。维护、维修需配有专门维修室，包括精密仪器维修室和传统机械维修室等。质量检测需配套检测室，能够保证供电、地线、屏蔽、防静电等专业电气要求。专业设备包括示波器、万用表、直流稳压电源等基础检修设备，检测设备包括电气安全分析仪、生命体征模拟仪、高频电刀分析仪、气流分析仪、输液泵分析仪等，机械维修设备包括电锯、电钻、电氩弧焊设备等，配套设施包括档案存储柜、专业维修工具等。

4. 工作职能

根据医院相关管理制度和规模大小，医学设备管理部门开展本职工作。其中基础工作包括医学设备和耗材的购置申请、论证、采购、出入库登记、安装调试、验收、技术培训、维护、维修、效益分析、报废等，进一步开展的工作包括物流管理、风险管理、计量检定、质量检测、技术革新、医用信息系统管理等工作。

二、现代医学设备购置与管理

医学设备不但是开展医疗、科研、教学的必备条件，而且是提高医疗质量的物质基础和先决条件，高精尖的医学设备在医疗工作中起到越来越重要的作用，其使疾病的诊断质量和治疗效果进入了一个全新的时期。设备规模和先进程度是现代化医院的一个重要标志，各级医院医学设备的价值、先进性直接反映了该医院的规模大小、现代化程度及医院诊疗能力和水平的高低。随着现代化医疗技术的飞速发展，先进医学设备的大量引进，需要加强医学设备的管理，采取多种行之有效的措施，充分发挥设备的效能，提高医院的社会效益和经济效益，减缓病人的治疗痛苦。

（一）医学设备管理的原则

医学设备的管理是采取一定的措施，围绕规范化、制度化、科学化和现代化的管理目标，实现各种设备、器械的正常运转，充分发挥医学设备的诊疗、科研和教学功能。医院在进行医学设备和器械的采购中，应该加强计划和论证环节，遵循以下原则。

1. 适用性原则

在设备的配置中，首先考虑基础设备是否完善，同时考虑医院的资金情况，针对计划购置的设备不仅要注意其技术的先进性，还要注意先进技术对客观条件的适应性与可行性，在基本设备配备齐全的基础上，应考虑引进高精尖设备。从实际出发，分轻重缓急，统筹规划，分批分期更新设备，逐步实现配套。另外，若国产设备性能和质量符合要求，应首先考虑装备国产仪器，这样既可节省资金，维修方便，同时又可以推动我国医疗器械工业的发展。

2. 经济性原则

经济性原则就是要关注设备投资的经济效益，同时厉行节约，降低成本，减轻国家和病人的经济负担，其关键是实行计划管理，用计划来组织、领导、监督、调节设备物资的分配供应活动。遵循有计划、按比例发展的客观规律和价值规律，使人力、物力、财力得到充分有效的利用。

（二）医学设备管理的任务和内容

1. 医学设备管理的任务

（1）根据医院的实际需求，按照设备购置的经济适用原则，配合采购招标办公室正确地选购设备，为医院提供性能优良、精度适当的技术装备。

（2）落实各相关人员岗位职责，避免出现差错后相互扯皮推诿，建立健全医学设备管理制度，形成科学、先进的管理方法。

（3）加强设备、耗材的安全与风险管理，做好设备、耗材的三级质控，保障其安全性，提高使用效率。

（4）进行大型设备的效益分析，在设备购置、使用和技术开发中，发挥指导作用，促进设备的经济效益和社会效益的提高。

（5）加强辐射安全管理，保障环境、放射人员和患者的安全。

2. 医学设备管理的内容

1）建立管理框架，完善管理制度

根据需要成立"医学装备管理委员会""辐射安全、职业防护与环境保护管理委员会"，主任委员为院长，副主任委员为业务副院长，委员为临床、医技各学部主任、科主任、职能部门主任和临床专家及工程师，委员会负责职责划分；成立"医学装备质量控制小组"，对设备质量控制加强管理，划分管辖范围，明确管理内容，责任到人。例如，×××医院2012年来成立了"×××医学装备管理委员会""河南省辐射安全、职业防护与环境保护管理委员会""高值耗材质量控制小组"，制定完善了《医学装备三级管理制度》《医学装备购置审批制度》《医学装备使用管理制度》等29个相关组织机构的管理制度，其中含各类人员职责11个，管理办法10余个，管理流程6个，应急预案6个。

医学设备管理工作涉及多个部门和管理科室，不仅需要相互之间的沟通合作，还需要相应的规章制度来约束彼此的行为。该院成立相应机构组织和制定管理制度以来，不仅使医院的设备管理工作开展得更加顺利，还使医院的工作流程时间跨度大幅缩短，产生了显著的经济效益。

2）设备购置计划的制订

根据原卫生部《医疗机构诊疗项目目录》、医院发展目标和医院发展规划，制订出医学设备相应的年度发展计划。

（1）医学设备配置标准。根据 2004 年卫生部《综合医院基本医疗装备标准》和医院的发展规划与经济实力，制订出本医院相应的医学设备年度发展计划，以提高医院的应急能力、区域竞争力和学科建设能力。

（2）对于临床科室提出申请的设备进行论证和调研，出台相应的规章制度。对于医院重点发展和关注的科室或学科，在编写计划时，要优先保证这些科室或学科的医学设备的引进和更新。

（3）对于设备的购置计划，要有严格的流程，在实际购置时需要按医院的固定程序实施。

3）设备的论证及其备案管理

（1）设备的论证管理。

一般规定上一年度年底收集下一年度全院各科室设备购置申请，要求5万元以上的设备填写论证报告，论证报告的内容包括设备名称、计划数量、必要性和先进性、设备使用人员情况、设备安装条件、设备技术参数、设备效益分析、成本回收年限等，新业务、新技术的开展要求医务部审核把关。所有设备购置都有物价部门的审核，一方面可以判定能否收费，另一方面可以为新项目提前申报收费项目做好准备，以免设备安装后不能收费造成工作无法开展。收集的设备购置申请单由医学装备管理部门统一汇总，对所有设备进行调研，形成报告。每年初组织医学装备管理委员会对全院设备进行集体论证，由医学设备管理委员会主任委员主持，在设备论证中，委员会成员认真考虑医院实际情况，注重学科发展，遵守医学设备配备的经济和适用原则，合理推荐。每个申购设备的科室，由科主任负责利用 5~10 分钟时间，从设备购置必要性、技术先进性、对专业发展的促进作用、对本专业技术力量的提高、经济效益、社会效益六个方面进行陈述，由医学设备管理委员会成员进行推荐，务求把有限的资金投入最能产生效益、临床应用需求最迫切、对提高医院学科发展及科研水平促进作用最大的项目上。最后对投票结果进行分析，结合医学设备管理部门的调研报告，提出建议，并上报院办公会、党委会研究，按照党委会决定对本年度申请的购置设备根据需求程度制订购置计划，确定每月的重点项目，按计划收集、讨论使用科室提供的设备技术参数，提出招标、采购申请，配合采购招标办按程序进行购置。

（2）设备的档案管理。

设备档案是鉴定、评价医学设备技术状态的可靠依据，是现代医学设备管理必不可少的手段，也是设备信息为医疗服务，优势互补，更好发挥效能的可行性办法，同时也是衡量一所医院对设备管理重视度的标志。设备档案完整性的建立，贯穿于设备论证、开箱验收、技术验收、设备使用、维修保养、设备报废的整个过程中，应注意技术资料齐全。一份完整的医学设备档案应详细收集记录以下几个方面的内容[1]。

第一，筹购资料，包括使用部门的申请报告和论证报告。详细包括临床需求、社会效益和经济效益分析，收费标准，人员和安装条件，资金来源，设备管理委员会讨论、审批意见等。

第二，技术资料，包括订货合同，发票复印件和随机全部技术资料，如说明书、出厂合格证、线路图、维修手册，主机及附件清单，设备安装、调试精确度及性能等验收报告，进口设备还应附商检证明和国家准批许可证及资料译文等。

第三，管理资料，包括：①供应商/代理商信息管理，即将全医院所有的医学设备、器械进行统计、登记、建立登记册，将设备的名称、型号、序列号、厂家、价格、联系人、地址、电话、传真号、网址、E-mail、保修期、规定使用年限、启用日期及所有资料和附件全部列出。如果是近一段时间报废的医学设备、器械也要列表登记，方便查阅。②设备全生命周期运行管理，即包括登记账、卡、操作规程、三级保养、培训记录、使用记录、维修记录、PM记录、性能动态记录、效益分析报告、报废申请单及审批流程等，对设备全生命周期结束后的所有资料进行整理并入库存档。

第四，报废材料。报废报停设备应有报废报停申请，要有使用部门管理人员、管理部门工程技术人员鉴定意见及上级主管部门审核意见，设备报废后处理流向等相关书面材料。

在信息时代的今天，纸质档案与电子档案并行。在设备管理过程中，不但要注意医学设备的静态管理，更要加强动态管理。利用计算机检索、统计、报表的高效性，可方便、随时掌握全院设备的运行动态，及时向医院管理层提供科学的分析报告，为设备合理、高效使用和设备维修、保养提供依据，为计划引进设备及合理选型提供科学参考，为医学设备效益分析提供资料，进而为设备的科学管理提供依据。

4）设备验收管理

医学设备的验收管理是医学设备全过程技术管理的重要一环，是确保引进设备的质量和安全投入使用的重要工作。设备验收工作制度的落实，不是简单的设备交接，也不是简单的商务手续，而是设备技术管理的重要内容，因此要依据有关法律法规和商检等工作程序进行[2]。

（1）验收前的技术准备。

验收人员主要由设备管理人员、设备采购人员、工程技术人员和设备操作人员组成。订货合同签订后，医学装备管理人员要认真阅读相关的技术文献，熟悉设备的技术原理、技术性能和技术标准，结合合同及附件、技术要求等拟订验收计划和流程。

（2）验收前的条件准备。

设备到达前，医学设备管理部门根据设备的工作环境、条件、要求，准备好防光、防潮、防射线辐射、特殊接地线等要求，准备好设备所需的水、电、气系统设施。对进口设备，督促、协助经销商提前办好设备引进的报关、免税等手续，保证设备能按时到货。同时，设备档案管理人员提前通知供货商来院进行验收前的准备，诸如发放资料，收集项目清单，装订要求，以确保设备档案资料的完整，从而保证设备验收的顺利和准确。

（3）现场验收和技术验收。

现场验收，包括对所购设备的品名、数量、外包装和设备外观的完好状况进行检查，核对配件、备件、装箱单、商检证、设备操作手册、维修手册等技术资料是否齐全，一切准备无误后再接收设备。技术验收是以一定的技术指标、技术手段和方法对设备的技术参数进行检定，贯穿于安装、调试、试运行及使用全过程。但其核心内容是安装、调试验收，并对所检测的数据结果做详细记录。

设备的验收是考验验收团队责任心的最直接的体验，每一个细节关乎医院的切身利益，设备主机一般没有大的问题，也是验收过程中大家共同验收的重点。但是，问题可能会出现在附件上，不同型号的附件外观相差不大，但价格相差很多，附件的验收必须按照合同清单认真核对，不能有任何差异，发现问题应及时纠正。同时，查清楚问题的环节，如果经销商恶意更换，要追究其责任，诚信记录中有反馈，将影响以后的合作。验收记录单填写要认真、详细、真实，一般技术验收要等到设备使用后，技术参数稳定后再注明验收时间，该时间即设备质保期的开始。

商检与索赔：为了保护医院的利益，应该按照国家的有关规定，及时报检，确保在合同执行中出现问题时有索赔的法律依据。

对于大型设备的购置，医院实行项目管理，从设备配置许可申请、技术人员前期培养、机房准备等方面实施，医学设备管理部门专人跟踪整个过程，与使用部门共同关注整个项目的进展情况，发现问题及时纠正，依据合同，依法维权。

5）医学设备的使用管理

医学设备在使用过程中的管理，应紧紧围绕设备的安全使用管理，以提高医学设备的使用率为辅，使医学设备资源得到充分利用。

设备使用部门建立以科主任为第一责任人的医学设备质量控制组织，对大型设备进行专人管理，一般设备专职或兼职管理，在医学设备管理部门的指导下，严格使用登记，认真检查保养，保证仪器设备处于良好状态，随时开机可用，并保证与账、卡、物相符。

新进设备在使用前要由医学设备管理部门、采购部门和使用部门负责开箱验收，医学设备管理部门和使用部门负责安装、调试和技术验收后，组织使用部门专业人员进行操作管理、使用和培训，使之了解设备的构造、性能、工作原理和使用维护方法后，方可独立使用。凡初次操作者，必须在熟悉该设备的人员指导下进行。在未熟悉该设备的操作时，不得连接电源，以免接错电路，造成损坏。

设备使用人员要严格按照设备的技术标准、说明书和操作规程进行操作。使用仪器前，应判明其技术状态确实良好；使用完毕，应将所有开关、手柄放在规定位置，做好一级质控和设备的初级保养，使设备处于良好的备用状态。

固定使用的设备禁止随意挪动。操作过程中操作人员不得擅自离开，发现设备运转异常时，立即停机，通知医学设备管理部门专业技术人员，查找原因，及时排除故障，严禁设备带故障和超负荷使用和运转。若设备损坏需维修，应按规定填写《医学设备维修申请表》。

医学设备（包括主机、附件、说明书）须保持完整无缺，即使破损零部件，未经医学设备管理部门专业技术人员的评价不得任意丢弃，更换下来的废旧配件，医学设备管理部门统一收回并暂存于报废仓库内进行定期处理。

针对所有医学设备，医学设备管理部门进行统一管理，使用率低或闲置的设备，主管部门有权统一调配。科室间临时调配使用时，要经科室主任批准，设备管理人员要办理交接手续，用后及时归还，设备所属科室验收后放回原处。永久调配使用的设备，要由设备所属科室在医院综合运营管理系统上提出申请，接收科室同意接受，设备主管部门和主管院领导审批后，固定资产管理人员负责调剂，确认固定资产的流向，开始计算使用部门的设备折旧费。

医学设备的闲置和使用率低，存在方方面面的原因，都给医院和使用部门造成了资源浪费，增加了使用部门的成本。管理人员需要对设备的整体情况进行了解，掌握设备的使用情况，加强科室间设备的协调，提高设备的使用效率。

6）设备的维保/维修管理

随着医学工程的发展，设备维修工程已经形成了一门设备保障的学科，是一个系统化的工程，是医学设备技术管理的重要内容，包括合理地制订设备维修、保养的计划和研究设备保障的策略。一方面建立保障机制，培养维修专业技术人员，提高保养及维修技术；另一方面提高设备管理人员的管理能力，不断汲取新知识和管理新模式，将高新技术成果应用到维修保障工作中，使管理工作跟上时代的发展需求，保证设备的良性运转。

医学设备维护保养良好，能够减缓医学设备的磨损老化程度，但不可完全避免。设备元件使用一定时间后，不可避免地会出现老化、性能变差，影响整机性能，甚至发生故障。所以，必须做好仪器的保养工作，并针对出现的故障及时维修，保证设备始终处于良好的运行状态。

建立专业维修技术团队。因为专业的技术团队是工作顺利开展的基本保障。加强维修专业技术人员培养，提高维修人员的技术水平就显得尤为重要。医学设备技术越来越先进，诊疗及科研功能也越来越多，相应地，对维修专业技术人员的技术要求也越来越高。因此，首先，在建立维修团队后，应不断对其进行继续教育，提高其业务技术水平和业务素质。其次，建立完善的维修管理制度，落实岗位职责。根据每个维修人员的特长，对全院医疗、科研设备进行责任片区的划分。使用部门指定设备的专人管理，每台医学设备责任到人，加强对使用人员的监督管理和技术指导。专业团队的建立对大型设备拥有较多的科室，特别是需要日常检测的设备十分重要。

加强医学设备的维修和保养。建立完善的医学设备保养制度是保持设备完好状态的关键，同时也是对设备使用人员和工程技术人员责任制考核的重要内容。设备维修保养实行三级管理制。

第一，日常保养，又称常规保养，由设备使用部门人员完成，在二级质量控制专业技术人员的指导、培训后进行。其主要内容是对医学设备的环境卫生、设备的防水、防震、防电磁干扰、跌落损坏、表面清洁、螺丝的松动、连线的破损、电源电压稳定、蓄电池性能等方面进行检查，发现问题及时处理或报告医学设备管理部门维修技术人员进行检修，保养范围大多在设备的外部，须定期进行并填写保养记录。

第二，一级保养，由兼职管理员或使用人员按计划与维修工程技术人员配合对仪器设备的各项技术指标进行检查和测试，主要是设备内部的保养、检查有无异常情况（如声音、温度、被测数据、标准值偏差、指示灯等），并填写保养记录单。

第三，二级保养，以维修技术人员为主，仪器设备使用人员参与的一种预防性维护，主要是检查医学设备的主体部分或主要部件，调整精度，必要时更换易损部件，并进行磨损的测试和鉴定，为编制维修计划提供依据。医学设备的计划维修是对使用中的设备有计划地定期进行维保，是延长设备自然寿命及提高完好率的关键，具体要做到以下五个方面。

（1）标准维修法，即对设备的维修时间、类别和内容，预先制订具体计划，并严格按计划执行，同时做好记录。

（2）预防性维护，即对医学设备异常进行发现和早期检修，对一些贵重设备，可在故障发生前有计划地进行预防性维护，在萌芽状态处理问题，降低设备的停机率，提高使用效率，保障诊疗活动的安全性。

（3）事后维修，即设备发生故障时才进行维修，这种维修需停机进行，维修费用高，管理上处于被动，也是比较常用的维修方法，往往影响设备的正常使用。

（4）快速维修，即在不影响设备正常运行情况下的修理。

（5）设备升级，即对使用时间长的大型设备进行软硬件升级，达到近期同类设备的先进功能，提高诊疗效率和精度，增加和完善科研功能，降低保养费用，延长使用寿命。这种升级是经济实用的大型投资项目，必须做好论证和市场调研分析。

7）医学设备的报废管理

医学设备报废工作是医学设备全生命周期管理的最后一个环节，建立健全设备报废管理制度，严格执行国家对医学设备的报废要求，确保诊疗安全。凡符合下列条件之一的仪器设备应予以报废。

（1）严重损坏无法修复者。

（2）超过使用寿命，基础件已严重损坏，虽经修理仍不能达到技术指标者。

（3）技术性能严重落后，耗能过高（超过国家有关标准 20%以上），效率甚低，经济效益差者。

（4）主要零部件无法补充又年久失修者。

（5）机型已淘汰，性能低劣且不能降级使用者。

（6）维修费用过高（一次大修超其原值 50%以上），继续使用在经济上不合算者。

（7）严重污染环境，或不能安全运转，可能危害人身安全与健康，改造费用昂贵者。

（8）计量器具按《计量器具管理制度》规定，已经无法满足计量基本标准要求者。

（9）国家明文禁止使用的医疗器械及相关设备。

医学设备报废流程如下所述：①由使用部门提出申请，填写《报废医学设备审批表》，设备维修部门做技术鉴定，报主管院长批准，财务部门办理相关手续。②2000元以上设备（固定资产）的报废，按国家国有资产管理局《行政事业单位国有资产处置管理实施办法》的规定程序申报。③凡减免税进口的仪器设备，除以上规定外还应按海关有关规定办理。对于可供家用设备的报废处理，应加强审核，严格控制，公开处理。④待报废仪器设备在未批复前应妥善保管，已批准的报废仪器设备应将其可利用部分拆下，折价入账，入库保管，合理利用。⑤经批准报废的仪器设备，使用单位和个人不得自行处理，一律交回医学设备管理部门统一处理，如有违反者应予追查，并严肃处理。⑥已批准报废的仪器设备在处理后，应及时办理财务销账手续，其残值收益列入仪器设备更新费、改造基金项目专项使用。

从设备报废可以看出，设备管理的每个环节都是紧紧相扣的。只有重视设备的引进论证、正确操作、经常保养、及时维修、定期做好报废工作，才能深化设备管理，促进工作，提高医院的经济效益和社会效益。

8）医院辐射安全管理

加强辐射安全和防护的监督管理，促进医院辐射装置和放射源的安全使用，保障工作人员身体健康，保护环境，根据国务院《放射性同位素与射线装置安全和防护条例》、国家环境保护总局《放射性同位素与射线装置安全许可管理办法》及卫生部《放射工作人员职业健康管理办法》等法律法规要求，结合医院实际情况，制定《辐射安全管理规定》，要求各级医院认真贯彻执行。

（1）成立院辐射安全、职业防护与环境保护管理委员会，该委员会是医院辐射安全管理工作的行政主管部门，负责对医院内使用放射性同位素与射线装置的部门和个人实施有效监督管理。

（2）出台医院辐射性工作场所规定细则，严格检查执行：①放射性工作场所应保持清洁，不得存放其他无关物品；②场所内的设备和操作工具，使用后应进行清洗；③非放射性工作人员未经允许不得进入放射性工作场所；④放射性工作人员进入场所时，应根据工作性质选择清洁的个人防护用品；⑤放射性工作人员不得穿着工作服到非放射性场所活动；⑥严禁在放射性工作场所内吸烟、饮水、进食或存放食物；⑦严禁将污染的设备或个人用品带出放射性工作场所；⑧放射性工作场所应按国家标准设置必要的安全标识。

（3）放射性工作人员安全操作规程：①操作前要检查仪器是否正常，通风是否良好，个人防护用品是否齐全，是否有发生事故时的应急处理办法；②在采用新技术、新方法时，必须熟悉操作的内容及放射性物质的性质；③对危险性操作，必须经本部门负责人审批，而且要有两个人以上在场，不得独自操作；④操作放射性物质时，应采取预防污染的措施，并根据射线的性质和辐射强度，使用相应的防护屏和远距离操作器械；⑤装有放射性同位素的容器，必须贴有明显的标签。

（4）在申购、转移放射性同位素与射线装置前，必须根据要求向上级环保局辐射管理部门提出申请、登记并备案。

（5）新建、改建、扩建放射工作场所的放射防护设施，必须坚持与主体工程同时设计审批、同时施工、同时验收投产的"三同时"制度。竣工后必须经上级环保局辐射管理部门验收同意并获得《建设项目环境影响评价登记表》审批和《辐射安全许可证》后方可启用。

（6）放射源的使用单位须设置专用源库，按要求加强管理，放射性同位素不得与易燃易爆、腐蚀性物品放在一起，所在源库必须采取有效的防火、防盗、防泄漏的安全防护措施。建立健全保管、领用登记制度；配备必要的防护检测仪表及防护用品；建立突发事件应急处置预案，放射源和仪器、设备发生故障时，由专人处理。发生丢失时，应保护好现场，立即报院辐射安全职业防护与环境保护管理委员会、公安机关和上级环保局辐射管理部门。

（7）放射性同位素与射线装置工作场所必须至少配置一套辐射监测仪器和个人防护设施。其入口处必须设置放射性标志和必要的防护安全连锁、报警装置或者工作信号等。

（8）各部门应设专人定期对放射源和射线装置进行管理、检查、维修，并做书面记录，严格按照规章制度和安全操作规程进行操作，避免放射事故的发生。

（9）放射性同位素与射线装置的使用部门必须严格控制照射剂量，防止对人体造成伤害。

（10）从事放射工作的人员必须定期参加上级环保局辐射管理部门组织的辐射安全管理培训，各部门须认真配合此项工作的顺利进行。

（11）发生放射事故的部门，必须立即采取防护措施，控制事故的影响，保护事故现场，并向院辐射安全职业防护与环境保护管理委员会、市环保局辐射管理部门报告。

（12）注销、变更放射性同位素与射线装置，需持许可证到原审批部门办理注销、变更手续。

（13）院辐射安全、职业防护与环境保护管理委员会每季度对放射源和射线装置的存放、使用进行例行检查，必要时委托市环保局环境监测中心对院放射源和射线装置进行检测。

（14）放射工作人员的健康管理。

第一，从事放射工作的人员必须持证上岗，并按时接受上级卫生监督主管部门组织的放射卫生培训。放射工作人员必须参加就业前体检和定期的健康检查，建立健康档案和个人剂量档案，按时更换个人剂量仪，确保操作人员的健康。

第二，从事放射性工作的人员要具有射线防护意识，工作前要按规定穿戴好防护用品。

第三，放射工作人员的健康检查由上级卫生监督主管部门统一安排。

第四，参加放射工作人员从业要求：①就业未经体检，不得从事放射工作；②除一般检查外，根据放射工作的性质增加特殊检查项目；③从事放射工作的妇女，在妊娠或哺乳期间不得参与造成内照射的工作；④有其他不适应症者，不得从事放射工作。

第五，放射工作人员的常规体检要求：①凡没有个人剂量监测数据的放射工作人员，不予安排体检；②放射工作人员的内、外照射剂量总和达到或超过年剂量当量的3/10时，每年体检一次；低于年剂量限值3/10时，每两年体检一次。

第六，放射工作人员的临时体检要求：①一次或几天内的照射剂量当量在0.1Sv（希沃特）以上；②一年全身积累照射剂量当量在1.0Sv以上时，除进行医学处理外，应指定医疗部门做定期医学随访。

第七，放射工作人员按照国家有关标准、规范的要求，接受个人剂量监测，并遵守下列规定：①放射工作人员进入放射工作场所，应当将个人剂量仪佩戴在胸前；严禁将个人剂量仪长时间放置在放射源及辐射装置上，如因个人原因导致剂量仪失效，应由当事者出资重新配置剂量仪。②操作结束离开非密封放射性物质工作场所时，按要求进行个人体表、衣物及防护用品的放射性表面污染监测，发现污染要及时处理，做好记录并存档。③个人剂量监测周期不超过 90 天，每年 3 月 30 日、6 月 30 日、9 月 30 日、12 月 30 日各放射工作部门务必将个人剂量仪收集后交医学设备管理部门主管人员，同时更换个人剂量仪。④由医院统一办理委托检测 χ、γ 射线外照射个人剂量仪申请，并送交有资质的检测服务机构检测，建立、上报并终身保存个人剂量监测档案。⑤进入辐射装置、辐射治疗等强辐射工作场所时，除佩戴常规个人剂量仪外，还应当携带报警式剂量仪。⑥允许放射工作人员查阅、复印本人的个人剂量监测档案。⑦放射工作人员调出本单位时，必须做离岗前体检，并将健康检查档案转至调往新单位。⑧个人剂量监测工作应当由具备资质的个人剂量监测技术服务机构承担。个人剂量监测技术服务机构的资质审定由中国疾病预防控制中心协助卫生部组织实施。个人剂量检测技术服务机构的资质审定按照《中华人民共和国职业病防治法》、《职业卫生技术服务机构管理办法》和卫生部有关规定执行。

（三）医用高值耗材管理

为加强医院高值耗材管理工作，根据《医疗器械监督管理条例》《卫生部关于进一步加强医疗器械集中采购管理的通知》等有关规定，特制定以下规定。

1. 高值医用耗材范围

（1）骨科植入物（含颌面固定修补材料）。

（2）介入类：导丝、导管、导管鞘、非血管支架、栓塞材料。

（3）手术外科类：吻（缝）合器类、止血防粘连类、乳腺旋切探针、人工血管、各类疝补片、射频消融针、活检穿刺针、埋入式化疗泵等。

（4）麻醉类：中心静脉导管类、外周中心静脉导管类、双腔支气管插管。

（5）神经外科类：颅骨锁、脑室分流管、储液囊、颅骨修补钛板、脑膜补片。

2. 采购管理

（1）采购部门、医学设备管理部门要根据临床使用科室需要及时参加政府集中招标采购，或自行招标采购，杜绝科室或个人失控采购。

（2）建立健全供应商档案。所有供应商均要提供四证，即营业执照、医疗器械经营企业许可证、医疗器械生产企业许可证、医疗器械产品注册证，代理商还要提供厂家授权书，同时应定期检查证件的有效性，发现问题，及时处理。

（3）采购部门、医学设备管理部门要及时了解医用高值耗材的最新发展和市场行情，提供给临床科室。在保证质量的前提下选择价格优惠、服务质量好、讲究信誉的中标耗材。

（4）与供应商签订医用高值耗材订货合同，在合同中除了明确注明耗材的名称、产地、规格型号、数量、价格、付款方式、售后服务等基本条款外，还要对因产品质量原因发生的医疗纠纷、事故责任做出明确规定，最大限度地维护医院和患者的权益。

3. 采购流程

（1）使用部门根据业务需要提出申购计划，注明申购耗材的名称、规格型号和需要使用的数量报送至医学设备管理部门。

（2）采购部门查询医用高值耗材招标中标耗材目录，器械仓库管理人员核定现有库存量后，审核使用部门报送医学设备管理部门主任审核，签字后报采购部门。

（3）采购部门根据医学设备管理部门报来的计划，审查核实采购的医用高值耗材是否在中标目录中，核实无误后根据中标企业名单通知供货商进行采购。

4. 准入审批流程

（1）本流程针对申请新进医用高值耗材制定。

（2）临床、医技使用部门根据业务需要申请新购进医用高值耗材，需填写《新进医用耗材审批表》（采供办制），申请必须由科室负责人签字同意，如在手术室使用的耗材还需手术室科护士长同时签字同意。

（3）《新进医用耗材审批表》交物价办审核能否收费并签署意见后，递交医学设备管理部门。

（4）医学设备管理部门按照《医疗器械监管条例》和医院有关规定负责审核产品相关证件。

（5）在上述审核符合要求后，由医学设备管理部门每月汇总各科室申请，组织院内相关评标专家对拟进耗材进行评议，拟进耗材必须符合补缺性或具备产品唯一性。

（6）经评标专家评议的符合规定的医用耗材由医学设备管理部门签署意见并报请主管院长同意后，交采购部门议价或确认采购招标中标价。

（7）同意购进耗材的初次采购量由采购部门通知医学设备管理部门。

5. 库存管理

当高值耗材进货到位后，按分类入库；入库时核对各种耗材后输入电脑，并做好分类安排，做好"三证"验证和记录好使用日期，严格把好质量关。向仓库发放时，发放贯彻先进先出，发旧存新的原则。仓库管理要按照耗材性质分类分区管理体制，注意通风、防潮、防热、防尘、防蚀、保存整洁、防止损坏和乱放及防老化处理。由于耗材使用速度快，库存品种及物品易缺少，所以需要时常检查库存多少并有计划地购进，使用电脑管理方便查询，大大提高了工作效率，使管理人员能快捷、准确、及时了解医院存放各种耗材的多少。

6. 出入库管理

（1）验收入库制度：①入库验收保管的高值医用耗材要符合《医疗器械监督管理条例》的要求，符合医院高值耗材采购的手续，否则拒绝入库保管。②库房管理员要认真核对品名、规格、数量、价格、有效期及相关证件，严格按照购置计划验收。③验收合格后，核对随货发票无误，并确认采购部门签字后，保管员在发票上签字，由器械会计办理入库凭证，保管员核对入库凭证后签字确认。④一次性高值医用耗材要严格按卫生部、药监局的文件要求存放并填写入库登记表，记录日期、品名、规格、数量、批号、生产地、供应商等信息。验收人按要求验证检验报告、合格证，并且签字。⑤临时应急采购的高值医用耗材的入库应有医学设备管理部门负责人签字通知方能入库，并及时补全购进计划审批手续。⑥医学设备管理部门每月检查一次入库制度执行情况，并做好记录。⑦库房管理人员恪守职业道德，严把质量关，不利用工作之便谋取个人利益，一经发现，严肃处理。

（2）领用出库制度：①各科室领用高值医用耗材应有专人申请，报器械库房后由器械会计开出库领用单，库房保管员凭出库领用单发放高值医用耗材。②要严格核对领用耗材的品名、规格、数量、价格及有效期方能发货出库。③高值医用耗材由器械仓库派人送到使用部门后，使用部门应由专人负责清点核对签字，专人负责保管。④对已出库的高值医用耗材，不能随意调换和退回，有特殊原因的由医学设备管理部门负责人签字通知后方可退库或调换。⑤医学设备管理部门每月检查一次出库制度执行情况，并做好记录。

7. 使用管理

（1）执行诊疗的医师要严格遵守《医疗器械监督管理条例》《医疗机构诊断和治疗仪器应用规范》的要求使用高值医用耗材。

（2）医师、护士应该掌握所使用的耗材的适应证，以及在诊治过程中可能引起的并发症，并能及时采取相应处理措施。

（3）使用前务必与患者及其家属充分沟通，说明治疗目的、疗效、使用方法及可能引起的不良反应等。

（4）医患双方达成共识，签署知情同意书。

（5）使用前，诊疗操作者应复核、核对患者信息，高值医用耗材类型，并检查耗材包装，确保消毒到位，确认无误后方可实施操作。

（6）高值医用耗材使用后要将其附带条形码标识放置在病历中，以备医疗安全、产品质量追溯。

（7）高值医用耗材临床出现不良事件应及时报医学设备管理部门。

（8）医务部按病历书写规范要求，具体指导临床科室执行。

（9）医学设备管理部门会同医务部、护理部、感染办每月抽查两个科室或病区高值医用耗材使用制度执行情况，并及时反馈抽查结果。

8. 使用登记和用后处置制度

（1）各使用部门领用高值医用耗材应由专人负责保管和发放。

（2）执行诊疗操作后应由专人负责登记使用记录。

（3）高值医用耗材使用记录应该含有使用日期、品名、规格、数量、批号、患者姓名、性别、病案号等信息。

（4）各使用部门领用的高值医用耗材使用后应由专人或当班人员收集，存放暂存地点，并做好登记，不得随意丢弃。

（5）每日由保洁人员到各科室暂存地收集用后的高值医用耗材残体，并由交接人员签字。

（6）保洁人员按照医院规定运送至指定地点，交医院合同签约的指定医疗废物处置中心销毁。

（7）各科室要严格按照医院制定的医疗废物管理制度执行。

（8）医学设备管理部门会同感染办每月进行抽查，并向相关科室反馈检查结果。

（四）医学设备的评价

1. 使用效果评价

（1）临床、医技各部门要认真学习和执行《医疗器械临床使用管理规范》（试行）和《医疗机构诊断和治疗仪器应用规范》的标准和要求。

（2）操作医师、护士应该按照高值医用耗材的适应证、禁忌证范围使用，掌握在诊治过程中可能引起的并发症，并能及时处理。

（3）每季度医学设备管理部门会同医务部、护理部、感染办、采供办组织院内评标专家，抽取两个品规的高值医用耗材，对其临床使用质量、安全性进行评估，并记录存档，由医学设备管理部门对高值医用耗材安全使用进行动态管理。

（4）汇总高值医用耗材使用安全性年度评估、结合质量管理档案，提供给医院医用耗材集中采购管理委员会作为耗材遴选或准入的重要依据。

2. 医学设备的经济管理

随着高、精、尖设备的不断推出，医院医学设备投资成本逐年增加，投资效益是医院关注的重点内容之一。在管理理念上，也由以前的重购置向重管理方面转变，同时进行精细化管理与效益分析，一方面可以考核设备配置的科学性和必要性，另一方面可以指导使用部门有效地发挥作用，同时为下一步医学设备的再配置提供数据依据，医学设备的经济管理也是设备科学化管理的必要手段。医学设备的效益分析在医学设备的全生命周期的管理中具有举足轻重的地位，它贯穿于医学设备运行的整个过程。首先分析评价在用设备的工作状况，设备管理科室可采用有效的措施提高其使用效率；其次可以控制临床科室申购新设备的计划和监督后期设备经济效益，为医院的医学设备规划和立项提供依据，将有限的资金用在效益最高的项目上。

第二节　医学设备管理案例分析

案例（一）：学科发展不容忽视

20世纪80年代初，河南省肿瘤医院妇瘤科率先在全国范围内引进后装治疗机并开展腔内后装治疗，是省内开展最早、治疗最为规范的科室，到目前已治疗近万例宫颈癌患者，临床治愈率在全国处于领先地位，取得了良好的社会效益和经济效益。

随着医疗技术的不断发展，河南省肿瘤医院妇瘤科的后装治疗机却一直未得到更新，其传统二维治疗方式已不能满足现代放疗技术的发展要求，设备落后已经成为该院妇瘤科发展的瓶颈（表15-1）。

表 15-1 传统后装机与三维后装机情况对比

项目 类型	传统后装机	三维后装机	
治疗方式	传统二维治疗方式	传统二维治疗方式 三维适形治疗和逆内调强治疗	
设备性能	治疗速度慢，安全性无法保障	更准确，剂量分布更合理，疗效更显著，放疗并发症更少	
收费标准	420 元/每人次	三维适形治疗	1.2 万~1.4 万元/疗程*
		逆内调强治疗	1.6 万~2.0 万元/疗程*

*为参考国内多家医院进口后装机收费标准

经调研发现，荷兰某品牌三维后装机是世界近距离放射治疗的领导者，在全国同级医院已有 10 年的应用历史，多家医院，如解放军 301 医院、中科院肿瘤医院、北京肿瘤医院、中山大学附属肿瘤医院等先后用于临床，取得了良好的效果。另外，2013 年安阳市肿瘤医院已经有购买的意向，河南省肿瘤医院为稳固妇科放疗的领先地位，建议尽快引进该设备。

引进三维后装机预计可将治疗费提高 50%（按 2011 年后装治疗人次），因三维近距离治疗计划还需要 CT、MRI 等影像学支持，所以也会相应提高影像检查项目的收入。另外，三维后装机的引进还有助于提高医院的整体形象，提升科室医疗技术水平和科研水平，促进临床科室和医院的发展。

经医学设备管理委员会论证，河南省肿瘤医院于 2014 年初购置一套荷兰某品牌三维后装机。该设备于 2014 年 11 月正式投入使用。2016 年上半年与同期相比，设备诊查人次同比增长了 15%，使用率大幅度提升，社会效益比较明显。

案例（二）：经济与社会效益当合理取舍

河南省肿瘤医院骨与软组织肿瘤科自 2007 年建科以来，已发展至目前的两个病区，吸引了全省骨肿瘤患者来院就诊，已为不少患者解除了病痛。

为继续建设发展骨与软组织肿瘤学科，放射科于 2014 年申请购置骨科专用设备——X 线全景成像系统。调研发现，该设备使用率低，经济效益不明显，但全景成像对骨与软组织科室的诊疗具有重要意义。经医学设备管理委员会反复论证，河南省肿瘤医院于 2014 年购置并安装 X 线全景成像系统，2015 年和 2016 年该设备的诊查人次有明显上升，为广大骨肿瘤患者解除了病痛，取得了良好的社会效益。

但是购置申请论证过程中，若出现推荐投票结果与实际需求有差距，则需要进行更深入的调研分析。

案例（三）：实际安装条件须充分考虑

截至 2014 年，核医学科有 ECT 1 台，SPE-CT 1 台，由于患者数量多，示踪剂半衰期短，进行常规注射后，病人图像质量因等待时间过长而降低，所以核医学科计划申请一台新的 SPE-CT。论证会上 82% 以上的投票率同意购置，但在确定设备安装位置时出现了新的问题。医学设备管理委员会进行了更深入的调研，发现存在两方面的问题。

一是流程存有缺陷。科室每天仅在 8：30 和 10：30 两个时间为患者注射药物，造成下午检查的患者等待时间过长，图像质量降低。

二是安装条件不具备。科室所占面积有限且无法改建，造成医生办公室与所需机房无法同时安排，设备无法安装。

根据情况，后勤副院长主持召开后勤保障部、医学设备管理部、核医学科三部门联合现场协调会，针对设备购置的必要性和机房改建的可行性进行讨论，最终因机房改建存在困难而暂停必要设备的购置。将论证结果报院办公会，同意暂不购置设备，可在内科综合楼建设时再进行设备的购置和更新。

经反复论证，科室内部调整检查时间，优化工作流程，改善了目前存在的问题，基本满足了病人的需求。

案例（四）：需求表述至关重要

2015 年初，医院放疗科科主任在计划系统论证会上对本科设备的详细情况进行了汇报，因对计划系统的实际情况和人员情况陈述不清，加上大多数专家对计划系统如何使用不甚了解，医学装备管理委员会成员认为当前系统可满足日常使用，最终两套计划系统未通过论证推荐。

医学设备管理部为进一步了解实际情况，组织召开了放疗科科委会扩大会议，会议有科主任、副主任、部分三级医师、物理师、部分操作技术人员和工程师等近 20 人参加，分别从不同角度对科室治疗计划系统的需求和当前情况进行讨论。放疗科 12 套计划系统详情如表 15-2 所示。

表 15-2 12 套放射治疗计划系统详细情况

品牌	型号	数量	购置时间	备注
医科达	Xio	3 套	2007 年 1 套	只具备适形放疗和调强放疗，其中 2 套 Xio 因功能落后处于半淘汰状态
			2008 年 2 套	
飞利浦	Pinnacle	4 套	2010 年 2 套	
			2011 年 2 套	
西门子	Prowess	1 套	2011 年	具备 CT 引导精确放疗功能
瓦里安	Eclipse	3 套	2012 年 2 套	适形放疗，调强放疗，旋转调强放疗，结合 4D-CT 调强放疗，CT 引导下的精确放疗（IG-CRT、IG-IMRT、IG-VMAT）
			2014 年 1 套	
Research	Raystation	1 套	2014 年	

经反复论证，计划系统确实已不能满足现有人员（物理师 15 名）和当前工作的需求，每位患者治疗计划的制订需要等待 3~5 天，严重加剧了患者等待的焦虑情绪，降低了患者治疗的效果，影响医院的整体形象。将实际情况汇报至院办公会和党委会，其同意购置 2

套计划系统，为提高工作效率和保障患者服务提供保证。

截止到目前，计划系统每天治疗人次和治疗总人次较之前有明显增加，病人等待时间明显缩短，患者的满意度有所提升，既提高了资源使用效率，改善了患者体验和医院形象，又取得了良好的社会效益和经济效益。

案例（五）：推行医学设备论证推荐表

2013 年以来，医院实行医学设备年度论证推荐表，医学设备管理委员会年初召开设备论证会，委员会成员进行合理推荐，推荐表按实际参会成员人数统一编号，每人一份，医学设备管理部门人员组织发放，统一收集、统计、汇总，再结合医学设备管理部门对现有设备使用率、性能、需求情况的调研情况，编写设备年度购置建议书，提交主管领导审核，上报院办公会及党委会研究，并由职工代表大会讨论、审议，通过后，主管院领导在设备申请表上签署意见后再进入购置程序。

所有设备申请表、医学装备管理委员会推荐表、汇总表、设备调研表、院办公会及党委会决议一并封存备案，做到有据可查。这种管理办法得到了设备管理同行的认可（表 15-3）。

表 15-3 年度论证推荐表

年全院设备购置论证推荐表

序号	使用部门	设备名称	单价（万元）	数量	推荐意见
1					同意□ 不同意□
2					同意□ 不同意□
3					同意□ 不同意□
4					同意□ 不同意□
5					同意□ 不同意□
6					同意□ 不同意□
7					同意□ 不同意□
8					同意□ 不同意□
9					同意□ 不同意□
10					同意□ 不同意□
11					同意□ 不同意□
12					同意□ 不同意□
13					同意□ 不同意□
14					同意□ 不同意□
15					同意□ 不同意□
16					同意□ 不同意□
17					同意□ 不同意□
18					同意□ 不同意□

案例（六）：合理调配性能下降的设备

2013~2015 年，医院超声科有使用 6 年以上的彩超 2 台，由于使用频率高，图像质量有所降低，给诊断造成困难，临床科室提出更新设备。

医学设备管理部门了解到乳腺门诊手术室的患者日渐增多，给患者做旋切手术时用于定位的彩超设备经常出现故障，若想同时开展 2 台手术，超声设备数量不足，可能会增加患者的等待时长。

医学设备管理部门组织乳腺科医生查看超声科待更新设备的性能，判定设备可以满足乳腺科使用，与主管院长和主要领导汇报后，同意把超声科的 2 台设备调整到乳腺科使用，最终分别使用了 3 年和 2 年（维修费约 5 万元/每年），很好地发挥了设备的作用，节约了成本（乳腺科需要设备 2 台，若购置国产彩超每台约 30 万元）。

案例（七）：合理调配低使用率的设备

2008 年，因某镇痛药物可明显减轻术后患者疼痛，所以在外科临床广泛使用，但该药物需要微量泵保证其长期、持续、恒速地给药，于是某病区一次性购置注射泵 10 台。2 年后，由于术后镇痛由麻醉科统一管理，注射泵由一次性镇痛泵替代，造成该病区注射泵大量闲置。

为避免资源浪费，医学设备管理部门在全院范围内对这 10 台注射泵进行调整，最终10 台注射泵全部被有效利用。调整后，按每台设备每天平均使用 20 小时，减少了资源浪费，提高了设备的使用率。

案例（八）：建立专业维修技术团队

2015 年，放疗科有直线加速器 8 台、CT 机 2 台、模拟定位机 2 台、妇科专用后装治疗机 2 台，设备总价值约 2 亿元，配备专业维修技术人员 5 人，其中一人是我国直线加速器维修工程师前 50 强，技术力量较强，能及时发现潜在问题，短时间内可判定设备故障原因和需要更换的配件，并且可在最短的时间内订购配件，配件到货后，可在第一时间更换，尽量缩短停机治疗时间。同时，在专业技术人员的监管下，设备售后维修的安全性、真实性得到保障。放疗科设备自行维修与厂家维修情况对比如表 15-4 所示。

表 15-4 自行维修与厂家维修情况对比

设备名称	购置维保费用（1 年）	维修方式及费用	费用对比
医科达加速器	68 万元（不含加速管、磁控管、影像设备）	自行维修 30 万元	节约 38 万元
瓦里安 2300CD	60 万元（不包括调速管加速管）	自行维修 46 万元	节约 14 万元
瓦里安加速器	30 万元（不包括磁控管加速管）	自行维修 20 万元	节约 10 万元
瓦里安加速器	90 万元（全保）	合同维修	节约 0 万元
瓦里安加速器	90 万元（全保）	合同维修	节约 0 万元
西门子加速器	130 万元（全保）	自行维修 40 万元	节约 90 万元
瓦里安加速器	230 万元（全保）	合同维修	节约 0 万元

续表

设备名称	购置维保费用（1年）	维修方式及费用	费用对比
瓦里安加速器	质保期内	质保期内	节约 0 万元
大孔径 CT	49 万元	合同维修	节约 0 万元
新模拟机	25 万元（不包球管）	自行维修 5 万元	节约 20 万元
妇瘤科的 2 台后装机	20 万元	放疗科协助维修 2 万元	节约 18 万元
合计			节约 190 万元

注：数据来源于河南省肿瘤医院 2015 年数据

从表 15-4 可以看出，放疗科配备 5 名院内技术工程师可每年为医院节约资金=190-（5-3）×12=166 万元（若全部购置维保服务，仍需要 3 名工程师，且每位工程师每年需支出 12 万元劳务费）。

在整个设备维保/维修过程中，医疗装备部需加强设备管理，增强临床服务观念，选择合理维保/维修方式，灵活变通，为医院节约开支。

案例（九）：对昂贵配件进行国产化

医院手术部有进口机械式手术床 20 张，腿架固定连接器作为手术过程中需要频繁操作的运动装置，使用一段时间后磨损严重，加上其设计存在缺陷，造成多台手术床固定连接器需要更换，否则造成手术床无法正常使用或因支架滑脱影响患者手术安全。

为节约开支，医学设备管理部门寻找优秀机械加工厂定制该配件，经过试用，国产化配件的硬度和互换性完全可以替代原厂配件。

其中，医疗活动中固定连接器国产化前后对比如表 15-5 所示。

表 15-5 固定连接器国产化前后对比

项目 ＼ 类别	进口件	国产件	情况对比
价格	9630 元/个	3500 元/个	节约 6130 元/个
到货周期	2 个月以上	3 周	节约至少 1 个月

若 20 张床全部更换该部件，可节约资金约 12.26 万元，同时国内物流时间短，节约了大量时间。

案例（十）：对在用设备进行必要升级

某大型诊疗设备，其设计治疗能力为 50 人次/天，但开始时实际治疗病人为 60 余人次/天，随着时间的推移和使用频次的累计，5 年后，治疗能力降至 10 人/天，且维修需要 6 个小时（开机时间长达 4 个小时）。

目前该设备每天治疗病人少，治疗时间长，收入低，绩效差，且经常出现故障，不仅操作技术人员不愿意使用该设备，而且患者存有意见，设备与人之间出现了无法调和的矛盾。

医院维修技术人员与厂家工程师已对该设备进行多次维修、更换核心部件，但仍无法彻底解决问题，最后提出进行设备升级。

经医院多次论证，2016 年 5 月对设备进行整体升级，经过 2 个月的调试，治疗能力已达 50 余人次/天，且在准确性、安全性和效率方面均有大幅度提高，不仅缓解了病人长时间等待治疗的焦虑情绪，还提高了设备的经济效益。

新升级设备同时具有该产品最新功能，仅 2016 年一年，使用 6 年以上的设备就升级了直线加速器 2 台、磁共振 1 台，均达到了预期目的。部分设备升级后，诊疗和科研功能还有所增加，其作用得到更充分的发挥，不仅提高了设备的经济效益，节约了成本，而且延长了设备的使用寿命。

参 考 文 献

[1] 张建设. 医院信息系统在设备耗材管理中的应用探讨[J]. 医疗装备，2012，（11）：52-55.
[2] 曹少平，张力方，苏颖. 医疗设备验收区域性规范初探[J]. 中国医疗器械杂志. 2012，（5）：378-381.

（任　武　孔永霞　孟令广　崔保林）

第十六章

基 建 管 理

　　我国经济的不断发展，人民生活水平的持续提高，国家全民医保制度的确立，社会医疗需求增多，现代医院规模进一步扩大，促使医疗整体水平不断提升，医学设备和新技术的发展越来越快，进而引发现代医院基础设施的投资与建设热潮。不少医院为改善医疗环境，投入大量人力、物力、资金进行基础设施建设，也就是建设具有现代设备装备、能够体现现代医学发展特点的现代化建筑，为病人提供及时、安全、有效、舒适的诊疗服务和生活服务，并针对医院建筑的特点做好项目管理，是医院建设中要认真探讨的问题。医院的建设项目是一项系统而复杂的工程，项目管理者需要对建设项目各个阶段（策划、设计、施工、竣工、使用）按照建设程序，针对医疗建筑特点，紧抓关键环节，做好项目管理。近年来，医院投入大量资金加大基础设施建设力度以改善患者就医体验，这使原有的基建管理制度不能完全适应新的建设和管理任务。因此，必须加强医院基本建设管理，创新基建管理机制，提高管理决策水平、保证投资成本效益，促进建设单位持续健康发展[1]。

第一节　基建管理概述

一、基建管理的定义

　　基建管理即基本建设管理，是国民经济中的固定资产再生产过程。建筑、购置与安装固定资产的活动以及与此相联系的工作都属于基本建设。例如，一栋楼、一间房、一个实验中心的工程建设，以及与此相连带的大型诊疗设备的购置、安装等。基建管理则是为了完成这些目标而在规划、设计、资金、施工等基本建设活动全过程所进行的系列管理过程。

二、基建管理的特点

基建管理具有五大特点：一是过程的综合性，必须由建设单位、施工组织、规划设计、材料供应、资金提供等协作完成；二是周期的长期性；三是产出的单一性；四是场地的流动性；五是物料的多耗性。

近年来医院的基建多以工程项目管理的方式进行。而建设工程项目是指完成依法立项的新建、扩建、改建等各类工程而进行的、有起止日期、达到规定要求的一组相互关联的受控活动组成的特定过程，包括策划、勘察、设计、采购、施工、试运行、竣工验收和考核评价、改进等。

现代医院基建管理贯穿于基本建设项目建议书、可行性研究、规划设计、前期准备、建设实施及竣工验收交付使用六个阶段。其核心在于如何保证工程质量、加快建设进度、提高投资效益、控制工程造价，实现预期的工程建设目标。

第二节　工程项目建设程序

工程项目建设程序是指工程项目从策划、勘察、设计、施工、竣工验收及考核评价的整个建设过程中，各项工作必须遵循先后的工作次序。工程项目建设程序是工程建设过程客观规律的反映，是建设工程项目科学决策和顺利进行的重要保证。工程项目建设程序是人们长期在工程项目建设实践中得出来的经验总结，不能任意颠倒，但可以合理交叉。

一、策划决策阶段

决策阶段，又称为建设前期准备阶段，主要包括编报项目建议书和可行性研究两项工作内容。

（一）项目建议书

项目建议书是拟建项目单位向国家提出的要求建设某一项目的建议文件，是对建设工程项目的轮廓设想。项目建议书的主要作用是推荐一个拟建项目，论述其建设的必要性、建设条件的可行性。

对于政府投资工程项目而言，编报项目建议书是项目建设最初阶段的工作。

项目建议书按要求编制完成后，应根据建设规模和限额划分分别报送有关部门审批。项目建议书经批准后，可进行可行性研究工作，但并不表明项目非上不可，毕竟项目建议书不是项目的最终决策。

（二）可行性研究

可行性研究是在项目建议书被批准后，对项目在技术上是否可行和经济上是否合理进行的科学分析和论证。可行性研究工作完成后，需要编写出反映其全部工作成果的"可行性研究报告"。

二、勘察设计阶段

（一）工程勘察

复杂工程分为初勘和详勘两个阶段，为设计提供实际依据。

（二）工程设计

工程设计一般划分为两个阶段，即初步设计阶段和施工图设计阶段。对于大型复杂项目，可根据不同行业的特点和需要，在初步设计之后增加技术设计阶段。

1. 初步设计

初步设计是设计的第一步，是根据可行性研究报告的要求所做的具体实施方案，目的是阐明在制定的地点、时间和投资额内，拟建项目在技术上的可行性和经济上的合理性，并通过对工程项目所做出的基本技术经济规定，编制项目总概算。初步设计不得随意改变被批准的可行性研究报告所确定的建设规模、建设地址和总投资等控制目标。如果初步设计提出的总预算超过可行性研究报告投资估算的10%以上，或其他主要指标需要变动时，要重新报批可行性研究报告。

2. 施工图设计

施工图必须根据初步设计或技术设计的要求，结合现场实际情况，完整地表现建筑物外形、内部空间分割、结构体系、构造状况及建筑物与周围环境的配合，包括各种运输、通信、管道系统、建筑设备的设计。

施工图一经审查批准，不得擅自进行修改，若修改，必须重新报请原审批部门，由原审批部门委托审查机构审查后再批准实施。

3. 医疗工艺设计

2015年8月1日起实施的GB50139-2014《综合医院建筑设计规范》中专门增加了医疗工艺设计的章节。医疗工艺设计应根据医院的建设规模、管理模式和科室设置等确定，主要分为前期设计和条件设计两个阶段，前期设计应满足编制可行性研究报告、设计任务书及建筑方案设计的需要。条件设计应与医院建筑初步设计同步完成，并应与建筑设计的深化、完善过程相配合，同时应满足医院建筑初步设计及施工图设计的需要[2]。

三、建设准备阶段

建设准备阶段的主要内容包括：组建项目法人、征地、拆迁、"三通一平"乃至"七通一平"；组织材料、设备订货；办理建设工程质量监督手续；委托工程监理；准备必要的施工图纸；组织施工招投标，择优选定施工单位；办理施工许可证；等等。按规定做好施工准备，具备开工条件后，建设单位申请开工，进入施工阶段。

四、施工阶段

建设工程具备了开工条件并取得施工许可证后方可开工。项目新开工时间，按设计文件中规定的任何一项永久性工程第一次正式破土开槽时间而定，不需开槽的以正式打桩作为开工时间。

施工安装活动应按照工程设计要求、施工合同条款、有关工程建设法律法规、规范标准及施工组织设计，在保证工程质量、工程、成本及安全、环保等目标的前提下进行，达到竣工验收标准后，由施工承包单位移交给建设单位。

五、竣工验收阶段

工程竣工验收是全面考核建设成果、检验设计和施工质量的重要步骤，也是建设项目转入生产和使用的标志。因此，建设单位应认真做好工程竣工验收的准备工作。

（一）验收准备

（1）整理技术资料。技术资料主要包括土建施工、设备安装及各种有关的文件、合同和试生产情况报告等。

（2）绘制竣工图。工程项目竣工图是真实记录各种地下、地上建筑物等详细情况的技术文件，是对工程进行交工验收、维护、扩建、改建的依据，同时也是使用单位长期保存的技术资料。竣工图纸必须准确、完整，符合归档要求。

（二）组织竣工验收

根据建设项目的规模大小和复杂程度，验收可分为初步验收和竣工验收两个阶段进行。规模较大、较复杂的建设项目应先进行初验，然后进行全部建设项目的竣工验收；规模较小、较简单的项目，可以一次进行全部项目的竣工验收。

（1）初验：由施工单位向建设单位提出交工报告，建设单位应及时组织施工、设计及使用等有关单位进行初验。

（2）竣工验收：建设项目全部完成，应由建设单位组织监理、勘察、设计、施工单位及该工程质量监督机构参加验收工作。验收委员会或验收组负责审查工程建设的各个环节，听取各有关单位的工作报告，审阅工程档案资料并实地察验建筑工程和设备安装情况，并对工程设计、施工和设备质量等方面做出全面的评价。竣工验收合格后，项目正式投入使用。

六、考核评价阶段

建设项目后评价是工程项目竣工投产、生产运营一段时间后，在对项目的立项决策、设计施工、竣工投产、生产运营等全过程进行系统评价（systematic review）的一种技术活动，是固定资产管理的一项重要内容，也是固定资产投资管理的最后一个环节。

工程竣工验收交付使用，只是工程建设完成的标志，而不是建设工程项目管理的终结。工程项目建设和运营是否达到投资决策时所确定的目标，只有经过使用后才能进行正确的判断，也只有在此时，才能对建设工程项目进行总结和评估，综合反映工程项目建设和工程项目管理各个环节工作的成效和存在的问题，并为以后改进建设工程项目管理、提高建设工程项目管理水平、制订科学的工程项目建设计划提供依据。

第三节 建设工程项目管理的任务、问题与对策

一、建设工程项目管理的任务

建设工程项目管理的主要任务是在项目可行性研究、投资决策的基础上，对勘察设计、建设准备、施工及竣工验收等全过程的一系列活动进行规划、协调、监督、控制和总结评价，通过合同管理、组织协调、目标控制、风险管理、信息管理和安全生产管理等措施，保证工程项目的质量、进度、造价目标得到有效控制，最终实现项目的功能，以满足使用需求。

二、建设工程项目管理的问题与对策

我国医院建设项目的管理和实践有着较强的规范性程序和步骤，但在具体实施中仍然存在这样或那样的问题，需要适时、有效地加以解决，确保工程进度和效果。

（一）领导与协调

医院建筑项目具有其独特的复杂性，项目进行过程中可能出现的各种问题贯穿于各临床、行管、后勤部门，需要各部门之间的配合，因此需要院领导、纪检及行业专家共同组成监督决策层，确定现场管理统一领导，协调各部门之间的工作。同时，应当严格执行"三重一大"制度，坚持依法决策、科学决策、民主决策和集体决策。

（二）制度与责任

遵循基建规律，创新基建管理制度是项目管理的基本保证。基建办、招标办、财务部、审计部、监察室等部门要从工程招投标、工程施工、工程监理、质量监督、竣工验收备案、决算审计等方面联合制定一系列行之有效的规章制度及实施办法，并落实责任，加强监督。

（三）基建团队建设

（1）组建基建工作队伍时应把综合素质较高的人员选拔进来从事基建管理工作。首先是思想素质，基建部门是敏感部门，基建工作人员的廉洁自律非常重要，要把严格要求、规范服务、情法有别、权责分清作为第一要务抓紧抓好，贯穿始终。

（2）在能力素质方面，对基建管理者进行业务知识的培训，通过建筑基础业务知识培训，基建管理者具备识图、懂行、会管、知关键、控重点的基本素质和能力，能够从项目设计、现场施工、医院特点、图纸要求中分析问题、发现问题、解决问题，配合监理单位对工程进行监督和管理。不具备一定道德修养和专业素质的人员不能担任医院基本建设管理工作。

（3）树立以人为本的管理思想，注重合理的授权。在充分完善岗位职责等一系列管理制度后，针对项目管理，合理设立相对专业的责任人，明确每个岗位的合理授权。在赋予相应技术、经济权利的同时，要求每一个具体管理人员在制度内，实行谁主管、谁负责，谁经办、谁负责的责任制。还可以运用非经济激励、经济激励等方法激发管理人员的工作热情，提升工作主动性、积极性和团队协调性。

（四）全员参与共建共享

医院基础设施的建设不单单是基建部室一个部门的工作，它需要全院每一位职工的参与关心，医院的建筑模式、体量大小取决于医院的发展形势的好坏。因此，在总体规划、设计上，征求院内各层级领导、专业骨干意见，集思广益，共同探讨，以追踪医院未来发展的新趋势，实现新目标。

（五）合理决策，精心设计与严格管理

1. 立项报批，应充分研究论证

（1）医院建筑是功能复杂且高度专业化的系统工程，前期的项目策划至关重要，最好由医院领导、管理专家、医学专家、建筑专家、设备专家、规划设计师组成策划团队，针对医院实际需求、建筑特点、建设条件、建设规模，特别是诊疗流程、人流物流、感染控制、特殊防护、成本效益、净化要求等进行科学、认真、充分的研究论证、科学规划。

建设项目的策划要注意几点：一是符合医院建设总体规划。医院的总体规划是设计单位依据区域卫生规划、医院发展规划、各类设计规范、医疗流程及当地规划、交通、

市政、环保等行业的要求经充分论证后确定的建筑布局方案，方案应具有实施的可行性和可持续性，因此医院各单体建筑的策划要符合总体规划，避免"见缝插针"式的建设。二是要依据医院运营管理实际需求做出合适的功能定位，拟建项目是单一功能的门诊楼、病房楼还是具备多功能的综合楼。三是要认真做好大型医学设备的配置计划与必要性论证，如肿瘤医院有 PET-CT、CT、ECT、核磁共振、直线加速器等大型医学设备。这些医学设备需要建设专门的设备用房和采取必需的防护设施，因此应规划特殊的区域予以建设。该区域的规划应充分考虑病患对其使用的安全性、合理性、便捷性，同时还要考虑大型医学设备的安装、维护便捷需求。所以设备配置计划要准确、翔实，为医院建筑项目设计提供可靠依据。

（2）可行性研究报告、节能评估报告、环境影响评价报告的编制是对项目策划方案是否可行的技术评价，一般由有资质的设计单位或咨询公司编制，报经政府相关部门组织专家评审批复。可行性研究报告是明确项目建设规模和投资估算的文本，应编制合理、充分，避免初步设计概算超估算过多而引起概算批复困难，可研批复前要完成节能评估报告、环境影响评价报告的批复工作，并制订项目招投标方案。

2. 项目的设计阶段（方案设计、初步设计、施工图设计）应充分考虑医疗建筑的特点

目前，许多设计单位，尽管对设计规范、标准熟练掌握且拥有丰富的设计经验，但对医疗建筑的特点、医院设计的专业要求缺乏深入的了解，对医院的科室配置、医疗流程、感染管控、洁净要求及医学设备、器械的合理配置和使用等知识相对匮乏，而医院的管理者、职能部门、医疗专家对此了解得更为清晰，因此，设计人员应充分听取医院领导、管理专家、医疗专家、使用和管理部门的意见，结合相应的实践经验，集思广益，反复探讨、论证、修改设计，特别要针对医院的具体特点于细节之处精雕细琢，为后期的项目建设打下坚实基础。在设计阶段，重点注意以下几点。

（1）做好设计任务书。

高度重视设计任务书的编制，它体现了院方对设计项目的要求、定位、目标和管理理念，是项目设计的依据，也是院方进行设计招标、设计周期管理、签署设计合同的依据。因此任务书的编制尽可能地详细、透彻，充分表述项目的定位、理念和院方所要求的目的，为设计单位提供其所需求的经济、技术指标，一般包括方案设计任务书、施工图设计任务书、专项设计任务书等。

（2）完善医疗工艺设计。

医疗工艺设计是确定医疗业务结构、功能和规模，医疗流程、医学设备、医疗服务等系统功能设计的重要环节，是架设在医院使用者与设计师之间的一座桥梁，只有对医疗系统功能有一个比较清晰的认识和深刻理解，才能够设计出符合使用要求、符合人性化设计观点、符合医院发展规律，让使用者满意、有特色的医疗建筑。

（3）专项设计既要体现"专业"又要通盘考虑。

医院涉及的专业功能分项较多，如诊室、病房、检验、净化、实验室、医用气体、负压吸引、放射防护、物流传输、污水处理、酸化水、医院信息化、智能化、智慧化等各具特色的专业要求。目前，国内专业的医学设计单位较少，大多医院的设计是由工业

或民用建筑设计单位设计的，这些设计单位对医院的科室设置、医疗流程、大型医学设备空间布局等技术专业性强的设计未必理解。特别是对洁净要求较高、流程要求严格、设施复杂、设备繁多的手术室、重症监护病房、层流病房、实验室、消毒供应中心等医疗用房的设计深度能否达到医疗的要求是困扰国内医院建设的共性问题。实践中这些区域的专业设计多由具有相应技术资质的施工单位进行二次深化设计，但专业施工单位又缺乏相应的建筑设计资质，使其设计能否达到建筑设计的安全、防火等具体要求的深度是值得疑虑的，因此，必须将他们设计的东西返回到主体设计单位复核其安全性以及防火要求等，如此循环，费时费力，各专业之间时常出现相互重叠交叉、空白漏项等都会影响建设的质量和进度，施工单位的施工面不易界定。就连招标标段划分也易出现界面交叉重叠或漏项。同时，专业承包单位既是施工单位又是设计单位的设计施工一体化，导致其设计是否合理、经济，缺乏权威有效的论证、评判，在实施过程中也存在质量、造价控制困难等问题。总之，医院工程专项系统的设计是困扰项目管理的一个重要问题，也是困扰许多医院建设的共性问题。在建设过程中，由于设计项目分包过多，不利于各专业单位的协调、配合，存在施工困难、变更较多的风险。因此，实践中实施由设计总承包单位在业主审核、认可的前提下对专项工程设计进行分包，实施设计交钥匙工程，是避免变更过多，有效控制进度和造价较为有效的措施。

3. 实施限额设计

限额设计，就是按照批准的投资概算控制设计。

限额设计是建设项目造价控制系统中的一个重要环节和关键措施。2014 年 6 月，国家卫计委《关于控制公立医院规模过快扩张的紧急通知》中要求"原则上二级及以下公立医院门急诊、医技、住院等医疗功能用房建筑工程造价控制在当地同类型住宅建安工程造价的 2.5 倍以内，三级公立医院控制在 3 倍以内。项目可行性研究报告中建设规模一般不得超过项目建议书批复建设规模，初步设计概算投资一般不得超过项目可行性研究报告批准投资"。因此，强化设计人员的工程造价意识，优化设计，满足限额设计的要求显得尤为重要。

4. 因地制宜与科学规划

因地制宜，利用医院地形和已形成布局的条件，来规划新建筑物的结构布局。在设备材料的选择上，要充分考虑到气候条件、地质条件（地理环境），选择合适的工艺设备，不要盲目选择。

5. 施工"四要素"管控

施工阶段对"安全、质量、工期、造价"四要素的重点管控，可采取如下措施。

（1）建立健全管理体系和各项制度。

医院成立项目管理领导小组，院领导牵头，组建由基建、财务、信息、招标采购、审计、监察、后勤等部门参加的项目管理办公室，明确工程总负责制，对工程按专业分级监督、控制和管理。

（2）抓好招标工作。

在招标过程中严格遵守国家制定的各项制度和法规，还应注意加强对招标代理公司的选择和管理，以及招标标段的合理划分。选择信誉好、有实力、管理规范的监理、施工、造价咨询单位，是保证工程顺利建设，达到质量、工期等目标要求的关键，是甲方的各项管理工作事半功倍的基础。

医院建筑功能复杂，涉及专业繁多，一个项目的招标一般有几十项，招标工作量大。首先制定好科学合理的标书，合理划分标段，并详细、清晰地界定出各标段的界面。其次规范招标程序，坚持公平、公正、公开的原则选择参建单位。

（3）抓好合同管理。

基建合同涉及整个基建项目工程质量、工程进度、付款、结算、审计等内容，合同管理在基建管理中处于核心地位。对合同的履行情况要随时进行监督检查，通过检查发现问题并及时解决，提高合同履约率。避免"口头合同""不全合同""模糊合同""单方合同"的出现，同时对与合同实施管理的有关人员进行合同法及有关法律知识的培训，提高合同执行人员的素质。

（4）控制工程进度，确保工程质量。

医院基建项目在建设过程中易受各种因素的制约和影响，从而造成建设工期过长。因此要有效地控制基建工程进度，在保证基建工程质量的前提下，建设单位必须坚持效率优先的原则，对项目从决策到项目投入运用整个过程进行统筹规划，合理有序地安排项目实施各阶段的时间。通过编制基建工程的总体进度计划，进行目标管理。同时，施工过程中，不仅要考虑到施工，还要考虑到竣工后的使用与维保。

（5）加强造价控制。

实行全过程造价控制，充分发挥监理、造价咨询公司，审计部门的作用；加强变更和现场签证的管理，对重要设计变更要召开专题论证；加大财务管理力度，制定工程款支付流程，实行支付证书会签制度（监理—造价咨询—基建—审计—项目主管领导）并严格执行《医院基建财务管理规定》，逐级审批，按合同约定支付，确保各项开支管控有序、科学合理。

6. 项目的保修管理

工程项目竣工验收后移交使用部门时，要进行必要的技术交底和培训，根据需要向运行管理部门提供竣工图纸、设备清单及使用说明、系统维护要点等，使其尽快熟悉各系统，制订相应的运行管理维护方案及人员岗位职责。

工程投入使用后或多或少会显现一些缺陷，一是要根据合同签署的质量保修协议，要求承建方派专人定期巡查、检修。二是建立质保期管理机制。对使用部门提出的问题要及时反馈给施工单位，落实质量保修任务。三是依据国家、省、市颁发的工程保修规范、条例及双方签署的合同，理清质量保修与日常运行维护维修的区别，分清施工方与业主方的责任与义务。四是控制余款支付。坚持余款支付与保修履约挂钩，激发重合同守信用的积极性主动性。

第四节 基建管理案例

随着国家医疗卫生体制改革的深入进行，部分国际尖端医疗项目的立项实施，以及数字化医院、绿色医院建筑和先进医疗装备制造业等领域的不断发展，同时结合国家建筑领域《2016-2020建筑信息化发展纲要》、装配式建筑、钢结构工程、综合管廊和海绵城市等概念、规范、国标、图集的不断出台和完善，如何在工程实践中将上述内容的一个或几个部分有机地融合在一起加以应用，是对整个医院建筑领域策划、立项、设计、施工、建设管理、使用运营等全要素参与者的重大挑战和机遇。作为医院基建管理部门，应深刻认识到科学合理的管理方式是现代医院基建能够可持续发展的基本保证，应深入分析基建工作中出现的种种问题，认真总结经验教训，创新基建管理制度，以科学的态度、求实的精神、创新的思维、开放的意识，努力把基建工程管理提高到一个新水平，全面优化项目建设的全过程管理，使医院建设朝着规范化、程序化、透明化、智慧化方向发展。

案例（一）：在科学严谨的前提下，要敢于打破习惯性思维的束缚

在病房楼施工建设的过程中，如何在标准层走廊确定一个合适的吊顶高度，既照顾人的主观感受，又能让各种管线排布得科学合理便于检修，这实际上是一对矛盾。按照以往施工管理的习惯，中央空调水管和风道、强弱电桥架、消防风管、医气管道等各专业队伍分别按照自己设计的专业图纸进行支吊架施工，在工程实践中，经常出现先进场的专业队伍往往按照自己的专业图纸施工，怎么便于自己施工怎么来，而其他专业队伍进场施工时才发现管线高度、走向等往往存在无法回避的交叉、重叠等矛盾，造成相互干扰施工困难，甚至被迫返工，严重影响了工程进度和工程质量。由于标准层病房多达20余层，如果不加以协调，施工过程中将会出现大量的问题。基于这种情况，基建部门由工程现场甲方代表负责召集各参建单位共同协商讨论，最终确定由总包单位牵头、各分包专业公司配合，摒弃各分包专业各自为政的习惯做法，采用联合支吊架，并根据各专业的施工要求确定型钢的品种、型号、间距，并对吊顶上部空间采取分层定标高的方法，让风管、水管、气管、电气桥架等在规定位置各行其道，减少相互干扰，分步骤、分专业有序施工，并由设计院出图交总包单位施工，最终保证了施工进度和工程质量，同时走廊的净高也达到了2.45米，给人以良好的空间舒适感。

案例（二）：勿以善小而不为——点滴之处，体现以人为本的宗旨

在生物样本库的施工过程中，我们发现排风系统存在一个问题：作为在地下负2楼相对封闭的一个区域，内部大部分为实验室，还包括小范围净化空间，整体来说对空气质量要求较高，按照惯常的做法，排风机只要工作状态手动打开即可，无须特别的控制，但这

样做一是长期工作需要每次手动启停，较为麻烦；二是无法对实验室的通风量进行调节，对生物安全柜启动的数量无法做出有效响应；三是风机长期工作在高速状态，不利于节能；四是风机房紧挨工作区域，噪声也比较大，工作人员也没有好的使用体验。

能不能通过适当的技术措施改善上述部分或全部不利因素？经过基建部门负责空调专业的同志会同设计部门、监理、施工单位及设备厂家多方了解，最终通过把风机改为变频控制，变频器根据生物安全柜启动的数量自动调节转速和风量，以较小的经济代价巧妙地解决了上述弊端。最后，排风系统投入使用后运行稳定可靠，避免了日常操作的麻烦，工作人员反馈良好。

这样一个小小的事情启示我们，以人为本不是一句空话，工程项目不但结构安全、工程质量等大的方面要慎之又慎，而且要注重改进人的使用体验，多加关注细节。俗话说细节决定成败，勿以善小而不为。

案例（三）：解放思想，开阔眼界——科学合理地采用创新节能技术措施

目前我们国家建筑物各方面的能耗还相对较高，远远达不到节能减排和绿色建筑的标准，而在建筑能耗中，空调系统的能耗占 40%~50%，能耗巨大，如何在新建建筑物中有效降低空调系统能耗，成为一个需要建设单位和各系统专家审慎把握的重要课题。

在门诊楼建设的前期过程中，院领导及基建部门的同志通过市场考察了解到地源热泵空调系统是一种新型能源，它可以利用全年土壤温度稳定在 15~20 摄氏度的特点通过 U 形地埋管的循环水系统获取冷量（夏季）和热量（冬季），同时在夏季根据运行工况辅助使用冷却塔，然后通过小型水-空气热泵机组满足室内夏季制冷、冬季制热或同时制冷制热的系统工况，既满足了各部门的使用要求，又能较大幅度地节能，同时还可以不受季节影响全年运行，尤其是在过渡季节效果更为明显。最终经过精心施工建成后，各部门在使用过程中节约了大量的水资源和电能，取得了良好的经济效益和示范效应。

由此可见，只要我们坚持科学的论证和决策，解放思想，就可能在建筑节能减排的工程实践中取得良好的成果。

参 考 文 献

[1] 彭运松. 浅谈医院基建项目建设管理经验[J]. 科技信息，2013，（18）：458-459.

[2] 王丹京. 医疗工艺设计在医院室内设计中的应用[J]. 中国医院建筑与装备，2012，（6）：37-41.

（叶　蕾　施佳佳　赵季冬）

第十七章

招标采购管理

第一节　招标采购管理概述

一、采购的概念及基本原则

（一）采购及项目采购的概念

1. 采购的概念

采购是指产品或服务流通过程中，政府、企事业单位及个人为获取产品、服务产品或服务，对其获取产品或服务渠道、方式、质量、价格、数量、交付、时限等进行预测、抉择，把货币资金转化为产品或服务的交易过程，即以各种不同的方式，包括购买、租赁、借贷、交换等，取得货物及服务的所有权或使用权。其目的是满足采购方的需求，采购工作首先要确定需要什么、需要多少、何时需要，所以采购就其功能来讲不仅是采购人员或采购部门的工作，还是整个管理团队的工作，是组织整体供应链的重要组成部分。

2. 项目采购的概念

项目采购也称采购项目，是指从系统外部获得标的的整个采办过程，可分为货物采购、服务采购、技术采购、工程采购和咨询服务采购这几类。货物采购与工程采购都属于有形采购，服务采购、技术采购和咨询服务采购属于无形采购。

（二）项目采购的基本原则

1. 择优原则

采购主体通过对产品和服务供应的了解、分析和研究，掌握各种工程、货物和服务的提供信息，包括品种、品牌、性能、质量、价格、寿命周期、供应渠道等，在众多的产品和服务中找到最符合自身需要、品质良好、成本又低的产品和服务，以实现其优良的采购目标。

2. 批量原则

批量原则是产品和服务采购的基本原则。对于产品和服务的销售或者采购，一次性批量越大，产品和服务价格就应该越优惠。因此在采购过程中，采购主体应把可以集中采购的放在一起，以实现增加采购批量、节约采购成本的目标。

3. 竞争原则

充分利用竞争机制，是达成采购目标的必然选择。市场经济条件下，供应商为争取到采购者的订单而展开激烈的竞争。对于采购者而言，可以利用供应商之间的销售竞争，取得价格、质量和服务的优势。

4. 时效原则

采购工作必须坚持时效原则，根据市场情况变化把握时机，以便采购到满足需要、符合要求、物美价廉的产品和服务。

5. 海选原则

采购范围是指采购者采购货物和服务的选择范围。在采购活动中，采购选择范围的大小，是影响采购效果的一个重要因素。显然，如果采购者能在较大的市场空间中选购产品，自然比在狭窄的市场空间中选择有更多的优选机会。因此，许多采购尤其是组织和政府较大额的采购，扩大采购的选择范围，坚持采购过程中海选原则，是优化采购目标必须坚持的原则。

6. 专业原则

随着科学技术的迅速发展，各种货物、工程建设项目和服务的性能及价格因素越来越复杂，对采购者也提出了越来越高的要求。因此，对于技术较为复杂、金额较大的采购，应选择委托专业采购人员进行采购，实行内行采购和专家采购。

7. 最优原则

要更好地实现采购目标，离不开采购方式的科学化。同样的采购批量和数额，可能会由于采购方式不同，采购程序不同，效果出现极大的差别。因此，要想实现采购科学化目标，必须选择最恰当、最科学的采购方式。

二、采购方式的分类

（一）招标采购

1. 招标采购的概念

招标采购是指买方（招标人）通过公开的方式提出交易条件，并由卖方（投标人）

响应该条件而达成货物、工程和服务采购的行为。招标采购是政府和企事业单位采购的基本方式之一，最大的特点是具有规范的组织性、公平性和公开性，凡是符合规定要求的投标人都有权参加投标。

2. 招标采购方式的优点

（1）能有效地实现物有所值的目标。通过广泛的竞争，买方能够得到物美价廉的工程、货物或服务。

（2）能促进公平竞争，使所有符合资格的潜在投标人都有机会参加同等竞争。

（3）能促进投标人进行技术改造，提高管理水平，降低成本，提高工程、货物和服务的质量。

（4）公开办理各种采购手续，防止徇私舞弊问题的产生，有利于公众监督，减少腐败现象发生。

3. 招标采购方式的缺点

（1）程序和手续较为复杂，耗费时间，从发布招标公告到最后合同的签订可能要经过几个月时间，对急需的工程、货物和服务采购难以适应。

（2）招标采购需要的文件非常严谨，如考虑不周则容易发生废标的情况，造成时间的延误。

（3）招标采购最大的特点是不可更改性，这使招标采购缺乏弹性，有时签订的合同并不一定是招标人的最佳选择。

（4）可能会出现投标人靠降低工程、货物和服务质量来降低价格的倾向。提供高质量货物、工程和服务的投标人因没有价格竞争力而被限制发展，甚至被逐出市场，买方因此而采购到愈来愈劣质的产品和服务。

4. 招标采购的分类

按照不同的分类方法，可以划分为不同的招标方式。实践中比较常见的分类方法有按竞争开放程度和按竞争开放地域两种。

按竞争开放程度可划分为以下两种招标方式。

（1）公开招标。

公开招标属于非限制性竞争招标，是招标人以招标公告的方式邀请不特定的法人或其他组织参加投标，按照法律程序和招标文件公开的评标标准和办法选择中标人的一种招标方式。这是一种充分体现招标信息公开性、招标程序规范性、投标竞争公平性的招标方式，可以降低串通投标、弄虚作假投标和其他不正当交易的可能性，最符合招标投标优胜劣汰和"三公"特征的招标方式，也是主要的采购方式。

（2）邀请招标。

邀请招标属于有限竞争性招标，也称选择性招标。招标人以投标邀请书的方式直接邀请特定的潜在投标人参加投标，按照法律程序和招标文件规定的评标标准方法选择中标人的招标方式。由于邀请招标选择投标人的范围和投标人的竞争程度受到一定限制，可能达不到预期的竞争效果及中标价格。

按竞争开放地域可以将招标划分为国内招标和国际招标。

（1）国内招标。

国内招标是指在采购国范围内的招标。国内招标可分为国内公开招标和国内邀请招标。前者邀请不特定的对象参与投标竞争，后者邀请特定的对象参与投标竞争，并按照规定程序从中选择交易对象的一种市场交易行为。

（2）国际招标。

国际招标可分为国际公开招标和国际邀请招标，国际招标是指在国际相适应的领域范围内公开货物、工程或服务采购的条件和要求，前者邀请众多不特定的投标人，后者邀请特定的投标人参加投标，并按照规定程序从中选择交易对象的一种市场交易行为。

随着社会经济的发展和各种技术水平的进步，从制度的需求和供给两个方面都对传统招标方式的演进提出了新的发展空间。《中华人民共和国招标投标法实施条例》中规定了两阶段招标、电子招标投标等招标方式和实现手段，实践中还摸索出了框架协议招标等招标方式。

（二）询价采购

询价采购又称选购，是指采购方向选定的供应商发出询价函，让供应商报价，根据报价来选定供应商的方法。询价采购可以通过对几个供应商的报价进行比较，以确保价格具有竞争性，是一种简单而又快速的采购方法。询价采购是国际上通用的一种采购方法，适用于合同价值较低的一般性货物、工程或服务的采购。

这种采购方式的优点是节省采购时间，节省采购费用，谈判与调整灵活。其不足之处表现为缺乏程序性规定，操作上随意性较大。

（三）竞争性谈判采购

竞争性谈判采购是指在选定两家以上供应商的基础上，由供应商经几轮报价，最后选择报价最低者的一种采购方式。实质上这是一种供应商有限条件下的招标采购。这种采购方式的优点是节省采购时间和费用；公开性和透明度较高，能够防止采购"黑洞"；采购过程有规范的制度。其不足之处表现为在供应商有限的情况下，可能出现轮流坐庄或恶性抢标的现象，使预期的采购目标无法实现。

三、招标投标制度的建立及发展

招标投标是一种产品或服务交易行为，是交易过程的两个方面，最早起源于英国。

招标投标是由交易活动的发起方在一定范围内公布标的特征和部分交易条件，按照依法确定的规则和程序，对多个响应方提交的报价及方案进行评审，择优选择交易主体并确定全部交易条件的一种交易方式。

我国最早于 1902 年采用招标比价（招标投标）方式承包工程，当时张之洞创办湖北皮革厂，五家制造商参加招标比价。回顾招标投标制度的发展历程，我国的招标投标制度的建立与发展可以划分为以下四个阶段。

（一）探索初创阶段

这一时期从改革开放初期到社会主义市场经济体制改革目标的确立为止。这一阶段的招标投标制度有以下几个特点：①基本原则初步确立；②招标领域逐步扩大，但进展不平衡；③相关规定涉及面广，但在招标方式的选择上较为简略。

（二）快速发展阶段

这一时期从确立社会主义市场经济体制改革目标到《中华人民共和国招标投标法》颁布为止。这一阶段招标投标制度有以下几个特点：①当事人市场主体地位进一步加强；②对外开放程度进一步提高；③招标的领域和采购对象进一步扩大；④对招标投标活动的规范进一步深入。

（三）里程碑阶段

《中华人民共和国招标投标法》对此前的招标投标制度做了重大改革：一是改革了缺乏明晰范围的强制招标制度。《中华人民共和国招标投标法》从资金来源、项目性质等方面，明确了强制招标范围。同时允许法律法规对强制招标范围做出新的规定，保持强制招标制度的开放性。二是改革了政企不分的管理制度。按照充分发挥市场配置资源基础性作用的要求，大大减少了行政审批事项和环节。三是改革了不符合公开原则的招标方式。规定了公开招标和邀请招标两种招标方式，取消了议标方式。四是改革了分散的招标公告发布制度，规定招标公告应当在国家指定的媒介上发布，并规定了招标公告应当具备的基本内容，提高了招标采购的透明度，降低了潜在投标人获取招标信息的成本。五是改革了以行政为主导的评标制度。规定评标委员会由招标人代表以及有关经济、技术专家组成，有关行政监督部门及其工作人员不得作为评标委员会成员。六是改革了不符合中介定位的招标代理制度。明确规定招标代理机构不得与行政机关或其他国家机关存在隶属关系或者其他利益关系，使招标代理从工程咨询、监理、设计等业务中脱离出来，成为一项独立的专业化中介服务。

（四）规范完善阶段

《中华人民共和国招标投标法》和《中华人民共和国政府采购法》是规范我国境内招标采购活动的两大基本法律，在总结我国招标采购实践经验和借鉴国际经验的基础上，《中华人民共和国招标投标法实施条例》和《中华人民共和国政府采购法实施条例》作为两大法律的配套行政法规，对招标投标制度做了补充、细化和完善，进一步健全和完善了我国招标投标制度。

案例：××医院院招标制度的发展历程

该院招投标工作自 2011 年底启动以来，招投标制度从无到有，从局部推进到全面实施；招投标活动从隐蔽到公开、从分散到集中、从无序到有序，规范程度不断提高。

2011 年该院采供招标办出台了《××医院招标管理工作实施办法》《××医院物品采购管理办法》《××医院采购物品验收管理办法》《××医院委托招标代理机构管理办法》。

实践证明，采用招投标制度是比较成熟而且科学合理的物资及服务采购方式，通过招投标活动不仅有效节约了资金，降低了采购成本，还保证物资及服务采购质量，提高资金使用效率的最佳办法。近年来，该院在招投标工作方面进行了一些有益探索，取得了较好的效果，医院的招投标工作正朝着健康有序的方向发展。但是，由于招投标方面的法律法规还不完善，招标对象具有不同的形式和特点，招投标工作在具体操作中还存在一些问题，还需要进一步改进。

2016 年，招标办结合本院近年来的招投标工作实践，就招投标工作出现的问题进行归纳梳理，就如何加强对招投标工作的监管提出对策及思考并加以总结，修订和完善了《××医院物品采购管理办法》《××医院招标管理工作办法》《××医院委托招标代理机构管理办法》《××医院医用耗材采购管理办法》《××医院评标专家库管理办法》《××医院医用耗材采购管理委员会及专家库名单及职责》《××医院医用耗材采购监督委员会成员及职责》七个文件，严格界定了招标各阶段时限，完善了招标文件多部门联合会审机制，提高了招投标工作效率，使招标采购流程更加严密。

四、当前招投标工作中存在的突出问题

（一）招投标活动的公开程度仍需扩展

公开招标是招投标工作的主要方式，只有最大限度地公开，才能确保竞争的充分，使招标人在满足项目基本要求的前提下，以最低或较低的价格获得最优的服务，从而能够合理使用投资，节约资金。同时公开是公平、公正的前提和基础，公开招标是监督的基础，公开招投标活动的内容是招投标基本原则。当前的招投标活动中，主要存在招标信息公开不足、招标报名日期仓促、招标文件含糊不清、关键条款缺少等问题。

（二）评标方法过于简单

制定评标细则时考虑不够全面，只提供原则的条条框框，实际操作性不强。特别是服务类与设备类项目的招标要针对招标对象的不同特点制定评标细则。

（三）对投标单位资质及有关业绩材料审查控制不严

投标人特别是外地投标人提供的业绩等材料的真实性无法查实，出现了假证、假业绩，导致良莠不齐的投标人不断涌入，严重扰乱了市场正常秩序；投标人具有独立的法人资质及授权，出现了两家投标公司属于同一控制人，导致围标现象发生；对联合体投标人资质审核不严，导致资质不够投标人中标。

（四）招投标过程控制不严

招标公告，招标文件的合法性、公平性、公正性存在偏差；监督开标、评标、定标过程可能存在违法、违规操作；中标后及合同履行也可能存在与招标文件及承诺事项不一致等情形[1]。

（五）评标专家和招标代理机构素质有待提高

一是对同一招标项目由于投标人多，评标时间短，专家对每个投标人的投标文件的评审时间一般不超过半小时。评标专家事前对拟参加评审的项目几乎一无所知，而只能在评标开始前听取招标单位的简单介绍。因此，在如此仓促的时间内，专家是否能对各家的投标文件做出全面的评审存在疑问，因而很难实现招标工作中所要求的择优选择中标人的原则。二是招标代理机构的素质直接影响招投标工作质量。随着招投标制度的推广，招标代理业务发展较快，从业人员有较大增加。但大多数从业人员是从其他行业"转业"而来的，大都没有经过严格的专业训练和法律培训，业务水平和职业操守参差不齐，加之从业人员管理制度尚不健全，导致招标代理队伍整体素质不高，未能完全适应招标投标工作的要求。三是在院内招标方面，评标专家缺乏必要的评标知识，对招标文件缺乏了解，不能严格按照招标文件的要求进行评标，评标具有一定的随意性，导致评标过程不够规范。

五、对策及改进措施

（1）建立健全相关制度，增强招投标的可操作性。加强招投标方面的制度建设，修订和完善招投标及评价管理的相关法律制度，增强招投标工作的可操作性，从法规制度上堵塞漏洞。与委托招标代理机构签订委托招标代理合同，明确责任，增加问责条款，对"招标条件""可以不招标的项目""公开招标""邀请招标""资格预审""招标终止"等过去比较模糊的内容统一标准并做详细的解释说明，有利于招标投标更规范、更健康地发展[2]。

（2）进一步拓宽招投标公开渠道，尤其是一些中小项目要充分利用中国招标投标网、政府采购网、院内宣传栏、医院网站等一系列媒体平台公开招标信息，吸引潜在投标单位积极报名参与投标活动。

（3）严格执行市场黑名单制度，进一步完善招投标监管制度，严格投标单位资格审查，利用履约考核这一有效手段，严厉打击借资质投标、违法分包、转包等不法行为，营造良好的招投标市场环境。

（4）加强对招标前期工作的监管。这需要做到：①对招标文件和标底编制情况进行审查；②对招标文件的条款、参照标准，尤其是评标细则的合法性、合理性等进行事前讨论；③对标底工程量清单的编制依据、参考价格及结果进行审查。

（5）组建由有关技术、经济等方面专家组成的评标委员会，降低业主代表廉政风险十分必要，业主代表由于公开的专家评委身份，存在着被相关投标组织及人员暗中施加影响的可能，为保证招投标活动的公平、公正，同时也是对业主代表的保护和尊重，建议取消业主代表，评委全部从省评标专家库中随机抽取。

（6）建立专家考核制度，强化对评标专家的考核，对参加评标专家的评标行为进行全过程监管，形成客观、公正、科学的评价体系，及时将考核结果上报医院。

（7）加强招投标活动中相关材料编制人员的业务培训，可以采用邀请有关专家现场授课等形式，积极提高业务素质，避免因招标文件、标底、投标文件等编制粗糙、不合理导致的流标、废标情形出现。

第二节　招标采购案例分析

案例（一）：检验科尿液分析仪（含试剂）招标

医院采购尿液分析仪一台，设备预算金额为 28 万元，投标人共有七家。评标结束后，医院按相关程序发布了中标公示。公示期间，医院收到投标人提交的质疑函，投标人认为拟中标人以低于市场价格投标属于恶意竞争（最低报价 26.8 万元，最高报价 27 万元），经过评委会讨论给予这次招标废标处理。

案例分析：

（1）国家卫计委《卫生计生单位接收公益事业捐赠管理办法（试行）》规定：检验设备可以接收捐赠，但禁止以捐赠、投放、借用名义规避试剂、耗材招标采购。检验设备招标具有一定的特殊性。过去检验类设备在招标过程中，投标商除进行设备报价外，一般都要赠送一定价值的试剂，投标中就会出现投标商以低于设备价值的价格进行设备报价的情况。结果就出现上述有关质疑及投诉。由于国家招投标法与国家有关部门下发的有关规定不一致，给检验类设备招标带来了困难。

（2）在不违反国家政策的前提下，如何维护医院的利益，确保医院利益最大化，医院在检验类设备招标方面进行了探索，主要做法是："两个信封"招标法。第一个"信封"主要评议入围设备，设备要求免费赠送，入围设备得分不与试剂招标挂钩。第二个"信封"主要比对入围设备试剂价格，其中，报价最低者中标。

（3）医院 HRP 投入运营后，须解决赠送试剂及设备入库问题。以前该类设备招标所赠送试剂由科室签收，这既不符合要求，又留下了巨大隐患。

案例（二）：便携式彩色多普勒超声波诊断仪

医院采购便携式彩超一台，预算金额为 80 万元，投标人共有三家。评标结束后，医院按相关程序发布了中标公示。公示期间，医院收到投标人提交的质疑函，投标人认为拟中标人所投设备在本区域市场没有实施案例，拟中标人提供类似案例属于造假行为。经甲方查证，拟中标人投标文件中提供的本区域市场案例为虚假合同。采购人组织本项目评标委员会进行复议，评委会以投标文件作假取消拟中标人的中标资格。

案例分析：

（1）招标文件的评分办法中，类似业绩加分时，要求投标人不仅出具合同原件，还须同时出具该合同对应的发票或甲方的验收资料等原件。

（2）对涉嫌存在虚假应标的供应商，将其列入医院供应商黑名单，同时将其上报政府采购监督部门，对其进行行政、经济的处罚。

案例（三）：64 排螺旋 CT 设备

医院采购 64 排 CT 一台，预算金额为 850 万元。在该项目评标公示期间，招标人收到该项目投标人提交的质疑函，投标人质疑拟中标人的拟投设备关键参数不满足招标文件要求。经该设备制造商中国办事处证实，其设备在关键参数上的确不满足该项目招标文件的要求。在查证过程中，招标人收到了拟中标人放弃中标资格的情况说明。根据上述情况，该项目评标委员会在复议时决定取消拟中标人的中标资格。

案例分析：

（1）招标文件要求投标人提供拟投设备技术白皮书的同时，该技术白皮书须加盖省级及以上制造商办事机构或代理机构的公章，且该机构须对技术白皮书的真实性出具承诺函，该承诺函附在投标文件中。未按上述要求提供技术白皮书及承诺函的，其投标文件做废标处理。

（2）对涉嫌提供虚假参数的供应商，不仅列入采购人单位的供应商黑名单，还将其上报政府采购监督部门，对其进行行政、经济的处罚；将该涉嫌虚假行为及时通知设备制造商或其省级及以上代理机构，由该机构对本地市场代理行为进行及时整顿，并限期向采购人出具整顿报告，否则采购人将该设备品牌纳入采购人黑名单。

案例（四）：服务项目招标

医院消杀服务招标。报名四家，最高报价 30 万元，最低报价 8.6 万元，最后报价最低的××省公司中标，其余三家均报价在 18 万元以上。但在实际工作当中，该公司对医院的实际情况不了解，工作人员安排不足，服务质量差、服务不到位，导致一线人员对该项工作不满意。

案例分析：

（1）服务类项目招标，在招标前对投标公司进行现场考察，了解公司情况，如公司实力、服务能力、服务项目等，对投标公司有大致了解。

（2）对涉及服务类项目的招标在评分办法的制定上，不宜将最低报价作为评标基准价。在分值的分配上考虑侧重于服务质量及服务能力。

案例（五）：医学设备采购项目

某医学设备采购项目招标进入评标程序后，发现投标人 A 公司提交的投标文件中某一页未进行小签，根据该项目招标文件第三章"×投标文件应以中文或中英文打印；投标人必须对投标文件进行逐页小签（包括所提供的资格证明文件、资质文件及各种支持证明文件，印刷文件除外），否则其投标将被否决"的规定，评标委员会一致同意将A公司的投标否决。另外，B公司投标文件的分项报价表中有多处未按招标文件要求填报价格，根据该项目招标文件第二章"投标人必须对所投项目的全部货物和服务进行投标，只投其中部分货物或服务的该标段投标文件为无效"的规定，B公司的投标文件做废标处理。因该项目有效投标人不足三家，评标委员会建议该项目做废标处理。

案例分析：

上述两家投标人在投标文件中所出现的错误均系粗心大意导致，建议在招标文件中把所有废标内容加粗显示，以提醒投标人；投标文件格式章节应尽量详细制作，尤其是报价部分，可参考工程量清单的模式——将招标范围内所有需要报价的内容体现在分项报价表中，让投标人用填空的形式进行报价，以防止其漏报、误报。

案例（六）：设备维保项目

在项目的评审过程中，评标委员会在对比甲、乙两家投标人提供的财务审计报告中发现，这两家投标人的股东信息中，有多个同名同姓的股东，且经质询后，这两家投标人承认上述多个股东均兼职于本单位。因此，这两家投标人之间存在相互控股关系或管理关系。根据《中华人民共和国招标投标法实施条例》第三十四条"单位负责人为同一人或者存在控股、管理关系的不同单位，不得参加同一标段投标或者未划分标段的同一招标项目投标"的规定，这两家投标人的投标均无效。

案例分析：

评标工作中发现上述问题，可以在投标人报名环节予以发现并处理。报名环节，受理人可通过"全国企业信用信息公示系统"网站查询报名单位的登记信息［含股东（发起人）信息］、备案信息、动产抵押登记信息、股权出质登记信息、行政处罚信息、经营异常信息、严重违法信息等；可通过"中国政府采购网"网站上的"政府采购严重违法失信行为信息记录"查询报名单位严重违法失信行为的具体情形、处罚结果。招标人或招标代理机构可充分利用网络资源对潜在投标人进行严格把关。

参 考 文 献

[1] 邱桂娜. 工程招投标过程存在的问题及对策[J]. 广东建材，2011，（1）：85-88.
[2] 杨柳. 政府投资项目招投标中存在的问题及对策[J]. 重庆与世界，2011，（19）：4-6.

（徐红伟　申敬东　鹿智兵）

第十八章

品 牌 管 理

第一节　品牌管理概述

一、品牌概述

（一）什么是品牌

品牌是为组织带来溢价、产生增值的无形资产。其载体是用以与其他竞争者的产品或服务相区分的名称、名词、符号、设计等，或者以上的组合，在本质上代表组织对交付给顾客的产品或服务特征、利益的一贯性承诺。

品牌是一种识别标志、一种精神象征、一种价值理念，是品质优异的核心体现。培育和创造品牌的过程也是不断创新的过程，自身有了创新的力量，才能在激烈的竞争中立于不败之地，继而巩固原有品牌资产，多层次、多角度、多领域地参与竞争。

（二）品牌的构成

品牌五要素，主要包括品牌认知度、品牌知名度、品牌忠诚度、品牌联想度、品牌其他资产，五要素是相辅相成、相互关联的，在进行品牌运作时要时时围绕这五个方面，缺一不可。

1. 品牌认知度

品牌认知度包括了消费者对品牌的服务认知、组织认知，以及符号认知；服务认知的概念主要是指消费者对产品或服务品质、功能及外观设计的认可，这一因素是以服务本身为主观意识的。组织认知，是指消费者对组织性质、规模实力、组织家及组织文化的认知，需要让消费者知道组织的具体性质、有多大规模、创始人大概情况以及组织的文化内涵，可以通过特定场合或媒体进行刻意曝光。

符号认知也是目前国内组织在经营品牌中陷入最深的一个方面，包括品牌标识及 VI（visual identity，视觉识别）、宣传品号、对外宣传的广告等，很大一部分组织把运作符号认知当成了品牌经营，殊不知，这只是品牌运作的一个小小的构成。

2. 品牌知名度

谈到品牌知名度，可能大部分品牌主管工作者会将其理解为消费者对品牌的认知度，切记，认知度与知名度是完全不同的两个层次，认知度的运作可以加深消费者对品牌知名度的了解。品牌知名度是指某品牌被公众知晓、了解的程度，它表明品牌为多少或多大比例的消费者所知晓，反映的是顾客关系的广度。品牌知名度是评价品牌社会影响大小的指标。

3. 品牌忠诚度

品牌忠诚度就是让目标顾客能抛开市场上其他提供相同利益点的品牌来选择自己的品牌的重要因素，主要包括品牌美誉度、额外付出度及满意度。

（1）美誉度：包括在品牌忠诚度里的一个构成，很多组织或个人都将组织品牌运作理解成了知名度与美誉度的操作，把美誉度当成一个单体来做，美誉度是指品牌在社会公众印象中的强势符号，并不是单纯地通过进行公益活动来塑造。品牌在所有的运作中能完全从品牌使用者的角度来考虑，让使用者因为拥有本组织品牌而具有全方位的优越感，这才是真正的美誉度体现。

（2）额外付出度：品牌在消费者心中是不是占有独一无二的地位，通俗地讲如果当地某个品牌服务缺失了，其使用者会不会使用别的品牌服务来代替，这就是检验一个品牌在其消费群体中的地位，品牌运作是否成功，根据品牌在目标受众心中的额外付出度概率大小就能分析出来。

（3）满意度：主要包括产品或服务功能满意度、个人使用满意度及社会公众印象满意度三个主要方面，首先组织品牌的服务具有完整的功能，这也是基本机理，其次是否能保证使用者对服务情况满意，最后就是指品牌在普通大众心中的印象，品牌在公众印象中造就高档或完美的风格，就会使品牌服务拥有者具有更好的心理优势，从而给品牌服务忠诚度加分。

4. 品牌联想度

品牌成功之处在于事先设计好最终要表达给消费者的定位，并全程围绕定位进行传播推广，包括品牌印象、核心联想、属性联想以及个性联想四个方面，让消费者一看到组织的品牌能马上联想到品牌的定位、价值及所体现出来的独有特性。例如，郑大一附院给患者的印象就是庞大、顶级、先进，核心联想是权威、优质，并且肯定是河南省乃至全国顶尖行列的。所以说，组织在进行品牌推介之前，一定要先将品牌联想的定义完善，避免传播后产生分而乱的效果。

5. 品牌其他资产

所有的运作最终都是与患者接受度挂钩的，品牌运作的最终效果体现在品牌的市场占有率、渠道覆盖率、品牌溢价能力及商标价值四个方面。很多组织都存在一个误区，高空的品牌传播轰轰烈烈，却忽略了渠道铺货率，导致一些知名的品牌在某些区域市场没有踪影，直接影响产品销量。品牌在运作过程中，销售方面工作必须到位，确保线上运作一开始，地面的铺货率及线下促销工作配合进行，才能全方位地提高品牌知名度，进而促进销量的提升，否则品牌永远只能是空中楼阁，成就不了长久品牌。

一个品牌操作在具备了以上所述的综合要素后，其在消费者心目中的印象及忠诚度就会占据强势位置，品牌下属的产品适时的溢价非但不会引起市场的抵制，反而会促进品牌使用者的强烈拥护。

（三）品牌的种类

品牌根据不同的属性，可以分成不同的种类。

（1）根据行业的不同，可以分为制造商品牌、经销商品牌、零售商品牌、服务业品牌。

（2）根据属性的不同，可以分为功能性品牌、象征性品牌。

（3）根据市场范围的不同，可以分为国际品牌、国家品牌、区域品牌。

（4）根据品牌强度的不同，可以分为顶级品牌、强势品牌、弱势品牌、核心品牌、延伸品牌。

（5）根据市场定位的不同，可以分为领导品牌、挑战品牌、跟随品牌、开山品牌。

二、品牌的作用

（一）产品、服务或组织核心价值的体现

消费者或用户记忆服务载体不仅要将服务提供给目标群体或患者，而且要让消费者或患者通过接受服务对服务提供产生好感，从而重复接受，不断宣传，形成品牌忠诚，让患者或患者群体重复接受服务。患者或患者群体通过品牌和品牌服务的使用和体验，形成满意度，就会围绕品牌形成消费经验，将其存贮在记忆中，作为将来的消费或需求决策的依据。

（二）识别服务的分辨器

品牌的建立是由于竞争的需要，是用来识别某个服务提供者的产品或服务的。品牌设计应具有独特性，有鲜明的个性特征，品牌的图案、文字等与竞争对手要有区别，代表本组织的特点。同时，互不相同的品牌各自代表着不同的形式、不同质量、不同服务的产品，可为消费者或患者接受、体验提供借鉴。通过品牌人们可以认知产品或服务，并依据品牌选择服务提供。

（三）质量和信誉的保证

组织设计品牌，创立品牌，培养品牌的目的是希望此品牌能变为名牌，于是在产品或服务质量上下功夫，在服务提供上做努力。同时品牌代表组织，组织从长远发展的角度考虑，必须从产品或服务质量上下功夫，特别是名牌产品或服务、名牌组织，于是品牌、特别是知名品牌就代表了一类产品或服务的质量档次，代表了组织的信誉。

树品牌、创品牌是组织在市场竞争的条件下逐渐形成的共识，人们希望通过品牌对产品、服务或组织加以区分，通过品牌形成品牌追随，通过品牌扩展服务提供范围。品牌的创立、形成正好能帮助组织实现上述目的，使品牌成为组织有力的竞争武器。品牌的出现，使用户形成了一定程度的忠诚度、信任度、追随度，由此使组织在与对手竞争中拥有了后盾基础。品牌可以利用其服务提供范围扩展的能力，带动组织进入新市场；带动新产品、新服务打入市场；可以利用品牌资本运营的能力，通过一定的形式，如特许服务、合同管理等形式进行组织的扩张。总之，品牌作为竞争的武器常常带来意想不到的效果[1]。

（四）品牌——组织的"摇钱树"

品牌以质量取胜，品牌常附有文化，情感内涵，所以品牌给产品或服务增加了附加值。同时，品牌有一定的信任度、追随度，组织可以为品牌制定相对较高的价格，获得较高的利润。

三、品牌的特征

（1）品牌的专有性，即品牌的专用权，是识别产品或服务所有者的产品和服务的，其他组织或个人不能伪造、仿冒。

（2）品牌的文化性，是组织文化的象征，也是组织独有的区别于其他组织的内在性特征。

（3）品牌的溢价性，对喜爱的品牌，消费者往往会付出更多的价钱。有美誉度的品牌会产生额外的收益。

（4）品牌的不确定性。市场需求的不断提升，外部环境的不断变化，行业竞争的不断加剧，都会给品牌的形象和发展带来挑战，加大品牌的风险系数，品牌效益会表现出不确定性。

（5）品牌的联想性。品牌通过质量、服务、知名度等载体表现出来，通过文字、图案、符号等载体呈现出来，使品牌有形化，使人看到、听到后产生联想。

（6）品牌的扩张性。组织可以通过做强品牌，用品牌的优势进行扩张，扩大经营范围，增强组织实力，提高市场占有率。

（7）品牌的故事性。故事是品牌的筋骨，有故事的品牌更易被接受，更容易打动人。

四、现代品牌理论管窥

20世纪90年代中期以来，随着对营销认识逐渐由职能论、交易营销向过程论、关系营销的转变和对品牌权益（资产、价值）形成机理的深层反思以及受新兴战略管理理论（如利益相关者、组织生态系统等）的交叉渗透，学术界开始出现了以"品牌关系"为研究中心的热潮。纵览品牌关系理论的研究范式和发展历程，大致可概括为"两类型"、"三阶段"和"五层面"，即物理型品牌关系和生态型品牌关系，传统品牌关系阶段、深层品牌关系阶段和生态型品牌关系阶段，品牌与服务/市场之间的关系层面、品牌与相关品牌之间的关系层面、品牌与顾客/利益相关者之间的关系层面、品牌与资源之间的关系层面、品牌与环境之间的关系层面。其中，"三阶段"的思想根源，主要基于"物理"的片面思维和视角，主要成果包括以下内容。

（1）传统品牌关系阶段认为，品牌关系是品牌与服务/市场，或品牌与顾客之间的关系核心观点包括传统标识说、商标说、品牌延伸理论、品牌定位和品牌起源理论等；第二个方面的核心观点主要包括关系营销论、战略品牌传播理论、客户关系管理、品牌关系概念模型、品牌关系分析架构、客户资产论。

（2）深层品牌关系阶段认为，除传统观点外品牌关系应是品牌与顾客/利益相关者，或品牌与相关品牌之间的关系。第一个方面的核心观点包括整合营销品牌——员工关系论、品牌——利益相关者均衡关系理论等。第二个方面的核心观点包括单个组织的品牌群概念、品牌识别理论、品牌关系谱和品牌结构模型、品牌组合战略基于组织生态系统的品牌组合分子模型、品牌联合思想等。

（3）生态型品牌关系阶段认为，品牌关系是品牌与品牌化事物/市场、相关品牌、顾客/利益相关者、资源、环境之间的关系体系。核心观点包括品牌冰山概念、品牌生态环境思想、名牌生态系统学说、品牌生态概念、品牌生态系统结构模型、品牌生态管理思想、生态型品牌关系框架模型、品牌资源构成模型、品牌环境构成模型以及营销学中的环境论等。

（4）品牌声浪传播认为，做品牌，要善于发出自己的品牌声音。它是一项长期的品牌传播计划，建立在组织与消费者循环互动的基础上，通过组织与消费者目标的结合，倾听消费者心声的同时洞悉消费者的需求，不断整合、提炼品牌的核心价值，塑造组织与消费者共同的价值系统，打造强大的品牌声浪声音原点，再通过创新性地运用各种现代传播手段，构建强势的品牌声浪区，有针对性地向消费者传递一致、有意义的正面品牌声音，从而形成持续作用于消费者的极富"魔力"的一浪强似一浪品牌声浪圈，让消费者从开始的感官认知逐渐上升到对品牌的无声崇拜。

第二节 现代医院品牌建设与培育

一、医院品牌环境分析

（一）大型公立医院的特质

1. 行政色彩浓厚

大型公立医院由相应级别的卫生行政部门主管主办，医院管理模式、发展规划、计划经济色彩浓厚，行政职能部门参照上级机关设置，属于参公管理的事业单位。对医疗市场的适应性、竞争力亟待提高，对品牌的认识相对淡漠。

2. 医疗人才、技术优势明显

当前，公立医院，尤其是大型公立医院集聚了国内绝大多数优秀医学人才。与基层医院和民营医院相比，人才、技术具有绝对优势。随着医师多点执业、鼓励社会资本办医等政策的深入执行，公立医院的优势地位正在受到挑战。

3. 重技术、重质量、轻服务的现象普遍存在

公立医院人才优势突出，技术优势明显，重医疗重技术、轻服务的现象，在公立医院普遍存在。

（二）大型公立医院在当下面临的挑战

1. 医改政策带来的挑战

大型公立医院的发展、壮大，与医改政策的变化息息相关。在当前的医改政策下，医保总额预付、取消医药加成、大型医疗检查降价等政策陆续出台，这对大型公立医院如何调整发展方式、如何为群众提供更加优质的医疗服务提出了更高的要求。

2. 医院扩张带来的挑战

以河南省会郑州为例，随着城市框架的拉大，各家公立医院纷纷建设分院，医疗规模进一步扩大。郑州大学第一附属医院东区分院已经建成，河南省人民医院、河南省肿瘤医院、郑州大学第二附属医院、河南中医药大学第一附属医院的分院也在紧锣密鼓建设中。省会郑州医疗市场竞争更加激烈，各家医院都面临着更大的压力。通过有效的品牌策略，在竞争中脱颖而出、出奇制胜，成为各家医院唯一的选择。

3. 多元化办医带来的挑战

随着"健康中国""健康中原"的提出，大健康产业成为为数不多的蓝海，多元化办医政策的出台，为各路资本进军医疗行业打开了大门。医生多点执业政策的逐步落

地、医生集团的出现，都对公立医院独大的医疗市场带来冲击。

（三）品牌战略管理，公立医院应对挑战的必然选择

1. 实施品牌战略，凝聚人才人心的必然要求

人才是立院之本。建立一个好的医院品牌与医护员工的辛勤努力、对先进技术的不断追求、优秀的管理、市场宣传与营销密不可分。好的医院品牌，可以增强医院医护员工的荣誉感和自豪感，进而形成一种良好的医院文化，鼓舞士气，凝聚更多的优秀人才，使医院的发展更有动力、活力和凝聚力。

2. 实施品牌战略，吸引患者选择的良好途径

临床医学是一门经验学科，医学的发展有其局限性、多样性、复杂性和风险性。作为患者，首先要考虑降低医疗风险，尽可能保证医疗安全。面对众多的医疗产品或服务和医院，患者的认知是有限的，很难辨别各个医院或医疗产品的差别。因此，强大的医院品牌往往给人以质量更高、服务更好、信誉更佳的体验和联想，引导患者的优先选择。所以，医院、专科、专病、专家的品牌就成为患者认知医院的最有效途径，品牌往往成为引导患者就医的有效手段。

3. 实施品牌战略，凝练发展方向的有力抓手

品牌代表了医院的形象，好的医院品牌是良好的医疗服务、精湛的医疗技术的象征。医院品牌建立的过程，必然是不断提高医院质量和树立良好形象的过程。在竞争中，医院一定要精心维护品牌的声誉，提高医疗质量、拓宽服务领域、改善基础设施，给患者带来更多的优质医疗服务体验，使之产生"物有所值"乃至"物超所值"的满足感。

二、医院品牌内涵分析

（一）什么是医院品牌

医院品牌是指医院的服务部门、服务岗位、服务人员、服务范围、服务活动、服务环境、服务设施、服务工具和服务对象的名称或其他标识符号，是范围非常广泛的概念。建立医院品牌，在公众中进行品牌推广，对于提高医院的核心竞争力具有重要的意义。

医院品牌是市场竞争的核心。品牌认知度、知名度、信誉度，直接影响着患者就医的选择和忠诚度。

医院品牌是无形资产，是竞争的资本。医院品牌一旦形成，得到良好的维护和升华，将成为医院应对市场竞争的最大资本。

（二）医院品牌与医院文化

1. 什么是医院文化

医院文化有广义和狭义之分。广义的医院文化泛指医院主体和客体在长期的医学实

践中创造的特定的物质财富和精神财富的总和，包括医院硬文化和医院软文化两大方面。医院硬文化主要是指医院内的物质状态，包括医学设备、医院建筑、医院环境、医疗技术水平和医院效益等有形的东西，其主体是物。医院软文化是指医院在历史发展过程中形成的具有自身特色的思想、意识、观念等意识形态和行为模式以及与之相适应的制度和组织结构，其主体是人。医院硬文化是医院软文化形成和发展的基础，而医院软文化一旦形成，则对医院硬文化具有反作用，两者是有机整体，彼此相互制约，又互相转换。狭义的医院文化是指医院在长期医疗活动中逐渐形成的以人为核心的文化理论、价值观念、生活方式和行为准则等。

2. 医院品牌与医院文化的关系

医院作为一个特殊的行业，同样以市场为赖以生存的条件。面对当前医疗市场的剧烈变化，医院若缺乏自身的品牌故事、品牌优势，必将会在激烈的竞争中败下阵来。因此，医院必须树立医院品牌经营理念，必须建立牢固的医院品牌战略，在公众中进行品牌推广，这对于提高医院的核心竞争力具有重要的意义。而医院文化建设是决定一所医院塑造一流医院品牌的关键要素，对医院的发展前景起着重要作用，谁重视它，谁就首先在激烈的市场竞争中占有主动权。塑造一流的医院品牌，就意味着医院拥有了一笔巨大的无形资产，必将为现代化医院拓展空间、谋求生存和可持续发展发挥着不可估量的积极作用。只有建立先进的医院文化，才能真正使医院形成品牌、拥有品牌和发扬品牌。

3. 培育医院文化，树立医院品牌

医院文化建设是医院整体战略发展的重要内容。医院文化建设是一项系统工程，其内涵是培养一种健康向上的医院精神，树立医院形象，营造一个以救死扶伤为宗旨，以科技兴院为战略，以良好风尚为根本的医院文化氛围。医院文化建设是一个医院文明程度的标志和综合素质的反映，是渗透到医院方方面面的思想性、文化性的东西，是更深层理念，医院精神，医院品牌，管理手段及硬、软件设施等诸多要素的综合，其中尤以品牌建设最为重要，可以说品牌建设就是医院文化建设的精髓。医院形象是社会公众对医院总体的、概括的、抽象的认同度和评价，是医院文化的外化，是医院文化在百姓心中的一种映射，因此，树立良好的医院形象具有品牌效应。医院形象是以人为基础的软性投资，有助于医院赢得社会的信任和市场肯定，使医院在激烈的竞争中立于不败之地，是医院的无形资产和巨大财富。由此可见，医院品牌建设和医院文化建设有着密切的联系，两者相辅相成、相互促进，成为医院管理中两块非常重要的基石。建立医院的品牌还可以理解为提供产品（服务）+传播，医院应围绕提供独具特色和明显优势的诊断治疗项目，高度专业化和高质量的医疗服务，以有限的资源、设备、人才打造优势学科，满足病人尽可能快并且尽量经济的康复需求，让体验消费过的病人及亲属产生信赖感，下次依然选择购买这种产品与服务。由此可见，树立医院品牌不仅决定着医院的声誉，还会为医院带来直接的经济利益，可促进医院的持续健康发展。它涉及管理团队素养、职工素质、服务资源。

（三）医院品牌的构成

医院品牌，包括医院品牌核心理念、医院价值观、医院精神、医院宗旨、医院哲学、服务理念、医院文化、广告语等。

（四）医院品牌的分类

医院品牌可分为医院的品牌战略（医院的核心定位、整体定义、管理品牌）、医院的品牌技术（优势学科、优秀人才、优势技术）、医院的品牌服务（护理品牌、品牌公益活动等）、医院的品牌文化（精神、理念、核心价值观等）。

（五）医院品牌的整合传播

医院品牌的整合传播包括：媒体传播，如电视、电台、网络、报纸、杂志、路牌、汽车等；公关活动，如公益活动、事件、医院公开出版物、形象代言人等；广告促销，如体检团购套餐，特殊节日减免挂号费、检查费用等。

三、医院品牌的战略管理

（1）好品牌是养出来的（品牌的战略管理）：精进——建立良好信誉；公关——争取广泛支持，恰当处理品牌危机；渠道——建立客户链接（通过有效手段，明确客户、吸引客户，提升客户认知度）；深耕——体验提升形象（以用户体验，提升品牌美誉度）。

（2）坏事不出门，好事传千里（品牌的传播策略）：哪些"蠹虫"会啃噬品牌大树，威胁品牌的几个要素有质量、服务、事件、负面舆情。因此勤养护、常打药，让品牌大树常青。做好品牌传播，及时化解危机，消弭负面影响[2]。

第三节　医院品牌建设的探索

一、探寻医院品牌的"内核"

（一）从哪里来

本章主要以河南省肿瘤医院基本概况为例来进行阐述。河南省肿瘤医院脱胎于林县食管癌防治基地，诞生于20世纪70年代末，肿瘤防治事业受到重视。在此期间产生过一批重要的专家，几个重要学科在全国有一定地位（胸外科、放疗科、血液科、乳腺科等）。但是存在规模小、硬件设施弱、社会影响力和品牌辐射力弱等问题，而且有的负面新闻对医院影响较大。

（二）探寻省肿瘤医院的品牌内核

1. 总体品牌战略确定

2009 年，"581 工程"确定将河南省肿瘤医院建设成"六个一流"现代化省级三级甲等肿瘤专科医院。

2013 年，十年发展规划（2013~2023 年），确立了将医院建设成"国家级区域肿瘤医疗中心"的发展目标。

2. 医院品牌核心理念的形成

近年来，特别是 2009 年以来，随着医院愿景、医院精神、医院宗旨、医院理念等核心价值观的确立和完善，河南省肿瘤医院的品牌的核心理念基本形成。

3. 医院品质的凝练和提升

医院品牌标识系统的逐步完善，医院院徽、院旗、标准色，信纸、信封、名片等 CI（corporate identity，企业形象识别）系统初步建立。

二、医院品牌传播体系的建立

（一）制度建设

成立"河南省肿瘤医院宣传工作领导小组"，指导宣传工作的开展，先后制定了《河南省肿瘤医院宣传工作实施方案》《河南省肿瘤医院宣传工作管理制度》《河南省肿瘤医院宣传报道奖励办法》等制度，这些文件成为医院开展品牌建设工作的纲领性文件。

（二）队伍建设

方针路线确立以后，就是人的问题。将新闻宣传工作从院办独立出来，设立宣传工作办公室，引进人才，组建专职宣传工作队伍；加强培训，建立以各部室通信员为主的兼职宣传工作队伍。

（三）平台建设

（1）创办院报，院报成为对内宣传、行业交流、患者教育的重要平台，多次荣获了"全国优秀医院报刊"。结合医院工作中心，定期在院报上开辟"创先争优活动专栏""服务创新年专栏""十佳职工风采""职工代表大会"等专栏，向全院干部职工宣传医院重大部署、重点工作，宣传先进做法、先进人物，凝聚人心，鼓舞士气，促进医院各项工作的持续、深入开展。

与此同时，宣传办曾配合研究生办公室出版了《郑州大学附属肿瘤医院招生专刊》；配合血液病研究所成立十周年纪念活动出版了《河南省血液病研究所成立十周年专刊》；配合市场发展部协作医院和地市市场拓展工作出版了《就医指南专刊》。

（2）优化网站，2009年以来，网站完成3次改版，成为互联网展示医院形象、提供资讯服务的综合集成平台。

（3）新华影廊，与新华社河南分社合作，建设覆盖全院的视频播放系统，该系统成为院内最重要的宣传平台。

（4）官方微信，迎接移动互联网和社交媒体挑战，先后创办"河南省肿瘤医院"和"肿瘤防治前沿"两个微信公众号，这两个微信公众号成为展示形象、医学科普、专业交流、宣传专家的重要载体。

（5）编印《舆情专递》简报，为院领导提供决策参考。

从2011年起每月编印《舆情专递》，之后于2013年改版，每周编印《网络舆情周报》专刊，开设本院新闻、本院专题、省内要闻、国内要闻、医改动态、标题新闻等栏目，全面扫描当周发生的与本院相关的医疗行业新闻，通过OA系统发给院领导和中层管理者、护士长，为决策提供参考。

（6）外宣平台，依托报纸、广播、电视、互联网等大众媒体，建立了全方位、全覆盖的对外宣传网络，成为宣传医院品牌的重要保障。

（四）阶段性成果

紧密围绕医院中心工作，依托涵盖报纸、广播、电视、网络、杂志在内的立体化传播平台，积极引导正面舆论，通过专题报道、新闻策划、科普宣传的形式，从2011年起至今，对外发稿共计7850余篇次，在媒体层次、媒体深度上都有不断突破。

紧密结合临床需要，全面展示医院专家水平和技术实力。对先后成立多学科专家联合门诊、河南省肿瘤疾病会诊中心9大单病种MDT（multiple disciplinary team，多学科诊疗模式），医院积极组织媒体进行采访报道，全面展示了医院在肿瘤疾病诊疗领域取得的新进展，宣传了医院在肿瘤疾病诊疗方面的优势和实力。

在每年"4·15"全国肿瘤防治宣传周期间，宣传科与省抗癌协会、省肿瘤防治办公室、医院相关临床科室紧密配合，组织了全省肿瘤防治宣传周启动仪式、专家系列讲座、院内大型义诊、抗癌明星演出、奥运冠军担任抗癌大使等系列活动，并组织各大媒体进行宣传报道，在大力普及肿瘤防治知识的同时，全面展示了河南省肿瘤医院在肿瘤防治领域的一流水准和作为大型公立医院的社会责任感。

三、医院品牌建设实践

（一）整体品牌不断提升

河南省肿瘤医院为提升医院的整体品牌，采取的措施有："581工程"的确立、强化宣传、效果呈现；加入郑州大学，开始从社会型医院向科研教学型医院转变；建设中美（河南）荷美尔肿瘤研究院，科研实力逐步提升；鹤壁分院、白沙院区，集团化战略逐步清晰；十年发展规划，"国家级区域医疗中心"蓝图指引未来。

（二）外在形象焕然一新

随着门诊医技大楼、新病房楼的先后落成，大批国际一流的医疗装备分批投入使用，医院的硬件设施、诊疗环境发生了质变。

新征程 新任务 新跨越——河南省肿瘤医院发展侧记

河南省肿瘤医院筹建于 1977 年，历年来，在河南省委、省政府及省卫生厅的正确领导下，省肿瘤医院领导班子和全体员工励精图治，使医院发展成为我省最大并在全国具有重要影响地位的肿瘤专科医院。

省肿瘤医院现有职工 1500 多人，其中高级职称人员 200 多名，每年手术例数达 1 万多台次，形成了集手术、化疗、放疗、介入、生物治疗、中西医结合等多种手段综合治疗肿瘤的专科优势，特别在食管癌外科治疗、造血干细胞移植治疗白血病、肿瘤适形调强放射治疗、早期乳腺癌根治术后即时乳房再造、口腔颌面部肿瘤切除及修复、胃肠道肿瘤诊疗等方面都达到了国内领先或先进水平。

省肿瘤医院专科建设水平不断走上新的台阶，组建了一批重点诊疗专科，河南省肿瘤诊断治疗质量控制中心、河南省食管癌诊疗中心、河南省肿瘤放射治疗中心、河南省血液病治疗中心、河南省肿瘤生物治疗中心、河南省甲状腺疾病诊疗中心、河南省宫颈癌诊疗中心、河南省乳腺病诊疗中心、河南省肿瘤中西医结合诊疗中心、河南省 PET-CT 中心十大省级肿瘤诊疗中心均落户省肿瘤医院，奠定了省肿瘤医院在我省乃至全国肿瘤专科方面的特色诊疗地位。

近些年，省肿瘤医院在技术装备和设施条件等方面也进行了大力改善，新建的门诊医技楼面积达 5.3 万平方米，是目前国内肿瘤专科医院最大的门诊单体建筑，以其设计现代化、设施智能化、流程人性化成为医院一个新亮点。

今日，省肿瘤医院启动了二期新病房大楼建设项目。此项工程已被省政府列入 2010 年度河南省重点建设项目。整座大楼从选用材料到供电设备、中央空调、给排水系统等处处体现节能降耗的环保原则；而其信息管理系统、自动报警系统、楼宇自控系统、管道式物流传输系统等无不体现出建筑的智能化。大楼设计地下 2 层、地上 23 层，建筑面积共 11.3 万平方米，拟设病床 2 000 张。

新起点，新征程；新形势、新任务；新目标、新跨越。河南省肿瘤医院将以新病房楼奠基和门诊医技楼启用为新起点，按照"以人为本、科学发展"的办院理念，秉承"团结、务实、博学、创新"的院训，发扬"追求卓越、赶超一流"的医院精神，切实担负起"致力'三早'、造福中原"的使命，为促进我省肿瘤防治事业的发展、为构建和谐社会再立新功！

第四节 品牌塑造管理案例分享

一、运用定位理论，助力打造胸外科品牌

（一）胸外科情况介绍

河南省肿瘤医院胸外科是河南成立最早、规模最大、技术实力最雄厚、手术例数最多的普胸外科，是目前国际上手术治疗食管癌例数最多、经验最丰富的单位之一。2011年，它成为河南省唯一入选国家级临床重点专科的胸外科。

河南省肿瘤医院筹建之初，胸外科就是拳头科室。其创始人之一、著名胸外科专家邵令方是科室的开创者，他因其丰富的临床诊疗与研究工作经验，备受国际医学界瞩目，被学术界公认为中国食管癌外科权威而享誉全国。

经过近40年的发展，历经高宗人、许金良和现任李印主任三代科主任，胸外科在保持传统食管癌外科技术国内领先优势的同时，开展了食管癌、肺癌及纵隔肿瘤的腔镜下微创外科技术，在我国学术界拥有较高的学术地位和影响力。

科室已拥有一批国内著名专家和学者，有一批在当下河南乃至全国普胸外科领域高超的创新技术。可以说，胸外科的发展史，就是一部河南省食管癌防治事业的发展史。

（二）胸外科品牌的提炼

近年来，胸外科在过去成绩的基础上，运用"定位理论"，以胸部肿瘤腔镜手术和食管癌加速康复技术为突破点，全面提升，并确立了10年内将科室建设成为国内一流，并具备一定国际影响力的胸部肿瘤治疗、教学和研究中心的目标。

【名医查房】

中山大学肿瘤防治中心戎铁华教授参加河南省肿瘤医院组织的名医查房活动并进行学术交流。

【全国性腔镜技术培训班】

自中央政府开始筹建河南省肿瘤医院以来，胸外科的筹建就与医院建设同步发展，第一任主任是国际知名的胸外科专家邵令方教授，他在食管癌的外科治疗领域取得了斐然的成就。

1979年邵令方教授组织了全国第一期食管癌外科治疗学习班，为期一年。从那时起，食管癌外科技术培训班开始在河南省肿瘤医院不定期举行，河南省肿瘤医院胸外科成为中国食管癌外科医生的摇篮，许多曾在河南省肿瘤医院胸外科学习过的医生都成为活跃在中国胸外科界的知名专家。截至目前，超过两万名食管癌患者在胸外科接受手术治疗，因此，

河南省肿瘤医院胸外科食管癌外科技术闻名于全国,是全国治疗食管癌经验最丰富的单位之一。

随着胸外科微创技术的发展,2009 年河南省肿瘤医院微创技术培训中心建立。中心建立伊始仅提供单一培训课程——全国微创食管癌切除高级培训班。2010 年 9 月,胸外科成为"大中华胸腔镜发展与推动委员会"理事单位。

2015 年 3 月,新的微创技术培训中心在医院老手术室的基础上筹建,包括会议报告厅、办公室、休息室、更衣室、胸腔镜模拟训练室、支气管镜/胃镜模拟训练室、动物手术室、物品准备间和动物准备间,占地 1400 平方米,总投资 1460 余万元,已通过 RCS(英国皇家外科学员)验收,并于 2016 年 10 月底现场验证。会议报告厅通过视频教学系统可以实时转播手术室、门诊手术室和示教动物手术室的视频。所有这些新的设施设备将会为学员提供良好的学习条件。另外,该中心还作为转化实验室的一部分,将联合 3D 打印器官供学员实战演习。目前已举办多期基础培训班、内镜培训班和 COE 培训班,以后将每年举办培训班 12 期左右。

资料来源:《省肿瘤医院胸外科创新促发展 食管癌微创技术领跑全国同行》,河南商报,2014 年 6 月 30 日;《国内外肿瘤微创治疗专家郑州论剑》,医药卫生报,2013 年 8 月 31 日

(三)胸外科品牌建设实践

围绕胸外科建设目标,我们从历史积淀、学科建设、优势技术、品牌辐射等维度入手,精心报道、广泛传播,推动胸外科品牌影响力和辐射力不断提升。

1. 深挖历史富矿

河南省肿瘤医院建院历史不长,与省内兄弟医院相比,远抵不过有百年历史的郑州大学第一附属医院和河南省人民医院的文化底蕴和人文积累,品牌建立可谓刚刚起步,尚未得到人们公认。

但在短时间内,一大批如邵令方(1922—2009 年)、李鼎九(1930 年—?)等国内顶尖的名医大家,取得了令人瞩目的成绩,德艺双馨,早已在百姓心中树立起了个人品牌和形象。但老专家先后离逝,他们在人们心目中的印象逐渐模糊,而不断宣扬老一辈名医大家,不仅能为医院文化建设注入传承和凝聚,还能提升医院形象、打造专科品牌,是品牌建设素材库里不可多得的瑰宝。

2014 年 10 月 17 日,配合胸外科召开了"纪念邵令方教授诞辰 92 周年学术思想研讨会暨首届河南胸外科论坛 2014 中国西北区食管技艺论坛"。

2. 关注技术创新

技术创新,一直是胸外科的优良传统。创始人邵令方从医 60 年来,先后在国内胸外科领域开创了六个第一:打破传统的胸廓成形手术方法,创造出三种新的手术方式;创造出三种食管癌外科手术新方法,大大减少了吻合口的并发症;设计出我国第一个食管胃吻合器,被认为是食管癌外科的革命性进展……

近年来，胸外科先后开展了国际上只有少数医疗中心能够开展的全胸腔镜下肺叶切除和系统性淋巴结清扫术、全胸腹腔镜下食管癌根治术及胸腔镜下食管、肺良性肿瘤及纵膈肿瘤的切除手术，腔镜微创技术居于国际先进水平，更是率先在全国开展了"免管免禁"食管癌加速康复外科模式相关技术的临床应用研究。

对此，宣传办运用不同传播平台，针对不同群体，全方位对科室业务、技术创新进行报道宣传。

3. 通过行业媒体，扩大业内影响

通过医药卫生报、健康报等行业内媒体，对创新技术和新近开展业务进行专业报道，在国内胸外科医疗圈内打出名堂。

4. 通过社会媒体，扩大社会影响

通过都市报、电视、微信等多种渠道，将专业、抽象、枯燥的手术术式及操作技法，以肺癌、食管癌防治的科普知识"穿针引线"，广泛传播，深入百姓人心。

5. 加强学术宣传，扩大学术影响力

要想在同行业界闯出名堂，承接、主办各种学术会议，在各种论坛上发言是最直接的方法。因此，宣传办应积极配合、做好摄影摄像及宣传工作。

（四）综合品牌传播

"一个人走得很快，但不一定能走得很远；一群人虽然走得不一定快，但却能走得更远。"一位名医有一项新技术，不能带动整个科室发展，但如果人才培养、技术创新都跟上，涌现一批名医和名技，一脉相承，科室才会形成合力，发展得更好。

胸外科是国家级临床医学重点专科，是河南省肺癌、食管癌诊疗中心，河南省胸部肿瘤微创中心，大中华胸腔镜外科学院培训基地。除此之外，科室在科研、教学等方面也颇有建树。

二、借助新媒体，成功打造知名科普专家品牌

他是一名最普通的临床一线医生，工作之余，他以个人的微博、网站为阵地，广泛宣传肿瘤防治知识，曾连续两年被评为河南微博影响力十大公职人员，他就是河南省肿瘤医院肿瘤内科的副主任医师陈小兵。

一场变故，让他踏上征服癌症之路。

陈小兵博士出生于河南伊川一个偏远的农村，读高中时，他曾身患肺病差点被基层医生误诊，这一亲身经历点燃了他学医的理想；母亲49岁就被乳腺癌夺去生命的残酷现实使他悲痛万分，更坚定了他毕生挑战癌症的信念。

当医生能吃饱饭、吃好饭，过上体面的生活，还能弥补母亲去世对他心灵的创伤。正是因为贫困和病魔，才造就了如今的陈小兵。10 余年来，陈小兵在学术道路上不断进取，潜心钻研技术，始终坚定地搏击在降伏癌症的征程上，不断攀登医学高峰，取得了

一项又一项科研成果。

从医多年来，他勤于思考，善于总结，立足临床需求，瞄准世界前沿和国内空白，独立开展科学研究，先后主持国家自然科学基金面上项目（肺癌）、河南省医学科技重大攻关项目（大肠癌）等课题 10 余项，在国内外发表论文 100 余篇，被 SCI 收录 10 篇，主编、副主编《癌症康复》《癌症是这样治愈的》等著作 5 部，主持的多项科研课题，先后 5 次获得省科技进步二等奖（第一、二主持人各 2 项），3 次获得省医学科技进步一等奖，2 次获得中国抗癌协会"优秀青年论文奖"，1 次获得河南省首届自然科学奖——优秀学术论文一等奖，撰写的论文曾于 2010 年获《中华肿瘤杂志》全国征文大赛一等奖、《中华消化杂志》全国征文大赛二等奖，为河南肿瘤界赢得了荣誉，取得了良好的社会效益和经济效益。

2008 年 10 月，他受河南省卫生厅"5451 工程"资助，赴挪威奥斯陆大学国立肿瘤医院研修，期间进行的大肠癌复发转移分子机制研究走在国际前沿，2011 年，他的《大肠癌复发转移相关分子标记基础与临床研究》获得省医学科技进步一等奖、省科技进步二等奖。

选择取舍很多，陈小兵说，他的梦想很简单，有滋有味地生活和尽职尽责地工作。

一个梦想，让他奔波在医学科普的路上。

当医生，总是要面对死亡，因此，陈小兵越来越敬畏生命。

"进医院，永远在做着亡羊补牢的事情，但是为何不提前防治、防患于未然呢？"陈小兵说，他觉得肿瘤的防治是重中之重。"天下无病"不现实，他的梦想很简单，让尽量多的人能够有意识地防患于未然。

因此，在工作之余，陈小兵会主动参加一些肿瘤科普类的讲座，尽可能去影响更多的人。在这个过程中，他开始琢磨，怎样的科普方式更容易被大家接受，于是，他提出了二十四字方针：合理饮食、适量运动、戒烟限酒、心态平衡、充足睡眠、定期体检。"把科学健康生活的方法，以通俗易懂，又朗朗上口的四字诀形式向广大群众普及时更易被接受和理解。"陈小兵说。

闲暇之余，为提高公众的防癌抗癌意识，他积极撰写科普文章，通过媒体宣传防癌抗癌知识，受到社会大众的高度评价。而随着博客、微博的兴起，陈小兵终于找到了梦寐以求的肿瘤科普大平台。

陈小兵 2010 年开通了好大夫个人网站、2009 年 2 月开通个人博客、2009 年 11 月开通新浪微博，目前网站和博客的访问量已达 400 余万人次，为大量癌症患者解决了一个又一个难题，受到了患者的一致好评。

"对于我来说，时间来自路上、床上和厕所里。"陈小兵回答，"我不吸烟，把零碎的时间都利用起来，就当是休息了"。

2014 年，陈小兵的微博位列河南省十大公务人员微博第六名，成为全省医疗卫生人员中唯一的上榜者。2015 年，他再次被评为河南省微博影响力十大公职人员，位列第四。

"我们一定要去适应环境的改变，顺应潮流的方向。每个人，尤其是青年，就应该像向日葵一样，永远向着太阳，去契合社会的需要。"陈小兵说。

"天下无病"不现实，他说，他的梦想很简单，让尽量多的人能够有意识地防患于未然。

公益事业让他感受"赠人玫瑰"的价值与乐趣。

目前，他的新浪微博近两万名粉丝，一共发布了 23 258 多条微博。陈小兵充分利用微博这一平台，在学习和交流的同时，用自己的真诚与爱心，在网络上播撒着健康知识与爱心。

"做任何好事，都得有自知之明，很多需要帮助的人给我发私信，我会转发，会呼吁，但如果是健康的问题，我就会尽最大的努力发动各种社会资源去帮助他们。我力量很小，能做的也只有这些。"陈小兵说，有钱出钱，有力出力，每个人都会有帮助别人的能力。

通过微博，陈小兵已经直接帮助了 40 多个人，包括有情有义的"西瓜哥"常赞、白血病患者李娜、爱心顺风车发起人之一"顺风哥"李纪宗、与癌症勇敢抗争 6 年的小舒等。

对此，陈小兵说："通过这样的途径帮助别人，让我感受到了人生的价值与乐趣。"贫困和疾病无法消除，陈小兵说，他的梦想很简单，把正能量带给身边的每一个人、每一天。

三、全媒体背景下医院舆情管理及危机干预策略

（一）Web2.0 时代的全媒体图景

1. 新技术催生"人人都有麦克风"时代

进入 21 世纪以来，随着信息技术的快速发展，媒体进入了 Web2.0 时代。Web2.0 是相对 Web1.0 而言的一类全新互联网应用的统称。它通过网络应用平台，推动人与人之间的信息交换和协同合作。与 Web1.0 相比，"Web2.0 更加以用户为中心，其核心概念是'互动、分享与关系'，其显著特点是分享机制与去中心化"[1]。

在当下的中国，基于 Web2.0 技术而产生的媒介形式主要包括微博（以新浪微博为代表）、微信（以腾讯微信为代表）、QQ（即时通信工具）、博客、百科全书（以百度百科为代表）、社交网站（以人人网为代表）等。

与传统媒体相比，以博客、社交网站和即时通信工具为代表的新媒体，借助互联网技术，融合 PC、数字电视、无线通信网等多种媒介手段，信息传播已经进入了"多数人对多数人的互动化、移动化、即时化传播"的时代。而以微博、微信等媒介形式为代表的自媒体，使我们进入了"不再是'我们听你说'，而是'我们都在说'，新媒体造就了一个'人人都有麦克风'的时代"[2]。

作为媒介的新形态，新媒体和自媒体的出现，使社会关系的组织形式和交往模式发生了巨大变革，对社会公众的意愿诉求、情感表达、信息传递模式、舆情生成模式都产生了巨大影响。

2. 传统媒体与新媒体竞争与融合加剧

相比新媒体、自媒体的蓬勃发展，报纸、广播、电视等传统媒体在媒介影响力、运

营水平等方面出现了增长减缓、下滑的趋势。但是，传统媒体在公众资源、新闻人才、新闻采集加工等方面仍具备相当大的优势，加上近年来传统媒体致力全媒体一体化链条的打造。与新媒体、自媒体相比，传统媒体在公信力与权威性方面，仍然具有无可替代的优势。北京师范大学传播效果实验室主任张洪忠博士公布的《2012 年"转型期的中国传媒公信力"调查报告》显示，在覆盖率上电视、报纸还有优势，但新媒介增长趋势明显。在绝对公信力上，电视、报纸明显居于前两位。

综上所述，在 Web2.0 时代呈现出传统媒体与新媒体竞争与融合不断加剧，网民数量呈几何级增加，网络舆论焦点集中于食品安全、医疗改革、房价物价、环境保护等事关百姓民生的热点领域。

（二）公立医院在全媒体背景下面临的挑战

1. 公立医院的功能定位与社会期待

大型公立医院作为政府功能的延伸，承载了解除大众病痛、彰显社会公平的职能；作为顶尖医疗人才、医疗技术的聚集地，承载了患者"包治百病"的过高期待。因此，作为治病救人的窗口行业，医院的一举一动都会成为关注的重点。

2. 公立医院形象在社会转型期面临挑战

目前，我国正处于矛盾多发的社会转型期。社会转型带来的利益分化和阶层对立、利益分配机制的正义缺失，以及利益分配不公导致的仇富、仇官、仇医，成为社会公众心理的典型特征。医院一旦出现医患纠纷等危机事件，很容易成为社会矛盾、社会情绪转移的对象，媒体也自然会予以高度关注。近期媒体热炒的"护士掌掴先心病患儿"事件、"5 名醉酒人员在（上海）东方医院急诊室对医护人员大打出手"就是这种现状的真实反映。

值得注意的是，一旦出现医院危机事件，"人人拥有麦克风"的网络媒体，经常会成为公众诉求表达和情绪宣泄的通道。而网络媒体所具有的草根发声、快速扩散、跨空间传递、与传统媒体互相作用震荡放大等特点，使得在传统媒体环境下成长起来的大型公立医院面临着巨大挑战，一旦应对不当，就会酿成媒体事件，给医院形象带来不可估量的损害。

（三）全媒体背景下的医院舆情管理及危机干预策略

1. 从舆情到网络舆情

从社会学理论角度看，舆情是民意民情的综合反映，是由个人以及来自各个阶层的公众，在一定时期和社会空间内，对自己关心或与自身利益紧密相关的各种公共事务所持有的多种情绪、意愿、态度和意见的总和。在传统媒体时代，社会舆情主要是经过新闻媒体报道和传播的舆论。

当前，网络舆情已成为网民诉求和情绪的主要表达方式和表现形式。所谓网络舆情，是指在一定的社会空间内，通过网络围绕中介性社会事件的发生、发展和变化，民众对公共问题和社会管理者产生和持有的态度、信念和价值观。它是较多民众关于社会中各种现象、问题所表达的信念、态度、意见和情绪等表现的总和。

与一般舆情相比，网络独具的开放性和虚拟性，使网络舆情具备了舆论形成突然、舆情传递快速、舆情波及面广、诱发危机破坏性强等特点。这些特点，是医院在进行舆情管理时的重要依据。

2. 医疗机构舆情的分类

近年来，医患关系紧张引发的舆情事件频频发生，对医院正常医疗秩序和社会形象产生了巨大的冲击。根据长期工作实践和传统媒体、网络媒体重点关注的话题，笔者认为，可将引发医院形象危机的舆情归纳为五个类别。

（1）因突发因素引发的危机事件。因突发停电、停水、失火导致暂时混乱，引起媒体广泛关注而引发的危机事件。例如，2013 年 7 月 3 日福州新闻网报道，福州市某医院连续停电 2 天多，该院办公室工作人员回应，将于 3 日晚恢复全院供电，但截至发稿仍未恢复。

（2）因医疗质量引发的医患纠纷。因为医疗质量导致患者出现意外引发医疗纠纷，最终导致媒体报道或网络关注，医院公信力受损。例如，2013 年 4 月，中原网以《18 岁花季少女命丧××医院尸体被抢院方拒回应》为题，报道了某省级医院因医疗意外引发患者死亡，患者家属堵门，电视、网络、微博轮番报道，造成医院形象受到严重损害。

（3）因患者不满或者其他因素引发的暴力伤医事件。据中国医师协会不完全统计，去年全国影响较大的伤医暴力案件共有 16 起。其中温岭杀医案、河北馆陶女医生遭患者家属殴打辱骂后坠楼身亡等案件都成为舆论关注焦点。这些恶性事件一旦发生，经过媒介广泛报道，对当事人、当事医院和整个医疗行业，都会构成巨大打击。

（4）因服务态度引发的患者投诉。在传统媒体时代，因为医护人员服务态度生硬、沟通不畅引起患者不满，很少会造成舆情事件。而在网络媒体发达的今天，一句牢骚或者不满，一张照片上传到微博或者微信，就能引来网民围观，就能将医院和当事人"曝光"，对医院或者当事人造成形象或者名誉的损害。

（5）因社会因素引发的形象危机。非医院内部因素引发的损害医疗行业形象的舆情。例如，2013 年 7 月，央视连续报道跨国药企葛兰素史克"贿赂门"事件，经过传统媒体和网络媒体震荡传播后，给医疗行业蒙上厚厚的阴影。

3. 医疗机构舆情危机应对策略

所谓舆情危机，是针对某一特殊事件所产生的涉及民众利益较深较广的舆情，在一个较短时间内生成大量信息，这些信息的"潮头"直接扑向事件当事方，并在一定社会空间的民众中掀起范围更大、力度更强的社会反应，最终与事件当事方或事件本身形成激烈的认识或观点对抗。医疗机构舆情危机，则是指在媒体或网络上形成、传播，并已经或可能对医院的正常医疗秩序及社会形象产生负面影响的涉及医疗安全和医患关系的舆情事件。

医疗机构舆论宣传管理者要清醒地认识到，在医患关系较为紧张的今天，身处社会转型期的大型公立医疗机构，即使各项工作做得再好，也难免会遭遇各种各样的舆情危机，逃避于事无补，直面才是王道。笔者认为，应该采取如下应对策略，化"危"为

"机"，最大限度地减少舆情危机对医疗机构正常医疗秩序和品牌形象的危害。

策略一：打铁还需自身硬。做好自身工作是避免舆情危机发生的最佳策略。以河南省肿瘤医院为例，近年来，强化质量管理，不断提升医疗质量；成立客户服务中心，对患者提供院前、院中、院后的全流程服务，接受患者投诉。最大限度地减少了人为因素导致的医疗纠纷、服务投诉的发生。

策略二：先栽树，后乘凉。只有构建良好的媒体关系，才能在舆情危机发生时，有效发挥传统媒体和网络媒体正本清源的优势，最大限度地遏制杂音、谣言的传播。笔者所在医院宣传工作办公室，把"为医院持续发展营造良好的舆论环境"作为重要职责，通过定期召开媒体座谈会，向媒体提供新闻线索，为媒体同仁做好医疗服务等形式，与省会郑州的传统媒体建立了良好的合作关系。强化官网、官博建设，打造自己的网络信息发布渠道，与网络意见领袖建立沟通渠道。上述基础工作为我们应对舆情危机事件建立了畅通的沟通渠道，积累了丰富的媒介资源。

策略三：电子狗要"汪汪叫"。借用"电子狗"的概念，意在强调医疗机构必须建立高效的新闻报道舆情监测和网络舆情监测体系，才能在舆情危机的萌芽期，第一时间内发现舆情，或及时沟通化"危"为机，或做好预案防微杜渐。2013 年上半年，我们通过网络监测发现多起患者微博投诉，经过相关部门协调，及时与当事人沟通，将"舆情"化为"无形"。

策略四：牢记"黄金 1 小时"。政府危机公关"黄金 24 小时法则"在网络时代早已落伍，而网络时代的"黄金 4 小时法则"，在微博时代，应该改为"黄金 1 小时法则"。这警示医疗机构，舆情一旦形成，一定要绷紧"黄金 1 小时"这根弦，第一时间核实情况，第一时间通过权威渠道发出自己的声音。否则，就可能被网络流言、谣言占据"市场"，拱手让出主导权。

策略五：说得好，更要做得好。在舆情形成引起媒体或网络关注后，要立即启动新闻发言人机制，准确研判舆情走向，统一对外口径，通过新闻发布会或媒体沟通会的形式，借助权威媒体的影响力，及时、准确地发声，最大限度地获得社会各界对本单位的理解和支持。在及时做出舆论回应的同时，要启动危机处理机制，及时改进工作存在的问题和不足，用有效举措将舆情危机的危害降到最低。

策略六：亡羊补牢，为时未晚。在舆情危机解除后，医疗机构要总结经验和教训，制定制度、完善流程，促进自身工作不断提升。同时，从舆情危机后期开始，医疗机构应当有意识地密集发布正面信息和资讯，用正面信息冲淡舆情危机对医院的负面影响。

参 考 文 献

[1] 曲艺. 盘锦移动公司全球通品牌建设现状分析及改进策略[D]. 东北大学硕士学位论文，2010.

[2] 夏照明. 浅谈医院品牌的管理与保护[J]. 江苏卫生事业管理，2013，（6）：16-17.

（徐红伟　庞红卫　白　冰　王晓凡）

第十九章

文 化 管 理

随着市场经济逐步完善，医疗卫生体制改革迈向纵深，医院作为医疗行业的主要组成部分，服务内容及形式已由传统型单一式医疗服务转化为有益患者身心健康的全方位服务。而文化建设不仅在医院发展中起着至关重要的作用，而且在患者服务、心灵关怀、精神治疗、健康辅助等方面也发挥着不可替代的功效。因此，加强文化建设，对补充医疗服务空白，提升医疗服务层次，推动医院可持续发展具有重要意义。

第一节　医院文化概述

一、医院文化基本概念

（一）医院文化定义

所谓医院文化，就是医院组织在一定的民族文化传统中逐步形成的具有本医院特色的基本信念、价值取向、道德规范、规章制度、生活方式、性格习惯、人文环境，以及与此相适应的思维方式和行为方式的总和。它是一个医院总体水平、综合实力在观念形态上的反映，产生于一个全体职工的整体精神素质，不仅带有这个医院的烙印，还通过职工的整体精神素质对医院各方面的工作起着或正或反的影响。

（二）医院文化内涵

随着医疗卫生体制改革迈向纵深，经济全球化不断加剧，医院作为经济社会中的单体细胞，不仅要遇到外来思潮的冲击，所有制和经营形式也在发生着巨大变化，国家、集体、个人等多种所有形式并存的现状，以及逐渐完善的市场经济体制，都为医院的发展带来了前所未有的挑战。我们应该清醒地认识到，追求先进文化是解决发展难题的有效手段。优秀的经济个体之所以能够战胜落后的个体，就是因为先进个体文化比落后个体文化更能适应社会发展的要求，更具有生命力。作为医院思想政治工作内容的重要部分，医院文化建设越来越受到管理者的重视，并把它放到与医院可持续发展密切相关的战略高度。救死扶伤、满足人民群众的医疗卫生需求是医院永恒不变的主题，也是医院核心价值观的体现，同时，通过文化建设形成一种积极向上的凝聚力、原动力，全体员工衷心认同和共享这个核心价值观念，员工的积极性、主动性得到激发，基本思维模式和行为模式得到启发，一旦违背了就感到不舒服，而且这些思维模式和行为模式，还应该在新老员工的交替过程中具有延续性、保持性和延伸性。

二、医院文化的特点

医院文化是社会文化中的重要环节，因此，其既具有社会文化中的普遍性，又具有自身行业特性。

（一）社会性

医院文化是医院在经济社会运行过程中的必然产物，其存在于相应的政治、经济、文化环境之中，与社会需求不断融合，因为任何与它所处的社会环境不相适应的医院文化都是不能长期存在和发展下去的。

（二）人文性

由于医院服务对象和服务主体都是由"人"组成，因此发挥医院人文性的实质就是要坚持"以人为本"。一方面要紧紧围绕"以患者为中心""以健康为中心"的服务理念，满足患者对医疗服务的全方位需求；另一方面则要"以职工为中心"，关心职工生活，实现目标价值，充分调动广大职工的积极性，促使他们积极参与到医院发展建设中去[1]。

（三）继承性

医院文化是在医院发展过程中经年累月沉淀的结果，是医院决策层结合当地民族、文化等特点，不断适应外部复杂环境、满足职业发展需求，不断改革完善的缩影。文化继承不仅是对物质文化的保留，还是对医院发展理念，文化精髓的传承。文化继承是医院发展的前提，医院发展则是继承的必然结果，二者是同一过程的两个方面。

（四）实践性

医院文化的实践性表现在医学实践和社会实践是医院文化产生、继承和发展的基点和源泉，医学实践是沟通和统一医院主体与客体、主观与客观的唯一途径。医学实践和社会实践又是验证医院文化性状的评价尺度。正确并且成功的医院文化，在实践中能有效增强群体凝聚力和形成大家认可的群体意识，会成为医院群体的精神动力，促进医院文化实践各个项目的实施。

（五）创新性

医院文化建设作为医院管理的重要组成部分，在其形成发展过程中必然受到国家方针政策、科学技术、时代背景等方面的影响。首先，医院为适应社会发展，提升自身竞争力，就必须与时俱进，不断更新医院管理理论，在医院文化建设中寻找突破；其次，医院文化的缔造者和传播者是"人"，人的思维理念随着时代的变化而变化，这种变化会在不知不觉间转化为文化形式和载体的创新，为医院文化注入了新的活力。

三、医院文化的功能

医院文化存在于医院的每一个角落，对医院经营和管理以及整体运行等都会产生重大的影响，这就是医院文化的功能。医院塑造自身文化的目的就是在于把医院文化的这些功能有效应用到日常的经营管理中去，使它能够为医院带来积极影响。医院文化一般包括导向作用、激励作用、约束作用、优化作用和辐射作用。

（一）导向作用

医院发展的前提是明确发展目标和明晰发展规划，而医院文化就是在继承优秀传统文化的同时，在广大职工中形成具有共同约束力、符合社会发展潮流的"文化定势"，引领着全院上下共同迈进。

（二）激励作用

医院文化能有效引导职工将个人利益及个人价值融入集体中去。加强医院文化建设，就是要在全院范围树立共同的理想，不断提升职工归属感、荣誉感和责任感，在医院整体发展中实现人生规划和心理满足，而这种幸福感对激发职工积极性、创造性、主动性具有现实作用。

（三）约束作用

医院文化中的精神、道德、制度对每一个医务人员的行为规范都起着一种约束作用，可以帮助医务人员实现自我管理，保持良好的职业道德。

（四）优化作用

医院文化对全体员工的思维导向、价值判断、兴趣爱好具有潜移默化的作用，可以让个体间产生共鸣，自觉融入集体中去。同时，医院文化有效协调了社会与医院间、部门间和同事间的矛盾，促进医院和谐发展。

（五）辐射作用

医院文化的辐射作用不仅是指医院内部榜样的示范带动功能，更为重要的是，良好的医德医风能有效缓解医患对立矛盾，净化社会风气。

第二节　医院文化运行

一、医院文化建设内容

（一）医院核心价值观

核心价值观是人们对事物的基本看法，是一种普遍认同的价值观念和价值取向。而医院核心价值观则是针对医院这一特定群体而产生的共性价值理念。医院核心价值观决定了医院的基本特征，是医院文化的核心。作为医院群体的共同信念和价值追求的核心价值观，是医院在多年经营管理实践的基础上，对其经验进行理性的提炼加工而形成的[2]。

建设要点：医院核心价值观是医院发展历程与自身特色高度结合的产物。首先，回顾医院发展历程，总结发展经验，根据医院目标定位，归纳医院价值理念；其次，充分调动广大职工积极性，确立科室（团队）层面的核心价值观；最后，整合医院、科室（团队）等各个层面内容，将其升华为全院共同认知。

（二）医院愿景规划

愿景规划，即医院发展目标和工作实施计划。愿景是医院根据自身定位，对发展方向、规模、层次、标准等因素的综合预期，是医院与职工的共同理想。而规划则是实现愿景的具体做法。科学制定愿景规划，为医院发展和管理提供了总体思路，也是医院迈向精益医院的必由之路。

建设要点：首先，综合评定医院各项指标，客观分析发展优势及短板；其次，广泛调研国内外同类医院发展情况，明确自身定位；再次，鼓励广大职工积极参与；最后，科学制定愿景规划。

（三）医院精神

医院精神是全体职工在长期的医疗实践中逐步形成并为全体职工认可和遵循的群体意识，它表现为共同的价值取向、心理趋势、行为方式、精神风貌等，是激发职工奋发向上的无形力量，是医院发展的灵魂和动力。医院精神必须建立在广大职工的共识之上，往往通过制定"院歌""医院誓言""院训"等多种形式表现出来，在职工中加以宣传，使其内化于心、外化于型。医院精神具有普遍性和特殊性。普遍性是指医院精神在责任感、使命感等主流思想方面具有一致性；而特殊性则是指，主体不同内容也不相同，医院精神是医院个体自身特色的集中体现，是结合自身发展历程和某一特定群体的意识衍生而来。就功能而言，医院精神对内发挥引导、凝聚、激励等作用，对外起展示、辐射等作用。

建设要点：首先，坚持开放原则，从国内、业内、组织内等多维角度，广泛吸收先进主流思想作为基础；其次，结合医院发展轨迹及在此过程中涌现的先进思想，将其归纳升华形成理论；最后，在广大职工中大力宣传教育，深植齐心，形成共识。

（四）医院道德

道德是医院意识形态领域的重要组成部分，是精神文明建设的关键环节，也是职工的基本行为规范。它是梳理个体、集体、社会之间及相互关系的行为规范的总和。医院的管理、医疗等行动均是建立在医院道德基础之上的，医院道德则对医院活动起规范、制约的作用，规范、制约着医院活动的道德方向及道德责任。医院道德主要包括道德理想、道德原则、道德规范和道德范畴等内容。医院的道德理想是"全心全意为人民服务"；道德原则是"以患者为中心"；道德规范行为标准是"救死扶伤，实行革命的人道主义"；道德范畴是反映和概括医院活动中道德现象的一些基本概念，如医院及医院员工行为的善恶评判、义务责任、良心评价、荣誉和幸福观念等。医院道德根据医院种类不同，在具体要求上也有所不同，但与医院整体发展目标一致。

建设要点：首先，加强理论武装，紧跟先进思想，培养正确的道德观念，夯实医院道德建设基础；其次，建立医院道德体系，明确道德标准；再次，加大宣传教育，使医院道德根植于职工内心；最后，合理利用考评奖惩，扩大医院道德影响。

（五）医院制度

医院制度即医院的规章制度和政策法规，是医院为了维护正常运转，保证各项医疗和管理活动的有效运行，依据政策法规等内容制定的具有约束力的内部文件。它不仅是医院科学化发展的必然要求，也是衡量医院标准化、规范化水平的重要因素。当前，人们关于法治和制度管理的认识已逐步走向成熟，科学化管理理论不断更新，医院应坚持创新、协调、绿色、开放、共享的发展理念，以系统论为指导，以医疗质量控制为核心，依照国家大政方针和医疗工作的客观规律，结合医院实际，不断对医院制度进行修改和完善。通过制度建设，把科学管理变为全体职工的自觉行动，继而提升职工综合素质，使个体行为与医院发展融为一体，在约束内部职工行动的同时，演化为凝聚人心，刺激医院发展的有效因素。

建设要点：首先，引用科学理论，结合医院自身实际，设计科学合理的制度体系；其次，按照规定，严格执行制度内容；再次，根据 PDCA 建设原则，有效利用执行结果，及时反馈；最后，坚持与时俱进，不断健全更新，保证制度科学性和严谨性。

（六）医院形象

医院形象是社会公众对医院总的看法与评价，是医院综合服务水平与能力的外在体现，也是医院经营管理和精神文明建设的双重需要。医院形象主要包括质量形象、服务形象、技术形象、职工形象、设备形象、环境形象、管理形象、医德形象和公益形象等。在建设过程中，具有综合性、可变性、传播性、无形资产性和整体性的特征。医院形象是医院文化的外化，是医院文化在传播媒介上的映射。换言之，医院形象是医院硬件和软实力的综合反映。良好的医院形象能有效增强医院向心力，扩大辐射影响，提升品牌影响力。

建设要点：一是坚持以公众利益为核心的建设原则；二是坚持与经济社会发展相协调的原则；三是坚持实事求是的原则，塑造公信力；四是坚持引用科学理论和科学事实做依据；五是坚持医疗服务为中心的建设原则，打造医院品牌。

二、运行措施

加强医院文化建设关键在于抓计划、执行和考核三个关键点，科学设置各个环节，是推进医院文化建设的重要前提。

（一）统一建设目标，加强宣传教育，落实工作计划

围绕医院使命与战略目标，分解工作目标，确立以发展战略为主导，文化建设为重心的工作原则，坚持文化建设服务医院发展大局的工作思路，为文化建设各个环节的全面展开指明方向。

拓宽宣传途径，强化宣传效果。加大文化建设辐射范围，组织专业宣讲团队，利用党委会、大周会、支部大会等平台，在全院上下广泛传播文化理念，全面解读文化建设年度要求。同时，以医院网站、QQ群、微信群、微博等为载体，多角度拓宽宣传路径，确保"宣传无死角、职工全知晓"。

（二）加大考核力度，科学构建指标

在文化建设考核中积极引入绩效管理概念，提升科学化管理水平。

加强考核领导小组建设，首先，及时更新领导小组成员构成，避免因退休、外出学习、交流而产生的考核工作无人管、无人抓的局面；其次，将文化建设成果作为领导小组成员个人年终考评的重要依据，使考核主体真正发挥出应有的作用。

360度绩效评估，是当前绩效管理中最常用的评估方法之一，其核心思想在于通过对"上司、下属、同事、部门、本人"五个方面进行测评，从而达到科学考评的目的。因此，在考核主体构成中，除院领导、部室主任外还应加大职工参与力度，适度吸收临床一线岗位具有代表性的职工，使考核更具公信力，同时，也能进一步加深党建考评体系与医院建设间的联系。

积极开展专题培训。建立"党委中心组学习、党务干部交流、中层干部培训、党员自学"四位一体的培训模式，邀请绩效管理专家对考核主体定期开展专业授课，不断提升考核队伍专业化水平，确保考评结果的科学性。

建立健全考核评价体系，科学设置标准，合理分配权重，开展绩效考核。

增强结果应用，健全考核机制，狠抓考核反馈。科学应用考评结果，是健全考评体

系的关键环节。其一，建立考评结果与绩效工资、职称评定、干部选拔等直接挂钩的管理机制，搭建党办、人事、财务等多部门联合的管理平台；其二，将文化建设考评纳入全院绩效考评体系，"优秀党员、优秀党务工作者均应在院内绩效考核中被评为优秀的个人中产生"；其三，建立反馈申诉制度，摆脱"考官定等级"的发展困境。

第三节　医院文化案例分析

案例（一）：开展"十佳职工"评选调动全体职工工作积极性

为调动全院职工工作积极性，激励职工立足岗位创先争优，树立先进典范，弘扬清风正气，进一步增强医院的向心力和凝聚力。从 2010 年开始，河南省肿瘤医院开展了"十佳职工"评选工作，每年评选出品德高尚、爱岗敬业的优秀模范典型 10 位。至 2015 年底，共评选出 60 位十佳职工。

坚持公开、公平、公正、择优的评选原则，自下而上推荐选拔。全院根据各总支职工人数，按比例分配候选名额并将"十佳职工"候选人事迹介绍在医院网站及院内张贴栏公示 3 天，以总支（直属支部）为单位组织全院职工进行公开投票。最终以候选人在各总支的平均得票率排名。"十佳职工"最终结果按照得票率顺序选定。其中，中层干部比例不超过 30%，护士长比例不超过 20%，综合考虑各类人员合理占比。根据投票平均得票率排名情况及年度考核结果，经医院审核，确定本年度医院"十佳职工"。

医院对评选出来的"十佳职工"优先申报各项荣誉，优先保障其开展工作的支撑条件。对获得"十佳职工"荣誉的个人，医院予以表彰并颁发荣誉证书，并择期提供国内合适地点一周的集体健康休养奖励，休养期间一切待遇不变。同时以网络、院报、书籍汇编、文化墙等多种宣传模式对其榜样事迹进行宣传，树立模范典型，发挥榜样带头作用。

通过开展"十佳职工"评选活动，发现先进典型，树立典范，弘扬团结、务实、博学、创新的院训精神，引领全院职工学有榜样，行有楷模，充分调动全体职工的积极性和创造性，提升队伍整体素质，建立一支全心全意为人民服务的职工队伍，促进医院又好又快发展。

案例（二）：坚持开展医德医风满意度调查

为解决病患对医务人员服务态度、质量不满意，投诉率高这一问题，河南省肿瘤医院自 2012 年持续开展医德医风满意度调查工作。此项工作要求全体党办工作人员以及党总支专职书记参与进行，根据统一分配对全院临床科室进行全面调查。

要求每人每月至少调查 2 个病区，调查项目主要分为病患对临床、医技医务人员评价及一线医务人员对行政后勤医技部门的满意度。其中对病患的调查主要方式以临床询问调查为主。每个病区针对患者发放患者满意度调查表 5 份，调查内容分为对住院科室和医技部门两大项。对住院科室调查涵盖科室医务人员的仪表举止、服务态度、有无乱收费、病区管理秩序、卫生安全等方面。对医技的检验科、放射科、B超室、心电图室、核医学科、PET-CT及药学部等部门调查涵盖文明举止、服务态度、有无推诿、乱收费等现象。通过询问调查全面了解病区的服务水平和质量，并将结果及时反馈给科室主任及护士长。对一线医务人员调查以发放调查问卷为主，所调查病区发放职工满意度调查表3份，详细记录一线职工反映问题，及时反馈给相应责任科室。调查完成后，最终形成调查报告并换算成分值排序。

通过坚持医德医风满意度调查工作，各科室病区不断提高服务水平，改善服务质量，病患满意度由96.4%上升至99.9%。行管后勤科室不断提高办事效率，改善工作作风，全院医务人员对行管后勤科室平均满意度由98%提高至99.5%。

案例（三）：创新开展微型党课活动，增强党组织活力

从2014年开始，为推进学习型党组织建设，调动广大党员学习的积极性和主动性，不断探索新时期、新形势下党员教育模式，河南省肿瘤医院着力在增强党课吸引力上下功夫，通过开展"微型党课"这一短小、灵活、实用的教育培训载体，较好地激发了党员群众参与党性教育热情，扩大了党员教育覆盖面，有效增强了党性意识，从而推动了相关工作的开展，取得了较大的成效。

与传统党员教育模式相比，"微型党课"具有创新性、针对性、选拔性、灵活性四大特点。一是内容形式上具有创新性。"微型党课"具有短、小、精、新四个方面的鲜明特征。"短"即授课时间短，一般不超过8分钟，避免学员听觉疲劳。"小"即授课主体小，把普通党员推上讲台；授课范围小，以党支部或党小组为单位。"精"即以小见大，见微知著，做到内容精炼、观点精到、形式精彩，集中火力，把一个观点讲深讲透。"新"即授课方式新，主要采用PPT形式，运用互动式、案例式教学经验，用通俗易懂的群众语言，以身边事教育身边人。二是题材选择上把握针对性。一方面，从2014年开始，每年都针对国家的重大政治生活确定一个主题，让授课人围绕主题，从不同角度进行备课；另一方面，根据党委中心工作需要，有针对性地选择党课题材进行专题备课，助力工作开展。三是讲课质量上突出选拔性。从2014年开始，各总支、支部、小组进行"微型党课"选拔赛，每个总支精选出优秀宣讲人员参加全院"微型党课"竞赛。全院范围内评选出的1~2名精品课程代表参加省卫计委微党课大赛及省直系统微党课大赛，三年间推出的精品"微型党课"共取得两个第一的好成绩。

至2016年，全院共开展微型党课竞赛3次，参赛选手43人，甄选出的优秀选手进行巡讲28场，听讲人次达3000人次。"微型党课"教育新模式像磁石一样将广大党员，甚至是普通百姓牢牢吸引进来，让基层党课教育由"冷"变"热"，为基层党建工作增添了活力，扎实推进了学习型党组织建设。

案例（四）：建立志愿者管理体系，打造全程服务链

为解决志愿者管理不规范、不系统等问题，近年来，河南省肿瘤医院借鉴国内外志愿服务管理成熟经验，初步建立了符合实际的志愿服务管理模式，从原始的手工管理提升到"互联网+"，包括网络招募、在线培训、服务预约、质量评估、计时机制等，基本实现了网络管理。目前正在开发志愿服务管理在线平台，实现志愿者的自助服务模式，提升医院志愿服务的效率与效果。在志愿服务组织管理上，实行的是项目化管理方式，通过研究患者有效需求、就医规律、病种特点等方面的因素，精确定位服务对象，形成志愿服务项目。

目前打造了五个品牌志愿服务项目，即"共青团关爱小天使"、"新阳光爱心儿童课堂"、"入院亚急诊就医全绿色"综合导诊、"造口人"之家、"身心灵"心理疏导训练营。2016 年与香港伊莉莎伯医院院牧事工训练学院合作引进临床牧关教育——临床心灵关怀师培训项目，探索以患者为中心，营养师、药师、心理咨询师、医务社工和志愿者、临床心灵关怀师联动的工作模式，从身、心、社、灵四个层面，对肿瘤患者进行全人照顾。

2015 年先后出台了《河南省肿瘤医院志愿服务三年行动计划（2015-2017 年）》《关于成立河南省肿瘤医院志愿服务与医务社工领导小组的通知》《河南省肿瘤医院志愿服务与医务社工领导小组工作规范》《2015 年志愿服务重点工作及责任分解》等文件，构建了志愿服务与医务社工工作体系，并提出了三年行动目标：2015 年打造多元化志愿服务专业队伍，建立党员、青年、巾帼和离退休职工志愿服务队，开发多元化志愿服务项目；2016 年丰富充实志愿服务内容，建立医疗服务、文明创建、医务社工服务三大类项目"雷锋超市"；2017 年建立科学规范的医务社工和志愿者招募、培训、服务、考核和回馈管理体系，打造全过程医务社工和志愿服务链。通过一系列行之有效的管理措施不断提升医院志愿服务的效率与效果，改善患者就医体验。

通过对河南省肿瘤医院文化建设进行梳理和分析，并对文化建设的特点和规律进行有益的探索，我们探索出其在文化建设方面坚持五个"注重"。

（1）注重顶层设计的引领作用。2009 年以来，医院领导班子不断对河南省情和医疗发展环境、国家医改政策环境的变化进行深入调研，在对现状进行科学研判的基础上，有效做出战略方向选择。2009 年，院党委制定了医院五年发展规划——"581 工程"，利用 5 年（2009~2013 年）时间，从质量管理、人才培养、学科建设、基础设施建设、文化建设等 8 个方面明确了 5 年内的工作目标，全面推进医院发展，实现了发展新突破。在 2013 年医院"581 工程"顺利收官的基础上，医院开始制定第二个中长期发展规划——十年发展战略规划（2014~2023 年），明确提出建设国家级区域肿瘤医疗中心的宏伟目标，这是河南省医疗机构中第一部具有前瞻性的发展总纲，通过树立目标、分解任务、明确节点、着力提高落地率的方式，积极探索内涵强院之路、品牌立院之路、科学发展之路。

（2）注重年度主题文化的路径作用。结合医院发展战略，确定年度发展主题，明确年度发展重点，使"一年一个主题推进医院发展"真正成为一种新的工作模式和发展理念。

2009 年至今，医院先后开展质量安全年、服务创新年、技术创新年、规范提升年、学科建设年、规范提升年、标准化建设启动年等主题年活动，一年一个发展主题，以人才队伍、学科建设为核心，以优质服务、精细管理为支撑，将高度的文化自觉与精细的管理手段相融合，推动质量内涵型精品医院建设，致力打造的肿瘤专科品牌，盘活医院发展活水。

（3）注重核心文化的融入作用。自 2009 年以来，整合现有文化元素，确立医院使命、理念、院歌、院训、办院"三十二"字方针、院徽、院旗、医院誓言、"大雁团队"精神等核心理念，建省卫计委直属单位第一家院史馆，编纂《院志》。2012 年以来，在新一届领导班子的领导下，确立"责任团队开放关怀卓越"核心价值观和"肿瘤患者的首选医院守护健康的美丽家园"（患者首选健康家园）愿景，形成一系列完整的核心文化体系，并将医院核心文化体系通过一系列行之有效的措施融入医院的运营和管理中，将医院核心文化体系渗透到医院的每个角落，将核心价值体系深深融入每位职工心里，并不断激励和振奋医院每个职工，让职工在工作中时时刻刻谨记以患者为中心的服务宗旨。

（4）注重文化载体的熏陶作用。走进职工生活的文化，才是真正有生命力、有影响力的文化。以医院中心工作为重点，从满足职工的精神文化需求入手，不断创新各种文化载体，最大限度上展现医院文化底蕴和魅力，通过打造建院纪念日活动、医院文化艺术节、医院道德讲堂、党员"政治生日"、积极选树表彰"十佳职工"先进典型等一系列精品文化栏目，打造医院特色文化品牌，推动医院文化向纵深发展，并把这些文化深深融入每个职工共同的价值取向中去，通过先进文化的熏陶，职工的人文素养得到很大的提高，医院的发展也取得了健康持续快速的发展。

（5）注重志愿服务文化的公益作用。医院作为服务行业，深刻认识到志愿服务文化是驱动志愿服务制度化、常态化发展的内在动力，并结合实际不断创新志愿文化服务内涵，从而为医院发展注入生命与活力。如今，志愿服务已打造出以关爱小天使志愿服务队为首的，结合"豫童课堂"、综合导诊、生命关怀医务社工服务及慢性粒细胞白血病患者俱乐部等的公益项目品牌，进一步提升了患者的就医感受，树立了良好的社会形象，深受患者及家属好评。

参 考 文 献

[1] 曾亚梅，黄德勤. 浅谈医院文化建设之人本管理[J]. 江苏卫生事业管理，2016，（5）：102-103.
[2] 杨琴凤. 构建公立医院核心价值观[J]. 中国医学创新，2012，（34）：158-159.

（李锦洲　周鸣捷　周　衍　王　雨）

第二十章

运营管理

第一节　医院运营管理概述

一、运营管理的起源及发展

随着人类生产活动的产生、发展，管理实践活动伴随而生。生产与运营管理的思想自古有之，但真正将管理活动发展成为一门科学则是20世纪才出现的事情（表20-1）。科学技术的进步和社会化大生产的发展，机器代替手工、劳动分工、科学管理、行为管理等管理实践和理论的相继出现和发展，促使运营管理涵盖的范围越来越广，早期的运营管理理论主要研究对象是生产企业，目的是提高生产效率和产品质量，降低劳动成本。工业革命后，学者和企业管理者均对生产领域进行了许多研究和探索，早期代表性的运营管理理论主要有科学管理理论、流水线生产理论和即时生产（just in time，JIT）理论等。

表 20-1　运营管理发展大事记年表

时间	标志性事件	创始人
1764 年	珍妮机的发明（英国产业革命的开端）	詹姆斯·哈格里夫斯
1776 年	劳动分工	亚当·斯密
1790 年	零件互换性	埃尔·惠特尼
1911 年	科学管理原理	泰勒
1911 年	动作研究；工业心理学的应用	弗兰克和莉莲·吉尔布雷恩
1912 年	生产计划进度图（甘特图）	甘特
1913 年	福特流水生产线	福特
1915 年	库存管理的数学模型	哈里斯
1930 年	关于工人行为动机的霍桑试验	梅奥
1935 年	抽样和质量控制的统计程序	道奇、罗米格、休哈特、蒂皮特

续表

时间	标志性事件	创始人
1940 年	运作研究在战争上的运用	动作研究小组
1947 年	线性规划	乔治·丹齐克
1951 年	商务数字计算机	斯佩里·尤尼瓦克
20 世纪 50 年代	自动化	很多人
20 世纪 60 年代	定量工具的广泛发展	很多人
1975 年	以制造战略为重点	W·斯金纳
20 世纪 80 年代	以质量、柔性和基于时间的竞争为重点	日本制造商
20 世纪 90 年代	因特网	很多人
21 世纪前 10 年	移动通信技术、人工智能	很多人

当前，生产力快速发展使大量生产要素转移到商业、交通运输、房地产、通信、公共事业、保险、金融和其他服务性行业和领域，传统的有形产品生产的概念已经不能反映和概括服务业所表现出来的生产形式，因此，随着服务业的兴起，生产的概念进一步扩展，逐步容纳了非制造的服务业领域，不仅包括有形产品的制造，而且包括无形服务的提供。实施有效的运营管理越来越重要。面对全球性的竞争压力，企业管理人员迫切需要对运营管理的一些基本关系和概念有深刻的了解，更重要的是，他们必须知道如何运用这一知识来最大限度地提高质量和生产效率[1]。

运营管理的主要发展历程可从以下事件进行回顾梳理。

（1）科学管理。虽然生产与运营管理自从有了人类的生产活动以来就已经存在，但是泰勒的科学管理学说无疑是本学科发展史上的里程碑。泰勒管理哲学的基本观点是：①对一个人工作的各个组成部分进行科学研究，可以准确确定一天的工作量；②对工人进行科学的挑选和培养，可以正确地执行管理者的意图；③合理区分工人与管理部门的工作，各自承担最合适的工作，可以充分利用人力资源；④科学的方法可以应用于一切管理问题。泰勒生活在一个保守的年代，当时的工厂是允许工人自己选择自己的制作方法，他们凭自己的技能和经验加工产品，对劳动时间和生产成本的管理很不科学，存在着大量的浪费活动。泰勒的管理哲学从根本上动摇了旧的管理机构与方法。

（2）福特流水生产线。1913 年，福特发明的流水生产线拉开了现代大工业生产的序幕。在福特的汽车厂采用流水线生产以前，也就是 1913 年 8 月以前，每一辆汽车底盘由一名工人装配，大约需要 12.5 小时。8 个月以后，在最后改进装配线上，每个工人只需做很小一部分工作，每辆底盘的平均作业时间只需 93 分钟。这项管理技术上的重大突破，是在科学管理和劳动分工原理的指导下取得的，这些原理至今仍然十分有效。

（3）霍桑试验。自泰勒时代开始，数学的和统计的方法在生产与管理发展过程中就居于支配地位，只有一个例外情况，这就是霍桑试验。该试验始于 1924 年，完成于 1930 年。梅奥等在西方电气设备公司的霍桑工厂研究工厂环境对工作效率的影响，研究结果出乎意外，他们发现人的因素要比之前理论工作者的想象重要得多。例如，尊重工人比只靠增加劳动报酬要重要得多。他们认为，工人的态度和行为取决于个人和社会作用的发挥，组织和社会对工人的尊重与关心是提高劳动生产率的重要条件。霍桑试验大大地推动了行为科学理论的发展，使管理的重点由物转向了人。

（4）管理科学。第二次世界大战期间，在研究战争物资的合理调配中，以定量的优化方法为主要内容的运筹学得到迅速发展。战后，20世纪五六十年代，这些成果被广泛地应用于工厂等领域，生产与运营管理发展到一个新的阶段。由于有些方法在某些方面取得了极大的成功，人们对优化方法寄予了极大的希望。在这期间人们也发现，生产与运营管理的对象是社会经济运动，是一种最复杂的运动形式，其行为主体是人，数学模型很难准确地描述生产系统，具有明显的局限性。

（5）计算机技术与物料需求计划（MRP，material requirement planning）。20世纪70年代的主要进展是计算机技术在运营管理中得到了广泛应用。在制造业中，重大突破是MRP管理方法被用于生产计划与控制，这个技术可以把一个结构复杂的产品的全部零部件统一管理起来，能使计划人员迅速地调整生产作业计划和库存采购计划以适应对最终产品需求的变化。在MRP的基础上，进一步发展成MRPⅡ。MRP技术已不仅仅局限于生产与运营管理，它的管理范围扩展到销售部门和财务管理，已经可以利用计算机技术把生产与运营、管理的信息集中管理。

（6）全面质量管理（total quality control，TQC）、工厂自动化。进入20世纪80年代，管理哲学和技术上的成就当属JIT。这一成果是由日本丰田汽车公司从20世纪50年代开始，经过二十余年的努力后取得的。JIT包含有丰富的管理思想和方法，并且能将它们有机地组成一个体系，它用最少的库存生产最多的产品，并且把TQC也融合在里面，实现了零缺陷生产。它经受住了1973年世界性石油危机的考验，被认为是一种具有新的管理哲学的生产方式。在20世纪80年代得到发达国家的承认，并受到普遍的重视。在此阶段，工厂自动化以各种方式促进生产与运营管理的发展，出现了多种生产方式，如计算机集成制造系统、柔性制造系统。

（7）服务质量和生产率。服务业是一个涉及范围很广的行业，从航空公司到动物园，有两千多种不同的形式。然而，通过研究发现一种在某一企业十分成功的管理方法，其核心部分是关于质量和生产率的，可以表达为怎样提供高价值的标准化服务。这一管理思想是相通的，所以麦当劳的生产系统方式可以成功地用在钢铁公司的高效微型轧机上，这是管理原理上的新发现。

（8）全面质量管理与质量保证体系。20世纪80年代在管理实践和理论上，另一项重要贡献是全面质量管理和质量保证体系。当时，全面质量管理在许多公司得到实施，但广泛地运用于企业管理过程当中是在20世纪90年代。ISO 000是国际标准化组织提出的关于企业质量管理和质量保证体系的标准，是每个企业在国际市场上共同遵守的关于质量方面的准则。

（9）企业流程再造（Business Process Reengineering，BPR）。面对20世纪90年代的全球性经济衰退，企业需要精简、优化流程以提高竞争力，推动企业去寻找新的管理理论和方法，它应该是新的变革而不是方法的改良，哈默提出了这一概念。它从管理的全过程出发，去掉多余的环节，简化过程，并采用计算机管理，以期达到预想的产出。

运营管理的发展归根结底由两个因素共同推动。

一是市场需求的拉动。企业是以市场需求来确定自己的战略定位的，在战略目标指导下探索生产与管理活动的创新。以汽车工业为例，21 世纪初，汽车制造的方式是单件小批量，生产效率低，成本高，限制了市场空间的拓展。当时的市场需要的是低成本低价格的汽车，福特流水线生产方式刚好能够满足这一要求，于是应运而生。第二次世界大战以后，市场对汽车的要求变得更为复杂，性能、质量、价格、交货期都成为竞争的筹码，丰田公司的 JIT 生产方式就是在这种新的需求下产生的。在生产与管理的发展史上，每一种新的理论或新的方法的出现都与市场的需求密不可分。

二是生产技术的推动。生产技术包括制造技术和管理技术，生产与运营管理的每一项新的进步都离不开技术的支持。例如，福特流水线生产需要两个基本条件：①零件要能互换；②生产线按节拍生产。在当时，工作母机的加工精度已达到零件互换的水平，泰勒的科学管理也已经在理论和实践上为其做好了准备，在制造技术和管理技术的推动下，福特流水线生产方式诞生了。MRP 方法受技术进步的影响最为明显。经济批量生产理论产生以后，在实际操作中暴露出了严重的缺陷，那就是它无法回答每种库存什么时候要和要多少，这个问题实际上是由于信息工作量太大以及手工操作难以胜任而产生的。20 世纪 60 年代电子计算机的发展终于使 MRP 方法具有了实际可操作性，因此其价值大增。

二、医院运营管理的概念与特点

（一）医院运营管理的概念

运营管理是对运营系统的设计、运行、维护与优化过程的管理，包括对运营活动进行的计划、组织、实施与控制，是与产品生产和服务创造密切相关的各项管理工作的总称。运营管理是现代企业管理科学中最活跃的一个分支，也是新思想、新理论大量涌现的一个分支。

医院运营管理是对医院运营过程的计划、组织、实施和控制，是与医疗服务创造密切相关的各项核心资源管理工作的总称。简单地说，医院运营管理就是一套帮助医院实现人、财、物三项核心资源精益管理的一系列管理手段和方法集。

医院运营管理的实质是通过对组织资源的设计、计划、控制与改善，进而达到实现组织价值增值的目的。运营管理的研究对象为医院运营系统。广义的运营系统是由人和机器构成的，能将一定输入转化为特定输出的有机整体。对于医院这一特定组织而言，输入的是病人，通过内部的诊断和治疗，最终的输出为身心得到康复的病人。医院的运营管理则侧重医院内部运营系统的设计和管理。

（二）医院运营管理的特点

1. 系统性

现代医院同其他组织一样，处于一个开放的社会系统之中，既受社会环境、经济环境、政治环境、文化环境等宏观环境的影响，又受到医院内部微观环境的制约，这就增加了医院运营管理的复杂性和难度，也决定了医院的运营管理的设计必须符合内外部环境变化的需要，要把系统性原则作为医院运营管理设计的基础性原则，全面、系统考虑问题及对策。

2. 增值性

医院加强运营管理的初衷是实现整体绩效最优，即价值最大化，通过科学合理的运营技巧、方法、工具等的运用，提升医院的价值转换、增值能力。医院作为公益性组织，既要讲求经济效益，又要兼顾社会效益，因此，这里的价值增值不仅仅只关注医院本身，还包括与医院有利益往来的所有相关方，特别是要关注患者这一受益主体价值的增值，这也是实现医院持续健康发展的关键。

3. 多学科性

随着现代医学模式和医学技术的发展、转变，与之相对应的运营管理模式也在发生着变化，涉及的学科越来越多，既包括科学管理、人际关系理论、决策管理，又涵盖信息技术、财务管理、体验管理、供应链管理、价值管理等理论，需要具备多学科的综合性运营管理人才。

三、我国医院运营管理的现状及问题

随着我国市场经济体制的建立和医疗卫生体制改革的不断深入，医院逐渐被推向市场。外部环境变化，给各级各类医院既带来了新的发展机遇，又带来了严峻挑战。传统的医院管理模式已不适应新形势的需要，以业务为主的传统经验管理将被以市场经营为主的职业化管理所取代。一些医院已经开始重新审视新环境下的医院管理问题，用管理企业的思维来经营医院并取得了良好效果。一些有系统管理知识兼医学背景的人在市场部、院长助理、公共关系部、运营部、财务部、总务部等发挥市场拓展、经营管理、决策参谋等重要作用，可以提高医院运营水平，更好地发挥医院各项资产的效用。职业化管理是不断实现医院管理现代化，向管理要效益、凭管理求生存，实现可持续发展的内在要求。

从 2009 年深化医药卫生体制改革开始，要求加强卫生人才建设，提倡医院管理职业化以来，虽有政府行动，但社会缺乏系统响应。"十三五"规划把医院科学管理提到了国家战略的高度，对专业管理人才的渴求和对职业化管理的需要已经越来越明显。我们不引领时代，就会被时代引领，我们不改变时代，就会被时代改变，若墨守成规，没有创新（技术创新+管理创新），不从内部打破，获得新生，将被淘汰出局。医院管理创新离不开运营管理，运营管理呼唤管理职业化。

医院特有的行业属性、功能定位和体制机制问题，导致医院整体运营管理水平落后于企业。归结起来，当前我国医院运营管理主要存在以下问题：一是医院发展定位不清晰，缺乏长远发展规划；二是医院质量管理与内涵建设碎片化，缺乏统筹规划与系统设计；三是人力资源管理水平不高，人才梯队有待优化；四是高端领军人才、特色学科建设不足；五是医院文化建设滞后，未形成凝聚人心的核心价值观；六是管理手段粗放

化，服务模式单一化等。

针对以上问题，第一，要提高医院经营管理人员素质，培养、聘用专业的现代化运营管理人才。第二，要建立规范完善的医院运营管理制度，靠行之有效的制度来约束人、管理人，使人尽其才、物尽其用，最大限度地提高医院资源的配置效率。第三，要树立管理标杆。立足医院发展的实际，找准差距、不足，引进先进的管理技术、方法和工具，不断提升自身运营管理水平。第四，组建专业的运营管理部门，将以前分散的运营管理职能进行重组、整合，发挥集中管理、有效协调的作用。以医院为中心，着力解决如何更好地提供服务、资源整合、流程优化等问题。真正将医院打造为一流的技术、一流的管理，而不是一流的医疗技术、三流的管理[2]。

第二节　医院运营管理

一、医院运营管理的主要内容

（一）优化医院资源配置

强调医院运营的实质在于不断提升医院资源配置的效率，最大限度地将医院拥有的人、财、物、信息、空间、时间等资源进行整合，以提升患者体验为宗旨，不断进行资源重组和流程再造，持续提升医院核心竞争力。

资源优化配置指的是能够带来高效率的资源使用，其着眼点在于"优化"，主要指组织内部的人、财、物、信息空间、时间等资源的使用和安排的优化。资源配置是否优化，其标准主要是看资源的使用是否带来了生产的高效率和企业经济效益的大幅度提高。优化资源配置一般要遵循以下几个步骤：首先，要找准标杆，对现有资源使用情况进行评估。其次，要建立评估指标体系。再次，通过调研分析等方法，取得相关准确可靠的数据，进行指标分析。最后，通过与行业领先标杆的对比分析，找准差距，提出改进、完善的建议和措施。

现代医院的核心资源是"人才"，因此，医院人力资源配置的恰当与否将直接影响到医院的运营效率的高低。人力资源配置应遵循以下原则。

（1）能级对应原则。

合理的人力资源配置应使人力资源的整体功能强化，使人的能力与岗位要求相对应。医院岗位有层次和种类之分，它们占据着不同的位置，处于不同的能级水平。每个人也都具有不同水平的能力，在纵向上处于不同的能级位置。岗位人员的配置，需做到能级对应，就是说每一个人所具有的能级水平与所处的层次和岗位的能级要求相对应。例如，医院把资历深、有经验、高水平的专家配置在门诊科室，保证医院医疗服务质量，把年轻医生配置在住院病房，有利于年轻医生的进步及医疗水平的提升，这就是一种客观的医院微观人力资源配置能级对应原则的体现。

（2）优势定位原则。

人的发展受先天素质的影响，更受后天实践的制约。人的能力发展是不平衡的，其个性也是多样化的，每个人都有自己的长处和短处。优势定位内容有两个方面：一是指人自身应根据自己的优势和岗位的要求，选择最有利于发挥自己优势的岗位；二是指管理者也应据此将人安置到最有利于发挥其优势的岗位上。

（3）动态调节原则。

动态调节原则是指当人员或岗位要求发生变化的时候，要适时地对人员配备进行调整，以保证始终将合适的人放在合适的岗位上。通过对人才动态的调节，不仅使人才得到有效发挥，也为人才提供丰富的实践环境。保证医院人员结构的活力及人力资源配置的高效，并持续保持优化的动态人才结构。

（4）结构合理原则。

结构合理原则是指保证各类人员合理的比例关系、合理的层次结构配置、合理的年龄结构和合理的知识结构，使医院各类人员达到最优化群体组合，发挥医院所拥有的医疗、护理及管理人才的整体最大效能。

（5）精简高效原则。

精简高效原则是指依据正确的组织设计，在完成组织任务目标的前提下，根据组织职能合理设置相应部门的岗位，配置最合适的员工完成组织任务，实现最高效率。

（6）医疗绩效原则。

建立较为合理的人力资源配置标准，进行优化组合，形成强大的团队合力，充分发挥和利用人力资源的效能。

针对当前医院人力资源管理存在的管理方式、结构比例不合理等问题，建议通过以下方式加以改进。

第一，建立有弹性的事业部制医院组织架构，从而激活医院人力资源配置的多样性，摆脱过去传统的人事管理方式。由固定教条的科层式的人员配置方式转变为弹性地随着环境变化，能快速适应组织职能变革的人力资源配置方式，实现各类人力资源"按岗择位"的科学合理的平行流动。

第二，针对医院各类人员管理方式的不合理，大胆引进西方最新的项目管理方法，通过项目管理方法的开展促进项目工作团队的形成，医疗技术人员实现跨部门的协作和医疗技术人才充分流动，实现人力资源的充分开发和利用，调动其工作积极性，从而避免医疗技术人才与行政领导的对抗。

加强行政管理人员的素质及职业道德教育，提高卫生管理的专业管理人才的引进与配置，明确自身角色与职能定位，强化行政管理人员的服务意识，进行责任落实，通过绩效管理遏制行政管理人员财务、物力浪费；后勤人员的服务具有技术性，应以服务质量为标准进行其岗位的配置，开展质量管理，强调以患者为导向，向组织内提供技术服务，满足较高质量的期望和需求。

第三，优化调整各类人员的合理配置，使医生占医院总人数的30%~35%，护士占总人数的45%~50%，行政后勤人员控制在10%以内，突出医疗与护理人员的重要性，实现为患者提供良好医疗服务的功能。

（二）医院利益相关方管理

我国医院经过 30 多年的快速发展历程，已经从单纯地追求技术领先、设备高精尖、规模化扩张，演变为服务水平和管理效率、效益的竞争。因此，将利益相关方管理引入医院管理中，对提升医院整体运营管理水平具有重要的意义。

现代医院运营管理注重价值的增值和提升，强调医院整体价值最大化，因此，现代医院的运营管理更加要强调对利益相关方的管理，医院的利益相关方既包括与医院有直接关系的群体，如政府、职工、患者、供应商等，又包括当前不直接与医院有利害关系的社会大众等。医院价值的提升在于建立和维持好与各利益相关方的关系，通过资源的整合、流程的优化、关系的维护等进一步提高医院的运营效率和效益。

医院实施利益相关方管理要遵循以下步骤和途径。

（1）要引起医院领导的重视，进行全院、全员动员，广泛开展宣传，形成对医院核心价值观的共识。

（2）建立首问（诊）负责制。与利益相关方维持良好的关系的前提，是要树立服务第一的理念，医院的每一个员工都是医院形象的宣传者和维护者，良好的社会关系的树立要靠每一位职工的努力。同时，要建立相应的激励和奖惩机制，充分调动职工参与医院管理的积极性，争做医院形象宣传的大使。

（3）要开展利益相关方对医院管理的调查，找准薄弱环节，有针对性地采取措施进行改进提高，尤其是与医院有直接利益关系的患者；要通过不断优化流程、改善管理，为患者营造良好的就医体验。

（4）整合 HIS，优化办事流程，缩短利益相关方就医办事时间。例如，通过对医院往来客户的管理，提高利益相关方管理和服务的准确性和及时性，通过患者在线预约、检查检验结果自助打印、在线缴费等，进一步缩短患者的就医时间，提高患者就医体验的满意度。

（三）医院营销管理

随着我国医疗服务市场竞争的加剧，医疗机构也从计划经济体制下的"卖方市场"向市场经济下的"买方市场"转变。医院如何在竞争激烈的市场中赢得发展先机，塑造强势的医院品牌形象就显得尤其重要。因此，当前医院的管理者越来越重视医院的营销管理，并将营销上升为战略，与医院的长远规划相结合。

医院营销管理应坚持"以人为本、全员营销"的原则，在此基础上，制定医院长远的营销战略规划。"以人为本"就是医院所进行的一切活动的基础原则，包括规章制度、诊疗流程、机构设置、人员配备、信息化建设等，都应该首先考虑是否有利于患者，是否有利于满足患者的需求，并通过动态可调整的机制，对一切不适宜的制度，行为进行规范、调整和完善。此外，这里的"人"还包括患者家属、亲朋好友、职工及社会大众等，这里的"以人为本"，就是让置身其中的利益相关群体都能获得良好的身心体验，良好的就医体验是塑造医院品牌形象的关键，理应成为医院营销的出发点和立足点。"全员营销"不是要求医院全体人员都去搞推销，而是指将医院营销的元素贯穿于诊疗服务的全部过程中，渗透于每个诊疗行为的全部细节中。在传统医疗理念中，医护人员承担的只是治病的一种角色，而在现代营销观念或者现代医疗理念中，医护人员不但要治好病人生理的病，又要通过治病过程中自身的所有行为去占据病患的心智。营销的本质就是对消费者心智的占领，也就是医务人员要同时承担两种职责，即治病与营销。医院每个人都是传播医院形象的一个媒介，每一个行为都是一种医院形象、文化的传播行为，这是全员营销的核心。"全员营销"就是让全体职工在医院核心价值观的引领下，实现人人参与营销，人人争做医院形象的代言人。

二、医院运营管理须关注的关键问题

（一）新医改对医院运营管理的挑战

1. 取消药品加成

我国"以药养医"起源于20世纪50年代，在当时经济十分困难的情况下，为了维持公立医院生存发展，国家明确规定公立医院可以将药品加价 15%后向群众提供。但受当时计划经济的严格管控，"以药养医"的问题并不显著。但到了20世纪90年代，国家经济体制逐步由计划经济向商品经济以及市场经济过渡，在卫生领域逐渐提出并实行了"用经济手段管理卫生事业"和"给政策不给钱"的政策导向，国家对卫生事业的投入逐步减少，而为了维护公立医院的公益性，国家又对医疗服务项目定了普遍偏低的价格，公立医院在逐步放活、规模效率提升的情况下，要想得到发展，就不得不在药品收入上做文章。顺加 15%的药品加成政策，进一步加速了药品虚高定价的发生。政府补助减少，补助比不足 10%，药品收入逐年提高，占比达到 40%以上，公立医院在这种收入的格局中，"以药养医"逐渐成为事实。

新医改提出了全面取消药品加成的政策，医院由此减少的收入或形成的亏损将主要通过调整医疗服务项目收费标准、增加政府投入和通过加强自身成本管控等途径加以解决。药品毕竟占到医院收入的 40%~50%，从现金流和获得的利润来看，它们都是医院不可缺少的一部分。一旦取消药品收入，将会对医院的财务状况产生重要影响，政府提出的解决办法是财政补助和收一部分药品服务费，但很可能是杯水车薪，不足以弥补损失。因此，医院亟须通过运营管理方式、方法的创新而降低医院运营管理成本。

2. 全民医保时代来临

国家医药卫生规划指出：到 2020 年覆盖城乡居民的基本医疗卫生制度基本建立，首次实现医保的全覆盖，国家将把基本医疗卫生服务作为公共产品向全民提供。这对于医院来说是一把双刃剑。一方面，医保全覆盖使病人增加，就医支付能力增强；另一方面，医保的支付率较低，医院政策性亏损面有扩大的可能。此外，医院传统的运营管理模式也将随着全民医保时代的来临而受到冲击和挑战，医保作为强势的支付方，将进一步加大对医院的监督和管控力度，使以往医院粗放经营管理的方式将难以为继。

3. 公益性的加强和回归

由于体制机制原因，公立医院形成的趋利倾向和行为，短期内仍将普遍存在。在其经营上普遍存在广告宣传，市场营销等行为，目的是扩大知名度，争取市场份额，甚至不惜牺牲部分利益，让利于机构。在经济管理上普遍采取成本核算，结余提奖的模式。这一模式在改革开放后的很长一段时间取得了相当大的成功，医院在基本没有政府补贴的情况下扩大了规模，发展了医院，解决了部分病人看病难问题，但同时也带来了过度检查，开大处方等趋利行为和盲目扩张等不良倾向，导致公立医院利益化的问题。随着新医改的推进和政府职能的进一步转变，医院公益性的定位重新得到了明确，势必影响医院的经营战略和发展定位。

4. 分级诊疗制度

目前大医院人满为患，基层医院门可罗雀，并且日趋严重，反映了医疗资源配置的不合理。分级诊疗制度是改变这种状况的有效途径。全国卫生与健康大会曾提出要以基层为重点，着力在基本医疗卫生制度建设，努力在分级诊疗制度、现代医院管理制度等五项基本医疗卫生制度建设上取得突破，把卫生与健康资源更多引向农村和贫困地区，加大对贫困地区大病保险、医疗救助的支持力度。分级诊疗制度的推进和实施，必将对各级医院的运营管理模式产生新的重大影响。

5. 现代医院管理制度

我国大部分公立医院是财政投入的事业单位，缺乏现代医院管理制度。建立现代医院管理制度主要包括以下几个方面：一是建立和完善法人治理结构，探索建立以理事会为主要形式的决策监督机构，实行院长负责制和院长任期目标责任考核制度；二是优化医院内部运行管理，鼓励探索建立医疗和行政分工协作的运行管理机制；三是完善考核机制，建立以公益性质和运行效率为核心的公立医院绩效考核体系，考核结果与院长任免、奖惩、医院财政补贴和医院总体工资水平挂钩。

"十二五"时期，各地逐步建立了公立医院管理委员会等治理机构，合理界定政府作为出资人的举办、监督职责和医院作为事业单位的自主运营管理权限。推进落实公立医院独立法人地位和经营管理自主权，逐步建立以突出功能定位、公益性、职责履行、合理用药、费用控制、运行效率和社会满意度为核心的公立医院绩效考核制度。"十三五"时期，将加快政府职能转变、推进管办分开、完善法人治理结构和治理机制。合理界定政府、公立医院、社会、患者的责、权、利关系。

（二）现代医院运营管理的关键问题

1. 创新运营管理理念

一是观念创新。树立"以人为本"理念，最大限度地满足服务对象需求。培养全球化区域化视角，建立医院之间互助双赢的局面，以持续改进追求卓越为动力，确保医院永续经营和持续发展。二是流程创新。建立综合服务中心提供"一站式"服务，找到更为合理实用的门诊服务流程再造的方法，设计和规划新的门诊业务流程重构方案。解决看病难的热点问题，解决病人就诊队列等候时间和滞留时间长的问题，为患者建立更为方便快捷的就诊渠道。

2. 转变运营管理方式

由传统的粗放式经营向精细化运营管理转变，以应对分级诊疗、取消药品加成、全民医保等政策环境变化带来的挑战。现代医院运营管理的实质是提高运营管理的效率和效益，即以最小的投入产生尽可能大的经济和社会效益。

3. 构建利益共同体

在新的医改形势下，医疗机构的发展将从单纯的个体向机构间的横向、纵向协作及各利益相关方的紧密联系发展，将更加注重整体价值的最大化。因此，现代医院运营管理的关键问题就在于与各利益相关方合作以寻求整体价值最大化。

4. 加强绩效薪酬制度改革

公立医院一直执行事业单位统一的工资制度、工资政策和工资标准，对调动医务人员积极性发挥了积极作用。随着深化医药卫生体制改革和事业单位分类改革的推进，公立医院现行工资制度不能完全适应改革发展形势的要求。医疗行业人才培养周期长、职业风险高、技术难度大、责任担当重，建立符合医疗行业特点，体现以知识价值为导向的公立医院薪酬制度，是深化医药卫生体制改革和事业单位收入分配制度改革的重要内容，对确立公立医院激励导向和增强公立医院公益性，调动医务人员的积极性、主动性、创造性，推动公立医院事业的发展，都具有重要意义。现代医院的运营管理要善于运用绩效工具，通过绩效政策的调整来引导医院健康持续发展[3]。

5. 构建互联互通的信息化管理系统

医疗信息化业务大致可分为医院信息化系统、区域信息化平台、远程医疗信息系统三大类。目前医院信息化系统呈现散点化、区域割裂的局面，经济发达地区医院的信息化系统已相当健全，但各区县、各医院之间缺乏统一的标准和接口，导致医疗系统的互联互通仍存在较大困难。当前区域信息化平台基本处于空白，只有零散的区县级平台，尚未有统一的省级平台。这将是国家未来重点推动的一大方向。实现医疗信息化系统互通互联的目的在于：建立健全个人健康档案；为医保跨地区结算铺垫；为医保控费提供便利；为个人商业健康险的控费方案收集居民健康信息。医院内部信息化系统的互联互通，将打破医院内部条块分割的局面，为进一步优化就医就诊流程，方便患者，节约就诊时间等提供支持和保障，也有利于提升医院的现代化管理水平和核心竞争力。

第三节 医院运营管理评价体系

一、医院运营评价体系的构建

现代医院运营管理的本质在于优化资源配置，提高资源配置效率和效益，提升医院整体价值。运营管理的职能和一般企业的职能一样，都包括计划、组织、实施和控制。运营管理的过程也是医院一切资源，活动的计划、组织、实施和控制的过程。医院运营管理应树立"大运营"管理的理念，要紧密结合医院发展战略，站位全局，谋划长远。医院运营管理的定位应该是医院各项经营管理事项的参与者、决策信息的提供者和监督落实者。医院运营管理的对象是运营过程和运营资源。运营过程是指围绕着产品或者服务的一系列有组织的运营活动，是一个"投入—转换—产出"的过程，即投入一定的资源，经过一系列、多种形式的变换，使其价值增值，最后以某种形式的产出提供给社会的过程。运营资源是指企业内部支持运营活动的资源条件，主要由人、财、物和技术等构成，是运营过程的支撑体系。

运营过程要始终围绕"以人为本、以健康为中心"的运作理念，要让与医院有接触的所有利益相关方都能有良好的体验。对患者及其家属来说，就是要从进医院到出院的全过程都能体会到便利，感受到温暖和关爱，并在就医过程中得到应有的尊重。对医院职工来说，就是在提供服务的过程中能感受到自身价值的存在，能得到医院领导和职工的认可和尊重，并有积极性全身心地投入工作中去，将个人价值与组织价值融为一体。对与医院有业务往来的供应商来说，就是在与医院的经济交往过程中能感受到医院的诚信和诚意，要换位思考，共同实现价值最大化。要实现这些运营目标，就需要对医院整体的运营过程进行不断优化和改进，就需要不断发现问题并加以改进，而这就需要一个专门的组织机构进行分析处理。因此，现代医院的运营管理需要成立专门的运营管理部门。

医院运营管理部的设置就是要改进当前大多数医院执行的直线型组织结构的缺陷，进一步加强组织结构中各平行职能部门间的沟通、协调功能，以解决管理中存在的条块分割问题和整体效率低下的问题，也是现代医院规模扩张后必然要强化的一部分职能。

二、医院运营评价指标体系

没有评价就没有管理，医院运营管理执行的好坏亦是如此。因此，构建科学合理的运营评价指标体系尤其重要。同时，要避免一个评价误区，不要将医院运营体系的评价等同于医院财务管理的评价，医院财务管理评价是医院整体运营管理评价的一部分和重要的方面，而不是运营管理评价的全部。因此，在构建医院运营管理评价指标体系时尽量从医院发展的全局和不同的发展阶段来考虑。

医院运营评价指标体系构建的方法主要有平衡记分卡法、关键绩效指标（key performance index，KPI）法、头脑风暴法、专家咨询法、因素分析法、层次分析法、决策树法、模糊聚类分析法等，具体指标的构建要结合医院发展的具体实际进行选择，指标的选择要坚持少而精、易测量评价以及具有导向性等。

医院运营评价指标体系既可以从全局制定，也可以针对具体专项任务制定，既可以包括长远指标，又可以涵盖短期指标。医院运营评价指标应重点关注工作效率（包括数量指标、质量指标、医疗安全）、临床核心技术（包括疑难危重症诊断、专科技能、专科理论、同行评议等）、技术创新（包括新业务开展、特色技术）、满意度等核心指标。

运营评价结果可以通过公示、通报、与绩效挂钩及与个人职业生涯挂钩等形式来反映，建立激励与约束相结合的机制，做得好的要奖励，做得不理想的要给予一定的惩戒，逐步塑造医院良性的运营管理运行机制。

参 考 文 献

[1] 刘明勇. 运营管理理论及其在我国商业银行的应用[J]. 金融教学与研究，2014，（5）：34-37.

[2] 陈美玲. 医改对公立医院经营管理模式的影响分析[J]. 航空航天医学杂志，2011，（12）：1533-1535.

[3] 刘也良. 公立医院薪酬怎么改[J]. 中国卫生，2017，（3）：36-38.

（赵要军　张洁欣　陈武军）

第二十一章

绩 效 管 理

绩效管理一直是医院管理领域研究的热点和难点，对医院的生存和长期发展起着至关重要的作用。目前，各大医院都根据自身情况建立了绩效评价体系，但是在研究实践中引入的仅是"绩效"的概念，在尚未深入分析医院绩效本质特征之前就使用绩效评价体系实施评价，这样往往导致不仅不能解决医院在发展中出现的难题，反而会引起绩效相关的一系列问题，甚至出现绩效评价体系变成阻碍医院发展的绊脚石的现象。因此，在建立绩效评价体系之前，首先要对医院绩效管理的相关概念及其本质特征进行深入的了解和分析。本章对医院绩效管理相关理论、方法进行了逐一介绍，并针对医院绩效管理中的难点行管后勤人员绩效考评制度，提出了具体的解决方案。

第一节　绩效及绩效管理概述

一、绩效与绩效管理的含义

（一）绩效

"绩效"一词来源于管理学，不同的人群有不同的理解，正如 Bates 和 Holton 提出的那样，"绩效是一个多维构建，观察和测量的角度不同，其结果也会不同[1]"。目前，学术界对绩效的理解主要有三种观点：第一种是认为绩效即结果，第二种认为绩效就是一种个体行为，第三种认为绩效即素质。事实上，这三种观点反映了人们对绩效认识不断深入的过程，首先"素质绩效"是产生绩效的动力和源泉，"行为绩效"是员工知识、能力的外在表现，当员工通过不同的方式将自身的知识、技能转化为工作结果，进而实现提高组织和个人绩效的目的[2]（图 21-1）。

从普遍应用的结果上看，绩效更多的是指业绩和效率，是一个组织或者个人工作成绩的一种表现，是整体组织目标的具体化。个人与组织的绩效息息相关，组织绩效实现

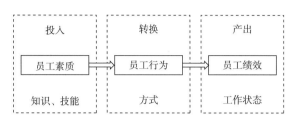

图 21-1 绩效产生的过程

是建立在个人绩效实现的基础上的,但当个人绩效在实现的过程中与组织绩效出现冲突时,组织绩效很可能会偏离既定目标。

(二)绩效管理

1. 基本概念

伴随着经济全球化的到来,各国企业面临着越来越激烈的市场竞争,管理者都在不断地提高企业的竞争能力,对组织结构、规模、分散程度等方面都在做各种调整,但是在改进组织绩效的方面却收效甚微。于是,在20世界70年代后期出现了"绩效管理"的概念,但在发展的过程中仍存在分歧:有的学者认为绩效管理是组织绩效管理,是通过组织战略、结构、程序来得以实施的;有的学者认为绩效管理是组织对员工的个人成绩与未来发展的评价和奖惩;还有的学者提出绩效管理是员工的工作与整个组织的目标紧密相结合的产物。

目前被理论界普遍接受的观点是,绩效管理是指为实现组织发展的战略和目标,采用科学的方法,通过对员工个人或群体的绩效目标计划、组织绩效目标实施,对绩效目标实施中员工的行为表现和工作业绩以及综合素质的全面监测和考核、评价,以充分激发员工的积极性、主动性和创造性,持续地改善员工和组织绩效的活动过程,它包括从绩效计划到考核标准的制定,从具体考核、评价的实施,直至信息反馈、总结和改进工作等全部活动的过程[3]。绩效管理首先是一个循环往复的管理过程,其次是作为一种手段来确保员工行为结果与组织绩效目标相一致,它更侧重于组织内部的信息沟通、个人能力的培养,它包括绩效计划、绩效实施、绩效考核、绩效反馈、绩效改进、绩效结果应用六个阶段(图 21-2)。

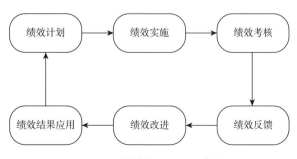

图 21-2 绩效管理过程示意图

2. 绩效管理循环的基本特征

（1）具有连续性，每次循环均从分解组织目标开始，由制订计划到实施管理，定期考核反馈实现绩效改进，最后完成绩效结果应用为一个周期性闭环。循环阶段顺序不得任意改变且连续进行。

（2）具有同步性，一个组织战略目标的实现是通过层层分解、逐级落实来实现的。绩效管理循环也具有相同的特性，组织可以制定一个整体绩效管理循环，部门或科室可以根据组织总体要求或者分解战略目标来制定适合自己的具体绩效管理循环，最后将部门或科室的目标落实到个人，形成最小绩效管理循环。

（3）具有上升性，每个循环周期都应该有工作业绩的提高，促使绩效管理达到一个更高的水平。

二、医院绩效管理

（一）医院绩效管理的含义

医院绩效管理是指医院管理者利用绩效管理手段提高员工的工作能力与工作业绩以实现医院战略目标的，包括绩效规划、绩效评估、绩效反馈与绩效改进等过程的一系列管理活动。医院实施绩效管理对医院的发展具有重要的意义，但目前医院实施绩效管理的过程中存在大量的问题。只有采取措施解决目前存在的问题，实施真正的绩效管理才能提升医院的管理水平，使医院更加健康、高效地运行[4]。良好的绩效管理体系具有导向、激励、评估等功能，是医院的发展战略目标的具体表现，是医院管理理念的核心，不仅能提高医院运行效率，优化医疗资源配置，还能促进医疗成本降低，患者满意度增加。

（二）医院绩效管理的特征

（1）医院绩效管理具有复杂性。医院结构的复杂程度决定了医院绩效管理的复杂程度，医院不仅为患者提供医疗服务，在一定程度上还承担医学科研、教学任务。另外，医院设置业务科室众多，每个医疗岗位都有自身的特点并且评价指标不同，这同样决定了医院绩效管理的复杂性。

（2）医院绩效管理强调质量管理。医院面向提供医疗卫生患者服务，决定了医院必须时刻强调医疗技术、服务质量；同时，医院由于其经营模式、结构的特殊性，对财务成本管理的质量也十分重视。

（3）医院绩效管理具有多变性。在当下经济快速发展的年代，医疗卫生体制改革一直是国家对调整经济改革方向、促进民生、提高人民群众改革获得感的重要抓手。医疗卫生体制的不断深入变革给医院带来的是快速的发展、规模的扩大，成本管理精细化要求越来越高。医院必须通过绩效管理方法及评价体系，解决医院在发展过程中出现的医疗资源配置不均衡、医疗技术人员激励机制不完善、医院成本管理手段粗放等实际问题。

（三）医院绩效管理的功能

医院绩效管理具有激励、沟通和评估等方面的功能，反映了医院的管理思想和医院文化[5]。激励功能主要表现在能促进个人形成救死扶伤的使命感和责任感，形成团队合作意识，认同医院文化，不断提高自身工作业绩，获得较大的工作成就感和自我认同感。沟通功能表现在绩效管理实际上是医院内部管理信息的整合应用，特别是在评价主体与被评价对象之间的沟通和交流，能使医院不同部门和不同层级的人员间突破各种交流障碍和信息障碍，使个人与部门的发展目标与医院战略目标保持一致。评估功能反映在能客观，量化地评价机构、科室、个人的工作业绩，并且能对评估反馈结果提出改进的措施和方案，形成不断螺旋上升的科学管理体系。

（四）医院绩效管理的发展

1. 国外研究发展

英国从 1983 年开始进行医院绩效评价，2001 年英国卫生部采用星级评审制度解决医院服务质量差、缺乏激励机制的现象；直到2008年英国卫生部与国民医疗服务体系共同发布了《发展国民医疗服务体系绩效评价制度》，完成了绩效评价体系建设。美国的医疗评审机构自1997年开始推行评价方案，意在将医疗评审纳入绩效评价体系，以此引导医疗质量的提升。2003 年，WHO 发布了"PATH"，用于推广医院绩效评价方法。

2. 国内研究发展

医院管理的萌芽始于20世纪70年代，在计划经济的背景下，公立医院大多没有建立科学完整的管理体制、激励机制，还处在"吃大锅饭"的时代。但是，一些具有先进管理理念的研究学者开始在学术杂志上发表文章，探讨如何调动医院工作人员的积极性，提高工作效率。国家层面对医院绩效管理概念的提出，是从 1992 年卫生部提出实行结构工资、绩效工资制度，到 1997 年医疗卫生体制改革强调深化人事制度和分配制度全面开始发展的。

直至 2009 年，新医改方案出台，国家再次明确公立医院的公益性质，提出公立医院改革首先要完成机制和体制的转变，要求建立政事分开、管办分开的新型医疗管理体制，形成能上能下的用人机制，完善以服务质量和效率为核心，能充分调动医务人员积极性的绩效考核和分配激励机制。新医改对医院管理提出了新的要求，需要广大公立医院管理者认真思考和探索适合我国国情的、更为科学而全面的绩效管理改革路径[6]。

三、医院绩效管理与企业绩效管理比较

绩效管理的概念最早是在企业开始引入和应用的，医院绩效管理系统是借鉴企业绩效管理体系的原理形成的，这两者核心的区别源于医疗服务的独特性，源于两者的设置目的、战略目标、人员结构、顶层设计等方面的不同。

（一）设置目的

企业的设置以营利为主要目的，经营管理者大多以职业经理人为主，承担的社会功能是生产产品或者服务，满足社会公众的产品消费需求，为国家发展和建设提供经济积累，在实现社会效益的同时，经济利益与社会效益之间基本是协调统一的。医院的设置是以提供医疗卫生服务为主要目的，特别是各级政府设立的公立医院是为了通过提供公共服务，保护和增进人民群众健康，具有人道主义色彩和明显的公益性要求及定位，它的经济利益与社会效益之间存在一定的矛盾。

（二）战略目标

企业的基本目标是追逐经营利润，其长远战略目标是实现企业价值最大化。医院的最基本目标是向社会提供基本医疗卫生服务，发挥医疗保障功能，减轻或者化解患者的经济负担；战略目标是提高服务效率、增强患者满意度，实现公共医疗卫生服务效益最大化。

（三）人员结构

企业的人员结构主要以销售人员、生产技术人员、行政职能人员为主，多数企业中具备专业技术能力的高层次人员占比较小；企业的生产环节大多实现了机器自动化操作并且具有规范统一的操作流程，工人在流水线作业中完成的普遍都是简单、重复的手工操作。医院的人员结构具有明显的知识密集型特征，对医疗技术人员的专业知识水平、医疗技术能力、职业道德品质的要求极高，医疗技术人员往往所占较大，通常超过三分之二，行政人员多以二线的后勤服务为主。以目前的医疗技术发展程度来说，医疗卫生人员大多都是手工操作者，而且面临的多是复杂多变的患者病情，通常治疗手段因病患的病情变化而变化，没有统一的操作流程。因为医院提供服务的特殊性，医疗卫生人员在工作中的职业风险较高。

（四）顶层设计

企业的绩效管理体系的设置和应用，通常是以经营目标为导向，通过最高管理者来制定和实施的，政府很少对企业绩效管理实施政策导向和干预。公立医院作为差供事业单位，每年财政都对公立医院进行补贴，近年来国内公立医院财政补贴收入占总收入的比例维持在8%左右。因此，公立医院绩效管理体系的设置大多以政策为导向，每一次的重大转型都是随着医疗卫生体制改革的不断深入而变化的。

因此，医院的绩效管理评价体系的制定不仅仅局限于成本控制、利润的实现，还侧重于医疗技术、科研教学、医患关系、医德医风等方面的考核和评价。

第二节 现代医院绩效管理理论

一、医改政策背景分析

按照我国经济体制改革的阶段性特点，结合医疗改革的实际进展情况，现将我国医疗卫生体制改革划分为五个阶段，下面对每一阶段改革的背景原因及绩效改革相关措施进行逐一介绍。

（一）第一阶段：1978~1984 年

1. 背景原因

在计划经济时期，由于政府坚持了预防为主、以农村为重点、中西医结合等一系列正确方针路线，建立了完善的农村和城市医疗卫生服务网络，并取得了显著成就。但是在"文化大革命"时期，卫生事业发展受到了严重的影响，医疗卫生队伍青黄不接，领导水平、技术水平、工作效率都十分低下，很多医疗机构硬件设施落后，医生护士比例失调，护理人员不足，专家、学者、专业人员知识老化；许多地方疾病多发，卫生状况差。与此同时，卫生系统长期只重数量不重质量的问题一直没有得到控制，导致我们不得不思考新的路径进行恢复性的改革的孕育。1978 年后，农村家庭联产承包责任制的实行，拉开了我国改革开放的序幕，一方面为医改提供了动力，另一方面经济体制改革深刻影响了我国社会的发展，不断对卫生事业的发展提出新的要求。

2. 绩效改革相关措施

本阶段的改革主要针对影响卫生系统发展的因素进行调整、建设；同时，也包括培养相关人员业务技术，加强卫生机构经济管理等内容。1979 年，卫生部等三部委联合发出了《关于加强医院经济管理试点工作的通知》。紧接着又开展了"五定一奖"和对医院"定额补助、经济核算、考核奖惩"的管理办法，并展开了试点。传统医院管理的弊端在这一阶段逐步显露出来，随后加强医院管理的政策相继出台。1981 年 3 月，卫生部下发了《医院经济管理暂行办法》和《关于加强卫生机构经济管理的意见》，开始扭转卫生机构不善于经营核算的局面。

（二）第二阶段：1985~1992 年

1. 背景原因

中共中央十二届三中全会通过的《中共中央关于经济体制改革的决定》，标志着城市经济体制改革全面展开。这一时期改革从农村到城市、从加强经济管理到经济体制、科技、教育、政治体制等各个领域全面展开。这为 1985 年中国医改全面展开奠定了基础。1985 年可谓是医改元年，在这一年，我国正式启动医改，核心思想是放权让利，扩大医院自主权。

2. 绩效改革相关措施

为了推动改革的顺利进行，改变卫生经费投入不足的状况，1985 年 8 月国家卫生部下发的《关于开展卫生改革中需要划清的几条政策界限》中指出："医疗卫生单位在保证完成各项任务的前提下，从扩大服务项目和服务范围中增加的合理收入，其纯收入部分用于改善其工作和生活条件，应允许和支持。"

（三）第三阶段：1993~2000 年

1. 背景原因

1992 年春，邓小平同志南方谈话后，中国共产党召开了第十四次代表大会，确立了建立社会主义市场经济体制的改革目标，掀起了新一轮的改革浪潮。1993 年中共十四届三中全会通过了《中共中央关于建立社会主义市场经济体制若干问题的决定》，进一步明确了社会主义市场经济体制和社会主义基本制度密不可分的关系，同时指出要建立适应市场经济要求，产权清晰、权责明确、政企分开、管理科学的现代企业制度。在卫生医疗领域，继续探索适应社会主义市场经济环境的医疗卫生体制。

2. 绩效改革相关措施

1992 年 9 月，国务院下发《关于深化卫生医疗体制改革的几点意见》，卫生部贯彻文件提出的"建设靠国家，吃饭靠自己"的精神，卫生部门工作会议中要求医院要在"以工助医、以副补主"等方面取得新成绩。这项卫生政策刺激了医院创收，弥补了医院收入不足，同时，也影响了医疗机构公益性的发挥，埋下了后来"看病难、看病贵问题"突出，群众反映强烈的后患。

（四）第四阶段：2001~2005 年

1. 背景原因

随着市场化的不断演进，政府卫生投入绝对额逐年增多，但是政府投入占总的卫生费用的比重却在下降，在 2000 年之前就有一些地方开始公开拍卖、出售乡镇卫生院和地方的国有医院。此阶段存在的社会问题，尤其是看病难、看病贵问题突出。2003 年 SARS 事件又是对卫生体系的一次严峻的考验，这一事件直接暴露出了公共卫生领域的问题，促使人们反思现行卫生政策，客观上影响和推动了卫生体制的改革。

2. 绩效改革相关措施

2000 年中共中央组织部、国家人事部、国家卫生部等《关于深化卫生事业单位人事制度改革的实施意见》（人发〔2000〕31 号）提出改革卫生事业单位的用人制度和工资分配机制。2002 年《卫生部关于印发卫生事业单位人事制度改革配套文件的通知》（卫人发〔2002〕325 号）提出逐步拉开不同岗位和人才之间的收入差距，上级工资管理部门逐步建立"单位分配"能高能低、重实绩、重贡献与整体效益相适应的工资总量动态调控机制。

（五）第五阶段：2006 年至今

1. 背景原因

"看病难，看病贵"的问题虽然早就存在，但是这一问题在科学发展观和小康社会的背景下表现得尤为突出。随着市场化和产权改革的不断深入，公立医疗机构的公益性质逐渐淡化，追求经济利益导向在卫生医疗领域蔓延开来。医疗体制改革迫切需要注入新的理念和活力。卫生部内部关于市场化的争论一直都存在，但是从 2005 年我们开始深入反思的同时，这种争论开始公开化。其中标志性事件是 7 月 28 日《中国青年报》刊出的由国务院发展研究中心负责的最新医改研究报告，通过对历年医改的总结反思，报告认为：目前中国的医疗卫生体制改革基本上是不成功的。这种结论主要建立在市场主导和政府主导争论基础之上，而正是因为这份报告，2005 年成为新一轮医疗体制改革的起点。

2. 绩效改革相关措施

2005 年卫生部开始开展医院管理年活动，并制定了《医院管理评价指南》，首次正式列出了医院绩效考评指标，具体包括社会效益、工作效率、经济运营状态三个方面。2008 年，卫生部又对《医院管理评价指南》进行了修订。在人力资源管理评价指标中，增加了"建立激励和奖惩制度，完善医院奖金分配综合目标考核机制，实行按岗位、工作量、服务质量和工作绩效取酬的分配机制"；在财务和价格管理中，增加了"无科室承包，医务人员收入分配不与医疗服务收入直接挂钩"等指标，对医院的绩效管理提出了新的要求。

二、现代医院绩效管理方法介绍

（一）平衡计分卡

1. 发展进程

1987 年，美国模拟器公司在对公司战略方案进行调整时，为确保战略目标及特别战略重点目标的实现，推行了一个名为"质量提高"的项目。在该项目进行的同时，美国模拟器公司将战略目标实现的关键成功要素转化为年度经营绩效计划，成为公司管理"计分卡"雏形。

1990 年，毕马威会计师事务所的研究机构资助了"未来的组织业绩"项目专门研究美国模拟器公司的"计分卡"管理模式，并且深入扩展在财务、客户、内部、学习与创新四个独特的方面，形成了一个新的衡量系统："平衡计分卡"，并在1992 年2 月在《哈佛商业评论》上发表了《平衡计分卡——驱动业绩的指标》，发布了研究结果，平衡计分卡由此正式诞生。1993年，卡普兰和诺顿在《哈佛商业评论》上发表了《在实践中运用平衡计分卡》，明确了企业应当根据企业战略实施的关键成功要素来选择绩效考核的指标，同时还应该向流程进行改进和进行新流程的设定递进，以促进战略与执行的吻合。

王丙飞、温新年等是国内对平衡计分卡研究的先锋，他们首次向我国管理学和企业界介绍了平衡计分卡管理理论，并通过公开课讲解推动了我国对平衡计分卡的认识和应用。

2. 平衡计分卡的含义

平衡计分卡将企业依据不同阶段及其内外环境的实际情况所制定的战略愿景及目标，按照财务、客户、内部流程和学习与成长四个维度进行分解，以财务维度为核心内容，在四个维度建立相关的指标评价体系，根据目标达成的具体需要进行相应的权重赋值，对相应资源按照要求进行配置，从而形成一套完整的、可动态调整的战略目标执行计划及其业绩评价系统[7]（图21-3）。

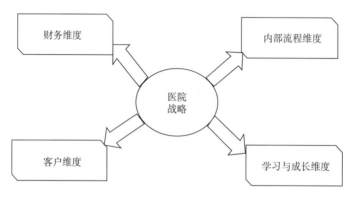

图21-3　平衡计分卡框架图

平衡计分卡四个维度的含义主要包括以下内容。

（1）财务维度：财务维度作为该体系的核心维度，企业最终的经营目标是追求企业价值最大化，那么财务维度就是衡量经济利润、经营效率的最直观指标，并且可以进行量化考核，当该维度指标与其他三个维度指标相互支撑发展，最终实现经济效益的动态管理。

（2）客户维度：客户满意度的高低决定了企业对市场的占有率高低，而市场的占有率高低决定了得到企业经济效益的好坏。只有在技术、质量、服务、品牌等方面满足客户需求，才能实现增加客户黏性的目的，才会获得市场、留住客户。客户维度的各项评价指标需要通过企业内部流程、成本、效率的不断优化，实现产品、技术创新完成。

（3）内部流程维度：内部流程的科学程度的高低决定了企业内部资源配置的合理性、运行效率的高低程度。只有不断地对内部流程的优化、再造、提升，才能实现支撑企业市场竞争力，实现满足客户和企业的需要的目的。

（4）学习与成长维度：人力资源是企业的核心竞争力，企业对人才培养的重视程度决定了企业未来的发展路径和持续能力。另外，对人员学习和成长的关注能够使员工提高自我认可度，激励员工自觉提高自身工作技能。

3. 优势和劣势

平衡计分卡的突出特点在于企业的愿景和战略，把企业使命和绩效评价结合起来并转化为具体的考评指标，在一系列的指标考评过程中将战略目标和绩效考评体系整合为一个有机的整体。该评价方法，包含了财务指标和非财务指标（客户满意度、内部流程、学习和成长），二者在考评体系中的职能相辅相成、互相支持。财务指标是企业运行的结果，内部流程、学习和成长、客户满意度是企业运行的具体行为表现，这三个方面的良性又能促进财务指标的不断优化和提升。因此，企业在关注财务指标结果的同时，又能对非财务指标进行跟踪，能够使企业对一定时期运营效果、效率有一个全面、综合的评价。

平衡计分卡的优势：①平衡计分卡从四个不同的维度综合测评绩效的指标，克服了单纯财务评估方法的短板，能使医院在了解财务结果的同时，对自己未来发展能力方面取得的成就进行监控；②使整个医院运营行为统一到战略目标上；③能有效地将医院的战略转化为医院各层的绩效指标和行动；④有助于各级员工对医院目标和战略的沟通和理解；⑤有利于员工的学习成长和核心能力的培养。

同时，平衡计分卡是对传统绩效评价方法的一种突破，但是也存在自身的一些劣势：①实施难度较大。平衡计分卡的实施要求医院有明确的组织战略体系和目标，高层管理者具备分解和沟通战略的能力和意愿；中高层管理者具有指标创新的能力和意愿。②指标体系的建立较困难。平衡计分卡要求指标的建立应与组织战略有机结合；如果指标数量过多，指标间的因果关系很难做到真实、准确。③部分指标的量化工作难以落实，尤其是部分很抽象的非财务指标的量化工作非常困难，如顾客满意度和员工满意度。④当组织战略或结构变更的时候，平衡计分卡也应当随之重新调整，保持平衡计分卡的时效性需要耗费大量资源。

（二）关键绩效指标

1. 发展历程

关键绩效指标最早应用于英国，英国普遍对工程项目绩效评价与改进的重要性非常重视，特别是支柱产业建筑业制定了本行业年平均绩效改进的具体目标。因此，英国有关研究机构制定了关键绩效指标这一项目绩效评价体系，目的在于鼓励建筑领域从业者、业主等准确地评价自己的绩效表现，以便采取积极的措施。关键绩效指标考评方法在英国取得了巨大的成功，并且被广泛应用到各个领域。

2. 关键绩效指标的含义

我们对关键绩效指标这一概念的理解有广义和狭义之分。广义的理解认为关键绩效指标是通过提取公司成功的关键因素，并利用目标管理的方式将其分解和传导到基层单位，从而确保公司战略目标实现的一种绩效管理方法。由于企业的宏观战略目标经过层层分解而产生可操作性的战术目标，这种战略与战术相结合的指标体系，既可以反映战略执行的效果，又可以对战略决策的执行效果进行监测。狭义的理解认为关键绩效指标主要是通过对组织及个体关键绩效指标的设立，在层层分解量化的基础上，建立关键绩效指标体系，从而获得个体对组织所做贡献的评价依据，对组织重点活动及其核心效果进行直接控制和衡量[9]。

综上所述，关键绩效指标是指从组织战略出发，在组织目标自上而下层层分解的基础上建立绩效衡量指标体系，通过制订绩效计划、改进执行过程、实现最终绩效评价结果。因此，它是一项绩效管理手段，一种战略实施的工具。

在制定关键绩效指标时，应遵循以下原则：①重要性，选取的关键绩效指标必须是对业务影响重大的；②可量化，关键绩效指标必须有明确的定义、计算方法、评价标准；③导向性，关键绩效指标的制定具备对被考核对象行为的导向性控制功能，促使员工的行为都围绕组织战略目标的实现进行。

3. 优势和劣势

关键绩效指标的基本特点：①能够集中体现团队与员工个人的工作产出，即所创造的价值；②采用关键绩效指标和标准突出员工的贡献率；③明确界定关键性工作产出，即增值指标的权重；④能够跟踪检查团队与员工个人的实际表现，以便在实际表现与关键绩效指标标准之间进行对比分析。

关键绩效指标的优势：第一，考核指标较少，根据"二八原则"，在制定关键绩效指标考核指标时找出最为关键的指标作为绩效考核指标，在约束员工行为的同时又能发挥战略导向作用；管理效率和绩效考核成本相对较小。第二，考核指标灵活多变，可以根据实际运行情况及时做出调整，实现科学柔性管理。第三，关键绩效指标的考核指标具有关键性，有利于考核者对决定组织战略目标的关键环节进行量化考核，有利于公司战略目标的实现，有利于组织利益与个人利益达成一致。

关键绩效指标的劣势：第一，关键绩效指标没有具体、系统的指导框架体系。第二，关键绩效指标的目标分解，容易出现偏差。

（三）经济增加值

1. 发展历程

1958~1961 年，默顿·米勒和弗兰科·莫迪利亚尼在讨论资本资产定价模型的论文中提出经济增加值（economic value added，EVA）理论。20 世纪 80 年代初，美国 Stern Stewart 公司将 EVA 理论应用于评价公司业绩，该理论模型不仅能准确评价公司资本成本，还可以反映部门风险程度。

2. EVA 的含义

所谓 EVA 是指一定时期内企业税后经营净利润与投入资本（债务和股本）成本的差额，是所有成本被扣除后的剩余收入，它反映的是企业一定时期的经济效益而非会计意义上的利润[11]。

EVA 的计算公式：

$$EVA = 税后经营利润 - 资本成本占用 \times 加权平均资本成本$$

3. 优势和劣势

EVA 实际上是财务考评指标的一种，它考虑了所有资本成本，比传统的会计利润更真实地反映了企业产生的利润。该理论认为只有在资本收益超过了使用资本成本所产生的成本时，才是真正意义上获得了超额的经济价值。EVA 的本质思想是体现企业的长远利益。

EVA 业绩评价体系的优点：①强调了股东层面的企业利润，作为管理者在经营过程中必须考虑股权资本的回报；②有利于优化企业资本结构，避免形成到期不能偿付的财务危机；③考核目标明确，一种财务指标贯穿了所有决策过程，有利于形成统一的战略发展目标。

EVA 业绩评价体系的缺点：①EVA 评价指标容易造成管理者过分重视短期业绩，可能会使管理者有意规避投资于创新性产品或过程技术过程中承担的风险，放弃其产品或技术的创新；②EVA 指标有可能造成管理层操纵会计利润，达到完成考核指标的目的。

（四）资源消耗相对价值比率

1. 发展历程

20 世纪 80 年代末，由于考虑到当时的医疗服务市场失灵，医疗收费价格已被扭曲，美国国会通过相关法案，旨在改革当时备受争议的医疗付费办法。此项改革的焦点就是采用以资源投入成本支付取代，以收费项目为基础的支付办法。在国会的支持下，哈佛大学于 1985~1992 年展开了全国性的以资源投入为基础的相对价值研究，即我们所说的资源消耗相对价值比率（resource-based relative value scale，RBRVS）。近年来由台湾引入中国大陆，一些具有先进管理理念的医院已经开始使用，并取得了良好的效果。

2. 资源消耗 RBRVS 的含义

以资源为基础的 RBRVS 是以资源消耗为基础，以相对价值为尺度，来支付医师劳务费用的方法，主要是根据医师在提供医疗服务过程中所消耗的资源成本来客观地测定其费用。我们在使用 RBRVS 时并不需要用它来制定价格体系，而是用它设计一系列绩效费率，具体做法是通过比较医生服务中投入的各类资源要素成本的高低来计算每次服务的相对值的大小，并结合相应的服务量和服务费用总预算，测算出每项诊疗（收费）服务项目的医师绩效费，从而取代了单一的分配比例分配给不同的收费项目。其具体公式如下：

$$RBRVS = （TW）（1+RPC）（1+AST）$$

其中，TW 代表医生劳动投入总量；RPC 代表不同专科的相对医疗成本指数；AST 代表专科训练成本的年金指数。在 RBRVS 体系中，医生提供医疗服务所需资源投入主要有三种：①医生的工作量（包含的工作时间、服务所需要的技巧和强度）；②医疗项目所需要的成本（包括办公室房租，设备折旧，水、电、人员工资等）；③责任成本（可能的医疗纠纷所造成的机会成本）。

RBRVS 基本思想是通过比较医生服务中投入的各类资源要素成本的高低来计算每次

服务相对值的大小，即确定全部服务项目的非货币单位表示的相对价值比（RVS），并结合服务费用总预算，算出 RVS 的货币转换系数，以系数与每项服务 RVS 的乘积推算出该项服务的酬金价格。将医生的收入与疾病诊断相联系，而与药品、设备检查脱离开了，将医务人员的工作价值在具体项目中以最为直观、简约的方式得以体现[12]。

3. 优势和劣势

（1）优势：①与《全国医疗服务价格项目规范（2012年版）》平滑对接；②医、护各自工作量能够准确量化，彻底打破科室"小锅饭"现象，充分调动了员工的工作积极性。③符合国家在《关于深化医药卫生体制改革的意见》中指出的"实行以服务质量及岗位工作量为主的综合绩效考核和岗位绩效工资制度，有效调动医务人员的积极性"的要求。

（2）劣势：①RBRVS 用于绩效评价，缺少对医疗质量管理的指标考核；②因为非手术科室医生可收费的项目较少，用其评价非手术科室医生的工作量尚存在一定的问题。

（五）DRGs

1. 发展历程

DRGs 最初起源于美国，1976 年由耶鲁大学卫生研究中心的相关学者提出。当时的美国政府从1965年起向部分国民提供健康保健补贴，导致到1980年美国的卫生总支出增至 996 亿美元，医疗卫生经费占 GDP 达到 3.8%。而且根据当时的情况估算，到 1998 年老年医疗保险基金将全部耗尽。随后，美国开始将该病例组合方案的思想运用到医疗服务付费上，即后来的 DRGs 付费方式。

20 世纪 80 年代末 90 年代初，北京、天津、上海、四川等医学院校和管理部门陆续开展 DRGs 的研究，虽然尚限于范围较小的实验研究，但已经初步证明 DRGs 机制对促进我国医疗保险制度的改革，充分、合理地利用现有卫生资源具有一定的理论价值和实用价值。

2. DRGs 含义

DRGs，即根据年龄、疾病诊断、并发症、合并症、治疗方式、病症严重程度及转归等因素，将患者分入若干诊断组进行管理的体系。DRGs 在医院管理方面的应用不仅仅局限于临床医疗方向，在医院运营管理方面的应用也很广泛。不仅能够全面、有效控制疾病诊治成本，有效控制医疗费用；还能提高医院基础质量管理有利于节约有限的卫生资源；遏制医疗保险费用的不合理增长；与绩效考评体系结合运用以实现激励管理作用。

3. 优势和劣势

基于 DRGs 开展医院绩效评价的优势：①评价导向有助于优化医院内部成本结构，在促进医院不断加强自身经营能力和管理效率的同时，实现医院内部成本结构的不断改良。②评价内容有助于规范科室 CP 工作。只有将 CP 与 DRGs 相结合，提供规范的诊疗流程，严格控制不必要的检查和药品费用，确保对患者的合理检查、合理用药。③评价方法有助于创新科室或医生的绩效考核方式。将"DRGs 权重工作量"和"病例组合指数值"两个指标引入绩效考评体系，不仅能核定实际工作量，还能判定科室或医生的医疗技术水平的增减态势[12]。

基于 DRGs 开展医院绩效评价的劣势：①实施的难度较大，需要医院具备高度信息化软硬件建设，原始信息的采集必须全面、真实；②与绩效考评体系结合使用的前提是已经具备规范的 DRGs 能力，对医疗 CP 入组率要求较高。

第三节　医院行管后勤科室绩效设计

在医院绩效管理体系应用研究中，对医院医疗技术部门的绩效考评方法的研究广泛且深入，而医院行管后勤科室工作岗位种类繁多、工作内容复杂，难以通过标准化指标进行考核，缺乏有效的绩效评价工具，一直是医院绩效管理考核系统中的难点。但是，行管后勤职能科室工作质量直接关系到医疗、医技科室的服务质量。因此，建立一套行之有效的行管后勤职能科室绩效考核分配方案显得尤为重要。

目前，对医院行管后勤科室的绩效考核一般采用行管后勤人员拿全院平均奖，虽然在一定程度上回避了许多公立医院行管后勤科室难以量化考评的问题，但实际上并没有对行管后勤人员起到激励作用，仍然存在吃"大锅饭"的现象。

一、行管后勤科室绩效考核的难点

（一）工作涉及范围广、内容繁杂多变

行管后勤人员的工作职能是为临床一线提供后勤保障和服务支撑，具有较强的服务性和辅助性，如组织会议、维修设备、收费报销、文件处理等，管理层次、行政职能差异较大，很难找到统一标准进行比较。

（二）突发工作任务多，计划性不强

一般来说，行管后勤人员的临时性工作约占其工作总量的三分之一，而且存在多部门参与完成一个项目的情况，对项目成果的划分难以界定。

（三）考核指标选择难度大

医院行政人员的工作内容模糊而且不可控因素大，大多采用定性指标衡量，如个人总结、科室内部打分、领导评价等方法，但是这样的考评方法存在主观性、随意性，导致考评结果不能达到预期效果。

二、绩效考评方法的选取

由于行管后勤科室绩效考评制度设计存在上述难点，如何才能设计出既能规避现实

存在的管理难点，又具备公平、合理的绩效考评方法是医院绩效管理工作中亟待解决的问题。因此，笔者提出将全员平均奖与海氏评价法相结合，将行管后勤人员划分为上山型、平路型、下山型，并且在奖金分配系数上给予区分：第一类：0.9、第二类：0.8，第三类：0.7。

海氏评价法是一种人力资源管理理论中对岗位价值进行评价的方法，已经被广泛应用在世界 500 强企业中。

（一）海氏评价法

海氏评价法是美国薪酬设计专家艾德华·海于 1951 年研究开发的。海氏认为，任何工作职位都存在某种具有普遍适用性的因素。这种方法有效解决了不同职能部门的不同职务之间相对价值的相互比较和量化的难题，在世界各国上万家大型企业推广应用并获得成功，被企业界广泛接受。海氏评价法认为所有职位所包含的最主要的只有三种付酬因素，即知识技能、解决问题的能力和承担的职务责任，每个因素又划分成若干子因素，每个子因素分为不同档次。海氏评价法着眼于确定不同工作对实现组织目标的相对重要性，可以客观和科学地对每一职务做出一个评价点数，汇总许多人对同一个岗位的评价，就会得到平均值，从而达到对不同性质的职位进行排序和比较的目的（表 21-1）[13]。

表 21-1 海氏评价法中使用的报酬因素解释

因素	因素解释	子因素	子因素解释
知识技能	工作所需要的专门知识和实际应用能力	专业知识技能	有关科学知识、专门技术和实际方法
		管理技巧	计划、组织、执行、控制、评估的能力和技巧
		沟通交往能力	沟通、协调、鼓励、培训、关系处理等技巧
解决问题的能力	在工作中发现问题、分析诊断问题、提出决策、权衡与评估、做出决策	思维环境	是指任职者在什么样的思维环境中解决问题，是有明确的既定规则，还是只有一些抽象的规则
		思维难度	指任职者解决问题的难度：对创造性的要求，是不需要创造性，按照老规矩办事，还是需要解决没有先例可以依据的问题
承担的职务责任	主要指任职者的行动对最终结构可能造成的影响	行动的自由度	是指任职者自主地做出行动的程度，是完全需要按照既定的规范行动，还是需要解决没有先例可以依据的问题
		对结果的影响	对工作结果的影响是直接的还是间接的
		财务责任	财务上能决定多大数金额的运用

1. 海氏评价法的优势

海氏评价法有着系统的构成法，能详细地把评估项目分散成系统的指导量表，包括《海氏工作评价系统的评价要素描述》、《评价指导图表》及《评价事例》。在评估职位项目时都能找到相对应的指导量表，易于操作和得出较科学的评估结果。同时，海氏评价法具有很强的逻辑指导意义。在知识技能、解决问题的能力和承担的职务责任三个一级评价因素下又分为 2~3 个子因素，而且每个一级因素均有一张评价指导图指导使用。在指导图表中的每个因素和所对应的数据都是经过科学设计、推导和验证而得来的，具有很强的逻辑性，经得住考验和反复使用。海氏评价法能根据职位评价因素内部结构的固有差异总结出三种类型的职位。一是上山型，二是平路型，三是下山型。并分析出这三种职位在运用三要素的权重分配，具有指导性和确定性。使用者基本上按着三要素的分配比例，就能评估出相对应的岗位价值得分和依据得分制定对应的薪酬给付制度。

2. 海氏评价法的劣势

海氏评价法源于制造业，它的适用范围被不可避免地打上了制造业的专属烙印。因此，海氏评价法的适用范围过于单一，不太适于新兴企业的职位评估，如对于 IT 行业的职位评估，它就缺乏普及性，并偏向于管理类职位评估而忽略了技术类职位评估，缺乏整体性。同时，海氏评价法不能解决岗位实际任期时可能出现的问题，如实际岗位工作内容不饱满、岗位本身设置不合理和岗位在职人员流动性控制等。这说明海氏评价法仅能单纯评价这个岗位本身的价值，而忽略了岗位实际操作过程中出现的问题和客观因素的影响，缺乏综合运用能力和解决实际问题的能力。它仅片面地强调知识技能、解决问题的能力和承担的职务责任，而没有具体到岗位实际操作过程中所出现的细节问题，缺乏操作上的连贯性和综合性。海氏评价法不能将组织或部门的发展战略目标与个人绩效考核相结合，缺少量化考核指标。

（二）具体操作流程

海氏评价法是一种非常有效、实用的岗位测评方法，在实际操作中必须遵循一定的操作程序。很多企业在实施海氏评价法时，没有按正规的操作流程操作，导致测评结果的准确性大打折扣。

1. 标杆岗位的选取

标杆岗位选择有三个原则：①够用（过多就起不到精简的作用，过少非标杆岗位就很难安插、有些岗位价值就不能得到厘定）；②好用（岗位可以进行横向比较）；③中用（标杆岗位一定要能够代表所有的岗位，同一个部门价值最高和价值最低的岗位一定都要选取）。

2. 准备标杆岗位的工作说明书

工作说明书是岗位测评的基础，完善的、科学的岗位说明书能大大提高测评的有效性。没有详细的工作说明书做基础，测评者就只能凭主观印象对岗位进行打分，尤其是当测评者不是对所有标杆岗位都很清晰的时候，测评者的主观性就会增大。

3. 成立专家评估小组

专家评估小组的人员由外部与内部两部分组成，企业外部的专家顾问能站在中立、客观的角度进行测评，同时还能为内部测评人员传授测评方法和技巧。企业内部的测评人员一般要求在企业任职时间较长，对企业的业务和岗位非常了解，在不同的部门任过职。企业内部的测评人员一定要有良好的品德，能客观公正地评价事务。

4. 进行海氏评估法培训

这一步往往需要借助外部专家的力量。海氏评估法是一门比较复杂的测评技术，涉及很多测评技巧。在测评前，测评者一定要经过系统的培训，要对海氏测评法的设计原理、逻辑关系、评分过程、评分方法非常了解，才能从事测评工作。

5. 对标杆岗位进行海氏评分

海氏评分工作一定要慎重。科学的做法是海氏评估法的培训讲师选出两个标杆岗位进行对比打分，详细阐述打分的过程和缘由。同时选择一名测评者做同样的演示，直到所有的测评者完全清楚后为止。测评者学会打分后，并不要立刻进行全面的海氏测评，可先选择部分标杆岗位进行测试，对测试结果统计分析，专家认为测试结果满意后再全面展开测评工作。如果一开始就全面展开测评工作，而测评结果因为测评者没有完全掌握测评技巧而不理想时，再进行第二轮测评会遭到很多人的反对。

6. 计算岗位的海氏得分并建立起岗位等级

计算岗位的海氏得分也很有技巧性。计算出各标杆岗位的平均分后，可算出每位评分者的评分与平均分的离差，对离差较大（超出事先设定标准）的分数可做去除处理。因为有些测评者为了本部门的利益或对有些岗位不熟悉而导致评分有较大偏差，在计算最后得分时务必要通过一些技术处理手段将这种偏差降低到最低限度。

各标杆岗位最后得分出来后，按分数从高到低将标杆岗位排序，并按一定的分数差距（级差可根据划分等级的需要而定）对标杆岗位分级分层。然后，再将非标杆岗位按其对应的标杆岗位安插到相应的层级中。

三、行管后勤人员岗位分配系数设计

对于行管后勤人员的岗位分配系数，应该按照一定的权重和人员的具体岗位要素来确定分值，应考虑的要素有工作职务、学历、职称、来院时间等各项指标。这样做既能体现岗位职责难易程度，又能综合考虑行管后勤人员个人为工作所付出的努力。

分配系数设计原则主要包括以下内容。

1. 岗位要素综合考虑

在考虑选择岗位要素的时候，应该多方面考虑行管后勤人员的岗位特征、所承担的工作职责、具备的专业知识能力等方面，形成的系数才能综合体现人员的岗位价值。

2. 权重分配有侧重

在确定各岗位要素分配权重的时候，首先应该以工作职务为首要因素，将其比重设为最大。不同职级的人员对工作付出的努力、所承担工作责任的区别非常大，因此应重点突出工作职级的不同。其次再考虑学历、职称、工作年限等因素，对于长期为单位服务的工作人员给予一定的薪资补偿。

3. 具有激励员工自主充电学习的特点

目前，伴随信息技术的不断更迭，各种专业理论的优化改进，行政工作对行管后勤人员的知识水平的要求也在不断地提高。因此，在岗位分配系数的设计中，应当考虑个人的学习成长能力，以此达到激励行管后勤人员不断提升自身文化知识水平。

四、行管后勤科室关键绩效指标考核设计

医院行管后勤科室按科室性质可以分为三类：①运营管理，院办、人事处、财务处、国资处等。②技术管理，医务处、护理部、科教处等。③服务支持，基建处、保卫处、工会等。在设计年度考核表和考核指标，可以从工作内容、纪律操守、经营指标、成本控制四个方面进行考核，每个方面的关键绩效指标的选取根据部门类别的不同进行选择。

行管后勤人员关键绩效指标考核制度设计程序包括以下内容。

（1）明确考核范围。相关后勤人员的考核范围应该以日常工作为主，适当考虑突发、临时性工作内容，应该根据每个人员工作岗位的特点"量身定制"。

（2）明确考核类别。关键绩效指标考核类别应涉及将工作效能、效率的特定种类，并按照重要性大小依次设置权重。

（3）明确考核周期。建议将考核周期定为一个季度或一年，扩大考核周期有利于综合考核行管后勤人员工作业绩。

（4）合理制定考核细则。考核细则应该具有公平、合理、科学的特点，同时应该紧贴实际发生的工作内容进行设计，切忌设置假、大、空的考核细则。

（5）明确考评组成员。通常由被考核人员的直接领导进行考评打分，并对打分结果进行公示，避免"人情分"等现象出现。

（6）建立考评结果约谈制度。对于当期考评结果较差者，应该进行领导约谈，帮助其改进不足。表 21-2 和表 21-3 列举了部分科室岗位年度关键绩效指标考核表。

表 21-2 医务科长关键绩效指标考核表

姓名				部门		岗位	
直线主管				考核期			
考核维度	序号		关键绩效指标	得分	综合权重	计权得分	考核得分
工作内容（60分）	1		拟订有关业务计划，经院长、主管院长批准后，组织实施，经常督促检查，按时总结汇报	6	60%		
	2		组织重大抢救和院外会诊，督促各项规章制度和操作常规的执行，定期检查，采取措施提高医疗质量，严防差错事故的发生	6			
	3		对医疗事故进行调查，组织讨论，及时向院长、主管院长提出处理意见	10			
	4		负责实施、检查全院医疗技术人员的业务训练和技术考核，不断提高业务技术水平，协助人事科做好卫生技术人员的晋升、奖惩、调配工作	10			

续表

姓名			部门		岗位	
直线主管			考核期			
考核维度	序号	关键绩效指标	得分	综合权重	计权得分	考核得分
工作内容 （60分）	5	负责组织实施临时性院外医疗任务和对基层的技术指导工作	6	60%		
	6	组织科室之间的协作，改进门诊、急诊工作	6			
	7	安排不得少于每月一个课时的培训	6			
	8	督促检查药品、医疗器械的供应和管理工作	6			
	9	按时提交周计划与总结、月计划与总结	4			
纪律操守 （10分）	1	不迟到、不早退，遵守各项规章制度	2.5	10%		
	2	仪容仪表的整洁度	2.5			
	3	待人接物礼貌有加，耐心讲解	2.5			
	4	按时参加规定的各项学习、培训	2.5			
经营指标 （20分）	1	提高临床技术质量、服务质量，杜绝医疗事故等，每发生一起扣1分	10	20%		
	2	广开渠道，建立专家库，及时引进临床所需各类专家	10			
成本控制 （10分）	1	本岗位耗材的领取与利用	5	10%		
	2		5			

奖励：

处罚：

建议：

考核结果：□A（90分以上）□B（75~89分）□C（60~74分）□D（59分以下）

考核人：

表 21-3　财务部主任关键绩效指标考核表

姓名			部门		岗位	
直线主管			考核期			
考核维度	序号	关键绩效指标	得分	综合权重	计权得分	考核得分
工作内容 （60分）	1	执行财务管理制度，及时、正确处理账务	5	60%		
	2	负责医院财务管理全面工作，编制财务预算，主要负责财务账务分析、报表、往来账控制、资产物资的控制监督、医疗物价管理、财务收支控制、医疗物价管理、医疗保险政策监督执行、参与医院经营管理	5			
	3	做好医疗物价管理，根据计划和按照规定的统一收费标准，合理组织收入	10			
	4	根据计划，正确、及时地编制年度和季度（或月份）的财务计划，办理会计业务，按照规定的格式和期限报送会计期报和年报	5			
	5	按时清理债权和债务，防止拖欠	5			

续表

姓名			部门		岗位	
直线主管			考核期			
考核维度	序号	关键绩效指标	得分	综合权重	计权得分	考核得分
工作内容（60分）	6	保证房屋及建筑物、设备、家具、材料、现金等医院财产的安全，进行经常的监督和必要的检查，并经常清查库存，克服浪费和物资积压，以防不良现象的发生	10	60%		
	7	监督资金正确使用，按时发放工资、奖金	5			
	8	负责对医院收费窗口的管理，对收费人员的业务指导和业务培训、礼仪礼节及服务方面的管理及培训	5			
	9	参与医院整体经营管理，确定和监控医院负债和资本的合理结构，管理和运作资金并对其经营进行有效的风险控制				
	10	按时提交周计划与总结、月计划与总结	10			
纪律操守（10分）	1	不迟到、不早退、遵守各项规章制度	2.5	10%		
	2	仪容仪表的整洁度	2.5			
	3	待人接物礼貌有加，耐心讲解	2.5			
	4	按时参加规定的各项学习、培训	2.5			
服务质量（20分）	1	按时保质保量地上报各种报表，及时为公司用财提供最新信息，以供领导决策	10	20%		
	2	协助主任，每日与临床沟通至少四十分钟	10			
成本控制（10分）	1	本岗位耗材的领取与利用	5	10%		
	2		5			

奖励：

处罚：

建议：

考核结果：□A（90分以上）□B（75~89分）□C（60~74分）□D（59分以下）

考核人：

参 考 文 献

[1] 付亚和，许玉林. 绩效管理[M]. 上海：复旦大学出版社，2003.

[2] 林筠. 绩效管理（第二版）[M]. 西安：西安交通大学出版社，2013.

[3] 王亲勇. 新医改背景下公立医院绩效管理研究[D]. 南昌大学硕士学位论文，2009.

[4] 冯国录，郑爱明. 医院绩效管理综述[J]. 国外医学（卫生经济分册），2015，32（2）：81-84.

[5] 薛迪，吕军. 医院绩效管理[M]. 上海：复旦大学出版社，2013.

[6] 雷鸣. 浅谈医院绩效管理的发展和运用[J]. 医学信息学，2011，24（8）：5295.

[7] 重庆市第九人民医院医院成本控制研究室. 平衡计分卡在医院管理中的理论与实践[M]. 重庆：西南师范大学出版社，2014.

[8] 林新奇. 绩效考核与绩效管理[M]. 北京：对外经贸大学出版社，2011.

[9] 古银华，王会齐，张亚茜. 关键绩效指标（KPI）方法文献综述及有关问题的探讨[J]. 内江科技，2008，（2）：26-28.

[10] 虞谊. EVA方法在医院绩效评价中的应用[J]. 医院管理论坛，2010，27（4）：38-40.

[11] 陈鹏. RBRVS评估系统在南京某医院绩效考核的运用研究[D]. 广西师范大学硕士学位论文，2013.

[12] 张翼飞，李志强，李跃军，等. 疾病诊断相关组在医院绩效评价中的应用探讨[J]. 现代生物医院进展，2014，14（18）：3563-3566.

[13] 周艳霞，陈凯，彭云. 海氏法在医院岗位评价中的运用[J]. 中国卫生事业管理，2007，（5）：294-296.

（赵要军　王志祥　王雷超　路　玓）

第二十二章

经 济 管 理

第一节　经济管理相关理论

一、经济效率

在西方经济学中，学者对效率的定义较为一致，认为是投入与产出或成本与收益之间的关系。有学者认为，效率是社会从现有资源中取得最大消费者满足的过程。由此得到帕累托最优的概念：当且仅当该经济体系中没有一种可行的状态至少能令一个情况变好，而不会令别人的情况变坏，此时为帕累托最优。新古典经济理论认为帕累托最优是分析经济状况最具综合性的方法。因其内涵考虑了生产资源的配置方式、生产的组织形式和消费品的分配情况，于是帕累托效率成为效率分析的常用指标。以新古典经济学理论为基础，引入制度因素并形成研究制度效率的制度变迁理论被称为新制度经济学，以科斯（R. H. Qoaee）、诺思（D. C. North）等为代表。基于新制度经济学派的观点，他们认为，经济效率可以概括为资源的有效配置问题，所以需要通过一系列制度来保证经济效率的增长，否则将会被新制度所取代。

在管理学中，企业运营效率主要分为四大类：一是规模效率，规模经济是描述企业规模变动与成本变动之间关系的理论，是指由于经济组织的规模扩大，平均成本降低，效益提高的情况。规模效率是规模经济的一种量化指标。二是技术效率，就是在生产技术不变、市场价格不变的条件下，按照既定要素投入比例，生产一定量产品所需的最小成本占实际生产成本（投入水平）的百分比。这种从产出角度定义的技术效率被普遍接受，在目前应用研究中使用较多。三是配置效率，是指采取成本最低的资源配置方法来生产消费所需要的产品。资源配置的精髓在于企业应当根据市场条件的变化适当调整投入和产出。企业产品都有其生命周期，产品价格随着市场需求的不断变化而变化，同时市场上还不断出现性能更好的同类产品和可替代品。四是综合效率，综合效率近些年成为企业运营效率评估的主要测算指标，它是指技术效率和配置效率的综合。

二、规模经济

对于规模的定义，大多是从"投入"与"产出"两部分来考量。作为公立医院，医疗用房面积、设备总值、人员数量、床位数等，都可以作为医院投入类规模指标；医疗服务的数量和经济收入可作为度量医院规模的产出类指标。床位数作为医疗服务中的基本物质要素，决定了人力、物质资源的配比，较容易表达和比较，在国内和国外的描述和研究中，都以床位数作为医院规模的度量单位。

研究规模问题的意义在于探讨规模所带来的某种属性及变化。经济学意义上的规模特征是，从生产过程的纵向长度和产出品的种类、数量描述。因此，具有经济学意义上的医院规模特征有两个：一是从病患的诊断到治疗结果所包含的整个医疗生产的纵向链条的数量（医院的纵向规模）；二是医疗服务种类和数量的大小（医院的横向规模）。这两种规模属性相互交叉，共同决定着一家医院的规模特征。

横向边界指的是生产的产品和提供服务的种类与数量。规模经济主要与单位产品的数量有关，范围经济与生产的经济种类相联系。因此，企业的横向边界主要取决于规模经济和范围经济。所谓规模经济，是指在生产技术不变的情况下，随着生产要素投入的增加，即生产规模的扩大，同种产品的产量以更快的速度增加，或者在投入品价格保持不变的情况下，单位产品的平均成本将不断下降。范围经济与规模经济是相互联系的两个概念，并且这两个术语有时可以互换使用。如果随着生产的产品或服务的种类的增加，企业能实现成本节约，则存在范围经济。范围经济的发生，本质上是对企业剩余资源的利用。

三、预算管理

近代的预算管理概念首先产生于政府部门，然后在企业单位得以广泛应用。最早的政府预算大约出现在我国西周时期和西方古罗马时代，主要是对政府财政收支的粗略估计和记账，并未形成系统规范化的政府预算制度。1215 年，英国《大宪章》做出规定："非赞同毋纳税"和"无代表权不纳税"，从此标志着政府预算产生。1911 年，弗雷德里克·泰勒出版著作《科学管理原理》，提出通过对管理工作的分工专业化与标准化的作业，从而提高工作效率，降低生产成本。一些生产企业逐渐开始把"差异分析""标准成本"等一系列方法在生产中投入使用，这是预算管理方法与理念在美国企业最初领域的应用。

1922 年，美国学者麦金西的著作《预算控制》出版，该书从对预算控制的角度对"成本预算"管理的方法与理论分别做出了详尽的阐述，著作的出版即标志成本预算管理的基本理论已经形成。1925 年德国管理学家李汉恩在其出版的《工业成本预算》中介绍了企业成本计划内容，1930 年，又出版《企业经济计划——商业预算》，进一步补充了成本预算管理的相关理论。

在 1920 年之后，企业预算管理的控制在方法与内容上获得了一定的发展，在管理理论的内容上远远超出了成本预算管理的范畴，不只包含成本预算管理的内容，还包含事先规划相关的内容。例如，对企业的利润产生影响的因素，关注固定资产、存货及现金流等各项资本的占用，充分意识到了资金的运用对企业的效益产生的作用。财务计划时代与成本预算时代相比较，加强了对协调功能的重视，是全面预算管理理论的雏形。

后来，由于一批施行了以获得企业利润作为导向的预算控制的大型企业纷纷倒闭，财务管理领域对传统的预算控制体系做出了反省，并且逐渐意识到了这种预算管理理念存在的局限性。人们逐步认识到：预算管理不应当仅仅片面地追求短期的利润，需要寻找到更新、更完善的管理方法才能使其重新焕发生命。英国财务管理企业对预算管理新的理解是，预算管理活动并不是财务会计师准备的会计工具，而是为了保证企业战略目标得以顺利实现的手段。从此，在西方的预算管理方案体系中，以战略管理作为导向的预算管理模式逐步更替了以企业目标利润作为导向的预算思想。

四、内部控制

内部控制是一种自律式控制，是指一个企业内部各级管理部门，为了保证本单位财产数额上的完整和管理上的安全，确保会计及其他信息的正确可靠，保证国家法律法规和本单位所指定的方针政策的全面执行，利用手段和方法形成制度并将其运用于医院高效的管理之中，是管理者完成医院既定管理目标的有利保障。

美国首次提出了内部控制结构的概念，最早开始贯彻执行《萨班斯-奥克利法案》，经历了从自愿披露到强制披露的过程，要求企业发布独立的内控制度报告。针对内部控制的广泛性，专门设计了内部控制程序，考虑到了成本测算和边际风险，大力发展内部控制审计业务。

英国内部控制是在公司治理理论的基础上发展起来的。卡德伯利报告（Cadbury report，1992 年）对内控的要求主要还是限制在会计控制的方面。哈姆佩尔报告（Hampel report，1998 年）提出，在内控环境下提及风险管理，将会计控制与其他控制合并。特恩布尔报告（Turnbull report，1999 年）推进了内部控制定义的发展，标志着内控制度向风险导向控制的倾斜，工作重点也由控制职能转变为风险导向，推动了风险导向的内审发展方向。

日本内部控制深受美国《萨班斯-奥克利法案》的影响，强化了企业的审计责任，提高了会计信息的可靠性。

从上述美国、英国、日本企业内部控制的发展及其特点的阐述来看，每个国家的内部控制制度不是一成不变的，必须要符合自身发展的特征，并与本国国情相结合。同样的，在一个国家内部，也应该区别对待不同性质不同规模的企业。这样才能在更加完善的内部控制制度的引导下，坚持成本效益的原则，努力实现经济效益、管理效益的最大化[1]。

五、成本管理

20 世纪 50~90 年代，医疗服务成本核算在借鉴企业成本核算做法的基础上，初步形成了以数量为基础、间接成本采用阶梯分配法的一种核算模式。这种模式在西方发达国家推行的初期收到了很好的效果，使核算的医院成本能够正确反映实际的资源消耗情况，但是随着医疗卫生行业环境的变化，医疗服务的特殊性、专业性和患者病情的差异性、复杂性等，大大增加了医院成本核算的复杂性，这种核算模式逐渐退出历史舞台。

1976 年，DGRs 成本核算法问世，它根据病人的年龄、性别、住院天数、临床诊断、病症、手术、疾病严重程度，合并症与并发症及转归等因素把病人分入 500~600 个诊断相关组，然后决定应该给医院多少补偿。耶鲁大学卫生研究中心通过对 169 所医院 70 万份病历的分析研究，提出了一种新型的住院病人病例组合方案，并首次定名为 DRGs。后来，联邦政府卫生财政管理局基于付费的需要，对该项研究进行资助，并研制完成了第二代 DRGs，该版本构成了现有版本的基础。1983 年，Fetter 将这种独特的核算方法在新泽西州医院进行了具体的实施，逐渐产生了以 DGRs 为基础的预付费制度。从此，美国医院开始实行这种以 DGRs 为基础的预付费制度，并且面向所有的医疗保险患者，逐步延伸出按病种付费的概念，这种核算模式吸引了众多西方发达国家的注意，英国、法国、德国等也在此基础上，研制了适合本国国情的病种付费方案。

20 世纪 90 年代以来，一种新兴的成本核算方法——作业成本法，优势日益明显，在医院中开始初步应用，加上作业成本法本身的管理属性，完成了医院由单纯的成本核算向成本管理领域的完美过渡，逐步形成了医院成本核算与管理的理论。在进入 21 世纪后，由于一些成本理论的发展，如战略聚焦组织理论和战略管理会计的兴起，医院管理者有所启发，并适当引入这种新兴的成本管理理论，形成了医院的战略成本管理系统，将医院成本核算与成本管理由原来的作业层级控制升级为战略层次的成本管理。从 2005 年开始，西方一些学者陆续运用作业成本法，基于战略会计的思想，对医院的医疗服务成本进行测算。

综上所述，国外医院真正开始对成本进行核算已经历经大半个世纪，从借鉴企业核算方法，即传统成本核算方法，到引入作业成本法核算科室成本和医疗服务项目成本，都能使成本核算很好地过渡到成本管理，形成了有效的衔接。可以说，国外医院较好地做到了先进理论和实践的结合，大部分得到了较好的应用，目前国外医院成本核算的研究仍然在继续，主要是整合以前各阶段的研究成果，以便于更好地推动医院的成本核算与成本管理工作。

六、绩效管理

关于医院绩效考核的研究起步于 20 世纪初期。发达国家在医院绩效考核领域进行了不同的探索和研究，并取得了不错的成绩，值得我国借鉴和学习。

美国的医院绩效考核评价和国内有较大差别，医院呈现市场化，评价明确以顾客为导向。美国医院考核评估主要由民间志愿组织和专业的提供卫生服务的组织一起完成。目前最为权威的是医疗机构联合评审委员会。1997 年，该委员会提出了将绩效考核评价整合到医院考核中，通过此方式帮助医院评估机构和顾客医疗服务建立联系，协助医院改善医疗服务质量。美国于 1997 年开始在医院绩效考核中使用平衡计分卡，目前平衡计分卡已在世界许多国家中得到广泛使用，长久的实战经验已验证平衡计分卡的科学性和实用性以及未来不可替代的趋势性。

英国是实行国家卫生服务的典型国家。英国的医院绩效评价始于 1983 年，早期的评价指标一般来源于行政管理数据，评价纬度主要集中于两个方面：医疗服务质量和医疗服务效率。2001 年，英国卫生部引进星级评审制度，以解决各医院普遍存在的"排队"现象和激励机制匮乏等问题，以期进一步改善医院提供医疗服务的效率。2004 年，英国卫生部各部门进行变动，专门设立第三方组织进行医院的星级评审工作，如卫生审计、检查委员会等。好处在于第三方评估监督机构完全独立，评估的过程完全独立，不受任何一方的牵制，通过站在病人的角度客观地评价医院提供的服务。完成评定之后，达到三星级要求的医院将享受多项独立权利，不完全受政府控制；没达到要求的医院将受到国家医院管理部门的严格监督，限期改正，否则将会罢免该不合格医院的院长。英国对医院的评估不注重医院的规模的大小，或者医疗技术的好坏，主要关注的是医疗服务的水平高低。

1990 年，澳大利亚联邦和州政府进行了医院绩效考核评价的一次大规模改进，提出了一个新的绩效评估框架。新框架的评估纬度主要强调医疗服务质量的可及性和有效性及适宜性，技术和配置上的效率、病人满意度、保健的连续性等维度，是一个以医院服务测评指标为主的绩效评价框架。2000 年，澳大利亚卫生绩效委员会为适应加拿大的卫生信息指标框架，进行了新绩效评价框架的创建。

七、财务分析

财务分析思想最早来源于 19 世纪末 20 世纪初的银行信贷管理理论，是随着社会经济的产生与发展而不断形成和发展起来的一个学科体系。20 世纪 30 年代后，西方资本市场的不断发展壮大，使诸企业筹集资本的渠道逐渐增多，扩展到社会机构与公众投资者，使财务分析报告由开始主要为贷款银行服务逐渐发展到为所有投资者及利益相关方服务；财务分析主要内容也由偿债分析扩展到营利能力分析和投资分析。与此同时，关于财务分析的研究也成为学术界研究的焦点，其中包括以美国经济学与管理学专家代表的主要研究群体，对企业财务分析理论的研究和探索实践做出了巨大贡献。到 20 世纪 50~60 年代，美国出现了许多基于资本市场的理论研究，这直接或者间接地影响了财务分析的方法、内容与理论。从 20 世纪 60 年代中期起，美国财务学领域的实证研究发展到会计研究领域，也就是会计学上所说的"实证研究"，同时财务分析研究对象也从个别企业发展到企业群体研究。20 世纪 90 年代后，财务分析理论在综合诸多理论研究发展的基础上，开始关注制度层面以及其对企业行为的影响。

我国关于财务分析思想的研究萌生于 20 世纪初，这一个多世纪的时间里财务分析理论从初步分析企业还债能力和经营状况不断发展丰富、充实到后来的比较完善的财务分析理论，经过了一个漫长的发展历程。与西方资本主义国家不同，我国财务分析的理论在发展过程中不断探索并逐步形成了一个具有社会主义市场经济特色的财务分析理论体系。改革开放以前我国经历了较长的计划经济时期，导致企业任务的完成情况是建立在以计划经济指标为基础的考核，几乎没有关注企业自身发展的理论出现，这在一定程度上也对财务分析理论的萌芽和成长产生了较大的影响。20 世纪 90 年代以后，随着社会经济活动的不断深入以及市场经济的影响，众多的经济学家和财务人员在财务分析方面开始了积极探索的道路，尝试着为企业成长设计了一些量身定做的考核指标，并为各行业的指标制定了优、中、差等五档标准值，为财务分析在横向上进行比较提供了可能。国内许多关于财务分析的著作还引入国外先进的财务综合绩效评价方法，如平衡记分卡法、杜邦分析法、功效系数法、沃尔评分法、帕利普分析体系、雷达图法等。

第二节　现代医院经济运行与管理

一、内部控制

内部控制的目标主要包括三点：一是合理保证单位经济活动合法合规、资产安全和使用有效财务信息真实完整；二是有效防范舞弊和预防腐败；三是提高公共服务的效率和效果。针对以上三项目标，内部控制应该坚持全面性、重要性、制衡性、适当性原则，主要从以下几个方面开展。

（一）预算控制

建立健全预算编制、审批、执行、调整、决算、分析、考核等管理制度。医院一切收入、支出必须全部纳入预算管理。

（1）建立严格的预算编制制度。根据医院总体发展规划、年度事业发展计划、经营目标、投资及筹资计划和其他重大决议，科学合理地编制年度预算。建立由单位领导负责，规划财务部门牵头，相关部门参与，分工合作的预算管理工作机制。

（2）建立预算审批制度。医院预算按规定程序逐级上报，由上级预算管理部门审批。部室或部门预算由医院预算委员会审批下达，明确审批人的授权批准方式、权限、程序、责任，规定经办人办理预算的职责范围和工作要求。

（3）建立预算执行制度。按照批准的年度预算组织收入、安排支出，严格管控无预算支出。建立预算执行责任制度，明确相关部门及人员的责任。层层分解预算指标，落实到各部门和岗位。建立预算执行情况报告制度、预算执行情况预警机制和预算执行结果质询制度。

（4）建立预算调整制度。年度预算一经批复，一般不予调整。因政策变化、突发事件等客观原因影响预算执行的，应由预算执行部门逐级提出书面报告，按规定程序报批。

（5）建立预算分析制度和预算执行绩效考评制度。定期分析预算执行情况，及时研究预算执行中存在的问题，重点分析预算执行差异产生的原因，提出解决措施或建议，确保年度预算的完成。按照公开、公平、公正的原则对预算执行情况进行考核，制定奖惩措施并认真落实。

（二）收入控制

建立健全收入、价格、医疗预收款、票据、退费管理制度及岗位责任制，明确相关岗位的职责、权限，确保提供服务与收取费用、价格管理与价格执行、收入票据保管与使用、办理退费与退费审批、收入稽核与收入经办等不相容职务相互分离，合理设置岗位，加强制约和监督。

（1）制定收入管理业务流程。明确收入、价格、票据、退费管理等环节的控制要求，重点控制门诊收入、住院结算收入。加强流程控制，防范收入流失，确保收入的全过程得到有效控制。

（2）各项收入的取得应符合国家有关法律法规和政策规定，严格按照医疗机构财务会计制度规定确认、核算收入。取得的各项收入和预交金必须开具由省财政厅统一印制的票据。各项收入由财务部门统一核算，统一管理。其他任何部门、部室和个人不得收取款项。严禁设立账外账和"小金库"，规定财务部、监察室定期检查。

（3）建立各项收入与票据存根审查核对制度，确保收入真实完整。财务部门必须专设收费票据审核岗位，检查监督收入的完整性。

（三）支出控制

建立健全支出管理制度和岗位责任制。明确相关部门和岗位的职责、权限，确保支出的申请与审批、审批与执行、执行与审核、审核与付款结算等不相容职务相互分离，合理设置岗位，加强制约和监督。

（1）各项支出要符合国家有关财经法规制度。严格按照医疗机构财务会计制度的规定确认、核算支出。健全支出的申请、审核、审批、支付等管理制度，明确支出审批权限、责任和相关控制措施。审批人必须在授权范围内审批，严禁无审批支出。财务人员应当在职责范围内，按照审批人的批准意见办理资金支付业务。对于审批人超越授权范围审批的资金支付业务，财务经办人有权拒绝办理。

（2）建立重大支出集体决策制度和责任追究制度。

（3）加强支出的审核控制。医院财务管理要按照"统一领导，集中管理"的原则，完善支出凭证控制手续和核算控制制度，及时编制支出凭证，保证核算的及时性、真实性和完整性。

（4）加强成本核算与管理，严格控制成本费用支出，降低运行成本，提高效益。

（四）货币资金控制

为加强医院货币资金的管理工作，保证现金，银行存款及时、足额上缴，确保医院现金的流入与流出的流程规范，确保医院现金的收、支符合国家有关规定。严禁设置账外账；不准私设"账外账""小金库"，防止贪污、挪用现象的发生。

（1）建立健全货币资金管理制度和岗位责任制。明确岗位的职责、权限，确保不相容职务相互分离，合理设置岗位，加强制约和监督。出纳不得兼任稽核、票据管理、会计档案保管和收入、支出、债权、债务账目的登记工作。

（2）医院不得由一人办理货币资金业务的全过程。办理货币资金业务的人员，要有计划地进行岗位轮换。

（3）建立严格的货币资金业务授权批准制度。明确被授权人的审批权限、审批程序、责任和相关控制措施，审批人员按照规定在授权范围内进行审批，不得超越权限。

（4）建立货币资金盘点核查制度。随机抽查银行对账单、银行日记账及银行存款余额调节表，核对是否相符。不定期抽查库存现金、门诊和住院备用金，保证货币资金账、账款相符。

（五）固定资产控制

建立健全固定资产管理制度和岗位责任制。明确相关部门和岗位的职责、权限，确保购建计划编制与审批、验收取得与款项支付、处置的申请与审批、审批与执行、执行与相关会计记录等不相容职务相互分离，合理设置岗位，加强制约和监督。

（1）医院不得由同一部门或一人办理固定资产业务的全过程，采购、保管及会计应分别设置。

（2）制定固定资产管理业务流程。明确取得、验收、使用、保管、处置等环节的控制要求，设置相应账卡，如实记录。固定资产实行归口管理，按照分工分别由医学装备管理部门和后勤保障部负责对分管固定资产的管理。

（3）财会部门负责总账和一级明细分类账，医学装备管理部门和后勤保障部分别负责管理二级资产明细账，使用部门负责建立部室台账。

（4）建立固定资产购建论证制度。按照规模适度、科学决策的原则，加强立项、预算、调整、审批、执行等环节的控制。大型医用设备配置按照准入规定履行报批手续。

（5）加强固定资产验收控制。取得固定资产要组织固定资产归口管理部门、使用部门或人员严格验收，验收合格后方可交付使用，财务人员区别固定资产的不同取得方式，取得相应的凭据办理结算，登记固定资产账卡。

（6）建立固定资产清查盘点制度。明确清查盘点的范围、组织程序和期限，年度终前，需进行一次全面清查盘点，保证账、卡、物相符。

（六）债券和债务控制

（1）加强债权控制。明确债权审批权限，健全审批手续，实行责任追究制度，对发生的大额债权必须要有保全措施。建立清欠核对报告制度，每月核对，一季度清理一次，并进行债权账龄分析，采取函证、对账等形式加强催收管理和会计核算，定期将债权情况编制报表向医院领导报告。

（2）加强债务控制。要充分考虑资产总额及构成、还款能力，对医院可持续发展的影响等因素，严格控制借债规模。大额债务发生必须经领导集体决策，审批人必须在职责权限范围内审批。

（3）建立债务授权审批、合同、付款和清理结算的控制制度。定期进行债务清理，编制债务账龄分析报告，及时清偿债务，防范和控制财务风险。

（七）监督检查

（1）建立财务会计内部控制监督检查制度。由内部审计机构或者指定专职人员具体负责财务会计内部财务控制制度执行情况的监督检查，确保财务会计内部控制制度的有效执行。

（2）医院按规定应接受并积极配合卫生行政主管部门对医院财务会计内部控制制度的建立和执行情况进行监督检查。同时医院可聘请第三方机构对本单位财务会计内部控制制度的建立健全及实施进行评价，对发现的问题和薄弱环节，要采取有效措施，改进和完善内部控制制度。

（3）建立财务会计内部控制制度问责制度和责任追究制度。医院违反财务管理内部控制制度规定，未造成严重后果的，要限期纠正，并对相关责任人予以通报批评。医院违反财务管理内部控制制度规定，造成严重后果的，追究单位负责人的行政责任；对违反财经法规的，按照《财政违法行为处罚处分条例》给予处理、处罚；构成犯罪的，依法追究刑事责任。

二、资产管理

固定资产精细化管理，就是从管理目的出发，也就是兼顾资产的安全完整、效率效益，通过任务细化、标准量化、流程优化、工作协同化、关键控制点模板化等一系列方式方法来实现管理效益的最大化。要做到精细化管理，不仅要建立科学的组织架构、精细的管理制度，还要通过信息化建立起一套能够及时完整记录基础数据和信息，全程可追溯、共通共享的大数据平台[2]。

（一）强化组织保障

建立由固定资产管理委员会、资产管理办公室和归口管理部门、使用部门组成的三级网状管理架构。其中，固定资产管理委员会为领导和决策机构，由院长、总会计师、分管院领导和相关部门负责人组成，负责制定制度，进行购置、调剂、处置等大设备决策和监督制度落实情况；资产管理办公室和归口管理部门是二级机构，资产管理办公室负责拟定相关制度，处理资产日常事宜、牵头组织购置论证、清查盘点等工作，归口管理部门负责资产的安装验收、入库办理、资产维修、档案管理等日常工作；资产使用部门是三级机构，应设置资产管理员，负责本部门科室台账管理及资产申领、维修、转移、盘点等日常运营活动。

（二）完善制度，优化流程

（1）完善固定资产管理制度。精细化管理制度就是不论在内容上还是环节上都要有足够精细的表述，在内容上，制度应覆盖固定资产的全生命周期，包括从配置、验收、入出库、使用、盘点、转移、维保、档案管理，直到处置的全过程。从环节上，工作内容、工作标准、工作依据、完成时间、谁来负责、是牵头还是配合等都要通过制度来明确，提高制度的可执行性和可问责性。

（2）固定资产常态化盘点制度既是医院财务制度的要求，又是了解大家对政策的熟悉情况、及时跟踪制度执行情况、发现新问题的有效渠道。因为工作量大，部门分工不清晰，大部分医院执行得不好。要落实好这项制度，就要明确财务部门牵头、归口科室参与的职责分工，明确工作内容（账实相符情况、台账建设情况、标签粘贴情况、资产管理员政策知晓情况、有没有存在新问题）、盘点流程、盘点标准、盘点频次，使固定资产管理水平持续提升。

（3）优化流程，提高效率。流程就是完成一项工作相关事项的先后顺序，建立科学的流程要考虑工作完成的质量，完成需要的时间和最经济的成本。在固定资产业务办理中，梳理流程时要考虑：通过不相容职务的设置来避免舞弊行为，通过不同的审批权限来体现资源配置的级别，这两方面是运行质量的考虑；配置几个人来完成这项工作，能否满足临床科室的时间需求，这是运行时间的考虑；每个环节在满足质量和时间要求的前提下，有没有更优的路径，能否带来费用节约，这是运行成本的考虑。

（三）加强信息化建设

要根据"管理制度化、制度流程化、流程表单化、表单信息化"的原则来加强固定资产信息化建设。首先，基础数据标准化。每项资产都要录入多重属性信息，包括原始属性（规格型号、厂商）、时间（使用年限，使用日期，转移、报废等时间节点）、空间（所处楼层、部门、房间等）、经济（资金来源、价值、折旧、净值等）、使用状态（在库、在用、待报废等）、运行记录（开机频次、工作量、收入、耗费材料品种及用量）、维修保养记录（维修时间、维修人员、耗费材料）等，为精细化分析和管理积累大数据。其次，实现资产业务与财务核算自动同步。例如，资产办理入库、转移、处置等业务时，通过信息化同时计入会计核算系统，实物管理和价值管理同步。再次，信息化建设应体现内部控制的原则，合理分配查询、修改、审批等系统操作权限。最后，信息系统在各业务环节中嵌入申报和审批表单，强化制度和流程要求，保证执行的刚性。

（四）加强大型设备效益分析

大型设备分析应做好以下三方面工作。

（1）建立大数据共享平台。在固定资产信息系统基础数据标准化的基础上，还应尽可能地整合其他系统的信息资源，做到数据共通共享。例如，与医院 HIS、LIS、PACS、OA、电子病历等系统对接，提取大设备的收入明细和支出明细数据。

（2）建立科学的分析体系，完善效益分析相关数据的提取标准和效益分析指标体系。

（3）加强对效益分析结果的运用。效益分析包括设备购入前、中、后三个环节。在设备引入之前，应当根据医院以往门诊、住院检查人次，结合未来变化因素进行需求预测，与设备的购价对比进行购置前效益分析，决定设备是否需要购买；在使用中，应根据设备的实际收入与耗材、人员费用等支出对设备的使用效益进行分析，评价设备实际产生的收益；在设备处置时，对于维修费用攀升，但仍具有使用价值的设备，应比较更新设备和设备继续使用的效益，科学选择设备更新时机。

（五）提高人员素质

针对现有资产管理人员学历、资质、理念不达标的情况，可以从以下两方面提升人员素质。

（1）严把岗位入门关，选用学历、资质达标的人员。

医院应对新聘人员设置学历和资质要求，对学历、技能、经验、态度等方面不符合标准和要求的不予引入，如大型设备的操作人员无上岗证应拒绝聘用；还应完善岗位说明书，明确岗位职责与工作标准，人力资源管理部门应定期对照岗位说明书对履职情况进行考核。

（2）定期组织培训。

设备的更新换代、技术应用的快速发展及固定资产精细化管理要求的不断提升，要求资产管理人员必须加强学习，定期参加业务培训来提高技能。培训包括对资产管理人员的培训和使用部门资产管理员的培训。前者旨在促进业务办理人员对资产管理全过程的了解，可以以内部轮流授课为主要形式，对资产管理各环节的业务办理依据和标准进行讲解，结合知识竞赛、外部专家讲授等多种形式来促进人员素质持续提升，管理理念更加科学、精细，创新意识不断加强。后者可由管理部门组织，定期或不定期地举办资产管理员培训会和品管圈等活动，旨在增加资产管理员对医院固定资产管理制度的了解，提高政策的执行力和遵循度。

三、成本管理

（一）医院成本核算管理的组织

医院成立成本管理领导小组，成员由院领导、规划财务部、后勤保障部、医务部、护理部及有关职能部门负责人组成，主要负责对全院成本管理工作和核算工作的组织、领导和落实。医院规划财务部配备专职的成本核算人员，一般由专业会计人员担任，负责具体的成本核算工作。各部室和后勤班组应配备兼职的成本核算员，负责基础资料的统计编报工作。

（二）医院成本核算的对象

（1）医院总成本：医院在医疗服务过程中发生的费用总和。院级成本核算以医院作为成本核算对象，可划分为门诊成本、住院成本、医疗成本、药品成本。

（2）部室成本：医院内部部室在医疗服务过程中发生的费用总和。部室成本核算以部室作为成本核算对象，医院部室可划分为直接医疗类部室、医疗技术类部室、医疗辅助类部室、管理类部室、科研教学类部室。

（3）项目成本：对每个医疗项目所核算的成本。

（4）病种成本：对单个病种所核算的成本。

（三）医院成本核算的范围

医院成本是医院为开展医疗服务活动而发生的各种消耗，其核算范围包括以下内容。

（1）人员经费：指医院业务部室发生的工资福利支出、对个人和家庭的补助支出。工资福利支出包括基本工资、绩效工资（津贴补贴、奖金）、社会保障缴费。对个人和家庭的补助支出包括医疗费、住房公积金、住房补贴、助学金和其他对个人和家庭的补助支出。

（2）卫生材料费：指医院业务部室发生的卫生材料费用。

（3）药品费：指医院业务部室发生的药品消耗费用。

（4）固定资产折旧费：指按照规定提取的固定资产折旧费用。

（5）无形资产摊销费：指按照规定计提的无形资产摊销费用。

（6）提取医疗风险基金：指按照规定计提的医疗风险基金费用。

（7）其他费用：包括办公费、水电费、邮电费、取暖费、公用车运行维护费，差旅费、培训费、福利费、工会经费及其他费用等。

（四）医院成本核算的原则

（1）实际成本原则：成本计算按实际发生额核算成本，不得以估价成本、计划成本代替实际成本。

（2）分期核算原则：成本核算要实行分期核算，并与会计分期保持一致，不得提前或延后。

（3）权责发生制原则：本期支付应由本期和以后各期负担的费用，应当按一定标准分配计入本期和以后各期；本期尚未支付，应由本期负担的费用，应当预提计入本期。

（4）一致性原则：成本核算方法和程序应当前后各期保持一致，不得随意变更。

（5）可比性原则：成本核算应当按照国家统一的医院会计制度和财务制度的规定进行，提供相互可比的核算资料。

（6）重要性原则：在成本核算中，对发生的事项应当区别其重要程度，采用不同的核算方法。

（五）医院成本核算的考核与评价

医院内部应强化成本管理意识，做到人人关心成本核算，个个参与成本管理，从上到下形成一个良好的成本管理氛围。因为成本管理工作涉及每个人，所以应加强以"人"为中心的管理思想来有效控制成本。

医院应当加强成本考核，建立成本控制考评制度，评价成本控制效果，建立相应的绩效激励体系，将成本控制效果纳入部室绩效考核体系，做到奖惩分明，使其能够自觉控制可控制成本，减少资源浪费，降低费用。将成本控制效果作为对医院决策和管理层进行绩效评价考核和部门预算安排的重要依据。

第三节 医院经济管理案例

案例（一）：首签负责制

近年来，河南省肿瘤医院的规模不断扩大，随之而来的财务管理问题也日益增多，尤其是如何加强财务管理，规范财务支出，保证资金使用安全已成为医院管理的重中之重。医院领导提出，越是医院规模扩大，经济管理越重要。财务管理是关键环节，从这时起，首签负责制度提上日程。在实践中，我们也感到财务管理的流程不顺畅，总有一些环节存在诸如签字人责任心不强、部门间推诿扯皮、办事流程烦琐等不尽如人意的地方。这些问题可否用制度来解决呢？

本着首签负责制度主要解决责任心问题这个原则，我们通过分类、比较的方法，抓住最能反映本质的典型实例，扬弃那些粗糙的、并不反映支出本质的东西，将真正反映支出本质的东西寻找出来。就这样，《河南省肿瘤医院首签负责制度》出台了。

首签负责制把医院的任何支出分为事项审批和报销审批两个流程，事项审批是报销审批依据，两个流程不交叉，不独立，相辅相成，一以贯之。按照"谁批准谁负责"的原则，业务部门经手人，业务部门负责人，主管院领导对事项的真实性、合理性进行事项审批；规划财务部会计人员，总会计师对付款凭证的真实性、合法性进行报销审批。如果由于审批（审核）不严，给医院造成经济损失的，按照损失核定额度和承担的责任进行赔偿。触犯法律的，追究其相应的法律责任。

在职工办理支付事项时，经手人需要先在相关票据上签字，然后由部门负责人、主管院领导对事项进行审批，再由财务审核人员、总会计师进行报销审批，然后才能付款。

首签负责制的实施，取得了两点显著成效。一是减少了两个业务部门的签字，避免医务人员往返奔波，更有时间做好业务工作。以常见的差旅费报销为例，之前是科室负责人、主管领导在会务通知上签字同意后去开会，回来后计算报销金额、填制付款单，再由科室负责人、主管领导签字，会计人员审核、总会计师签批后才能完成报销。区分事项审批和报销审批后，开会结束后只需要会计人员依据会务通知和票据审核、总会计师签批后即可。

二是加强了首签人的责任，业务部门和财务部门的首签人对支出事项的管理力度明显加大，工作效率明显提高，审批的质量明显提升，得到了医院领导和全院职工的广泛赞誉。以基建付款为例，业务部门和财务部门会互相认为对方能够审核把关，领导在签批时也很难做到逐一认真审核，所以责任人签批不严谨。首签负责制实施后，明确的追责机制使责任人各司其职、各担其责，责任心大大提升[3]。

案例（二）：增量绩效改革

2016年，我院经过广泛调研，开展增量绩效改革。这一方案的实施目的是通过降低结余，做大绩效总量，提升职工获得感，调动工作积极性。

本次改革坚持三大原则，一是坚持问题导向、发展共享，提高临床科室（病区）服务能力和质量，促进医院健康发展，在医院层面着力提高临床低收入群体福利待遇。二是坚持激励约束、注重实效。二级分配权力下放到科室（病区），奖优罚劣，拉开差距，有效促进绩效持续改进，做到客观、公正、公开、公平。三是坚持突出重点、客观稳定。具体指标易于获取、科学灵敏，定性定量相结合。

增量绩效改革的主要对象是临床科室（病区），由医院负责制订人事代理及聘用人员工资、夜班费标准提高等方案，预计1000万。医院设立护理基金提高护理人员待遇，预计1500万，护理部制订方案。科室（病区）内增量绩效，预计2000万。按2015年月业务收入占全年业务收入的比重，确定各月增量绩效额。

案例（三）：医院全面预算管理精细化之路

传统的预算管理以手工核算或单机核算为主，不仅缺少严肃性和执行刚性，还存在核算不够精细的问题。近年来，随着医改的不断深入，新医院财务制度、新医院等级复审要求，以及公立医院绩效考核等相关制度对医院的预算管理做出了新的规定。河南省肿瘤医院以此为契机，以信息化建设为平台，推进全面预算管理，实现医院从数量型向质量型、从速度型向效益型、从粗放型向精细型转变。

2014年初，河南省肿瘤医院制定了《河南省肿瘤医院预算管理办法》，一是明确了预算三级组织管理架构，即预算管理委员会、预算管理办公室和基层预算单元；二是明确了预算工作的具体内容和程序；三是明确了归口管理部门及其职责。

河南省肿瘤医院预算管理遵循启动晚、进展快的原则，结合本年工作总结和下年工作计划，与主要领导沟通后，签订科室综合目标管理责任书，将工作量、收入、支出等指标量化，形成编制预算的基础资料。预算的编制环节分为两上两下四个步骤，在HRP系统中进行：归口管理部门将支出预算上报预算管理办公室；预算管理办公室根据医院大盘审核，调整后下发；归口管理部门调整后，再上报；预算管理委员会审批后，提交职代会审议，通过后正式下发。

当各部室需要发生支出业务时，HRP 系统的资金支出控制模块就会从金额和数量两个维度实施管控。当金额或数量有任何一个指标超出预算时，系统自动发出提示并拒绝录入保存，体现了"无预算不支出、超预算调整预算后再支出"的理念，强化了预算刚性。规划财务部以季度、半年、一年为周期，对预算执行情况进行分析，找出差异，分析原因，做好督促工作。同时，按年度对预算执行率进行考核，收入预算考核到科室，支出预算考核到归口管理部门，做到科学化、精细化。

以版面费报销为例，在审核签批齐全、票据合法正确之后，审核人员在资金支出控制系统中选择"版面费"预算，填写归口管理部门、经手人、报销金额和工作量。如果可用预算余额或可用工作量不足，系统会弹出提示并中止报销；如果足够，则继续填写职工工号，系统自动关联出职工工资卡账号信息，最后填写支出科目和经费使用部门，为自动生成凭证做好准备。

经过几年的努力，河南省肿瘤医院全面预算工作在医院管理中发挥着越来越重要的作用，各项业务指标明显改善，医院运营质量显著提升，也把增收节支的财务理念根植到每个员工的意识和行为中。

案例（四）：固定资产精细化管理

固定资产是公立医院运营中的重要生产要素，在医疗、科研、教学活动中发挥着重要的作用。在深化医药卫生体制改革的背景下，保障资产的安全完整，充分挖掘资产效益对医院的可持续发展非常重要。

然而，与快速增长的医院规模相对应的是，公立医院固定资产管理水平仍然不高，不论是实物管理还是价值管理都比较粗放，和医院医疗技术水平的快速提高呈鲜明对比。这主要体现在：资产核算不到位、"账实不符"普遍存在、资产效能发挥不充分、相关制度落实不到位等。

为此，河南省肿瘤医院从以下几个方面构建精细化管理模式。一是强化组织保障，建立由固定资产管理委员会、资产管理办公室和归口管理部门、使用部门组成的三级网状管理架构。二是完善固定资产管理制度，明确工作内容、标准、依据、完成时间、谁来负责、是牵头还是配合等要素，提高制度的可执行性和可问责性。三是优化流程，实现资产全生命周期管理。四是加强信息化建设，根据"管理制度化、制度流程化、流程表单化、表单信息化"的原则，做到基础数据标准化，实现资产业务与财务核算自动同步，同时信息系统应在各业务环节中嵌入申报和审批表单，强化制度和流程要求，保证执行的刚性。五是加强大型设备效益分析，建立大数据共享平台，根据不同用途，选取不同指标，构建科学的分析指标体系，在设备购入前、使用中和使用后三个环节均需进行效益分析以便用于精细化指导设备的购买决策。六是提高人员素质，严把岗位入门关，明确岗位职责与工作标准，加强相关人员培训。

值得一提的是河南省肿瘤医院的固定资产常态化盘点制度，要求每两年完成一轮全面盘点，这既是医院财务制度的要求，又是了解大家对政策的熟悉情况、及时跟踪制度执行情况、发现新问题的有效渠道。每次盘点由规划财务部为资产盘点牵头部门，负责组织后勤保障部、医学装备管理部门、信息中心等部门组成盘点小组，履行盘点职责，对选定部门资产的安全完整、使用状态等情况进行核对。落实好这项制度，需要明确牵头机构、部门分工、工作内容和盘点流程、标准、频次，通过常态化盘点促使固定资产管理水平持续提升。

案例（五）：明确岗位职责，加强岗位管理

河南省肿瘤医院财务部门为了加强财会岗位管理，进一步明确岗位职责，细化工作任务和工作流程，通过借鉴企业和其他医院的做法，在各部室中率先开始编写财会岗位说明书。岗位说明书的主要内容有：基本资料（岗位名称、定员、主管副主任或组长、岗位分析时间、岗位说明书制定时间）、任职资格（学历、职称、专业、工作经验、能力）、业务总体说明、前端工作流程说明、职责与工作任务描述、业务流程图及说明、后端工作流程说明、所需权限、工作协作关系（指本岗位开展工作涉及的院外单位、院内科室和本部门岗位）、质量考核常见问题及解决办法。

为保证活动质量，达到预期效果，规划财务部还组织了岗位说明书评比。比赛采用百分制，参赛人员依次以PPT形式进行15分钟的汇报，评委现场点评打分。评比内容包括PPT制作、岗位认知、职责描述及常见问题和解决办法等。

通过岗位说明书的编写和评比，各岗位重新梳理岗位工作流程，认真思考和整理为了完成职责任务需要提前做与前面岗位衔接的工作，以及职责任务完成后需要与后面岗位衔接做的善后工作，形成前后衔接无缝隙的工作链条，使员工明白岗位该做什么，怎么做和达到什么标准，为财务部门加强科室岗位管理、落实财务部门职责、更好地开展工作提供了保障。

除岗位说明书以外，河南省肿瘤医院规划财务部还实行AB角岗位工作制度。AB角工作制度是指在合理设置工作岗位和职责的基础上，在两个岗位之间，实行顶岗或备岗的制度。当A角（主办）因故不在岗时，B角（协办）自动顶岗，根据工作性质应及时办理的各项事务，以保证工作正常运转。

该制度明确了A角、B角工作职责，工作要求和应承担的责任。由于明确了每位员工的B角角色，实行人人担当B角的备岗制度，使每位员工在做好本职（A角）工作的同时，主动自觉学习担任B角岗位相关业务知识、操作规程和操作技能，熟悉和掌握承办事项的原则规定，切实履行所替代岗位的职责，在A角因休假、学习、因公外出等原因离岗时，主动顶岗，切实履行B角岗位职责。这样做不仅有效避免了工作缺位、错位和越位的现象，还促进了员工岗位学习、交流的积极性，形成了科室互帮互学、团结友爱的良好氛围。

参 考 文 献

[1] 李彤冰. 关于构建和完善医院内部会计控制的研究[D]. 山东大学硕士学位论文，2008.

[2] 韩斌斌. 公立医院固定资产实施精细化管理的思考[J]. 中国医院，2015，（9）：58-60.

[3] 褚守祥. 医院财务管理中的首签负责制[J]. 现代医院，2014，（9）：123-124.

（韩斌斌　褚守祥　邢黎黎　陈淑慧）

第二十三章

内 部 审 计

随着公立医院法人治理结构和治理机制的不断完善，其在人事、分配、运营等各方面拥有了越来越多的自主权，并逐步向着所有权和经营权分开，管办分离的目标靠近。在这样的背景下，公立医院内部审计的一线监督职责和作用也显得愈发重要，成为公立医院法人治理体系中不可或缺的一环。

第一节　内部审计基础

一、内部审计的概念

近年来随着公立医院经济活动日趋复杂、医院规模的扩大和法人治理结构的日趋完善，各方面对内部审计提出了越来越高的要求，公立医院内部审计已逐渐从单一的监督职能延伸至确认和咨询等职能。2014版《第1101号——内部审计基本准则》将内部审计定义为：内部审计是一种独立、客观的确认和咨询活动，它通过运用系统、规范的方法，审查和评价组织的业务活动、内部控制和风险管理的适当性和有效性，以促进组织完善治理、增加价值和实现目标。

根据内部审计定义，内部审计应当以组织目标的最大化为方向，落脚于组织目标的实现，以增加价值。因此，公立医院内部审计应当是为了增加医院价值，改善医院管理而独立、客观地进行确认与咨询的服务。

二、内部审计的原则和主要内容

我国公立医院内部审计机构开展工作，主要以三个原则进行：一是遵循卫生和审计政府部门的相关规定，主要包括审计署制定的内部审计工作规定、地方政府颁布的相关条例、行政主管部门发布的规定；二是依据内部审计准则的相关要求；三是公立医院审计机构的审计计划和主要领导的指示要求。

从实践来看，目前公立医院内部审计所进行的审计业务主要有：工程建设项目造价审计、经济合同签订前审计、财务收支业务审计、部门运营绩效审计、科研经费审计、大型医用设备效益审计、经济责任审计和内部控制的健全性及有效性的评审。

通常来讲，前三项内部审计业务是设置内部审计机构的公立医院的常规性业务内容，后面几项不同公立医院之间的差别很大，规模较大的大型三甲公立医院在这些领域进行的探索比较多，规模较小的其他医院在这方面的探索相对较少。尽管如此，内部控制制度健全性评审、经济责任审计及部门运营绩效审计近些年来不断得到加强，最主要的原因是公立医院治理体系和内部管理不断改善和加强的客观要求。

三、内部审计的组织机构及人员设置

为确保公立医院审计机构独立审计职能的充分发挥，内部审计机构和人员设置应符合以下原则。

（一）独立性

总结公立医院内部审计机构的领导模式大体分为三种：一是院长直接领导下审计组织模式，这种模式能够最大限度地发挥内部审计的独立性、权威性和地位；二是在纪检部门领导下的审计组织模式，一般由纪检书记分管审计部门，这种组织模式容易脱离实际业务，反而限制了其咨询职能的发挥，难以达到改善管理、提高价值的审计目的；三是由相关副职院领导主导，这种组织模式有利于审计人员接近实际业务，但就独立性而言，由于对医院重大管理活动很难进行监督评价，因此这种组织管理模式无法真正发挥内部审计的职能。

按照《第 1101 号——内部审计基本准则》规定："内部审计机构应当接受组织董事会或者最高管理层的领导和监督，并保持与董事会或者最高管理层及时、高效的沟通。"《第 2302 号内部审计具体准则——与董事会或者最高层的关系》规定："我国内部审计机构与董事会或者最高管理层的关系，是指内部审计机构由于隶属于董事会或者最高管理层所形成的接受其领导并向其报告的组织关系。"

原卫生部《卫生系统内部审计工作规定》要求，内部审计机构及内部审计人员在本部门、本单位主要负责人领导下，依照国家法律法规及本规定开展审计工作。

按照有关要求保障公立医院组织的独立性是审计机构独立开展审计业务的最重要前提。公立医院审计机构负责人应当由单位主要负责人或者权力机构通过适当的程序任免，其工作应当向公立医院主要负责人或者权力机构负责。

需要注意的是，与单位主要负责人或者权力机构重要人员有夫妻关系、直系血亲关系、三代以内旁系血亲及近姻亲关系的人员，不宜担任本单位内部审计机构负责人。

（二）专业性

公立医院应当科学设置审计岗位，配备具有专业知识的审计人员，以保证内部审计

对医院关键业务的覆盖。内部审计人员应当具备必要的学识、业务能力和工作经验，并不断地通过后续教育等途径保持和提高专业胜任能力。

一家公立医院以设置多少内审人员岗位为宜，应当结合高层的重视程度、审计任务的多少、审计业务的复杂性进行综合考量。但审计人员专业至少应覆盖财务、计算机、工程建设造价计量、法律等专业。对于公立医院而言，要做好内部审计，更主要的是要通过经验积累，深入了解医院各项流程。

内部审计涉及公立医院各项业务的方方面面，而审计资源则总是缺乏的，因此要实现内部审计业务全覆盖，应统筹利用专业外包企业和医院内部专业人员共同实施。例如，工程建设的造价跟踪审核可交由具备专业资格的工程造价师进行，科研计划项目经费使用的合理性可交由医院相关专业的专家来评价。

四、内部审计的审计程序

（一）审计计划

年度审计计划是目前审计计划管理的基本形式。一般情况下，医疗卫生机构内部审计机构负责人在制订年度审计计划前，应当充分发挥内部审计对本单位较为了解的优势，并依据以下方面制定。

（1）医院的发展规划、年度目标及重点工作。

（2）医院主要负责人对审计工作的要求。

（3）对相关经营活动有重大影响的法规、政策、计划和合同。

（4）相关内部控制的质量。

（5）相关职责范围或经营活动的复杂性及其近期变化。

（6）相关人员的能力、品质及其岗位的近期变动。

（7）其他与项目有关的重要情况。

公立医院的内部审计计划要能够充分发挥好审计的确认和咨询职能，为医院主要经营目标的实现和重点工作的完成保驾护航，要能够成为预测重大内部控制缺陷和运营风险的"雷达"。

（二）审计前准备

1. 审计前调查

审计前调查是审计正式实施前期，就审计的内容范围、方式和重点，对被审对象进行调查了解的过程。在这一阶段，审计人员要对被审计对象所涉及的专业（行业）知识，包括对相关法律法规、单位规章制度、行业规范标准等进行熟悉，特别是了解被审计对象的内部流程，熟悉其内部控制设计情况，以达到明确审计重点的目的。

2. 实施方案

审计项目负责人应当在审计前，根据审计计划拟定实施方案。实施方案至少应包括方案依据、目的、被审对象名称、审计程序及主要方法、预定起止日期、审计人员组成、方案编制日期（表 23-1）。

表 23-1 ××审计实施方案

审计项目			
被审计单位名称			
审计年度		计划工作时间	
审计方式		编制依据	
审计目的			
审计内容和范围			
审计人员分工			
审计实施步骤			
审计组	组长	主审	
	成员		
审批	审计部门负责人	主管领导	
审计组长（签字）：		编制人（签字）：	

3. 审计通知书

一般情况下，审计组应当在正式实施审计前至少三日向被审计对象下达审计通知书，审计通知书应明确审计范围、内容、目的及审计组成员。对于特定项目进行审计，无须下达通知书，如对于在审计前调查中已掌握一定线索的突击审计，提前告知则会"打草惊蛇"（表 23-2）。

表 23-2 内部审计通知书
（20××）审字第××号

被审计部门（人员）	
根据××年审计工作计划的安排（院长办公会决定），近日审计部将派审计组对××情况进行审计，现将有关事项通知如下：	
审计目的	
审计范围和内容	
预计审计时间	预计××个工作日（××至××）
参加审计人员	
需配合开展工作及提供的资料	
审计部负责人意见：　　　　　　　　　　　　　　年　月　日	主管领导意见：　　　　　　　　　　　　　　年　月　日
院长意见：　　　　　　　　　　　　　　　　　　　　　　　　　　　　　年　月　日	
抄送	
送达情况　　　年　月　日　　　年　月　日　　　年　月　日	被审计部门（人员）：　　　　　　年　月　日

4. 实施

内部审计实施阶段是按照前期审计计划、实施方案，审计人员运用系统的审计技术方法对被审计项目实施深入细致的审计调查，取得审计证据，形成审计意见的过程。实施阶段是整个项目审计过程中的核心环节，具体包括：召开审计进点会→获取审计资料→业务内控的有效性测试→取得证据→形成并汇总工作底稿（审计发现汇总）→撤点会（表 23-3）。其中，通过恰当审计技术方法获得审计证据是这一阶段的关键，在这里需要注意以下方面。

表 23-3　审计发现汇总表

项目名称：＿＿＿＿＿＿＿　　索引号：＿＿＿＿＿＿＿　　页　　次：第　页　共　页

审计期间：＿＿＿＿＿＿＿　　编制人：＿＿＿＿＿＿＿　　编制日期：＿＿＿＿＿＿＿

　　　　　　　　　　　　复核人：＿＿＿＿＿＿＿　　复核日期：＿＿＿＿＿＿＿

序号	审计发现	原因分析	初步审计建议	被审计对象意见	工作底稿索引

（1）在只能采取抽样审计的情况下，审计人员根据项目特点选取的样本数量及样本类别要有充分的代表性和重要性。一般而言，要选取数量多、单位价值高的样本作为审计样本，还要根据审计目标、审计力量等因素充分考虑样本类别的组合。

（2）审计过程中，对关联人员的询问记录不能直接作为审计证据使用，但可以作为发现线索的突破口。

（3）掌握 SPSS 软件、Excel 函数（宏）编制、SQL 语言等计算机应用，可以大大提高审计效率。

5. 审计报告

审计报告是审计人员根据审计计划对被审计单位实施必要的审计程序，就被审计事项做出审计结论，提出审计意见和审计建议的书面文件。公立医院内部审计报告是审计部门在完成审计工作后向医院提交的最终产品。审计报告应包含审计依据、被审计对象基本情况、主要问题及问题性质、审计定性依据、审计评价意见（表23-4）。

表 23-4　关于××（被审计对象）××年度××情况（审计项目）的审计报告

××审字第××号

根据年度审计计划，自××年××月××日至××年××月××日，审计组对××（被审计对象）××年度××情况（审计项目）进行了审计，同时进行了必要的延伸。审计过程中得到了××的积极支持和配合。现审计工作已经结束，现将审计情况报告如下：

一、基本情况

二、审计结果

三、存在的问题

四、审计意见和建议

…… …… ……

附表

××医院审计部（盖章）

年　月　日

审计中提到的新问题可能会因为审计取证不足或其他原因导致报告所反映的问题与实际情况存有偏差，这就需要在正式报告发出之前与被审计对象沟通交流，经确认无误后提交管理层。

五、后续跟踪审计和审计结果的运用

（一）后续跟踪审计

在注册会计师进行的社会审计中，出具正式审计报告就标志着审计工作的结束，但内部审计的真正价值在于查缺补漏、改善管理，只有持续监督审计问题的整改，直到问题的解决，才是内部审计的终结。

后续跟踪审计的审计程序同前期审计基本一致，即组成审计组、编制审计实施方案、检查问题整改情况、形成后续跟踪审计报告、档案归档。对于前期重大审计发现，后续跟踪审计要同前期实施阶段一样，也要形成工作底稿，对整改情况进行再评估。最后，审计部门应当根据被审计对象整改情况撰写后续跟踪审计报告，并提交管理层审阅。

（二）审计结果的运用

审计结果的充分运用是宣传审计、加强审计、维护审计权威的重要举措，医院管理层要高度重视。

公立医院内部应当建立相关制度措施，明确有关职能部门对内部审计结果利用的具体工作职责。保障审计发现的内部控制和管理的典型经验得到推广应用，审计提出的表彰与表扬建议得到及时采纳，审计发现的问题得到有效整改。该制度应当明确以下内容。

（1）与审计发现问题直接相关的责任部门（或人员）负责对问题进行纠正和整改。

（2）财务部门负责对财务管理中存在的问题进行纠正和整改。

（3）纪检、监察部门负责对审计发现问题中涉及违反党纪政纪行为进行责任追究。

（4）干部及人事部门负责对审计发现问题中涉及干部人事管理的事项进行处理。

（5）相关管理部门应当根据审计建议，完善内部控制，改善风险管理。

第二节　内部审计实务

一、经济合同审计

经济合同审计是公立医院内部审计机构及人员依据国家有关法律法规和单位内部合同管理有关规定，运用规范的审计程序和方法，对单位签订的经济合同、履行经济合同的过程和结果进行的审计监督、检查、评价和咨询活动。

与其他类型审计相比，经济合同审计具有专业性强、覆盖面广、规范性高的特点。

经济合同覆盖专用医学设备、建筑工程、科研管理等医院各方面专业，这是经济合同审计的最大挑战之一。

（一）签订前准备

（1）审查合同资料是否齐全，包括法人营业执照、法人代码证书、相应资格证书及等级证书、签约人的授权委托书、招投标文件、评标报告、中标通知书、议标纪要等。

（2）审查合同主体资格及经营资格的合法性。

（3）审查是否超过年度采购预算。

（4）审查采购对象的合规性。

在这一阶段，公立医院内部审计要充分发挥内部审计的咨询职能。医院对外签订经济合同是医院的重大经济事项，重大经济合同的签订，一般需要经过医院集体研究决定。内部审计要在合同事项提交医院集体决策机构之前提前介入，充分发挥其通晓法规、制度的专业优势，为医院决策提供制度参考，特别是通过事前介入，为医院是否应该签约提供明确的政策依据。

某医院预购置一台高通量基因测序仪用于肿瘤的预测体检，该设备购置的可行性论证报告同时抄送该医院审计部。审计部在仔细看过该报告后提出以下审计意见：根据国家食品药品监管总局办公厅、国家卫计委办公厅关于加强临床使用基因测序相关产品和技术管理的通知（食药监办械管〔2014〕25 号）第二条有关规定，"用于疾病的预防、诊断、监护、治疗监测、健康状态评价和遗传性疾病的预测，需经食品药品监管部门审批注册，并经卫生计生行政部门批准技术准入方可应用。"本案未经相关注册批准，不宜此项购置。根据审计部这一审计意见，该医院经过认真研究后表示暂时放弃这一购置计划。

（二）签订

这一阶段主要审查合同文本的规范、完整、准确。

1. 合同文本

如果有国家发布的标准合同文本，则尽量采用标准文本，如建设工程类；不需采用标准合同文本的，双方协商确定，但合同条款至少应包括签约人名称、合同标的名称、标的质量和数量、合同价款、履约期限、履约地点和方式、违约责任及争议解决。除此之外，还要审查文字使用的准确性、严谨性。

2. 合同内容

审查合同的实质性内容是否与投标承诺的内容一致。根据《中华人民共和国合同法》有关规定，合同标的、数量、质量、价款或者报酬、履行期限、履行地点和方式、违约责任和解决争议方法等的变更，是对要约内容的实质性变更。合同实质性内容违反投标承诺的可能导致签订合同无效。对于有关法律法规要求必须预留质保金的，是否约定了质保金预留条款，质保金预留比例及质保期约定是否符合国家有关规定。审查对方是否有单方免除其责任义务，排除对方主要权利的合同内容。招标文件要求投标人提供履约担保金的合同，审查是否有履约保证金条款，以及履约保证金金额（比例）是否与招标文件相一致。

3. 合同执行

合同执行审计是合同生效后，审计人员对合同约定的各方权利义务的履行情况的审查。其主要目的是维护医院利益，维护合同签订的严肃性，主要方式包括履约过程跟踪（如大型建设工程施工质量及造价控制、大型医学设备的验收）和履约后审查。在这一阶段，审计人员应深入业务部门和使用部门实地了解合同执行情况，对履行不充分的要查明原因并及时通报相关部门，对于存在重大履行缺陷的，要及时上报医院。审计人员要特别关注合同的解除和变更，审查合同变更、解除是否符合法律规定的条件，防止以非法更改主合同实质性内容为目的的变更、解除。

4. 内部控制

合同管理的内部控制是医院为控制合同管理而制定的各项制度措施。合同管理的内部控制审计就是要审查合同控制的制度措施是否严谨、制度措施是否得以切实执行，主要关注内容包括授权审批是否严谨、业务使用部门控制措施是否得以执行、财务监督是否到位等（表23-5）。

表23-5　××医院经济合同签字流程表

标的名称：		
供货单位：		合同金额：
招标采购部门对价格合理性等内容意见	科主任：	主管领导：
项目使用部门对合同技术参数意见	科主任：	主管领导：
项目管理部门对合同签订人的真实性、合法性等方面意见	科主任：	主管领导：
财务部门对付款方式以及是否列入年度财务预算的意见	科主任：	主管领导：
审计部对合同商务条款完整性、合法性方面的意见	科主任：	主管领导：

备注：1.本表由审计部门留存；2.经办部门留存复印件

年　月　日

二、建设工程审计

（一）建设工程内部审计的概述

建设工程内部审计是内部审计机构及人员依据法律法规、相关规范，对工程建设实施过程中所形成的计价资料或其经济行为的真实性、合法性、合理性和有效性进行的监督评价。随着我国卫生事业的快速发展，公立医院的建设投资不断增加，建设规模不断扩大，建设项目已经成为各单位经济活动的重要内容。公立医院建设工程项目复杂，具有工程造价高、建设周期长、专业技术性强、建设过程中调整变化多等特点，为了有效控制工程成本，提高资金使用效益，各公立医院的建设工程项目应当开展全过程审计。具体审计方式可以是过程跟踪审计，也可以是事后专项审计。

1. 过程跟踪审计

过程跟踪审计是内部审计人员对建设项目开展的事前、事中、事后的跟踪审计，通过在过程中发现存在问题，提出审计建议，促使医院内部规范施工程序、确保工程进度、提高建设资金使用效率[1]。

2. 事后专项审计

事后专项审计是内部审计人员在建设工程验收合格后对其竣工结算阶段进行的审计。通常工程结算审核主要依据招投标文件、合同、实施过程形成的计价资料、对施工方申报的结算书进行审核，医院财务依据审核后的工程价款作为工程款的付款依据。

由于过程跟踪审计能够更有效地解决工程管理过程中的程序不规范、大幅度超概算及"既成事实"等问题，目前过程跟踪审计已经成为内部审计机构对重大经济活动实施监督的一项重要工作，也是公立医院内部审计机构在医院工程建设期的一项常规工作。

（二）建设工程项目审计的委托

由于建设项目审计具有时间长、工作量大、专业性强的特点，实施这一建设项目审计，特别是大型基本建设项目的过程跟踪审计需要大量专业人员，而大型建设项目仅为公立医院的阶段性工作，所以我国公立医院的项目跟踪审计一般由内部审计机构委托审计中介机构进行。

对于中介机构的选择，特别要注意不要忽视工程财务管理方面。选择的中介机构不仅在工程管理、造价管理方面要强，还要有工程财务管理方面的专业人员。在招标遴选中，不仅要看工程管理、造价管理方面，还要看工程财务管理方面，选择同时具有工程管理和工程财务均具实力的复合型审计中介机构。

××医院综合病房楼工程于 2015 年 12 月完成了竣工结算工作，随即进入决算阶段，当医院财务人员试图将项目造价中的建筑安装工程投资支出、设备投资支出、待摊投资支出和其他投资支出分离时发现，对工程专业的工程造价管理不是很了解，于是向报告编制的造价咨询公司说明意图，寻求帮助，造价咨询公司缺少工程财务专业人员，对设备投资成本的归集和待摊费用的分摊方法不甚了解，导致了相互沟通不畅，迟滞了竣工决算工作的进行。

（三）前期决策阶段审计

前期决策阶段审计包括投资估算、初步设计概算和施工图设计阶段的施工图预算。

这一阶段对提高建设资金使用效率起着极其重要的作用，审计人员要在跟踪审计过程中注意以下方面。

（1）建设单位为了立项审批需要，故意低估投资估算，以致无法反映建设项目的真实成本。一旦立项，则随意超估算编制设计概算，而在施工图预算阶段，由于概算与建设项目实际情况相差太大，造成施工图预算又大幅度地超概算。前期决策阶段直接关系到建设项目的造价管理和控制，建设单位过程跟踪控制必须从这一阶段及时介入。

（2）在设计概算阶段，因项目下达较晚，建设单位往往为了尽早投入使用，采取边设计边施工，由于设计深度造成施工中很多问题，在施工过程中又不断变更，设计概算与施工图预算相差甚远。在设计上，忽视工程造价的控制，不采取限额设计，缺少对设计方案的技术经济分析和优化论证，片面追求建筑的使用功能。

××医院审计部对新建综合病房楼项目进行全过程跟踪控制审计，在预算调整的审计过程中发现，桩基基础工程造价增加 560 万元，经查，原因是勘察单位提供的勘察数据不准确，未对施工区地质情况予以详细描述，以致设计方无法根据地质情况选择出既安全可靠又经济合理的基础形式，而是选择了常用的预制管桩。在实际施工工程中，由于施工区地质的复杂性，管桩长度不能满足承载力要求，只得设计变更，于是造成了投资概算的大幅度调整。

（3）设计概算和施工图预算中的定额标准不准确，导致在后期的施工过程中参考性不强。例如，定额子目未根据施工现场和施工组织设计进行编制，单价的套用预算计量单位和定额不一致。

（四）招投采购阶段

1. 招标概念

建设项目招标是建设单位对拟建的工程项目通过法定的程序和方式吸引勘察设计、施工、监理、材料及咨询等方面的承包单位竞争，并从中选择条件优越者来完成工程建设任务的法律行为。

2. 审计重点

在招标采购阶段，审计的重点是化整为零，规避招标。容易发生规避招标行为的建筑类别主要有以下几种。

（1）附属工程。附属工程一般比较小，建设单位容易忽视，有些单位还陷入只要主体工程招标了，附属工程就不要招标的认识误区。

（2）在项目计划外的工程。计划外工程从一开始就没有按规定履行立项手续，所以招标投标也就无从谈起。

（3）对于施工过程中矛盾比较大的工程，建设单位为了平息矛盾，违规将工程直接发包给当地村民。

规避招标常用手段主要有以下几类。

第一，肢解工程来进行规避招标。

建设单位将造价大的单项工程肢解为各种子项工程，各子项工程的造价低于招标限额，从而规避招标。

××医院院区智能化改造项目，其施工合同金额达到 658 万元，超过了国家规定的公开招标的限额标准，但该医院将施工项目按照 1 号、2 号、3 号、4 号、5 号、6 号、院区道路分为七个标段，因此每标段合同均低于 200 万元之下，直接予以发包。

第二，"大吨小标"的方式进行招标。

这种做法比较隐蔽，主要是想方设法将工程造价降低到招标限额以下，确定施工单位后，再进行项目调整，最后按实结算。在审计过程中就曾经发现某单位一开始连设计过程都没有进行，直接以一张"草图"进行议标，确定施工单位后再重新进行设计，最后工程结算造价也大大超过投标限额。

第三，打项目的时间差来规避招标。

××医院先将院区花园绿化拿出来议标，确定施工单位后，再明确工作内容不仅仅是院区花园，同时还增加整个院区工程，当然造价也就相应地提高了。

第四，不公平设置招标条件。

这可分为三个档次的不公平，最低层次是制定品牌、商标；其次是通过对业绩、资质和非关键性技术参数的特定设置来排斥其他投标人，如××医院要求设备长度为 2.5 米，一般而言，这种非关键性条款只能是某个区间，如小于等于 2.5 米；最高层次是通过标的评分办法的设置，这种不公平极为隐蔽，而且很难判定其不合理、不合法。

对公立医院工程建设项目的审计，应当把招投标审计作为工程建设项目审计中最重要的环节，关键在于查处串标、围标等不法行为，维护招投标的正常秩序，从根本上预防工程建设腐败，发挥审计免疫功效。但由于招投标阶段违法行为较为隐蔽，大大增加了审计风险，在实际操作中应当注意审计方法的运用。

（五）建设工程合同管理审计

建设工程合同是工程付款和竣工结算等活动的重要依据。施工合同如果不够规范和严密，可能给建设单位或承包单位带来直接或间接的经济损失，给竣工结算埋下隐患。因此，必须保证合同内容的合法性、全面性和严密性。但不少建设项目的施工合同内容不全面、条款不规范、语言不缜密，重要条款约定不清，成为工程结算出现扯皮情况的根源。为有效促进施工合同的合法签订和履行，促进公立医院规范工程合同管理，开展施工合同审计工作十分必要。

1. 合同跟踪审计的重点

开展工程施工合同跟踪审计工作，要重点关注两方面的内容：一是在合同起草和签订阶段，加强对合同条款的审核；二是在合同履行过程中，审查付款和索赔是否符合合同规定的方式和数量，是否签署了违背原总包合同的施工签证或补充协议。

合同制定阶段的审计。加强合同制定过程中的条款审核，如审核合同中的责任、权利、质量、工期、取费、拨款方法、奖罚、保修及时效等是否全面合规，施工过程中的主要条款是否与招标文件、中标条件相符。如果有建设单位直接分包的项目，审核分包价格是否合理，分包合同条款是否合规。

（1）审查合同主体资格。

对承包方主要应审查施工资质情况、施工组织能力、社会信誉度、财务状况等，审查是否存在借用资质或非法转包情况，所承包的专业工程是否超越其资质能力等。

（2）合同形式。

对工期长、技术复杂、实施过程中发生各种不可预见因素较多的大型土建工程，以及建设方为了缩短工程建设周期，初步设计完成后就进行施工招标的工程适用单价合同，单价合同的工程量清单内所开列的工程量一般为估计工程量，而非准确工程量。工程招标时的设计深度已达到施工图设计的深度，合同履行过程中不会出现较大的设计变更，承包商依据的报价工程量与实际完成的工程量不会有较大差异，工程规模较小，工程工期较短的工程项目适用于固定总价合同。

（3）语言表达要缜密。

合同语言表达要做到清晰和严谨，减少或防止不必要的法律纠纷。如果合同出现文字漏洞，则有可能引起对方的索赔，甚至诉讼，即使乙方不存在过错，也有可能出于被动的地位。合同订立过程中，囿于表意人的知识、经验和判断能力，合同当事人的意思有时表达得不够清楚、明白，就可能在当事人之间发生争议，可见，完整、缜密的语言表达是对合同的基本要求。

（4）风险分配要适当。

任何一种风险都应由最适宜承担该风险或最有能力承担该风险损失的一方来承担。有时，虽然通过不对称的合同条款将风险转移给对方，但由于风险责任和权力平衡的关系，这种转移后面往往隐藏着更大的风险。例如，有的承包商为了抵偿承担风险造成的损失，将主要精力放在索赔上，不但影响投资，而且影响工程进度和质量；有的承包商由于承担较大的风险损失，在材料质量方面铤而走险，可能会给建设方带来更大的经济损失。合理规避风险，审计人员必须要把握一定的度，既要防止甲方承担不应有的风险，又要防止向乙方过度转嫁风险。项目参与者承担相应的风险，对其最大限度地发挥工作积极性具有促进作用。如果项目参与者不承担任何风险，就没有任何责任，也就失去了控制风险的积极性，对工作不利。很多省对施工过程中由于材料价格变动幅度过大造成的风险进行了适当的约定，充分体现了这一原则。

施工合同的标准文本内容有很多，审计应对合同的实质性内容，即合同中确定双方当事人基本权利与义务的条款重点关注。工程价格、工程质量和施工工期对签订施工合同双方的利益影响最大，决定了双方的基本权利与义务，是合同的实质性内容，也是审计的重点，其中的造价条款是审计的重中之重。

审计合同价款，要在以下方面多加考虑：一是审查合同计价方式是否符合工程特点，对预付款、进度款拨付的约定是否清晰、合理，是否与国家、地方和医院的有关规定相违背。二是对于采用工程量清单计价的施工合同，重点审计条款是否符合《建设工程工程量清单计价规范》。三是审查合同是否与招标文件一致，注意审查在招投标过程中形成的书面答疑、澄清文件和承诺书等是否是合同文件的组成部分。四是合同价款是否与投标文件相一致，是否另行订立了与合同实质不一致的其他协议。五是审查违约责任条款是否明确、具体、有效，违约金、赔偿金的具体数额和计算方式是否合理、合法，具有操作性。

2. 加强履约审计

履约审计是跟踪审计的重点。施工合同履行过程中经常出现违反合同的现象，如发包方未能准时拨付工程进度款、中途停工、固定造价合同遇到主要材料涨价风险过大、工程提前交付、逾期交付、拒绝验收、拖欠工程款、拒交工程等。审计人员应善于使用合同解决施工过程中出现的问题，最大限度地提高审计工作质量，防范审计风险。例如，某基坑支护工程，设计使用预应力锚杆喷浆支护，施工单位投标时按照端头螺栓锚固，其施工组织设计已经得到监理的认可。然而，在施工过程中发现，现场加工螺栓速度太慢，对其他工序造成影响。为保证工期，会议研究改螺栓锚固为自锁式夹片锚具，对施工方来说增加了一定的成本。但由于施工进度缓慢是施工方的原因，因此本着"谁的责任谁负责"的原则，明确增加的费用由施工方自行承担。

3. 合同跟踪审计应注意的问题

审计人员应该对审计方法、审计程序和审计工作有深度把握，既要保证审计工作本身的合法性，又要保证审计工作的质量。跟踪审计的实质是在当事人签订合同时，审计人员以咨询服务的形式，对其不合理条款提出修改建议，最大限度地提升审计价值，保证合同行为目标的实现。

跟踪审计不能越位参与项目管理，如果从项目管理者的角度出发，开展审计工作，缺乏客观性，必然使监督作用弱化，审计风险加大。所以，建设工程施工合同全过程跟踪审计，必须准确把握跟踪审计的控制点和介入深度，重点监督合同履行过程中的执行情况，解决工程中的争议问题。同时，要积极进行试点，总结经验，建立健全施工合同审计程序和审计规范，使合同审计逐步程序化、规范化、制度化，最大限度地提高审计工作质量，防范审计风险。

（六）施工过程管理审计

1. 进度管理

合理确定工期并按期完成项目是保证建设项目按期发挥经济效益和社会效益的关键因素。然而，在工程实践中造成项目工期延迟频频发生。工期延迟的原因大致有以下几点。

一是合同工期确定随意性大，作为确定合理工期的一个重要参考定额工期往往被束之高阁，合同工期"拍脑袋"决定现象屡屡发生；二是条条主义导致工期确定不合理，一味套用定额工期，而不与工程实际情况相结合，理论脱离实际；三是前期准备工作不充分或未到位，就算工期合理，工程拖延也难以避免，建设单位也易产生被索赔的风险；四是工程各参与方配合不密切也是造成工期延误的重要因素；五是监管缺乏力度，从统计数据上看，造成项目工期延误的主要原因在建设单位，其次在施工单位，最后是因为监理单位现场管理重质量控制、轻投资和进度控制，合同处罚条款重制定轻落实等；六是工程项目工期长，不确定因素多，一个意外事件或小细节的忽视都会引起实际工期的变化。

造成建设项目工期延误的原因很多，可控的因素应避免发生，不可控的因素应避免损失扩大化，为此，第一，建设单位应在项目准备充分后再实施，合理确定工期，减少工程变更，保证项目按计划建设，提高认识，加强进度控制；第二，施工单位应根据工期要求，合理安排进度计划，做好资源调配，适时进行进度总结，调整进度安排，确保工程保质保量按期完成；第三，监理单位应提高认识，把进度管理作为监理重要内容，常抓不懈；第四，加强单位应配合，避免不必要的工期损失；第五，奖惩分明，工期延误责任明晰，追究到位。

2. 变更管理审计

这一阶段的审计主要是对施工过程中所发生的设计变更、现场签证、工程洽商等涉及工程价格调整事项的合理性、合规性进行的监督审核。一些施工单位为了在项目招标中中标，在投标时故意压低投标价格，后期又在施工中以各种理由，采取工程签证形式补回低价中标的经济损失。工程签证审计是整个建设工程跟踪审计中的一个风险性极大的环节。

签证不合理存在以下情形。

一是既签量又签价。一些施工单位利用建设单位对材料市场价格不够了解，在工程签证中采用既签量又签价格的手段多计造价，虚增材料价格。例如，××医院六号病房楼改造过程中，在施工单位报送的工程签证中，拆除室内墙面 16 553 平方米，墙面拆除费用 18 元/米^2。此签证只需签认数量即可，所描述的墙面拆除单价远高于预算定额，因这一签证有失公允，医院不应认可。最终将凿墙面结算价格更正为 3 元/米^2。

二是不签事实直接签解决结果。例如，签证单直接描述："拉运土石方费用 18 000 元。"签证应要求如实描述签证内容，如运距、拉运石方和土方比例。

三是签证计量不准确。工程量计量不准确往往有两种情况：①签证量大于施工量；②虽签证量等于施工量，但计入施工过程中非正常损耗量，如施工过程中因室外电缆下料过长，施工方将多下料长度也计入工程签证中。

四是签证计量方法不正确。多数情况是签证工程量的计量方法与计价规则不同造成的。例如，在挖基坑土方中，清单计价规则是按实体工程量计量，而对应签证报送的工程量很多是按实际挖方量计量的，包含了工作面和放坡。

五是签证不真实。一些建设单位的工程项目代表缺乏责任意识，不经认真核实盲目签证。特别对一些隐蔽工程，施工单位往往利用其隐蔽性强，不易求证的特点，在签证中虚报工程事实，从而抬高工程造价。

六是签证不完整。一种表现形式是签证只签增不签减，只签增不签抵。例如，改造项目中的在保护性拆除，签证单只显示拆除工程量，不显示拆除部分的抵量。另外一种表现形式是签证要素不齐全。现场签证一般需要建设方、监理、施工单位三方共同签字，但一些现场签证缺少一方，甚至两方的签字，有的只有相关人员签字无公章，有的签证无签证日期等，造成签证单无法对应监理日志、施工日志。

三、工程竣工结算审计

工程竣工结算审计是指审计机构及人员对施工、监理及建设单位等各承包单位提交的工程结算资料所进行的审计活动。工程竣工结算作为决定建设工程造价的最后一环，一般是"一审定终身"，是公立医院的内部审计机构最能体现过程跟踪审计效果的一环[2]。

（一）所需资料

工程竣工结算资料如表 23-6 所示。

表 23-6　工程竣工结算资源

序号	工程资料名称	资料要求
1	与工程结算有关的合同（施工、采购等合同）	复印件（准备原件备查）。合同要素齐全：签订日期、法人印鉴、××、经办人签字、特殊约定等
2	全套竣工图纸（包括电子版）	图纸必须复核，盖有竣工图章，人员签字齐全
3	现场签证资料	原件，签证单手续要齐全（日期、项目负责人、监理、施工单位签字齐全）、签证单要编号
4	施工组织设计（或施工方案）	原件，签字手续要齐全（日期、项目负责人、监理、施工单位签字齐全）
5	会议纪要	
6	图纸会审记录	
7	隐蔽工程验收记录	
8	工程拆改图像资料	
9	材料价格确认表（包括序号、材料名称、规格、型号、所用位置、报批价格、审批价格、备注等）	原件，手续要齐全（日期、项目负责人、监理、施工单位签字齐全），多页确认表要编号
10	竣工结算书附电子文件、工程量计算书	原件，竣工结算书应有书面（封皮承包方盖××）和同版电子文件
11	其他与经济有关的结算材料	

（二）审计原则和要求

（1）按施工合同约定的计价方法进行审查，约定不明确的按当地建设行政主管部门发布的计价标准审核。

（2）对施工方多计、重计的项目予以审减，对少计、漏计的项目也要相应调整。

（3）计价的最终依据为实际发生事实，而非竣工图纸，发现图纸材料与事实不符应责成有关方履行手续。

（4）分包项目施工合同与总包合同不相符合的，以总包合同为准。

（三）工程竣工结算审计的主要内容

1. 工程量计算规则

工程量计算审核工程中常会出现正负误差。所谓正误差就是实际操作达不到设计图纸的规格。例如，开挖土方后凸出地面的建筑物没有考虑地基等基础设施建设，以及对墙壁的忽略都会导致正误差。负误差通常表现在所有尺寸均按照图纸规定的计算量，这样的结果会有部分项目的遗漏。因此在严格审查和熟悉图纸的基础上还应该遵守工程量的计算规则，即明确计算与限制的范围，严格检查图纸尺寸与计算尺寸的误差，防止纰漏的发生。

2. 费用计取

要根据当地政府建设行政管理部门颁发的相关文件及规定，再结合工程合同与招标标书来确定收费标准。审核时要注意文件的时效性以及相应的取费表是否和工程的性质相符合，费率的采用以及价格差的改动是否符合文件的规定，工程结算时变更要同比于费率的浮动。例如，计算时的取费基数是否正确，是以人工费为基础还是以直接费为基础，对于费率下浮或总价下浮的工程，在结算时特别要增加造价部分是否同比例下浮等，另外在计算下浮时要注意把甲方供材扣除。

3. 定额子目的套用

施工单位一般会通过高套定额、重复套用定额、调整定额子目、补充定额子目来提高工程造价。在审核套用预算单价时要注意以下几个问题：对直接套用定额单价的审核首先要注意采用的项目名称和内容与设计图纸的要求是否一致，如构件名称、断面形式、强度等级（砼或砂浆标号）、位置等。其次要注意工程项目是否重复套用，如块料面层下找平层、沥青卷材防水层、沥青隔气层下的冷底子油、预制构件中的铁件、属于建筑工程范畴的给排水设施等。在采用综合定额预算的项目中，这种现象尤为普遍，特别是项目工程与总包及分包有联系时，往往容易产生工程量的重复计算。各地的综合定额不一致，一定要注意。对换算的定额单价的审核要注意换算内容是否允许换算，允许换算的内容是定额中的人工、材料或机械中的全部还是部分，换算的方法是否正确，采用的系数是否正确。对补充定额单价的审核主要是检查编制的依据和方法是否正确，材料种类、含量、预算价格、人工工日消耗量、单价及机械台班种类、含量、台班单价是否科学合理[3]。

4. 材料价格

原则上应根据合同约定的材料价格调整方法，再结合现场签证确定材料价格。合同约定不予调整的，审计时一般不予调整；合同约定按施工期间信息价格调整的，可以根据施工日记及施工技术材料确定具体的施工期间及各种材料的具体使用期间。有些工程工期较长，或有阶段性停工的，可根据各种材料的使用时期采用使用期间的平均信息价，这样比较贴近工程真实造价。对于信息价中没有发布的或甲方没有签证的材料价格，特别是新材料新工艺的装饰材料，必要时可以组织相关方进行市场询价。

（四）工程竣工决算审计

工程竣工决算是由建设单位编制的反映建设项目实际造价和投资效果的文件，包括了项目从筹建到竣工投产全过程的全部实际支出费用，即建筑安装工程费、设备工器具购置费、预备费、工程建设其他费用等。通过竣工决算，一方面能够正确反映建设工程的实际造价和投资结果；另一方面可以通过竣工决算与概算、预算的对比分析，考核投资控制的工作成效，总结经验教训，积累技术经济方面的基础资料，提高未来建设工程的投资效益。其主要的目的是保障建设资金合理、合法使用，正确评价投资效果，促进总结建设经验，提高建设项目管理水平。

竣工结算与竣工决算的区别：竣工结算主要是建设单位与施工单位的结算，主要工作是核定工程量、价，主要目标是核实应支付施工单位的款项。竣工决算是财务上的统计、审核，主要目的是归集工程的总投资额，与概算比较，便于企业日常管理。竣工决算主要成果是交付使用资产表，将工程上形成的资产列出明细，并将发生的相关费用分摊至资产中，最终形成资产明细、规格、数量、金额的表格。便于单位后续的固定资产、无形资产等资产的管理。简单来说，竣工结算就是算价钱的，该部分是实际支付施工单位的工程款。竣工决算是财务上确定、核实工程形成资产金额的。

公立医院建设工程竣工决算审计工作主要是参照审计署下发的《基本建设项目竣工决算审计试行办法》（审基字〔1991〕430号）有关要求，具体包括以下内容。

1. 所需资料

所需资料具体包括：可行性研究报告，初步或扩大初步设计，修正总概算及其审批文件；项目总承包合同、工程承包合同、标书，工程结算资料；历年基建投资计划、财务决算及其批复文件，工程项目点交清单，财产、物资移交和盘点清单，银行往来及债权债务对账签证资料，根据竣工验收办法编制的全套竣工决算报表及文字报告等。

2. 审计内容

（1）竣工决算编制依据，审查决算编制工作有无专门组织，各项清理工作是否全面、彻底，编制依据是否符合国家有关规定，资料是否齐全，手续是否完备，对遗留问题处理是否合规。

（2）项目建设及概算执行情况。审查项目建设是否按批准的初步设计进行，各单位工程建设是否严格按批准的概算内容执行，有无概算外项目和提高建设标准、扩大建设规模的问题，有无重大质量事故和经济损失。

（3）交付使用财产和在建工程。审查交付使用财产是否真实、完整，是否符合交付条件，移交手续是否齐全、合规；成本核算是否正确，有无挤占成本，提高造价，转移投资的问题；核实在建工程投资完成额，查明未能全部建成，及时交付使用的原因。

（4）转出投资、应核销投资及应核销其他支出。审查其列支依据是否充分，手续是否完备，内容是否真实，核算是否合规，有无虚列投资的问题。

（5）尾工工程。根据修正总概算和工程形象进度，核实尾工工程的未完工程量，留足投资。防止将新增项目列作尾工项目、增加新的工程内容和自行消化投资包干结余。

（6）结余资金。核实结余资金，重点是库存物资，防止隐瞒、转移、挪用或压低库存物资单价，虚列往来欠款，藏匿结余资金的现象。查明器材积压，债权债务未能及时清理的原因，揭示建设管理中存在的问题。

（7）基建收入。基建收入的核算是否真实、完整，有无隐瞒、转移收入的问题，是否按国家规定计算分成，足额上交或归还贷款，留成是否按规定交纳"两金"及分配和使用。

（8）投资包干结余。根据项目总承包合同核实包干指标，落实包干结余，防止将未完工程的投资作为包干结余参与分配，审查包干结余分配是否合规。

（9）竣工决算报表。审查报表的真实性、完整性、合规性。

（10）投资效益评价。从物资使用、工期、工程质量、新增生产能力、预测投资回收期等方面全面评价投资效益。

（11）其他专项审计，可视项目特点确定。

四、物资采购过程审计

公立医院物资采购具有金额大、环节多、风险高的特点，对于这一经济活动的审计监督，审计必须提前介入，从物资购置论证开始加强审计监管，积极发挥审计咨询职能，保证采购活动中国有资金使用规范、节约和高效。

（一）法律适用

长期以来，对公立医院使用自筹资金采购商品是否适用《中华人民共和国政府采购法》及其相关条例、规定存在较大争议，显然，两者调整的主体范围是不同的。其争议焦点在于公立医院自有资金是否在财政性资金范畴。《中华人民共和国政府采购法实施条例》第二条规定："政府采购法第二条所称财政性资金是指纳入预算管理的资金"，持反对纳入政府采购法法调整范畴者认为，事业单位自筹资金属预算外资金。但在《财政部关于将按预算外资金管理的收入纳入预算管理的通知》（财预〔2010〕88 号）中已将全部预算外收入纳入预算管理，这意味着从 2011 年 1 月 1 日起，公立医院使用自有资金采购商品行为已纳入政府采购法调整范围。

（二）采购审计过程中的常见问题

（1）通过非法划分标段规避招标（在工程建设项目审计中已有介绍，在此不再赘述）。

（2）采购文件中设置不合理条件限制潜在投标人：①就同一招标项目向潜在投标人或者投标人提供有差别的项目信息；②设定的资格、技术、商务条件与招标项目的具体特点和实际需要不相适应，或者与合同履行无关；③依法必须进行招标的项目以特定行政区域，或者特定行业的业绩、奖项作为加分条件或者中标条件；④对潜在投标人，或者投标人采取不同的资格审查或者评标标准；⑤限定或者指定特定的专利、商标、品牌、原产地或者供应商；⑥依法必须进行招标的项目非法限定潜在投标人或者投标人的所有制形式或者组织形式；⑦以其他不合理条件限制、排斥潜在投标人或者投标人。

某医院院区道路施工招标，道路设计标准是符合三级公路标准，但该医院要求投标人专业资质须具有二级及以上公路同类业绩；对项目经理要求是省级及以上劳动模范，该要求与项目无直接关联；对施工业绩要求是在××省内 1000 万元以上道路施工业绩，该要求存在区域限制；医院要求项目经理还须具备：外地一级建造师资格，本省二级及以上建造师资格，对投标人用双重标准；评分办法中规定，业绩中具有"中州杯"项目的加 5 分，以奖项作为加分条件。

（3）违法改变采购方式。违法改变采购方式的行为主要有三种：一是将一个较大项目化整为零，使之低于规模标准；二是隐瞒项目实际情况，强调项目的特殊性，把应强制性招标的项目纳入非强制性招标的范围；三是故意拖长合同的执行期，并采取分期付款的方式，从而很难确定合同总金额，先签一个小数额的合同，执行完毕再续签若干次，既满足了采购需求，又达到规避招标的目标。

（4）设立限制性技术条款。例如，招标文件中精确要求非关键性技术指标，以达到排斥其他潜在投标人的目的。

（5）评标办法设置不科学。确定评标办法中相应指标的权重是体现招标人采购意图的主要方式，同时也为招标人排斥和限制市场竞争提供了方便。在实践中使用最多的综合评标办法中价格因素所占权重及计算公式根据政府采购法有关规定，具有相对固定的格式和方法，主观操作余地不大。一些单位故意变相压低价格因素权重，以达到其不法目的。

某医院空调采购的评标办法这样要求："价格因素权重（35 分）：投标人报价与评标基准价相比，相等者得基本分30分，每低于评标基准价1%从基本分上加1分，最多加5分；低于5%以外的部分，每再低1%，在满分基础上扣1分，最多扣5分；高于评标基准价的，每高1%从基本分上扣1分，最多扣5分。"

根据财政部有关规定，货物价格权重应在 30%~60%，权且不论空调这一具有通用性技术的商品，设置35%权重是否合适，即使假设该医院设置的价格权重形式上符合规定，但从其设置的计算方法上不难看出，投标人的任何报价得分在 25~35 分，仅有 10 分的差距。变相降低价格因素权重。

（6）围标、串标、陪标。国家相关法律法规对围标、串标、陪标等非法投标行为都做出了明确的限制，但随着这一违法行为越来越隐蔽，单从法律条文上明确列举的几种方式很难发现。通常，投标人、招标人或代理机构之间如存在串通，均是以利益为动机，所以只要之间不出现内讧或利益链条的断裂等情形，招标人或其他合法投标人很难对违法行为进行有效举证，甚至行政、司法机关也难以认定。这无疑对内部审计监督提出了很大的挑战。

（7）以他人名义投标。通常，以他人名义投标的表现形式是指不具备法定或招标人要求条件的单位或个人，通过"挂靠"、冒名顶替等方式，以具备资格条件的组织或个人的名义参加投标。例如，借用符合资格条件企业公章，在相对人不知情的情况下，使用相对人名称、公章、负责人名义投标。

（三）解决办法

通过熟悉招投标法、政府采购法等一系列法律法规、部门规章、医院内部制度的要求，深入了解采购过程中的各项程序。

了解采购标的的市场、功能、技术情况。由于审计人员和招投标人信息不对称问题的存在，无法对标的的技术性能、市场占用率、市场价格进行彻底了解，这严重限制了审计的监督能力。为进一步加强审计人员对标的的了解，医院可以采取以下措施。

（1）审计应在采购行为开始时就尽早介入，参与采购的前期论证、计划、公告、采购文件制定等工作。

（2）对于非招标项目，要求采购管理或物资管理部门在采购计划制订后及时将标的的基本情况，如使用功能、技术参数、规格型号等告知审计部门，审计人员根据情况利用网络、市场询价等方式进一步了解标的情况，以达到谈判过程中知己知彼。

（3）建立医院内部的物资"信息库"，对医院日常使用的货物的各项基本信息进行归集。

（4）强化整个采购环节的内部控制监管，包括：①明确各部门采购职责，让部门根据各自职责开展工作，既不能失职不作为，又不得越权乱作为。②实施归口管理。医院应当明确内部归口管理部门，具体负责医院的一切采购执行管理。归口管理部门应当牵头建立医院采购的内部控制制度，明确医院相关部门在采购工作中的职责与分工，建立采购与预算、财务（资金）、资产、使用等业务机构或岗位之间沟通协调的工作机制，共同做好编制采购预算和实施计划、确定采购需求、组织采购活动、履约验收、答复询问质疑、配合投诉处理及监督检查等工作。③强化内部监督。发挥好内部审计的事后专项审计职能，发挥审计震慑作用。④不相容岗位分离。建立岗位间的制衡机制，采购需求制定与内部审核、采购文件编制与复核、合同签订与验收等岗位原则上应当分开设置。对于评审现场组织、单一来源采购项目议价、合同签订、履约验收等相关业务，原则上应当由两人以上共同办理，并明确主要负责人员。⑤定期轮岗。医院应当按有关规定建立轮岗交流制度，按照采购岗位风险等级设定轮岗周期，风险等级高的岗位原则上应当缩短轮岗年限。不具备轮岗条件的应当定期采取专项审计等控制措施。建立健全采购在岗监督、离岗审查和项目责任追溯制度。⑥分级授权。明确不同级别的决策权限和责任归属，按照分级授权的决策模式，建立与组织机构、采购业务相适应的内部授权管理体系。⑦完善决策机制。医院应当建立健全内部采购事项集体研究、合法性审查和内部会签相结合的议事决策机制。对于重大采购项目，医院在制定采购需求时，还应当进行法律、技术咨询。决策过程要形成完整记录，任何个人不得单独决策或者擅自改变集体决策。⑧加强采购预算管理。未编制采购预算和实施计划的不得组织采购。

五、专项审计

专项审计通常是相对于内部审计部门开展的常规性审计而言，是对某个具体项目的审计，审计范围则具体到某一项的业务或某一方面的工作，专门对某一项业务进行的审计。对其他的一般不予涉及。实践中，公立医院常见的专项审计内容包括科研经费审计、科室的绩效审计、部门财务收支审计、科室"小金库"审计、大型医学设备效益审计和离任经济责任审计等。专项审计具有范围广、内容多、对审计人员专业素质要求高的特点，鉴于篇幅限制，本章重点介绍专项审计的常见问题及定性和常用技术方法。

（一）公立医院专项审计中典型问题及定性

公立医院专项审计中典型问题定性及政策依据如表 23-7 所示。

表 23-7　公立医院专项审计中典型问题定性及政策依据

问题定性	政策依据
违规将药品的让利、折扣等计入"其他收入"	原国家计委《关于完善药品价格政策改进药品价格管理的通知》（计价格 1998 第 2196 号）
违规发放医务人员开单费、处方费、提成、回扣等	（1）国家卫计委、国家发改委、财政部、人力资源社会保障部和国家中医药管理局《关于控制公立医院医疗费用不合理增长的若干意见》（国卫体改发〔2015〕89 号）；（2）原卫生部《关于在医疗活动中严禁临床促销费开单费等回扣行为的通知》（卫纠发〔1998〕第 2 号）；（3）国家卫计委"医疗卫生行风建设九不准"。
自立、分解医疗服务项目、擅自提高医疗服务价格标准收费	财政部、原国家计委、原卫生部、国家中医药管理局关于印发《关于完善城镇医疗机构补偿机制、落实补偿政策的若干意见》的通知（财社〔2001〕60 号）
药品收支结余未实行收支两条线管理	原卫生部、财政部《关于印发医院药品收支两条线管理暂行办法的通知》（卫规财发〔2000〕229 号）
未经批准，擅自购置大型医用设备	原卫生部关于发布《大型医用设备配置与使用管理办法》的通知（卫规财发〔2004〕474 号）、《医院财务制度》
以合作分成形式引进医用设备或违规对外承包科室	原卫生部、原国家中医药管理局、财政部、原国家计委《关于城镇医疗机构分类管理的实施意见》（卫医发〔2000〕233 号）
财政专项资金长期滞留、闲置	《国务院办公厅关于进一步做好盘活财政存量资金工作的通知》（国办发〔2014〕70 号）
药品收入占业务收入的比重超标	财政部、原国家计委、原卫生部、国家中医药管理局关于印发《关于完善城镇医疗机构补偿机制、落实补偿政策的若干意见》的通知（财社〔2001〕60 号）
未经批准，擅自处置国有资产	财政部《事业单位国有资产管理暂行办法》（财政部令第 36 号）、《医院财务制度》
自立、分解医疗服务项目、擅自提高医疗服务价格标准收费	财政部、原国家计委、原卫生部、国家中医药管理局关于印发《关于完善城镇医疗机构补偿机制、落实补偿政策的若干意见》的通知（财社〔2001〕60 号）
内部控制不健全	财政部关于印发《行政事业单位内部控制规范（试行）》的通知（财会〔2012〕21 号）、财政部《关于全面推进行政事业单位内部控制建设的指导意见》（财会〔2015〕24 号）
违法接受以提高试剂耗材价格为目的的医用设备投放	《中华人民共和国反不正当竞争法》
举债建设	国家卫计委、国家发改委、财政部、人力资源社会保障部和国家中医药管理局《关于控制公立医院医疗费用不合理增长的若干意见》（国卫体改发〔2015〕89 号）
出具虚假材料骗取医保资金	《中华人民共和国社会保险法》《中华人民共和国刑法》

（二）专项审计中常见审计技术方法

1. 追踪资金流向

按照资金的流向实施审计是审计人员最常用的审计方法之一，此方法适应于专项资金或单一资金的追踪检查，通过资金流转的各个环节检查是否存在资金流转过程中的"跑、冒、滴、漏"行为，确保资金合法、合规和有效利用。

在审计实践中，审计人员经常会发现因资金流转过程中的资金"渗漏"或"蒸发"，使专项资金的使用达不到预期目的或专用目的。追踪资金流向审计法在审计实践中具有明显的审计效果，资金流转的每一个环节都在审计人员的可控制范围之内，其缺点是耗费时间、精力，也扩大了审计成本支出。在具体的审计业务中审计人员往往采取抽样的方式确定样本，完成样本审计的流程过程以期获取舞弊存在的证据，从而决定是否放弃或扩大审计样本。其审计路径为：确定源头资金总量→确定资金流转环节→审查流转环节资金的安全存在性→计算资金流转的时间性→审查资金流转末端的完整性→测试资金使用的合规合法性。

2. 走访调查

当一个医院的某个部门的管理人员有预谋地从事舞弊活动事件时，单位制定的内部控制制度是不起作用的，审计人员所接触到的记录经济活动行为的载体似乎是合规合法的，此时审计人员已经很难就会计资料所记录的事项做出符合审计目标的专业判断，可审计直觉与审计经验使审计人员觉察到问题远非如此简单，审计人员为了进一步证明自己的直觉判断，选择走访调查的审计方法很可能会得到令人十分惊喜的审计线索或审计证据。

走访调查哪些对象、谈话技巧与方式方法、调查的内容及陪同人员等因素都在影响着审计的真实结果。实践证明，审计人员按照审计目标的需要突击而秘密地进行走访调查会有明显的效果，反之，如果审计人员将走访调查事项告知被审计人员，走访调查的结果往往令审计人员失望或无功而返。

3. 分析性复核

分析性复核，顾名思义，就是在面对审计客体所提供的各种资料记录的载体上，利用审计人员的专业技术知识与经验，在审计人员收集到的相关联的审计记录的基础上，利用合理的推断、验证、计算及法律法规的量度，进一步核实其提供的会计记录的真实性、完整性、合法性和一致性，通过审计人员理性的分析与复核，从而做出具有证明力的审计结论，揭示出问题存在的真正根源。

4. 环境因素影响法

环境因素影响法是指审计人员在实施审计作业时要考虑经济与社会发展的大环境以及审计客体自身环境，可能导致舞弊事件发生而进行审计判断的一种审计方法。也就是说，审计人员要通过对审计客体的外部环境和内部环境因素的作用力，做出符合审计目标和能够收集审计证据的基本线索依据，有针对性地组织和进行审计作业。

5. 抽样审计与详细审计结合

抽样审计是确定审计样本的一种审计方法，是基于审计成本与审计时间的制约而考虑的。从技术手段上看，抽样审计潜伏着巨大的审计风险，或是因样本的确定可能导致舞弊不能被揭示的内在存在性。从实现审计的目标来看，抽样审计是在一定成本与时间的基础上能够相对高效地实现审计目标。在审计实践中，审计人员确定审计样本是在内控制度与重要性水平评估的基础上进行的，当对某一样本产生怀疑时，审计人员可能会扩大样本的数量，或对某一样本的业务流程进行详细审计。

6. 实物观察与计量法

这一方法也是审计实践中较为常用的一种审计方法，即通过实物的现场观察与实际计量的手段来核实资产账面记录的真实性、存在性和准确性，通常使用的审计工具是各种类型的度量衡，如卷尺、电子秤等计量工具。

7. 部门行业对比分析法

对比分析法也称比较分析法，是根据一定的标准，对两个或两个以上有联系的事物进行对照考察，比较其异同，进而予以定量定性的分析方法。对比分析的方式和方法种类较多，具体应用中往往存在方式选用不当或者方法应用混淆等问题，导致审计情况分析出现误差，降低了审计成果的质量。在对比分析法中常用的方法有百分比、比率、绝对比、相对比、倍数比和比重等，审计人员根据审计的具体情况会做出一种或几种的选择进行比较与求证，以保证审计结果的客观真实性。同时，在正确选用对比分析时，还要考虑选用最适合的对比方式，然后才能运用分析方法实施具体分析，只有选用科学的对比方式、方法进行分析，才能正确把握事物的本质及其规律，常用的方法主要有纵向对比、横向对比、计划与实际比、整体与部分对比和综合对比等。

参 考 文 献

[1] 王善举. 建设工程合同跟踪审计的重点和技巧[J]. 建筑，2011，（21）：26-27.

[2] 王冰. 基本建设项目竣工决算审计的探讨[J]. 中国工程咨询，2011，（3）：52-54.

[3] 李军. 工程造价审核的要点与方法[J]. 现代审计与经济，2012，（4）：30-31.

（郝红增）

第二十四章

后 勤 管 理

第一节 后勤管理概述

一、后勤管理概念

医院后勤管理是医院的物资、设备、总务、财务、基建等工作的总称，包括衣、食、住、行、电、气、水、煤、冷、暖等诸多方面。医院后勤管理一般分为财务管理、总务管理两大部分。财务管理包括资本管理与财会管理，总务管理包括物资、基建、房产、设备和生活服务等管理。

传统意义上的医院后勤管理大多都是供给模式的实物供应，或叫"供"与"领"模式。但随着社会管理模式和医疗改革的不断深化，现行的医院后勤管理体制也越来越暴露出难以克服的弊端，后勤管理体制的改革、后勤服务的社会化服务和市场管理成为必然的选项。

医院后勤是医院建设的重要组成部分，是保障医、教、研活动正常运转的基础，也是构成医院基础质量的基本要素。它不仅为医院正常医疗活动的运行提供基本条件，而且为患者和医院职工提供生活服务保障。后勤技术人员职业化、管理手段信息化、能源管理科学化、服务质量标准化，管理理念现代化成为医院发展的必由之路。

二、后勤管理理念

（一）服务理念

后勤管理部门必须牢固树立服务理念，这是后勤管理活动的根本原则，"为患者服务，为职工服务，一切为了人民健康"是后勤服务的基本理念。以患者和临床一线为中心，提供安全、有效、及时、经济的保障服务。"以病人为中心"，这不是一句口号，而是后勤活动的根本宗旨，一切管理都需要围绕这个核心思想进行。在后勤组织框架、日常运作、工作流程和服务方式上，处处都要体现这一宗旨，并使服务对象得到良好的体验。

（二）保障理念

医院后勤本身是医院系统内部的一个子系统。"安全有序、及时有效、绿色节能"始终是后勤保障人员的座右铭，是做好医院后勤管理保障服务的基础。其中包括使用与维护时所需要的一切设备、设施、物资、建筑、交付与运输、技术资料、各种服务及人员调配。后勤支持保障工作分为三个主要方面：其一是水、电、气、暖、空调、氧气等支持医院日常运行的保障系统；其二是医院运营、发展中的新任务应对，包括新设备的采购和安装，建筑的新建、维修与改扩建等；其三是突发事件的应急性处置。

（三）经营理念

长期以来后勤都是作为医院保障支持系统，被认为是只会花钱的部门。但随着医院改革的深入，新的财会制度的贯彻实施，后勤服务社会化、市场化改革的推进，后勤服务的保障属性和市场属性已显而易见，强化后勤服务的成本核算，市场化运营已成为必然之势。增收节支、成本控制、找准定位、建立机制、规范管理、公平公开成为后勤管理的核心理念。

三、后勤管理工具

"工欲善其事，必先利其器"，医院后勤管理工作也不例外，运用行之有效的现代化的管理工具改善管理环境，提高管理效能，使后勤管理优质、高效、事半功倍。

（一）网格化管理

网格化管理是依托统一的区域管理以及数字化管理平台，将管理区域按照一定的标准划分成单元网格，通过加强对单元网格构件和事件的巡查，构建一种监督和处置互相分离的形式，以强化责任、主动工作、发现问题、及时处理，将问题解决在萌芽阶段的一种管理方法。

后勤服务实行网格化管理就是将整个医院划分为若干区域，指定专业技术人员负责，制定巡视制度和要点，明确责任，落实任务，使大家在不同的角度用专业的眼光去发现隐患和解决问题，从而改变过去的坐等问题事后服务为现在的主动发现问题，提前上门服务，变被动纠正为主动预防，使质量改善、效率提高、成本下降[1]。

（二）PDCA 循环管理

PDCA 循环管理是全面质量管理体系中最基本的管理方法，将所有管理环节都视为一个活动，任何活动都可以分解为 P、D、C、A 四步，并展现着周而复始，循环提升，持续改进，追求卓越的思想理念。将这种思想运用于医院的后勤管理系统，使后勤管理活动充满生机，更具活力，始终保持着科学、高效、系统、协调状态（图 24-1）。

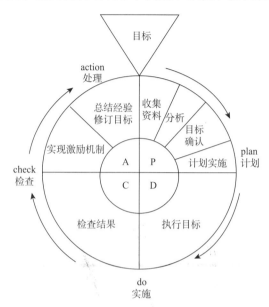

图 24-1　PDCA 循环的 4 个阶段、8 个步骤

（三）走动式管理

走动式管理，又称巡视管理法，是指高层主管或决策者经常到各个部门走动，以获得一线员工有关工作状态、工作中存在的问题的一种方法，它体现了高层主管身先士卒、深入基层、体察民意、了解实情、与部下打成一片、协商沟通、共创业绩的一种管理方法。在组织庞大、层级较多的医疗机构，单靠一个人走动，无法达到任何实质性效果，只有一级带动一级，院长要走动，科长要走动，具体办事人员、管理人员也要走动，实现"走动式管理"联动化，从而形成互相监督、互相学习、互相影响、责任连带的激励机制。后勤部门定期或不定期地对临床一线职工的需求和建议进行了解，以利于发现问题，并及时帮助解决实际问题。

走动式管理不仅是对管理者的要求，也是对一线员工的要求。由于现代设备的性能良好、自动化程度高，专业性强。机器设备可以自行运行，并且具备远程监控和报警，这就把工作人员解放出来。所以一线员工也可以走动，一人可以管理多台、多处设备，还可以兼作其他工作，增强了人员效能。

四、后勤管理文化

后勤管理文化是医院文化建设中的重要一环，是以"患者和临床一线"满意为基础，以后勤规章制度和物化现象融为一体的育人文化，包含勤、思、细、忍、廉、学、和七个字。勤即腿勤、手勤，多做事，办实事；思即遇事多动脑、有主见、有远见；细即注意细节，从小事做起；忍即心态平稳，能守得住寂寞，能正确对待不同意见；廉即廉洁奉公，照章办事；学即终身学习，不断提高综合能力；和即和谐，努力达到工作与人的完美和谐。

第二节　后勤管理实务

一、医院后勤"一站式"服务改革

案例：创新管理模式

"空调漏水四五天了，先后来了几波维修人员，都是看看走了，到底该谁维修？"一通充满怨气的电话打给后勤保障部主任。电话里接着说道："先是打给空调班，空调师傅来看后说不是空调漏水，要找水工班，我们又打电话给水工，水工上来看看说，楼上的水管坏了，已维修好了，但楼层防水也有问题，需要联系工程人员维修防水，只有再联系施工队，就这么个问题，我们都打七八遍电话了，到现在还解决不了。"这个看似简单的问题，暴露出后勤管理的滞后。

随着医院后勤维修服务分工越来越细，造成临床一线在报修故障时找不准维修部门。一些简单的问题，需要打很多次电话，耗时费工；部分交叉问题，还出现相互推诿扯皮现象，导致需求部门的问题不能及时解决，满腹怨气，服务成效低下。

为了彻底解决这一问题，医院于 2012 年 11 月成立了后勤维修 110 服务中心，有关水、电、气维修等与后勤相关问题统一派工，公布全院维修统一电话，实行一周 7×24 小时一站式服务。

（一）后勤维修 110 平台的功能

后勤管理 110 维修平台是围绕医院日常维修运营，采用手机、电话和计算机集成建立起来的集成通信网。院方建立的 110 维修平台是报修、维修和评价之间的纽带，信息互通，能从反馈中及时了解到维修服务的响应快慢、维修质量的高低、维修人员的工作态度优劣、维修效果强弱等，从而进一步完善维修服务，提高患者和医护人员的维修满意度。

（二）后勤维修 110 平台的管理

一是明确职责，分工协作。将后勤 110 值班人员细分为主班、副班、外联三个岗位，主班负责接听电话、记录需求、实施派工、解答问题、咨询服务、信息沟通和落实进度；副班负责资料整理、记录分析，维修信息分类、归档、录入电脑备份、保存，并将维修进展状况进行统计、反馈；外联负责外包公司施工现场协调、监督，并对疑难维修进行不间断跟踪。分工协作，相互配合，使后勤维修110平台高效运转。

二是派单管理，明确责任。实行报修—登记—派单—维修—反馈全过程痕迹管理，完善《紧急停水、停电通知联系工作票》《外包维修工作票》等单据，实时记录发生的事件，明确时间、地点、事件状况、需求描述、报修人信息、维修人信息、处理结果等信息，形成日报、周报、月报等制度，督促后勤服务质量不断完善提高。

三是建立机制，提高效率。将后勤维修班组与外包服务公司集成为一个整体，统一管理，明确响应时间、服务要求和服务标准，相互支持，互为补充。建立电工、水工常用配件应急库，简化物资出库流程，不断提高后勤维修效率和服务质量。

四是构建维修信息化平台。建立报修、维修数据库；开启后勤维修微信群，实时上传故障现场和维修现场画面，增强与临床互动；在后勤维修110主机安装录音录像系统，实现信息追踪、溯源有据，有效防止信息遗漏；定制在线报修平台，做到事前、事中、事后全生命周期的在线管理，通过OA平台互联，掌握临床实时需求、维修进展和落实情况，最终经用户确认后进行满意度评价。临床可随时查阅任意时段的汇总报表，准确掌握本单元的现况、需求、维修及使用配件情况，临床和患者对后勤服务的满意度是否提高[2]。

（三）后勤维修110平台对传统后勤管理模式的改进

1. 人员效率提高

明确各班组任务，划分班组人员工作区域，当维修事件发生时，可准确找到具体负责人，同时对其工作进程进行指导、监督，通过一系列的监管激励措施提升工作人员主动性、责任心，杜绝推诿，增强担当意识。在遇到情况复杂、需要协调配合的工作时，维修平台委派专人或专家进行协调、指导，让协作更加通畅，工作更有保障。

2. 设备效能提升

通过对维修平台记录数据的分类、分析，总结出相应设备的故障率；总结出损坏的原因，并向相关部门进行反馈，纠正和预防同类事件的再次发生；提高设备的运行质量、效率和能效。

3. 提高预防、应急效率

通过建立与维修平台相配套的网格化巡视区域管理制度，为后勤人员划分责任区。每星期开展巡视及回顾，及时发现问题，通过电话、纸质记录、微信等多种途径向维修平台及时提交、汇总存在问题，同时建立与停水、停电、停气等突发事件相适应的应急预案，在突发事件发生时立即启动预案，有专人沟通响应。通过启动从上到下的处理链网，胸有成竹，精准应对，恰当处理，并由相应人员监管危机处理进度，将损失降到最低。

（四）后勤维修 110 平台建设的未来

1. 报修途径

现有的维修 110 平台是依托于电话，虽然新增了微信平台和网格化巡视平台，但在处理维修任务时仍须依托平台工作人员纸质记录和手动输入后经过分类才能向下派发。在报修、记录和分理分派过程中，维修时间出现延迟现象。未来的报修可通过建立专业的互联网平台。在维修事件发生时，报修人如具一定的维修知识，可利用自己工号通过手机短信、微信、互联网平台向报修平台发送简单的判断指令，如报修人无法判断则可通过电话解释或发送现场图片递交报修内容。报修平台接收到报修指令后，工作人员通过对维修内容分多维度的选择（如时间、空间、项目等），直接发送维修任务到人，实现报修流程的精细化、实时化，使报修途径更加直观便捷，免去纸质记录和电脑录入的过程，节省大量的维修时间。

2. 维修流程

现有的维修班组存在着各种各样的问题，人员素质和技术水平参差不齐，绩效考核势在必行，但标准难定，考核难行。通过建立信息化的维修平台，在节省维修人力的同时，可对维修工作实施多维度统计（如时间、空间、项目、人员等）精确到个人，实现维修人员的监管精细化。随着医院规模的不断扩大，新技术的不断引入，越来越多的专业维修单位需要进驻医院，为了精简维修体系，全外包服务终会有到来的一天，维修平台的信息化建设同时也是为"全外包"时代的到来奠定基础。精简多维度的维修信息平台，单对单的向外包公司下达明确的维修指令，实时监控，事件追踪，使维修既快捷、准确，又可靠、有效。

3. 维修反馈

维修流程的终点和重点就在于反馈。现有的维修平台还处于人工电话咨询，维修人员主动反馈阶段。虽然较传统后勤维修反馈流程有了相当程度的改进，但仍比较被动。建立信息化的维修平台，在事件的终了设立反馈机制、评价程序。维修时间终了维修员和报修人通过短信、App 和其他沟通手段向维修平台进行反馈，同时可附以现场照片、音视频资料、签单验证等，双重确定后再进入维修结算程序，否则进入警示、纠正预防和改进程序，直到问题得到彻底解决为止。如此一来，反馈得到主动有效纠正和预防，同时也是对现场各方工作人员工作质量和效率的有效考核。

4. 维修物资

信息化的维修平台也必须和医院的物资管理系统对接，每份维修结算单都存在配件清单和维修时间等。如此一来，既避免了物资的浪费，又可通过数据分析得出维修工作中出现的问题（维修人员专业技术能力、配件质量问题、使用问题等），这样降低后勤开销的同时也便于人员管理和问题分析。

如今，后勤维修 110 平台已完善成为集故障报修、维修派工、维保跟踪、人员管理、工作量统计、满意度测评等信息汇总、同步记录、集成管理为一体的多元化平台，月统计维修量2800余条，完成率达99.95%，将维修信息实时反映在维修显示屏上，维修状况、派工信息一目了然，主班、副班、外联三个岗位有条不紊地运行。

二、后勤网格化管理

案例：发现问题，解决隐患

"你好，护士长，我是该区域的网格化管理员，刚才在312房间巡视时，我发现厕所里有几块墙砖松动了，有掉下来的风险，我已告知该病房的患者及家属注意，请你再去强调一下安全，我已通知后勤维修110平台中心，马上会派维修工过来维修。"

专业的维修技术人员深入临床一线去巡视，用专业的眼光发现常人不容易发现的问题，及时解决隐患，可在保障安全的同时，大幅降低维修费用。

2013年后勤实施网格化管理，即通过数字化模式划分全院区域，定格为27个责任区，指定54名后勤保障部职工为网格化责任人，制作网格化管理卡，将其张贴在病区走廊明显位置，责任明确，落实到人，形成了"横向到边、纵向到底"的服务格局，将被动服务变为服务上门；将坐等呼唤变为主动服务。经过三年的探索，如今该部把网格化细分成为69个区域，形成"以信息化支撑网格化、以网络化追求精细化、以精细化实现人性化"的管理新模式，后勤工作效率大幅度提高，后勤满意度节节攀升。

（一）网格化管理彻底解放临床一线

后勤维修110平台是改善后勤服务工作的重要举措，临床一线有关水电气维修等与后勤相关问题，都可以通过一个电话得到解决，临床不再因为寻找维修主管部门而浪费精力和时间。后勤维修110平台成为网格化管理的核心指挥部，弥补了维修滞后的短板，使维修过程的监督、实施、反馈形成完整系统，解放临床一线，把责任转移到网格化责任人身上。例如，在网格化巡视中发现问题，通过书面或拨打电话告知后勤110维修中心，维修中心筛选信息，分配给相关维修班组或外包公司进行维修，网格化责任人督促、落实维修情况，这样完成整个的维修流程。相对以往，病区的责任减少了，能抽出更多的时间服务临床，后勤的效能也大大提高了。

（二）真情沟通，拉近与临床一线的距离

网格化管理责任人每周至少一次深入病区与科主任或护士长沟通，了解需求，听取建议，及时处理各种问题，推行发现—落实—反馈一站式服务，切实为病区解决了实际问题，拉近了与临床的距离，提高了工作效率。

（三）主动巡视，杜绝故障隐患

患者及家属对医院的基础设施不了解、不会用、使用不当是常有的事，会造成部分

设施"带病工作",如不及时发现,可能会引发事件,所以要求后勤网格化责任人(由专业电工、水工、制冷工等技术人员组成的巡视组)巡视病区时,能第一时间检查或处理问题,这样不仅节省人力,还防止故障的泛化和恶化。

(四)有利于职工责任心的培养

网格化管理能否得到有效落实,最核心的是网格化责任人是否具有责任心。规范操作流程,统一巡视内容,使网格化责任人按项目对区域进行巡查,并将巡查情况及时反馈给病区负责人,最终由网格化管理人负责维修实施和验证销项,网格化管理人贯穿整个过程,肩负责任,院区内出现任意地方、任何问题,都有责任人发送维修信息,形成齐抓共管的良好局面。

(五)实行轮岗制,使网格化管理充满活力

在实施的过程中,规定每六个月对网格化区域进行轮换,一方面是调整网格化管理人的工作环境,增加新鲜感,使其不产生厌烦懈怠情绪;另一方面通过调整,使病区对网格化责任人的服务质量产生可比性,从而促使网格化责任人提高自身素质和业务能力,同时他们也会学到新的知识和方法,以利于职业生涯规划和个人的成长,也在责任区的转换过程中,使网格化管理充满期待和活力。

三、构建二保联动机制

案例:创新运行机制

"你好,后勤维修110,我是妇瘤六的保洁,我们这里水池的下水不通了,我用铁丝疏通不了,需要水工师傅用疏通机。"

"你好,后勤维修110,我是乳腺三的保安,我们配餐间的水管爆了,一地水,我们把水池下面的阀门关住了,保洁正在清理积水,快通知水工赶紧过来维修。"

后勤维修中心经常接到来自保洁和保安师傅的报修,他们在问题现场合理地采取措施,能够较好地控制事态发展,为紧急事件的抢修赢得了宝贵的时间。

以病区为单位,将保洁、保安划分为一级网格;以楼层为单位,将后勤职工划分为二级网格;以整栋楼宇为单位,部主任担当网格总负责人。因此,形成纵横交叉、上下连通的网络,实现全覆盖。制定《网格化管理工作方案》,加强培训,使其了解任务、职责、工作范围,责任到人。

将保洁、保安与网格化管理有机结合,发挥保洁、保安在病区工作的位置优势,激发保洁、保安工作积极性、主动性、成就意识,建立病区报修、应急、联防、联动的高效运转机制,做到对病区各类故障问题"早发现、早上报、早维修",促使保洁、保安相互配合,相互督促,在联动保障做到"三知",行动上做到"四查",目标上做到"五保"。其中,三知即相互知道姓名、知道电话、知道所处位置,四查即查卫生、查

安全、查隐患、查禁烟，五保即确保病房干净整洁、确保无跑冒滴漏、确保门窗桌椅完好、确保设备设施齐全、确保无消防安全隐患，使后勤管理无死角。

四、推进职业化管理，激发人员潜能

职业化是指员工在一定文化氛围和团队中，通过学习、教育、实践和自我修养等途径而形成和发展起来的，在职业活动中发挥着重要作用的基本品质。职业意识、职业心态和职业技能是职业化中最根本的内涵。

（一）人员职业化

1. 培养合格的职业化员工

首先，通过职业化培训增强员工职业意识和职业素养，通过引导员工树立正确的职业理念和心态，让员工从心理上重视个人职业化对个人职业生涯训练和医院整体发展的重要影响，让员工真正理解这一做法的根本目的或者目标与个人职业生涯的契合性，这是在内部营造员工良好职业化氛围的基础。

其次，明确的职业化行为规范。在管理中，正式实施员工职业化考核前，应该首先建立员工职业化的行为规范，包括职业化形象、职业化思想、职业化语言、职业化标准技能动作等，只有规范规定清楚了，员工才知道如何做。

再次，完善技能的职业化。切实把员工培训、学习放在重要位置。创造条件，帮助和促进员工学政治、学文化、学技术、学业务、学礼仪。对员工分级分类地开展培训，制定相应措施，鼓励员工参加各种业务学习，或是通过自学获得专业技能证书及考取有关职业证书。对高学历人员要求"学无止境"，对学历较低的，鼓励他们奋起直追，迎头赶上。组织专题讲座、技能比武，在实践中出真知，结合传统师带徒的模式，提高实战技艺。把"服务于临床、服务于病人、服务于他人"的思想贯彻始终，把职业道德、遵纪守法作为做人的准则，把无私奉献忠诚于事业作为最大的荣幸、梦想和人生目标。

最后，建立制度与氛围保障。建立相关完善的制度，有利于规范、引导职业行为，成为职业化制度培养的推动力；营造和构建合适的氛围，有利于影响和带动员工职业化发展。

2. 解决职业化心态的措施

（1）保持阳光心态，改变看待人和事的态度。面对工作任务，要保持阳光心态，多看到解决问题的可能性，多找解决问题的办法，对工作任务进行细化分解，把和工作相关的人和事分析透彻，每项工作多想几套方案，以便应对随时可能出现的变化。

（2）保持自信，每天进步一点点。职业化程度高的人都喜欢学习和思考，要养成读书看报的习惯，多接触新鲜事物，养成爱思考的习惯，每天都能思考几点创新性的东西，必要的话形成管理机制，养成写工作日记的习惯，把每天的思考写下来，与同事分享。

（3）换位思考，建立"老板思维"。所谓"老板思维"，是指对事情的全盘掌控，不管任务是什么，都要从全局的立场出发，首先搞清楚大目标，然后把自己的工作和大目标关联起来。持续地这样开展工作，职业化的心态自然会养成。

（4）勇于担当，敢于承担责任。不推诿的责任意识是促进职业化心态养成的催化剂，有了强烈的责任意识，工作才会有荣辱感，才会给自己施压，和自己较劲，才会付出更多的努力把工作做到极致。

（5）改变自己，强化服从意识。天下万象都有自己存在的理由，改变世界改变别人高难度，改变自己最容易。工作中建立服从意识，服从上级的要求，服从上道工序的要求，服从客户的需求，服从工作大局的要求，会事半功倍。

（6）共建共创，树立协作共赢观念。每个人都不是独立存在的个体，在组织里人人都有自己的位置，每个人都和其他人发生着千丝万缕的联系。因此，要建立团队的意识，要能够主动发现团队协作的价值，做到与他人互补，与他人共享，形成合力，协作共赢。

（二）开展职业化培训

在人员技能培训方面，后勤人员常采用班组内师傅带徒弟的方式或自我学习为主，而班组与班组之间的技能交流和科室层面对专业技术培训往往较少，员工无法获得本专业技能以外的知识。但在实际工作中，专业与专业之间相互交叉，相互融合，这就要求技术工人具备更多的技术能力和更广泛的知识。

实时组织"后勤职业技能演讲大讨论活动"，从理论与实践中增进后勤各部门的联系与学习，增强后勤整体的保障能力，提高员工的技术能力，提升员工的综合素质。

"后勤职业技能演讲大讨论活动"是将班组培训提升到科室层面，由部主任主抓，采用一人讲多人议、现场演示等形式，要求后勤每个员工都争当主讲人，或邀请外院同行、专家，或是外包公司技术骨干作为主讲人。将自己所从事的专业工作讲解出来，再由大家一起讨论。通过"后勤职业技能演讲大讨论活动"，大家认识了锅炉缺水的危险性，学习了用电基础知识，空调新风系统的原理等日常相关知识，达到既知其然又知其所以然，共同提高，相互帮助的目的。

"后勤职业技能演讲大讨论活动"实质就是以员工为主体，以讲解工作中的实例、经验教训、心得体会和疑难问题解决等为内容，通过讲解、演示等形式，达到锻炼、培养职工综合能力的要求。

医院不仅为部门搭建了学习平台，更重要的是给予大家融合性学习的意识，这是未来职工职业化的整体要求，由一人专能达到一专多能的技能要求。这是众人拾柴火焰高的团队精神，也是院方提倡的"大雁精神"。

（三）薪酬设计

建立科学的人员考核制度，积极稳妥地推进薪酬制度改革，强化考核的可操作性和准确性，制定与工作相适应的奖励政策，按实际所在岗位职责，建立以岗定薪、同岗同薪、岗变薪变、停岗停薪的薪酬体系，切实体现多劳多得，从而激发员工工作的积极性。

（四）班组管理

班组是医院最基层的组织单元，是培育员工的重要阵地，是提升后勤管理水平，构建和谐医院的落脚点，其中主要包括班组长的后勤管理与专业技术人员的自身管理两方面。

1. 班组长的后勤管理

班组长是一线组织者和管理者，是联系管理层和一线员工的纽带，是技术技能带头人，是后勤政治思想工作的神经末梢，是后勤文化建设的传播者。因此，班组长素质的高低直接关系到班组管理水平的高低、生产效率和服务质量的高低，所以，提高班组长自身素质、做好上传下达，增强自身精细化管理能力至关重要。

做好时间管理是提升班组长管理能力的重点，要集中主要精力，围绕核心目标，分清事情的轻重缓急，进行宏观调控，有效率地开展工作。为此，必须掌握以下四个方法。

（1）记录完整时间。

把自己一天或一周的工作时间完整地记录下来，可以帮助班组长了解时间是怎样耗费的，班组长可通过对记录单的审核、分析、评估，寻找改进的方法。

（2）分清工作轻重缓急。

把事件按照重要程度和紧急程度运用 SMART 法进行划分、排队，既紧急又重要的事情，必须优先办理。

（3）马上行动，今日事今日毕。

养成马上行动，今日事今日毕的良好习惯。

（4）明确行动计划。

事先制订计划可保证班组长有条不紊地做好班组工作，避免忙中出错。

提高沟通技能是提升班组长管理能力的关键。对于沟通技能，重点是提升两个方面。一方面学会运用"金字塔"原理。在沟通的时候首先抛出观点和结论，先讲结论和重点，再阐述理由和原因。运用"电梯法则"，能在 30 秒内把事情说清楚，就不要用一分钟，这就要求员工提高归纳提炼的能力。另一方面掌握"沟通传递的是想法而不是信息原理"。沟通的目的是让受众理解院方要传递的想法，而不是照本宣科地传递大量信息。很多时候"少即是多"，要能把握住汇报沟通的核心内容，用简单易懂的词汇，重点是达到传递想法的目的。

提高解决问题的能力可以达到提升班组长管理能力的目的。所谓职业化程度高或者低，最后都表现在员工解决问题的能力强弱上。员工能不能把问题界定清楚，能不能对问题进行有效分解，能不能对问题进行关键分析，能不能形成具体可执行的措施，等等，这些方面的能力是员工职业化程度提升最需要关注的。

2. 专业技术人员的自身管理

专业技术人员的管理就是用具有一定专业知识与专业技能水平的人去做专业的事。

例如，维修工人用手探摸电动机温度时，必须用手背，不能用手心。因为假如电机外壳漏电，手心触摸将触电，而用手背则会安全脱险。

专业的人做专业的事包含两层意思，一是专业的人，指从事这项工作的员工必须具备很高的专业素养；二是做专业的事，指严格按照操作规程做。对此，除了加强技能培训外，还要注意以下几点。

一是要培养员工正确认识岗位。后勤职工要看得起自己的工作，对工作有足够的认识，严格按照规章制度、操作规程去作业、立足岗位、反复磨炼，不断提高工作标准，精益求精。

二是要培养规则意识。没有规矩不成方圆，员工应清楚制度和规定的约束，知道什么该做、什么不该做，什么可行、什么不可行。懂规矩、守规矩是做好工作的前提。

三是要培养团队意识。加强团队建设，最重要的是导向要明确，制定导向必须遵循产生合力原则，促使团队成员共同把工作做好，达到1+1>2的目标。

四是使员工从工作中找快感，从失败中找法眼，从成功中找乐趣，拥有职业幸福感。

五、构建信息化平台，让数据释放能量

加快后勤计算机网络化、自动化建设，使后勤各个单元的数据实时联网，实现数据收集、传输和汇总及时、准确可靠。软件可以通过对成本费用的不同角度、不同层次、不同时间段，分门别类地生成各科室、各部门的收入、成本、收益动态分析图，有效地提高成本核算的效率，为管理者的决策提供全面、快捷、准确的数据支持。

（一）物资供应管理系统

医院物资供应管理系统是指通过对与物流相关信息的加工处理，达到对物流、资金流的有效控制和管理，并为医院管理提供信息分析和决策支持的人机管理系统。该系统通过对医院的各种物流数据和信息进行收集、传递、加工、保存，以辅助医院的全面管理。

物流信息是基于库房管理模式建立起来的，是OA、HIS和HERP的有机结合，保证物品申请、审批、采购、入库、仓储、配送、报废、审计各个环节的高效运行。打开内网登录物资申请窗口，有关后勤物资的品牌、种类、型号、规格、价格、库存数量等基本信息一目了然，临床可直观看出所需的物资在后勤仓库的余量，可以非常方便地进行选择。

临床根据使用需求，发送物资采购申请，由后勤物资仓库计划员负责对采购品牌、种类、数量进行汇总与审核，经主管领导审批后，采购招标办根据医院领导的审批，发送采购订单，由物资供应商负责采购与供货。此举节约了物资采购的时间，使流程更加透明，审批过程全程监管，采购效率大大提升。

（二）物资"零库存"管理

所谓"零库存"并不是指仓库储存数量真正为零，而是通过实施特定的库存控制策

略，实现信息共享技术供应链意义上的库存量的最小化，即不保存经常性库存，它在物资有充分社会储备保证的前提下，所采取的一种特殊供给方式。实现"零库存"管理的目的是减少资金占有量，加快资金周转，降低库存管理成本[3]。

院方制定《物资出入库管理制度》《固定资产管理制度》《物资存量管理制度》等控制制度，后勤物资实行计划管理，临床在 HERP 系统中提出物资申领，系统自动减少存货数量，当物资不足供应时，由管理员及时通知供货商供货，有效地解决存货占用资金及库存老化、变质等问题。

（三）报警系统管理

随着医院的发展，医院都开始搭建信息化网络报警监控平台，将供电、供水、供暖、氧气、层流、空调等关键设备以及配电房、锅炉房、污水处理、电梯等运行管理纳入报警系统中，做到实时监控、远程控制。但只有实施监控设备还不能完全做到可靠保障，一旦有突发事件需要应急抢修就往往处于被动。除了监控，还要建立预警机制。在实际工作中，院方的后勤报修系统具有实时短信报警功能，它能将预警数据实时发送到相关管理设备的工人、班长、部主任手机上，做到分级报警，让值班或维修操作人员在即将要发生故障前第一时间现场解决问题，既提高了应急响应效率，又在第一时间掌握设备情况，通过短信可以了解事态的发展和处置情况，对管辖区域内的各级操作及维修人员也起到了监督、考核作用。

（四）后勤数据库管理

通过图 24-2、图 24-3 可以很容易分析医院后勤的每一类业务维修活动工作量比和工作负荷，对加强管理和优化排班能起到很好的借鉴作用。

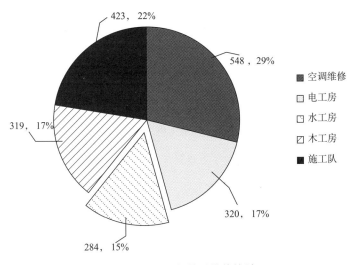

图 24-2　2015 年某月维修统计

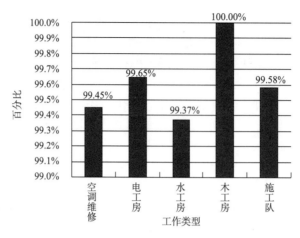

图 24-3 报修及时完成率

水工维修 284 个，环比上月份增加 64 个，用帕累托图进行分析，通过环比，得出主要问题为花洒头不出水，占总问题数的 34.15%。进一步分析发现，多数维修是花洒不出水而非损坏，拆开后发现，花洒不出水是水垢堵塞造成的（图 24-4）。

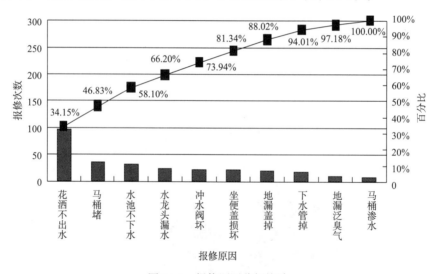

图 24-4 报修原因分析统计

发现这个原因后，立即组织人员对全楼的花洒头进行疏通，随后，花洒的月维修数量降至个位数。

如今医院的维修平台每天收到相当多的报修信息，每天维修工作结束反馈后，都会产生数据信息，同时评价和反馈的信息也录入在内。所有的信息形成了完整的数据库。自 2015 年 6 月以来，共计产生 27 293 条报修记录。统计和分析产生的报修数据能反映出最容易出现问题的设备和环节，使维修班组可针对这些设备进行更密集的预防性维修和检查，同时还建立了维修数据库，网格化巡视数据库，设备运行数据库，设备保养据库，人员数据库，水、电消耗数据库等数据库，为精细化管理的实施打下了坚实的基础。

（五）能源监测平台管理

案例：能源分摊改革，针对问题出招

"我们病区水、电费怎么那么高，科室虽有加床，但比没有加床的科室高那么多，你们是怎么分摊的水、电费，依据是什么？"

很显然案例中透着不满。

随着医院进行全成本核算，病区、科室的水、电消耗也摊入病区支出，每月上千元的水、电支出牵动着管理人员的神经。计量设备的缺失，无法精确计算单个护理单元的水电气消耗数据，节能降耗的效果仅是通过与往期数据对比，说服力不强，影响因素较多。

能源检测平台则是通过接在管道中的电子记录表，实时在线检测水电气的消耗情况，通过对各分类、分项能耗数据的合理采集，准确地掌握不同医疗功能建筑、核算单元、特殊区域和重点设备的能耗，有效指导医院能源管理，同时为医院建筑诊断、节能改造提供依据。

自 2016 年 3 月 14 日开始施工，2016 年 5 月 22 日完工。其中电表总共安装 127 块，实现对1#和10#各科室电量的实时统计；2#、3#、5#、6#、8#、9#实现对楼宇整体用电量的实时统计。水表总共安装 9 块，实现对各楼宇水量的实时统计。

能源平台的建立必须达到以下要求。

一是能够精确掌握能耗现状。

二是能够了解用能水平。能源利用损失情况、设备效率、能源利用率、综合能耗。

三是能够找出耗能过多的原因。

四是能够查清节能潜力。设备能耗的效率与行业值或者参考值之间的差距。

五是核算节能效果，明确节能方向。

数据信息化管理，能客观、公正地反映出事物的本质和规律。它能清楚地了解每一个动作对医院的促进，因为不再是赤手空拳地参与信息时代的竞争。数据信息化管理大大加快了数据计算、统计、分析、处理的速度，这也是后勤管理理念追求的高效要求。更重要的是能正确评判技术、质量、财务、服务、人力等绩效，促进后勤管理精细化。

六、能源管理科学化探索

（一）能耗管理

1. 成立节能降耗管理组织

成立由后勤主管院长牵头，后勤保障部、安全保卫部、规划财务部、基建办、医务部、护理部等各个部门参与的医院节能管理小组，负责年度节能降耗计划的制订、实施和落实。

2. 加大宣传力度增强节能意识

在院内营造节约一滴水、一度电，"节约能源，人人有责""节约能源，从自己做起"的节能风气，采用院报、展板、网络等多种形式，深入开展节能宣传；又通过举办"节能宣传周""节能宣传月"等活动，全体职工明确开展节能降耗工作的重要目的和意义，充分认识节能降耗工作的紧迫性和重要性，医院形成浓厚的节能氛围。

3. 利用新产品、新技术

采用更为节能的 T5 灯管，对公共区域、楼梯间和地下停车场照明进行更换；采用雷达、声控、红外线技术，控制灯光开启时间、数量和亮度，做到人走灯灭；采用锅炉余热、余烟回收技术；加强地源热泵空调和磁悬浮制冷机节约能源设备的应用；采用空调室外机喷雾降温技术，消毒粉代替二氧化氯发生器消毒技术等。在新产品与新技术的实验应用中，取得了良好的节能降耗效果。

4. 利用分项计量装置，收集相关数据

以新病房楼使用为契机，通过采用楼宇自动化系统，来控制医院内空调、照明、变配电及电信等系统，根据不同建筑区域、不同时段的不同需要，及时调整医院内各种设施设备的运行状况和数量，管理部门及时了解掌握各系统日常能耗状况，通过监控、对比和分析，制定节能指标，调整用能策略，也便于对节能改造的效果进行测算。

5. 建立节能降耗激励机制

将全院各核算单元实际能源消耗和绩效挂钩，调动科主任、护士长管理积极性；制定中央空调、电梯运行等大项支出能耗定额和管控目标，制定节能降耗奖励标准，调动这些班组技改积极性；建立定期能源消耗分析机制，定期通报院方百元医疗收入能源消耗支出、每住院人次能源消耗支出、每床日能源消耗支出，同期比较分析，查找漏洞。

6. 细化节能参数和举措

对锅炉、空调系统、照明器具、电脑、热水系统等一些主要耗能设备制定一些规范性文件和日常操作手册，使大家明白如何节能。

（1）空调管理。空调使用时间严格控制在上班时间，降低室温标准，冬季控制在 20~24℃，夏季控制在 24~28℃。室内温度在 26℃以下，各科室不得开空调。下班前 15 分钟关闭空调。禁止敞门、开窗时使用空调。

（2）用电管理。充分利用自然光，杜绝白昼灯和长明灯，做到人走灯熄；将公共区域照明更换成节能灯具，办公区装饰性景观照明一律关闭；减少射灯、白炽灯，合理使用公共场所照明控制线路，严格按制定的照明开关时间执行；选用紧凑型、直管型、LED 等节能型灯具，楼梯等公共部位使用光控、声控延时开关。合理调节草坪灯、景观灯的开启时间，做到最大限度地节能用电。

（3）用水管理。将老式冲水卫生间水型全部更换成感应式水箱；尽可能利用废水养护绿地，严禁使用自来水灌溉绿化；完善部分水泵的过载保护装置，调整供水管网，合

理利用各水泵正常功能；定期对冷热水供水管网阀门进行检查保养；发现水龙头，水管等出现损坏、漏水的现象，及时进行维修处理。

（4）电脑管理。调整合适的电脑显示器亮度值，合理设置电脑电源使用方案。例如，短暂休息期间，可设置适当的自动关闭显示器时间；较长时间不用，使电脑自动启动"待机"模式；更长时间不用，尽量启用电脑的"休眠"模式；下班后一定关闭电脑注意和显示屏。

（5）其他设备管理。不是长时间使用的办公设备，如碎纸机、打印机、复印机等，禁止长时间通电待机，使用时才能接通电源，用后要关闭电源或拔掉插头。

（6）合理节约纸张，提高废纸利用率。推行"无纸化"办公，传阅文件尽量利用电子邮箱、OA 网等内外网站方式传送，减少纸质文件、复印机及传真机的使用。需要长期保存的资料，尽量使用移动硬盘和光盘的形式；重要的短期存档文件尽量采用电子文档保存；病历、检查、分析、测算等的用纸，尽量做到正反打印，杜绝纸张浪费现象。

（7）分片包干，定期督查。分片包干即按区域划分，实行包干责任制。责任人对分担的区域全面负责，相关部门对各区域进行督促检查，并将其作为当月的考核依据。下班前，各科室所属区域，要检查办公设备、电脑、电器的相关控制键，确保全部处于关闭状态，插头拔出才离开。定期督查即医院节能降耗领导小组，定期对各科室节能减排工作进行专项监督检查；对各种滴、跑、漏、长明灯、空调开放时门窗大开等现象，查到即时整改，与绩效挂钩，对责任科室进行考核，组织召开节能降耗工作会议，总工作中存在的不足，力求不断改进。

（二）合同能源管理

积极探索与能源管理公司的合作模式，利用专业的能源管理公司的技术优势、人才优势，为院方提供能源诊断、方案设计、技术选择、运行维护、人员培训、节能量检测等系统化服务，从而降低能源消耗。

（三）设备全生命周期管理

设备全生命周期管理包含了资产和设备管理的全过程，从采购、（安装）使用、维修（轮换）、报废等一系列过程，即包括设备管理，也渗透着其全过程的价值变动过程，因此要考虑设备全寿命周期管理，要综合考虑设备的可靠性和经济性，做好精细化管理，延长设备使用寿命，达到节能降耗的目的（表 24-1~表 24-5）。

表 24-1　DL-SB-RO1 设备资料卡

编号：

设备名称		设备编号		设备规格	
设备型号		安装地点		安装日期	
制造商		出厂日期		出厂编号	

续表

额定电压		额定电流		额定转速	
设备原值		已提折扣		使用年限	
设备图号		说明书册		建卡日期	
额定功率		工作介质		建卡人	

主要附件					
序号	名称	型号规格	制造商	数量	主要性能参考

相关资料及说明

表 24-2　DL-SB-RO2 设备清单

序号	名称	编号	型号规格	制造厂或供应商	出厂编号	出厂日期	安装日期	安装位置	使用日期	使用年限	数量	维保联系人

序号	名称	编号	型号规格	制造厂或供应商	出厂编号	出厂日期	安装日期	安装位置	使用日期	使用年限	数量	维保联系人

表 24-3 DL-SB-RO3 设备月度维修保养计划

序号	工作计划内容	计划安排/周					责任人	完成情况	备注
		1	2	3	4	5			

填表人：　　　　　填表时间：　　　　　审核人：　　　　　审核时间：

表 24-4 DL-KT-RO1 溴化锂冷水机组运转记录

日期：　　　　　值班人：　　　　　天气：

项目 \ 时间														
工作蒸汽压力/千克														
东机组	冷媒水	进口温度/摄氏度													
		出口温度/摄氏度													
		出口压力/千克													
	冷却水	进口温度/摄氏度													
		出口温度/摄氏度													
		出口压力/千克													

续表

项目 \ 时间													
东机组	浓溶液	喷淋温度/摄氏度											
		高发出口温度/摄氏度											
		高交出口温度/摄氏度											
	稀溶液温度/摄氏度												
西机组	冷媒水	进口温度/摄氏度											
		出口温度/摄氏度											
		出口压力/千克											
	冷却水	进口温度/摄氏度											
		出口温度/摄氏度											
		出口压力/千克											
	浓溶液	喷淋温度/摄氏度											
		高发出口温度/摄氏度											
		高交出口温度/摄氏度											
	稀溶液温度/摄氏度												
交接班记录													

表 24-5 DL-PD-RO4 配电柜（箱）保养记录

保养项目	检查内容	设备编号（地点）			
柜（箱）体内清洁	是否有杂物并清洁				
各接线段	是否有松动并紧固处理				
主回路电器	工作状态及实验各动作是否正确				
控制回路电器	工作状态及实验各动作是否正确				
各类指示灯	是否正常				
计量仪器仪表（含互感器）	是否计量正确				
绝缘测试	是否正常				
接地装置	是否安装正确				
标示	各类标示牌安放正确，无缺失				
柜体的排气扇	是否运转正常				
保养日期					
保养人签字					
备注					

七、服务质量标准化管理

（一）制度与操作规范的制定

规章制度和操作规程是后勤工作的重要保障，一定要深入调研、仔细推敲，条款规则尽量细化，符合工作实际，可操作性强。保证员工只要认识上面的字，就能领会、理解。

案例：读得懂就能学得会

2015 年前院方制定的《中央空调操作规范》中溴化锂制冷机组操作规范：

1. 打开排污阀排气至正常

2. 开启冷却水循环泵，检查设定值，检查是否正常工作

3. 开启冷冻泵，检查设定值，检查是否正常工作

4. 检查冷却塔水位是否正常

5. 检查冷剂水水位是否正常

……

以上可以看出，在制定标准时犯了通病，制定的操作规范可操作性非常差。

2015 年修订的《中央空调操作规范》

溴化锂制冷机操作规范

1. 打开排污阀排气 5~8 分钟无水锤现象至正常

2. 关闭排污阀

3. 开启冷却水循环泵，观察出水压力为 2 千克，电流 32 安为运行正常

4. 开启冷冻泵，观察回水压力 2 千克，出水压力 4.62 千克，电流 26 安为运行正常

5. 冷却塔水位正常、浮球阀补水正常、布水器无脏堵、风机电流 8.5 安为运行正常

6. 开启主机，待进气阀门自动开启后，手动打开蒸汽空气阀门，压力控制在 4 千克以内

7. 调整冷却塔风机控制冷却水温度在 22~32℃

8. 依据主机负荷控制高发温度在 100℃以上

9. 手动调节蒸汽控制阀门、维持减压阀前压力在 2~4 千克

……

很明显，新修订的《中央空调操作规范》，加强了可操作性，不仅加入了精准数字使表述界定清晰，还用语通俗，便于理解和接受。

（二）岗位说明书的制定

岗位说明书是根据岗位具体情况进行制定，是表明期望员工做些什么、员工应该做

些什么、应该怎么做和在什么样的情况下履行职责的总汇。在编制时要注重文字简单明了、浅显易懂；内容要越具体越好，避免形式化、书面化。还要在一定的时间内，给予修正和补充，以便与实际发展状况保持同步（表24-6）。

表24-6 中央空调班组长岗位说明书

职位名称	中央空调班组长	职位代码	KT-001	所属部门	后勤保障部
职系	技术	职等职级		直属上级	部主任
岗位人数	1	填写日期	2014.8	岗位系数	2.5

职位概要：
在部主任的安排和领导下保障全院中央空调系统、通风系统、10号楼热水系统、多联机空调、分体空调的正常运行

岗位职责：
　　1. 在部主任领导下，负责全院空调及附属设备的日常维护、检修，保证其正常运行
　　2. 负责组织对中央空调机组及新风系统的定期维护保养以及日常工作的开展
　　3. 监督实施空调班组安全操作规程，维护保养、运行调控等制度
　　4. 负责组织本组成员业务学习和安全操作规程学习
　　5. 编制年、季、月工作计划，值班轮值表，并督促完成
　　6. 负责维修材料、工具等的领用、监管工作
　　7. 负责本班组的安全生产，组织应急预案的演练和实施
　　8. 完成部主任交办的其他工作任务
　　9. 改进服务态度，仪容举止符合医德医风要求

绩效考核重点：
　　1. 对维修保养及承包商维修保养的质量进行监督，完成员工的考勤工作及各类强检设备按时检定，净化系统定时检测
　　2. 各种运行工作记录完整，符合相关要求；设备日常维护保养记录完整，工作落实到位，考核设备故障率
　　3. 做好能源管控工作，准确及时提交各类数据
　　4. 提出并推进中央空调的使用管理及节能方案，落实管理细则并提出相关的管控机制；对能源使用状况清晰，并及时发现问题
　　5. 做好分管系统的安全管理工作，包括及时处理突发事件、开展预案演练、确保重要场所锁闭、做好应急物资的管理，危险材料堆放、使用符合相关规定，做好危险品使用记录，做好员工安全防护工作，及时发现安全隐患，并提出改进措施
　　6. 配合运行主管组织员工进行技术培训，按照计划完成培训工作
　　7. 应急突发事件的现场处理是否及时到位

任职资格：
　　一、教育背景
　　相关专业大专及以上学历或中级及以上技术职称
　　二、工作经验
　　三年以上医院中央空调系统、通风系统、净化系统、楼宇自控系统运行，维护工作经验
　　三、技能技巧
　　熟悉医院中央空调系统、通风系统、10号楼热水系统运行、维护相关流程；具有一定的协调能力和组织管理能力；具备一定电脑操作能力
　　四、工作态度要求
　　具有极强的工作责任心；为人正派、客观公正、作风严谨、注重细节，原则性强；高度的敬业精神，能接受临时加班及应急工作，工作态度具有积极乐观，吃苦耐劳的精神

工作条件：
工作场所：全院中央空调房间/设备机房现场
环境状况：在病房维修可能接触医院感染
危险性：有职业病危险

直接下属：
KT-002 中央空调技术工人

续表

经科室管理小组考核同意聘任　　　　　　　同志	
聘任时间任职时间：　　　　年　　月　　日—　　年　　月　　日	
科室管理小组签字：	
岗位职责及认可签字 　本人已经认真阅读以上岗位职责及相关考核要点，愿意履行岗位职责，接受主管领导考核，并服从科室考核制度的相关规定。 　　　　　　　　　　　　　　　签名： 　　　　　　　　　　　　　　　　　　年　　月　　日	

岗位说明书应该包括以下主要内容。

（1）岗位基本资料：包括岗位名称、岗位工作编号、汇报关系、直属主管、所属部门、工资等级、工资标准、所辖人数、工作性质、工作地点、岗位分析日期、岗位分析人等。

（2）岗位分析日期：目的是避免使用过期的岗位说明书。

（3）岗位工作概述：简要说明岗位工作的内容，并逐项加以说明岗位工作活动的内容，以及各活动内容所占时间百分比，活动内容的权限，执行的依据，等等。

（4）岗位工作责任：包括直接责任与领导责任，要逐项列出任职者工作职责。

（5）岗位工作资格：即从事该项岗位工作所必须具备的基本资格条件，主要有学历、个性特点、体力要求及其他方面的要求。

（三）流程优化管理

后勤维修工作中存在越来越多的问题，降低了服务质量，追根究底是落后的管理方式和运作模式跟不上现代化管理模式变革的步伐造成的。针对维修效率低下的问题，解决的方法只有对流程进行根本性的再思考和彻底性的再设计。院方原有的后勤维修结构比较简单，直线型结构缺少互动性，协调性也较差。建立后勤维修 110 平台可将分散的流程集中化，将所有的报修任务都集中一起，维修平台的内外协调和分工，高效有序地分派任务，才能使原有分散化结构变为更加高效可靠的集中化结构（图 24-5）。

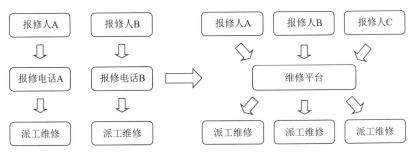

图 24-5　维修流程

原有的维修流程结构比较分散。单单通过电话报修来接受报修任务和分派维修工作，无疑造成了维修效率低下、权责不明晰、互相推诿等问题。采用集中化的流程结构借助信息化的手段，实现维修平台的全面信息化，建立完整的维修呼叫信息系统，才能有力解决这些问题。同时，通过维修平台收集数据及时反馈出维修工作的各项评价指标情况，对于维修工作才能起到动态有力的监管，形成良性循环（图24-6）。

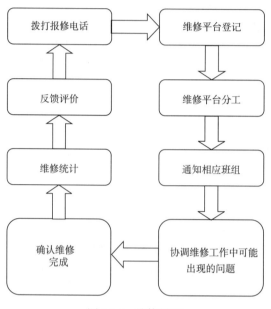

图 24-6　维修循环

流程重组后，采用电话报修集中处理的方式，保证了报修信息传达的及时性和针对性。维修平台工作人员收到报修电话，会协调维修人员进行维修。从报修电话的接入时间到最后的完成时间都有据可查，对监管维修工作的及时性起到了很大作用。对比原有流程，将分散的报修方式整合成集中高效的信息化系统报修，反馈评价还可与未来的绩效考核直接挂钩，激励了维修人员的工作积极性。同时，维修平台的工作人员通过分拣任务，明确维修的责任人，不会再出现推诿不清的情况，大大提高了维修人员的服务意识，使服务质量标准化。

（四）痕迹管理

痕迹是事物在产生、发展和消亡过程中所留下的印迹。痕迹管理就是让所有的过程都留下印迹，保证以后有据可查，而这种痕迹是在事物发展中自然留下的痕迹，即对实施管理时所做的记录、图片、电子档案等进行收集、整理、归档、保存等，以备今后考查。

日常的工作记录、接班记录、设备档案、维护、维修记录、培训记录、会议记录、应急演练记录、督导检查记录等常用记录却常常被忽视，要么记录过于简单，要么缺项漏项，要么缺乏联系性、逻辑性，基础数据的不完善是后勤管理的通病，因此要从以下三个方面加强痕迹管理，使后勤工作更加精细化。

首先，必须制定相关的制度，引导员工养成记录的习惯。

其次，痕迹管理最根本的目的在于能够将工作中出现的安全隐患、存在的问题等情况进行全面记录，又将整改反馈、具体措施等情况形成闭合式的检查资料。通过这些准确的记录，综合反映和分析整个工作的现状与情况，找出监管不到位以及存在的重点问题，从而，制定更加行之有效的措施，来强化管理、整顿与规范。

最后，痕迹管理必须保证数据与资料的连续、完整、真实与准确。只有将痕迹管理工作做到位，并定期更新、及时补充数据和完善资料记录，保持基础数据与资料的完整与连续，才能确保痕迹管理的准确性、有效性与实时性。

"踏石留印、抓铁留痕"，后勤的服务质量管理绝不是一句空话，以上所做的这些都是以后勤管理服务理念，即"为医患服务，为职工服务"为基础，提供细致、有效、安全、及时、经济的服务质量，在实践的道路上善始善终、善做善成，不断完善服务，为医疗、教学、科研提供更好的保障，为患者提供高质量的服务。

八、统一标准，规范外包服务

随着后勤服务社会化的不断深入，外包公司的进驻，后勤角色也由服务提供者转变为管理监管者，作为代表医院的管理方，需要科学地组织和调配有关的人力、物力和财力，做好服务保障工作。

目前院方外包的项目有保洁、绿化、餐厅、洗涤、消杀、电梯、保安和消防。因此，建立保障医院医疗正常运行，建立外包工作质量的监督机制势在必行。

（一）制定标准，签好合同

要结合医院的实际需求，制定具体外包服务项目的工作标准、流程及相关要求。

（二）制定考核细则表

常见的考核细则如表 24-7~表 24-9 所示。

表 24-7 ZN-AW-RO4 日常环境卫生间清洁、检查表

清洁项目	卫生间清洁记录										区域
清洁时间	台面	墙面	地面	镜子	水池	檀香	小便池	大便池	纸篓	污物池	其他记录（含跟踪整改验证）

续表

清洁项目	卫生间清洁记录										区域
清洁时间	台面	墙面	地面	镜子	水池	檀香	小便池	大便池	纸篓	污物池	其他记录（含跟踪整改验证）

卫生间检查记录			设施报修记录		
检查时间	检查情况记录	检查人	报修时间	保修内容	完成时间

注：清洁完毕，请用"√"标注

表 24-8 ZN-AW-RO5 保洁人员工作考核表

（总分值100分）　　　　　　　　　　　　年　月　日

项目		标准	分值	得分
1. 地面、步梯、墙壁干净，无烟头，无广告 2. 痰桶每天清洁，保持干净 3. 公共卫生间水池无水锈，地面干净，无味 4. 开水间干净，整洁30分	病房卫生	1. 地面干净无杂物	4	
		2. 桌、椅、床表面无尘土，光洁	4	
		3. 门窗无尘土，玻璃光洁	3	
		4. 卫生间镜面光洁，水池无水锈，无味	4	
	走廊卫生	1. 地面、步梯、墙壁干净，无烟头，无广告	3	
		2. 痰桶每天清洗，保持干净	3	
		3. 公共卫生间水池无水锈，地面干净，无味	4	
		4. 配餐间干净、整洁	5	
院内感染方面30分	小毛巾	1. 一桌一巾消毒	4	
		2. 消毒液配置正确（500毫克/升）	3	
		3. 用后消毒、清洁、晾干	3	
	大毛巾	1. 保持清洁	3	
		2. 病房与卫生间分别专用	4	
		3. 用后清洁晾干	3	
	拖把	1. 分区使用、标记明显	4	
		2. 用后消毒符合要求	3	
		3. 清水冲洗，悬挂晾干	3	
收运垃圾30分		1. 病房每天收二次（早6:30，下午14:30）	5	
		2. 病区每天收三次（早6:30，中午12:30，下午15:30）	5	
		3. 生活垃圾与医用垃圾分别放置，分别运送	10	

续表

项目		标准	分值	得分
收运垃圾 30 分		4.收运完毕打扫现场	5	
		5.保持污物电梯清洁	5	
工具房 30 分		1.干净整洁	3	
		2.工具摆放有序	2	
		3.无废品杂物堆积	5	
合计得分				

注：1. 考核分值大于或等于 95 分，医院全额支付

2. 考核分值在 90~95 分，医院按合同人数总额的 5%进行扣除

3. 考核分值低于 90 分，医院按合同人数扣除 8%的考核工资，连续三个月低于 90 分，将暂停合同

表 24-9　ZN-ZY-R06 食堂综合监督检查管理量化考核表（100 分）

项目	检查具体内容	评分标准	分值	原因分析	改进措施	落实情况评价
膳食质量 30 分	1. 面粉、大米、食用油、肉等主要食品原料从正规渠道进货，所购物品有供方的卫生合格证或销售许可证，并建有采购食品台账，蔬菜新鲜、无腐烂现象（5分）	有一项不合格减 2 分，减完 5 分为止		□未按相关制度工作 □内部监督不到位 □工作人员责任心不强 □人员基本工作技能欠缺	□加强制度落实 □加强内部监管 □增强员工责任心教育 □开展多种形式员工技能培训	
	2. 食堂采购的不需加工食品达到卫生标准要求，标有生产日期及保质期限，无异味、过期等现象（5分）	有一项不合格减 2 分，减完 5 分为止				
	3. 食物中无杂质、不熟、霉变或异味等现象（5分）	有一项不合格减 2 分，减完 5 分为止				
	4. 中、晚餐自制主食和副食分别不少于 10 种，荤、素营养搭配合理（3分）	每少一种减 1 分，荤、素营养搭配不合理减 2 分，减完 3 分为止				
	5. 高、中、低档菜搭配合理，明码标价。饭菜的分量和价格合理。落实成本核算、财务管理、库房管理制度（2分）	无明码标价或与实际价格不符，减 1 分，质价比不合理减 1 分				
	6. 治疗饮食能满足病人需求（10分）	不提供治疗饮食扣 10 分，不能满足病人需要扣 5 分				
服务质量 30 分	7. 炊事人员上岗持有效的健康证。在加工及出售食品时穿戴整洁的工作服、工作帽，并将头发置于帽内，戴口罩和手套（4分）	无健康证减 3 分，没穿工作服、戴工作帽、口罩扣手套上岗减 3 分		□人员卫生意识差 □人员服务意识不到位 □工作流程执行落实不到位	□加强卫生知识培训，提高卫生意识，强化内部管理 □加强优质服务培训，增强意识 □加强工作流程培训	
	8. 工作人员工作期间，无佩戴首饰现象；无吸烟、挖鼻孔、对食品打喷嚏等不卫生行为（2分）	有任何一项减 2 分				
	9. 出售食品时无用手直接接触食品现象（2分）	直接接触食品减 2 分				
	10. 食堂服务人员耐心解答、微笑服务，无与职工和病人吵架、打骂等不文明行为（10分）	出现一次不文明行为减 5 分，得分可为负值				

续表

项目	检查具体内容	评分标准	分值	原因分析	改进措施	落实情况评价
服务质量30分	11. 按医院规定时间开饭。为病人订餐送餐，有保温设施，盛装后在40分钟内送至病房。统一用餐具，在用餐后30分钟内回收餐具撤离病房（10分）	有一项不合格减2分，减完10分为止		□人员卫生意识差 □人员服务意识不到位 □工作流程执行落实不到位	□加强卫生知识培训，提高卫生意识，强化内部管理 □加强优质服务培训，增强意识 □加强工作流程培训	
	12. 积极配合医院完成相关活动并取得医院认可（2分）	有不配合现象出现减2分				
卫生标准质量30分	13. 工作间无苍蝇、老鼠，防蝇、防鼠，防尘设备齐全、有效（5分）	发现苍蝇、老鼠减2分，无防蝇、防鼠、防尘设备减3分				
	14. 原料、半成品、成品的加工、存放及使用容器有明显的区分标志，生、熟食品分开、食品存放分类分架，无过期、变质食品（8分）	存在交叉污染并无明显的区分标志减3分，生、熟食品未分开且食品存放没有分类分架减5分				
	15. 工作间卫生清洁、地面干净、无积水、无杂物，操作台及灶台及售饭台卫生干净，就餐场所地面整洁，桌椅洁净无油污（7分）	有一项不清洁减2分，减完7分为止				
	16. 炊具、餐具、菜具、熟食容器定期消毒并保持清洁，做到"一洗二清三消毒四隔离"，做好每日消毒记录（5分）	无消毒减5分				
	17. 建立48小时食品留样，并在留样容器盒上标明菜名、日期、时间（5分）	无留样减5分，未标注减3分				
安全管理10分	18. 有严格的生产安全保卫规定并有具体措施；无非食堂人员随意进入食堂的食品加工操作间及原料仓库（8分）	不按生产安全保卫规定执行减5分，非食堂人员随意进出操作间及仓库减3分		□安全监督管理不严 □人员管理不力	□加强安全监督管理 □对员工进行全面了解，定期教育	
	19. 对所聘人员进行实名登记管理。并在业务及工作态度等方面进行管理（2分）	对所聘人员无审核及未登记管理减1分，对所聘人员管理不力减1分				
备注	未达标准项目用"√"标明 满分100分。85分以上为"优秀"；75分以上为"良好"；60分以上"一般"；60分以下为"不及格"					

（三）明确责任，严格考核

每月后勤保障部牵头组织各部门对外包质量进行检查。对检查中发现的问题，要求外包公司及时反馈，制订整改方案。

（四）双向沟通，激励约束

在服务提供过程中，要结合实际情况与外包服务公司进行适时有效的沟通，确保外包服务保质保量完成，并建立有效的激励和约束机制。

（五）持续改进，达成双赢

对外包服务中存在的问题要及时总结经验，通过有效沟通，不断改进服务，最终得到令各方满意的结果。

九、完善安全管理体系

质量是安全的基础，安全是生产的前提，安全来源于警惕，安全是生命之本。所以安全管理是医院管理的重中之重，安全无处不在，细节决定成败，安全永远在路上，其内容包括消防安全、人身安全、财产安全、信息安全、诊疗安全、用药安全、院感控制安全、膳食供应安全及应急事件的处理安全等，所以要做到多看一眼安全保险，多防一步少出事故。做到事事安全优先，步步防患未然。

（一）消灭死角

实际工作中，在班组与班组之间，岗位与岗位之间，会产生很多交点，这些交点很多时候会变成管理中的盲点、焦点。例如，大楼顶层屋面，地下室存废弃物的仓库，污水排污泵房等的卫生、安全问题，究竟该由谁负责，很多时候界定不是很清楚，容易出现管理不到位，细节没注意，长期缺维护，导致问题突发，后果严重。而精细化安全管理强调管理中每一个环节，每一个部位都进行精准、严密的控制，不留下任何安全管理死角。做到防事不存半点侥幸、安全不留任何死角、管理不见一丝盲区、工作不存一点隐患。

（二）限时办结的三级责任制

日常工作中我们常会遇到看似并不复杂的事却办得十分拖沓，究其原因多是责任心、主动性不强或者事件存在多头管理，相互推诿，出现安全隐患。为了杜绝此类事件发生，后勤维修推行"515"维修制度和责任限时办结制度来解决此类问题。

"515"维修制度即接到报修电话5分钟到多层，15分钟到高层，一般故障30分钟内完成维修；特殊故障不能当天处理完毕的，要告知病区责任护士和该区域网格化责任人，需要科主任牵头处理的问题，也要明确完成期限，书面传达签字为据，事后记录，以保证安全，落实责任，解决事故之源。

后勤部门的限时办结是院级限时办结的延续和细化，将每个事件按照轻重和责任大小划分，分派给相应责任人，由其在规定的时间内落实销项，形成了科主任、班组长、网络化责任人三级责任体系，责任明确是解决事故之需。

（三）完善"人防、物防、技防"体系

（1）按照"谁主管、谁负责"的原则，层层签订责任书，加强人防管理体系建设，树立全院动手综合治理的大安全意识，把安全责任落实到每个员工，把严格执行制度放在职工心上，形成自上而下人人有责、处处保安全的人防体系。

（2）加强物防设施管理。利用院内所有宣传阵地、展板、海报、专栏等，针对不同知识结构和特点，有计划、有重点地开展院内法规、安全宣传教育；持续开展与消防支队共建活动，定期为职工做法制、消防、逃生讲座；后勤部门对医院门诊、病房、重点科室、重点部门进行不间断安全环节检查；对全院强电井、配电箱、消防设施统一编号，专人管理；组织消防演练，停电应急演练等，保障医院安全。

（3）加强技防管理。全院安装975个摄像头进行全覆盖，保证全院15个与110信息平台联网的重点部位安全防范报警系统正常运行，与专业消防公司密切合作，实现消防设施、设备的自动化、信息化和智能化管理，不断提高技防能力。

安全就是节约，安全就是生命，安全和效益结伴而行，事故与损失同时共生。在整个安全管理体系中，安全第一，警钟长鸣，牢固树立红线意识、底线思维，加强医院消防"四个能力"建设，加强后勤人员的安全管理意识，为平安医院建设做出新贡献。

参 考 文 献

[1] 宋峰，李冬，陈武军，等. 医院后勤网格化管理的创新与实践[J]. 中国医院建筑与装备，2016，（7）：85-87.

[2] 杨敏，陈勇波. 流程重组在医院后勤维修信息化建设中的应用[J]. 中国卫生产业，2015，（2）：80-81.

[3] 赵中华. 医院后勤物资"零库存"管理的实践与思考[J]. 卫生经济研究，2014，（8）：57-58.

（姚秋生　宋　峰　李　冬）

第三篇

现代医院管理发展趋势

第二十五章

循 证 管 理

第一节　医院循证管理概述

一、循证管理的起源

循证管理最早起源于循证医学。事实上，循证的理念早在 19 世纪就已产生，但直到最近的几十年才逐渐流行和发展起来。循证医学这一概念是由临床流行病学和内科学专家 David Sackett 和他的同事于 1996 年正式提出的。循证医学的核心思想是医疗决策（即病人的处理、治疗指南和医疗政策的制定等），应在现有的最好的临床研究依据基础上做出，同时也重视结合个人的临床经验。其主要内容在于：医疗决策制定依赖于患者期望，临床医生经验、技能及当前情况下所能获得的最优证据这三者相结合。

循证医学与传统临床医学最重要的区别在于"循证"。传统医学是以经验医学为主，即根据非实验性的临床经验、临床资料及对疾病基础知识的理解来诊治病人。循证医学并非要取代临床技能、临床经验、临床资料和医学专业知识，它只是强调任何医疗决策应建立在最佳科学研究证据的基础上。

在管理学界，很早就有人注意到了管理与医疗的相似性，并一直试图寻找科学与实践之间存在的证据链问题。英国的管理学家厄威克，在20世纪40年代就针对管理研究与企业经营实践的脱节进行调查，提出以医学为样板进行管理学研究的设想。厄威克认为，医学和管理学都是实践的艺术，同时也都是有缺陷的学科。但是，管理学向医学学习的过程在经济学理性方法的影响下，管理学研究更多地偏向于"科学化"而离开了"艺术化"，偏离管理实践的趋向没有得到根本性改变。直到20世纪90年代，菲佛和萨顿才明确打出了循证管理的大旗，为管理学向医学学习提供了一种新的思考模式。循证管理的提出在科学管理与实践经验管理之间架起了一座联系的桥梁。

循证管理既不高深也不复杂，这一理念事实上是对"有限理性"的新理解。医疗与管理的研究不同于自然科学的研究。在自然科学研究中，理论不成熟时就不会去实践应用，而医学不成熟病人还得医治；管理学不成熟企业还得经营。所以，"有限理性"的思想，对于医学、管理学这类学科，具有更为重要的指导意义。循证管理之"证"，不仅仅来自管理者自身，还来自尽可能多的管理实践。

自泰勒提出科学管理和菲佛等提出循证管理以来，都在探求管理的科学化过程。循证管理强调从证据出发、尊重事实，转变传统的经验管理模式，其中心思想就是要把管理决策和管理活动建立在科学依据之上，是遵循最佳科学依据的管理实践过程。它的诞生促进了管理的科学性，提高了管理质量，对于指导管理决策、管理实践和科学研究都具有十分重要的意义。从这个意义上来看，未来的管理将是基于循证的管理。

二、医院循证管理的概念

医院循证管理（evidence-based hospital management，EHP）是现代医院管理的一种新的理论和方法体系，属于医院管理的范畴。医院循证管理也被称为"实证管理"，即通过循证与寻找最佳科学依据，达到创新医院管理思维模式与运作方法的目的，使医院管理决策建立在科学、合理基础之上。医院循证管理从内部改变了传统管理模式，使医院从单一的技术质量管理转化为包括医疗环境、服务流程、医疗质量在内的整体化医疗服务管理[1]。

医院循证管理是在循证的基础上制定最佳管理路径来管理医院，是在符合国家、医院和患者利益的前提下，对医院的组织结构、资源分配、运作流程、质量体系和成本运营等做出决策，在不断实践、总结和分析证据、总结经验的基础上，修正管理方式，通过理论、实践、再理论、再实践的往复过程，不断提高医院管理效率的过程，也就更加强调管理决策证据的获得和使用，从这个意义上来讲，医院循证管理与传统意义上的医院管理存在较大差别。

医院循证管理与经验型医院管理有所区别，主要表现在：①证据来源，经验型医院管理主要来自管理理论教科书和医院管理者的管理实践，而医院循证管理则强调当前最客观、最科学的管理依据。②证据收集，经验型医院不够系统全面，医院循证管理强调系统全面。③证据评价：经验型医院管理不重视依据的质量评价，而医院循证管理则强调建立管理效能和综合评价体系。④管理模式：经验型医院管理往往都是以严格的规章制度为主要内容的管理，而忽略了以人为本，不注重对员工进行情感投入和思想交流，激发其潜能的工作，医院循证管理不仅满足"社会人"的医疗和健康需要，也满足"自身人"的需求和发展，对外以患者为中心，对内以医院的"人"为中心。真正贯彻"以人为本"的管理理念，提高管理的成效，降低管理工作中人为的摩擦和阻力[2, 3]。

三、医院循证管理的意义

（一）健康中国的建设需要医院循证管理

健康中国是从大健康、大卫生的高度出发，将健康融入经济社会发展各项政策，打造健康环境和健康社会，培育健康行为，发展健康产业，建立起更加公平有效的基本医疗卫生制度，形成以健康为中心的经济社会发展模式。但是目前我国健康事业还面临很多挑战，健康威胁、人口老龄化水平、环境污染和医疗服务供需结构性矛盾等依然突出，健康政策普及机制有待进一步健全。循证管理通过循证与寻找最佳科学依据的方式，为健康中国建设提供了有效的管理工具。为实现健康中国目标，解决现实社会中健康事业面临的诸多挑战，优化现实存在问题的解决路径提供了科学合理的管理方法。

（二）医疗体制改革的深化需要医院循证管理

如何实现以较少的投入提供较好的医疗服务，保证人人享有基本的健康权利，是我国医疗卫生事业面临的最大挑战。医疗体制改革的目标是以较少的费用，提供适宜的医疗服务，努力满足人民群众的基本医疗卫生需求。医院循证管理强调管理效率与效益的统一，与医疗体制改革的目标是一致的。实践医院循证管理，可以运用科学管理理念和方法，适应医疗卫生体制改革的需要，这也是现代医院管理的必由之路。

（三）医疗市场的竞争需要医院循证管理

随着医疗卫生领域的技术、人才、市场、质量、效率的竞争加剧，而社会医疗保险系统相对滞后，消费者需求层次呈现多元化，医院面临的是"生存危机"和优胜劣汰。医院竞争的关键是追寻有限资源下成本与效益的最佳结合点，要尽可能使用适度低的成本（病人就医成本、医院运行成本）满足临床需要；又要尽可能保证适度低成本下的较高服务品质与效率。以就医成本而言，医院关注的是医院的社会效益和对市场的占有份额；就运行成本而言，医院关注的是缩短医疗流程，提高医疗质量，提高治愈率和减少并发症发生率。医院循证管理正是始终贯彻以证据说话、与时俱进、后效评价的管理理论和哲学方法，应用最佳管理路径，实现成本与效益的最佳结合，使医院具备可持续发展的经济基础，逐步适应医疗领域市场竞争的需要。

（四）医院的现代化需要循证管理

我国医院的现代化受制于中国特色"现代性"观念的指引。随着医学模式的变化，医疗服务体系将从关注疾病向关注价值和人群的全生命周期健康转变。有价值的医疗服务体系将更加关注改善整个人群的健康状况，为个人和家庭提供更优质的医疗服务和服务体验，并且医疗费用是可负担的。而现代医院管理评价体系需要从物质层、行为层、制度层和理念层四个方面进行构建。循证管理收集的证据较为全面、准确，并讲求证据收集方法和分析的科学性，能够为现代化医院价值导向的引导和评价结构模型的构建提供有力的支持。

（五）新型医患关系的改善需要循证医院管理

随着医学科学技术的进步，经验医学时代的供方主导（主要指医疗机构）、需方（主要指病人）盲从的生物医学模式正向供需平等的"生物-心理-社会"医学模式转变，医学模式的转变带来了医疗服务模式的转变，从"以疾病为中心""以病人为中心"向"以健康为中心"转变。循证医院管理适应新的服务模式，既强调将"人"作为生物个体的整体性，又强调"人"自身心理与社会系统的整体性[4]。因此，新的医学模式下循证的范围将越来越大，内容将越来越全面，这样将为患者提供更为全面、科学的诊断依据，有利于改善当前紧张的医患关系。

四、医院循证管理的发展

（一）卫生循证决策进展

1. 充分认识卫生系统决策复杂性

医疗卫生系统由于其涉及面广、研究对象复杂，在理论研究和具体研究方法方面均应考虑其复杂性。

2. 卫生循证决策研究进展

目前，国内外均已认识到卫生循证决策对卫生发展的决定作用。世界各国开展卫生循证决策的主要做法有：倡导价值取向，重视培训宣传；建立长效机制，实现信息共享；搭建决策支持机构和技术系统；构建完备的支撑平台。

3. 卫生循证决策信息平台

国际上以Cochrane协作网为代表，其为临床决策提供了大量的信息来源。虽然我国循证决策信息平台也在不断建立完善，如中国循证医学中心网站、中国卫生政策研究门户网站及《中国循证医学杂志》等，但卫生循证决策信息平台的建设与现实需求还存在着一定差距。

（二）医院循证管理进展

循证医学的成功实践，已经越来越引起医学工作者和管理者的重视，越来越多的医学工作者开始从重视传统的经验管理转变为重视循证的理念，循证医学实践已经深入卫生事业管理的方方面面，特别是循证决策的模式，已得到了广泛的认可。

国外已有不少学者开始医院循证管理的研究，如南卡罗莱纳州医科大学卫生管理政策系的 David 教授已经展开了"循证管理运用对医院收支的控制"方面的研究，强调运用循证管理的思想科学地指导医院控制收支，从而增加医院收入。以 David 教授为主的领导小组提出了使用基于三个基本问题的循证成本遏制框架模式，这三个基本问题是：成本估算（它需要花费多少）；成本控制（应该采取怎样的成本遏制政策来控制开支）；价值评估（这些政策对于质量控制和病人、医院有什么影响）。David 教授领导的工作组通过具体实践最终提出了循证医院成本控制的简单框架，并在实践中取得了满意的效果，得到了认可。

在国内，华西和广州循证医学中心的研究工作者也开始了对医院循证管理进行初步的探讨，2004 年 5 月在上海光大会展中心举行的第二届中国医疗信息技术论坛上，李包罗教授所做的医院循证管理的报告标志着我国的循证医院管理研究已经步入正规化。目前循证医院的管理得到了进一步的深入，将以前医院循证管理的有效性、科学性、实践性等纯理论的探讨深入实际应用当中，如医用耗材的管理、病房的管理、临床医学教育、医务人员的整体素质的提高、医德医风的建设等方方面面，但开展医院循证管理的进程还比较缓慢，仍处于起步阶段，如何建立和实践医院循证管理模式等这些最核心的问题还没有取得突破点。

第二节 医院循证管理的主要内容

一、医院循证管理的基本要素

医院循证管理的基本要素主要指循证管理的主体、对象及环境。

（一）医院循证管理的主体

（1）卫生行政管理层。卫生行政管理层根据国家相关法律法规对卫生行业进行监督与管理，是实践宏观医院循证管理的主体。

（2）医院决策层。医院决策层是医院层面实践医院总体目标、总体战略和大政方针等医院外部循证管理决策行为的主体。

（3）医院执行层。医院执行层是医院层面实践基本职能的医院内部循证管理的主体。

（4）医院操作层。医院操作层是贯彻执行医院循证管理具体措施的主体。

（二）医院循证管理的对象

管理对象是循证管理的基础。医院自身及其内部运行的各个环节和模块是循证管理的受体和效果的体现者，是医院循证管理活动的主要对象。循证管理过程中，管理实践人员应充分考虑循证管理对象的实际情况和要求，以提高管理决策的针对性和适用性。

（三）医院循证管理的环境

医院循证管理的环境分为内部环境和外部环境。内部环境主要指医院自身的建设和管理环境，外部环境则主要指医疗环境、政策环境、经济环境、社会环境和医学环境等。医院的内外部环境变化均能影响医院循证管理的决策，只有将内外部环境有机地结合起来，才能提高决策的准确性。

二、医院循证管理的基本框架

（一）确定问题

确定问题是循证管理的第一步，而提出的管理问题的意义及合理性直接关系到证据的收集和评价。因此，提出的管理问题在整个循证过程中起着指导性作用。问题常常来源于管理实践，循证管理问题涉及管理实践活动的所有过程，如管理活动实施效果和危机预防等方面。循证管理提出的问题，就其研究性质而言，大致可以划分成如下两种。

1. 实践性问题

此类问题是管理实践人员在日常经常遇到并需要立即着手解决的问题。例如，医院急需要采购一批药品用于临床，必须即刻回答的三个问题：如何寻找供应商，如何评价和选择供应商，采购量是多少。但是对于此类问题，只能针对每个管理活动个体，采用个体化管理措施。因此，在实践中提出和回答此种循证管理的问题，管理实践人员个人的实践经验特别重要。

2. 研究性问题

此类问题是在管理实践领域内经常遇到但不需立即解决的问题。例如，医疗质量控制和医疗安全的问题。此类问题适用于具有同类问题临床科室或医疗小组，而该类问题的提出和回答需要许多医疗实践人员共同的参与和长期的管理实践。

随着科学研究的进展，原有的管理知识和管理经验已经不足以回答所有的管理实践问题，同时针对一个问题的答案也不是永恒不变的，新的研究结果常常否定以前的结论而使我们对一个管理实践问题的认识不断得到升华并不断接近真实。因此，只要管理实践人员抱着谨慎怀疑的态度，通过认真地观察，仔细地收集相关资料并分析管理对象的实际情况，就不难提出管理对象存在而且需要解决的有效的管理问题。

（二）收集证据

循证管理强调证据，获取可信赖的科学证据是实施循证管理的关键。首先应将管理问题按照特点进行合理分类，针对分类问题选择合适的关键词及检索方式，如文献数据库、搜索引擎、重要网站等，然后进行证据收集。收集证据的过程中，必须对信息进行分类、鉴别、整理，准确判断检索结果的适用性，如未得到满意结果，必要时应再次检索以获得国际、国内有关最新的研究证据。目前，国内使用最多的综合性文献数据库有中国知网 CNKI 数据库、维普资讯、万方数据知识服务平台、读秀知识库等。

（三）证据评价

在循证管理中，证据的质量是循证的根本。在管理实践中，各级管理者可以结合管理实践问题寻找最佳证据，但多数管理者在应用证据结果时并未严格评价证据的真实性、可靠性和实用性，这样一来就有可能被低质量的证据所误导。之所以要对证据进行严格评价，主要是因为证据来源复杂，质量良莠不齐；组织本身有其特殊性，滥用和乱用证据往往给管理实践带来难以预料的后果。因此，寻找最佳实践证据时应该采用科学的评价原则和方法对文献或研究证据进行分类和评估，从而获取可靠、真实、有用的最佳证据。对证据的评价，应从以下几个方面分析：证据是什么，证据是否正确，证据是否对医院管理有利等。

（四）证据应用

在管理实践中，找到情况完全相同的管理对象是困难的。对于同一问题，同一组织在不同时期所表现出来的现象和特征也截然不同。循证管理是研究证据、具有足够管理实践经验的人员和管理对象三者的有机结合。因此，当收集的研究证据经科学评价后，不应盲目遵从研究的结果，而应将最佳证据与管理者的知识和经验结合，同时考虑到组织的实际需求，来进行具体的实践管理决策，从而确保管理工作科学、高质量地完成。

（五）持续改进

效果评价是管理活动实践的最后一步，也是循证管理活动中检验证据效果的关键一步。循证管理遵循证据，但绝不迷信证据。通过以上四步管理实践活动后，管理人员应对实践效果进行具体的分析和评价，评定管理方案，总结成功或不成功的经验，取长补短，从而对管理手段进行改进，达到提高认识、丰富知识、提高管理质量的目的。同时，效果评价的另外一个目的是通过效果评价活动的个体研究，提高相同或类似情况下最佳证据对本组织的有效性及最佳性，从而大大提高对重复出现的同一现象的处理效率。循证管理者应对循证管理过程进行具体分析和评价，总结经验，汲取教训，不断提高认识，不断提高循证管理的水平。

三、医院循证管理的主要方法

（一）系统评价方法

系统评价是医院循证管理研究工作的基础，系统评价的结果就是证据。其含义就是在全面搜集所有相关研究基础上，通过科学的方法筛选出合格的研究，继而对合格的研究进行综合分析和统计学处理，形成较单个研究更为可靠的分析结果，最后把结果以严谨、简明的形式予以公布，用于指导决策的过程。

美国国家医学图书馆编纂的医学文献检索数据库是目前世界公认的进行医学文献检索的主要工具。MEDLINE 收录了来自世界上 70 多个国家超过 3900 多种生物医学类期刊中的文章，包含文献数目超过 900 多万篇，并且每年有数十万篇的最新文献被补充进来[5]。

国际 Cochrane 协作网制作的系统评价，因其特点和严谨的方法，被全世界公认为质量最高的研究结论，是实践循证医学最好的证据来源之一。Cochrane 系统评价被 Lancet、JAMA 等权威杂志全文收载，与世界著名杂志 N. Engl J Med，Ann Intem Med，.BMJ，Liver，J Health Services Research and Policy，American Family 等签订了共同发表的协议，以 Cochrane 图书馆和 Cochrane 信息的方式向全世界传播。Cochrane 系统评价的结果正成为许多发达国家卫生决策的参考依据，影响着这些国家的医疗实践、卫生决策、医疗保险、医学教育、临床科研和新药开发，促进临床医学从经验医学向循证医学转变[6]。

（二）系统动力建模方法

系统动力建模方法适应医疗卫生服务系统和医院系统的复杂性特点，已成为目前卫生循证决策系统建模的主要方法。系统动力学（system dynamics，SD）是美国麻省理工学院的福瑞斯特教授于 1958 年为分析生产管理及库存管理等企业问题而提出的系统仿真方法，是一门分析研究信息反馈系统的学科，也是一门认识系统问题和解决系统问题的交叉综合学科。它基于系统论，吸收了控制论、信息论的精髓，是一门综合自然科学和社会科学的横向学科。后来被广泛应用于复杂系统分析中，用于复杂问题机制研究[7]。

该方法首先需要建立系统的数学模型。控制系统的数学模型是定量描述系统或过程内部物理量（或变量）之间关系的数学表达式。一般说来，建立控制系统的数学模型有机理建模、系统辨识建模、机理建模和系统辨识建模相结合的混合建模三种方法。

（三）卫生经济学评价方法

由于医疗资源的稀缺性和需求的无限性，为使有限的资源发挥最大的效益，而采取经济学指标，在资源的分配中确保重点优先，发挥有限资源的利用效率的评价方法。进行卫生经济学评价，首先必须明确评价的目的和主要问题，其次提出评价指标，然后收集评价指标的信息，提出达到目标的若干备选方案，最后确定最佳方案。卫生经济学评价主要包括最小成本分析、成果效益分析、成本效果分析和成本效用分析四种方法。

（四）循环过程法

PDCA 循环又叫质量环，是管理学中的一个通用模型，最早由休哈特于 1930 年构想，后来被美国质量管理专家戴明博士在 1950 年再度挖掘出来，并加以广泛宣传和运用于持续改善产品质量的过程。PDCA 通过分析现状，发现问题，分析质量问题中各种影响因素，找出影响质量问题的主要原因，针对主要原因，提出解决的措施并执行，并检查执行结果是否达到了预定的目标，最后把成功的经验总结出来，制定相应的标准，把没有解决或新出现的问题转入下一个 PDCA 循环去解决。

1. P 阶段

（1）选择课题、分析现状、找出问题。

此阶段强调的是对现状的把握和发现问题的意识、能力，发现问题是解决问题的第一步，是分析问题的条件。

课题是本次研究活动的切入点，课题的选择很重要，如果不进行调研，论证课题的可行性，就可能带来决策上的失误，有可能在投入大量人力、物力后造成设计开发的失败。选择一个合理的项目课题可以减少研发的失败率，降低风险。选择课题时可以使用调查表、排列图、水平对比等方法，使课题的相关信息更为直观地呈现，从而便于我们做出合理决策。

（2）确定目标，分析产生问题的原因。

找准问题后分析产生问题的原因至关重要，运用头脑风暴法等多种集思广益的科学方法，尽可能把导致问题产生的所有原因统统找出来。

明确了研究活动的主题后，需要设定一个活动目标，也就是规定活动所要做到的内容和达到的标准。目标可以是定性和定量化的，能够用数据来表示的指标要尽可能量化，不能用数据来表示的指标也要尽可能明确并可测量评价。目标是用来衡量效果的指标，所以设定目标应该有依据，要通过充分的现状调查和比较来获得。制定目标时可以使用关联图、因果图来系统化的揭示各种可能之间的联系，同时使用甘特图来制订计划时间表，从而可以确定进度并进行有效的控制。

（3）制订出各种方案并确定最佳方案，区分主因和次因是最有效解决问题的关键。

创新并非单纯指发明创造，还可以包括革新、改进、仿制和流程再造等。过程就是设立假说，然后去验证假说，目的是从影响因素中去寻找主要因素。然而现实条件中不可能把所有想到的方案都实施，所以提出各种方案后优选并确定出最佳的方案是较有效率的方法。

（4）制定对策，拟定计划。

有了好的方案，其中的细节也不容忽视，计划的内容如何完成好，需要将方案步骤具体化，逐一制定对策，明确回答出方案中的"5W1H"，即为什么制定该措施（Why）、达到什么目标（What）、在何处执行（Where）、由谁负责完成（Who）、什么时间完成（When）、如何完成（How）。使用过程决策程序图或流程图，方案的具体实施步骤将会得到分解。

2. D 阶段

D 阶段即按照预定的计划、标准，根据已知的内外部信息，设计出具体的行动方法、方案，进行布局。再根据设计方案和布局，进行具体操作，努力实现预期目标的过程。

（1）设计出具体的行动方法、方案，进行布局。产品的质量、能耗等是设计出来的，通过对组织内外部信息的利用和处理，做出设计和决策，是最重要的核心能力。设计和决策水平决定了组织执行力。

（2）制定完成后就进入验证阶段，也就是做的阶段。在这一阶段除了按照计划和方案实施外，还必须要对过程进行测量，确保工作能够按照计划进度实施，同时建立起数据采集，收集起过程的原始记录和数据等项目文档。

3. C 阶段

方案是否有效、目标是否完成，需要进行效果检查后才能得出结论。将采取的对策进行确认后，对采集到的证据进行总结分析，把完成情况同目标值进行比较，看是否达到了预定的目标。如果没有出现预期的结果，应该确认是否严格按照计划实施对策，如果是，就意味着对策失败，就要重新进行最佳方案的确定。

4. A 阶段

（1）标准化，固定成绩。

标准化是维持治理不下滑，积累、沉淀经验的最好方法，也是治理水平不断提升的基础。标准化是治理系统的动力，没有标准化，就不会进步，甚至下滑。对已被证明的有成效的措施，要进行标准化，制定成工作标准，以便以后的执行和推广。

（2）问题总结，处理遗留问题。

所有问题不可能在一个 PDCA 循环中全部解决，遗留的问题会自动转入下一个 PDCA 循环，如此，周而复始，螺旋上升。

对于方案效果不显著的或者实施过程中出现的问题，进行总结，为开展新一轮的 PDCA 循环提供依据。

第三节 医院循证管理的应用

一、团队建设

医院循证管理与管理者的理念、素质和实践息息相关。医院可以按照专业，将全院中层干部（临床包括科室副主任及护士长）组成医院循证管理团队，构建医院循证管理团队。

（一）宣传推进

宣传循证管理对于提高医院运营效率、效益及医院综合竞争力具有重要的意义和作用，可促使更新观念，转变思维，从封闭型管理走向开放型管理，从经验型管理走向循证管理，在协调、沟通、理解的基础上，使涉及的各层次管理者都能明确职责，取得目标上的一致。

（二）理念更新

团队中每个人都要树立"管理就是学习"的理念。学习是循证的基础，也是收集证据的过程，通过学习，管理者可以从更广泛的领域中汲取新的管理理念、管理知识及先进的管理经验，并自觉付诸医院管理实践中，创造性地工作，提高管理品质。

（三）能力提升

提高循证管理者的能力，包括：发现捕捉管理路径中问题的能力；计算机应用能力；运用各种手段，如网络、期刊和其他媒体广泛收集证据的能力；对各种文献资料进行系统分析、做出确切评价的能力；科学决策并解决实际管理问题的能力；等等。

（四）构建学习型组织

为保障医院循证管理的有效执行，医院应当构建循证管理的组织结构，成立医院循证管理领导小组，由职能科室、临床医技科室主任组成循证管理实施小组，完善循证管理组织体系，明确人员职责和分工，持续开展学习，构建学习型团队，促进医院循证管理水平的不断提升。

二、实现路径

（一）制度建设

这里所指的"制度"特指医院内有关"问题"的报告、登记、汇总和呈送制度。"问题"可以是管理问题或医学问题，也可以是日常问题或突发问题。该制度对于及时把握问题的性质与特征、快速对问题做出初步反应具有重要的作用。因此，加强此类制度建设，使问题的报告、登记、汇总和呈送等工作规范化，将有利于循证过程的顺利运行[4]。

（二）信息化建设

实施医院循证管理，证据是第一位的，高质量的证据来自于具有良好设计的科研成果。医院循证管理方面的证据主要来源有：各种卫生政策及法律；国内外关于医院管理的原始研究或二次研究；国内外医疗机构提出的新理念、新模式；医院管理者个人的管理技巧和经验。

近年来，国内有关医院管理的科研活动日渐增多，积累了不少高质量的证据。互联网和某些免费数据库已成为当前获取证据的重要途径。条件好的大型综合医院也常常通过自购专业数据库的方式以满足决策的需要。

（三）能力建设

在循证实践过程中，决策者应具备专业的知识背景，掌握文献的检索利用、证据的理解评价等必备技能，同时还要结合个人的经验进行具体的管理和决策。加强能力建设，对医院是一个制度化的、可持续的要求。医院管理者应率先垂范，在院内大力宣传和推广医学循证，在组织内部培植一种研究型的文化，并积极支持管理方面的科研活动。例如，设置专业科室负责循证工作的对口管理；建立相关的激励和考核制度，推动循证思维的应用；积极开展循证工作方面的内外交流，及时跟踪最新的研究进展。

（四）和谐关系建设

在医院管理中，医疗服务质量的提高与完善是最核心的内容，因此，构建良好的医患关系，使医患双方相互尊重、密切配合，可使治疗得以顺利实施，并获得期望的治疗效果。另外，问题的解决离不开团队合作，任何医院管理问题的存在都不是孤立的，而是相互联系、相互影响的，因此，构建和谐的团队关系，有利于在寻找到高质量的证据后，有效解决如何应用、应用到什么程度等问题。

（五）指标体系建设

决策者手边应常备各种评价措施及指标体系，科学、及时地对决策后的效果进行跟踪评估，无论是经验还是教训，都应及时进行总结和反馈，从而不断修正决策，使决策能力和水平得到不断提高。对于目前尚无的指标体系，应鼓励管理者主动开展相关的科研活动自行设计或构建。

三、医院循证管理的重点领域

（一）医疗质控

医院循证管理可以将医疗质控重心上移至高级医师，重点前移至病区，实施医疗质控实时控制，可以改变以往终末评价为主的单一控制手段，注重基础质量与环节质量控制。通过综合医疗过程的前馈控制、反馈控制和现场控制的医疗质量实时控制系统，可以实现医院决策层、管理层和执行层对医疗质量实时信息的有效监测和控制，可以克服过去质量管理只注重"治"的缺点，建立起既可"治"又可"防"的医疗质控体系。

（二）绩效考核

绩效循证管理应当遵循全面、简明、实用和灵敏的原则，可以采用专家咨询法和现场调查法相结合，将责任目标细化、量化，利用参数和非参数的方法进行分析，既可以横向比较各科室同期的绩效水平，又可以纵向比较某科室不同时期的差异，有针对性地提高医院工作效率和绩效。同时，通过循证的管理方法，可以从绩效考核过程的各个环节发现并解决问题，不断完善医院绩效管理工作。

（三）正确导向

循证管理可以实现责任分担的合理。传统的责任分担模式是仅由医院单一与患者交涉，费用由医院统一承担。循证管理可以实现由医院、科室、医师三者共同参与医疗纠纷处理，并且通过建立过错责任原则、责任分担原则、能级管理原则，利用循证管理的理念和方法，建立起分担比例合理的规章制度，从而强化医务人员的主体自律意识。

四、坚持医学循证管理持续改进

医院循证管理是一种新的医院管理办法，且符合管理学的一般规律，随着医院管理的深入，需要对循证管理进行不断改善。

（一）验证循证管理的科学性、合理性和有效性

通过持续收集循证管理路径实施过程中的有关信息，可以动态地监控管理路径的实施情况并对其进行系统的、全面的分析。对循证管理的效能、病人满意度等指标进行综合评价，并将评价结果及时反馈给医院循证管理实施小组，以便及时根据监测和评价结果对管理路径进行调整和完善。

（二）解决循证管理过程中问题

循证管理的最终目标是为患者提供最佳服务，因此，要建立监测和评价机制，根据实施过程中遇到的问题及国内外最新管理研究成果，结合医院管理实践，及时加以修改、补充和完善，不断改进循证管理、增强实施效果。

参 考 文 献

[1] 郝晓晋，李寅飞. 对循证医院管理是现代医院管理的发展趋势进行探讨[J]. 现代国企研究，2015，（12）：186-188.

[2] 殷丽丽. 循证医院管理是现代医院管理的发展趋势[J]. 广州医药，2010，（1）：59-61.

[3] 孙志刚，李涛，韩鹏，等. 坚持以人为本做好医院管理[J]. 解放军医院管理杂志，2001，（4）：310-311.

[4] 黄鹏，李譞超，田春生，等. 试论循证医院管理的实现途径及影响因素[J]. 中国医院管理，2013，（8）：6-7.

[5] 屈会起，张金钟，邱明才. 循证医学的系统评价方法[J]. 中华医院管理杂志，2000，（6）：13-15.

[6] 张萌，汪胜. 医院管理学案例与实训教程[M]. 杭州：浙江大学出版社，2017.

[7] 张鸣明，李幼平，帅晓. Cochrane 系统评价精萃循证医学实践高质量的实时证据[J]. 中国循证医学，2002，（1）：63-64.

（王成增　赵要军　王志祥）

第二十六章

人 本 管 理

第一节　人本管理概述

人本管理就是以人为本的管理，即在管理活动中把人作为管理的核心，不仅是把人看作管理的主要对象，看作管理过程中最重要的资源，还把人作为管理的主体，通过激励、调动和发挥人的主动性、积极性和创造性，引导员工实现预定目标的管理理论和管理实践的统称。医院作为一种人与人的组合，是基本的医疗活动主体，其制度安排、战略选择等最终都必须落实在人的价值体现中。在新时期，要适应时代要求，将人本管理运用于医院建设是不可或缺的重要内容，对进一步健全和完善医院管理机制将产生深远影响[1]。目前，"以人为本""重视和发展人""人的因素第一"已成为中西管理领域最热门的话题之一，应该说人本管理日益在管理实践中发挥着不可替代的作用。

一、人本管理的定义、内涵、特征与本质

（一）人本管理的定义

人本管理是把人作为管理核心要素和组织最重要资源，把组织全体成员视为管理主体，在尊重、理解和满足人的合理需求基础上，充分利用和开发人力资源，达到实现组织目标和个人目标的管理理论和管理实践的总称。

（二）人本管理的内涵

人本管理的本质就是尊重人、服务人、依靠人和发展人，这一核心构成人本管理的思想体系和应用实践，也正是因为人本管理的这一本质能带来改善组织绩效的效果，人本管理才成为理论界和管理工作者研究的热点。作为一门理论，首先界定清楚人本管理

的本源含义是非常必要的。人本管理是一系列以人为中心的管理理论和管理实践的总称，自从人本管理理论诞生以来，对人本管理的理解就仁者见仁，智者见智，尚未形成一个权威统一的定论。

有人将人本管理概括为"3P"管理，即组织最重要的资源是人和人才；是依靠人进行生产经营活动的；是为了满足人的需要而存在的。因而，提出现代组织管理的三大任务是创造顾客、培养人才和满足员工需要，人自始至终处于组织管理的核心地位[2]。也有人主张将人本管理分为五个层次，即情感管理、民主管理、自主管理、人才管理和文化管理，也就是把人当人看，把人当人用，充分考虑个人的特点，尊重人的个性，理解人的情感与追求；同时在人与物的关系中，重视人与物的差别，做到人与物的协调，而不是使人成为物的附庸或一部分[3]。

总之，人本管理是从管理观念、管理制度、管理技术、管理态度到管理方式的全新转变，它涉及管理者和全体员工从心理到行为的全新转变，是一种全新的管理方法。

（三）人本管理的特征

分析人本管理的含义，其特征如下。

1. 人本管理的核心是人，把人置于组织中最重要资源的地位

管理大师麦格雷戈曾说过这样的话："最难以达到的是简单的真理——但用起来却最为有力。当世界变得更为复杂，当技术使公司更有竞争力的时候，组织中的人们的活力将对这些群体的成功变得更加重要。"把人看作组织最重要的资源，这是"人本管理"区别于"物本管理"和"把人作为工具和手段的传统管理"的显著特征。

人本管理把人作为组织最重要的资源，突出人在管理中的地位，把人作为管理的中心，把人视作管理最重要的资源，突破了以往人仅仅是工具，仅仅是实现组织目标的手段，是组织附庸的从属地位，确立人是管理的中心地位，再以人为中心设计相应的管理制度、管理方法及策略，这是人本管理的一大特征。

2. 人本管理实现组织目标的主要方式是利用和开发组织的人力资源

在技术更新越来越快、信息实现及时传递的现在，技术的优势变得能够复制，这时候，组织持久性竞争优势的源泉并不在于商品和服务，而在于它们集体的头脑优势。竞争条件的变化使组织要获取竞争优势并不取决于拥有最有价值的资源、最大的市场份额或最多的资本者，而是取决于能以最富于生产性的方式开发人力资源潜力者。人本管理把人作为组织最重要的资源，那么，实现组织目标的方式当然是利用和开发组织的人力资源。以优化配置、合理开发、充分利用组织人力资源实现组织目标，这是人本管理的又一特征。这一特征包含两层含义：一是组织最大限度地利用人力资源；二是组织尽可能地开发人力资源。这两方面缺一不可。

现实中越来越多的管理者意识到人力资源在组织中的核心竞争优势地位，也有越来越多的管理者重视招聘组织所需要的关键人才，但在人力资源开发上止步不前，舍不得在员工培训上投资。这些做法实际上并非人本管理。

3. 人本管理的主体是组织的全体员工

管理归根结底是人进行的管理，又是对人的管理，人在组织中既是管理的主体，又是管理的客体。一个组织中，从最基层的员工到最高层的管理者，都在各自的岗位范围内从事相应的生产、管理和经营工作，在管理过程中，他们既要在职责范围内发挥最大潜力以实现组织目标，也必然接受组织或其上级的管理。因此，人在组织中既是管理的主体，又是管理的客体。但人本管理的最大特征是超越了人仅仅是管理对象（管理客体）的局限，更强调人是管理的主体，把全体员工当作管理的主体，每位员工都是组织的真正主人，他们不仅做成为管理客体"该做"的事情，更多的还是自主地去做成为管理主体"应做"的事情。这样一来，管理人员和员工之间并不是严格的上下级关系，而是一种分工合作关系。

人本管理的主体是组织的全体员工，其实现的关键在于员工的参与。组织管理有四种基本模式：命令式管理、传统式管理、协商式管理和参与式管理。命令式管理和传统式管理是集权式管理，而协商式管理和参与式管理则属于以人为本的管理。根据员工参与程度的不同，又可以把员工参与管理分为四个阶段：控制型参与管理阶段、授权型参与管理阶段、自主型参与管理阶段和团队型参与管理阶段。严格地讲，控制型参与管理不属于真正意义上的参与管理，只是从传统管理向现代管理的一种过渡；而在授权型参与管理阶段，员工被赋予少量的决策权，能够较灵活地处理员工工作以内的一些事务；在自主型参与管理阶段，员工有更大的决策权限，也要为决策的失误负更大的责任。公司对每位员工实行目标管理，管理人员从指导职能逐渐转化为协调职能；人本管理实现全体员工成为管理主体的最高阶段是团队型参与管理，这种管理模式打破了传统的行政组织结构体系，根据组织发展需要临时组建撤销职能团队。组织只是给每个职能团队指定工作目标，由团队成员讨论达成工作目标的方式，然后各自分工，相互协作，完成工作，实现真正意义上的全员管理。

4. 人本管理的服务对象是组织内外的利益相关者

管理的任务是有效实现组织既定的目标，管理本身不是目的，管理是为组织目标的有效实现服务的。那组织目标应该包括什么呢？按照组织存在的理由来推断：一是满足社会需要；二是获取利润。更直接地说，组织的目标是在满足社会需求的前提下，获取尽可能多的利润。从这一角度看，管理服务的对象更多地指向组织外部，如顾客、供应商等直接利益相关者，而组织内部的员工、股东则是为实现外部服务对象而采用的手段。这一管理服务定位在现实经济管理活动中受到严峻挑战，尤其是组织内部全体员工，不甘于仅仅被看作"人是资源"，而要求实现员工个人的发展目标。

因此，人本管理的服务对象是组织内外所有的利益相关者，这是人本管理不同于其他管理的一大特征。所有利益相关者，既包括组织内部的股东、员工，又包括组织外部的顾客、供应商、社区、政府、社会。在组织内部，人本管理要实现组织经济目标对股东负责，创造一个让员工自由发挥潜能的环境对员工负责；在组织外部，人本管理要致力于提高产品和服务的质量对用户负责，要承担起对社区和环境的责任，要积极参加公益事业负起对社会的责任。这是人本管理的服务对象。

5. 人本管理成功的标志是组织和员工实现"双赢"

人本管理把人作为管理的中心，这一理念定位就抛弃了把人作为"手段人"和"工具人"的局限，而是以"人为目的"，尊重人性，注重人的发展和提高，使人在特定的工作岗位上创造性地工作以实现组织目标，同时把自己塑造成一个全面而自由发展的人，在此基础上实现组织与员工的"双赢"。这是人本管理的又一特征。

只有员工对组织忠诚，才能激发员工活力。但忠诚不是来源于服从，而是发自员工内心的归属承诺。要使员工由服从变为承诺，就必须从其需求出发，重视其发展需求，员工个人发展与组织目标相一致，只有这样，才能提高员工对组织的忠诚度。而这些正是人本管理的本质。因此，人本管理成功的标志是组织和员工实现"双赢"。正如管理大师麦格雷戈说："当管理者为员工提供他们的个人目的得以与公司的商务目的一致的机会时，组织就更为有效和有力。"[4]

6. 人本管理是管理思想和管理实践的综合

从人本管理的含义及人本管理的应用看，人本管理绝不是一种简单的提法或口号，也不是像许多学者所言的"以物为本"的对立面。人本管理首先是一种管理思想，这一管理思想会指导管理者更新观念，从人本的角度去重新思考管理的本质和管理的操作，它关乎一系列管理理论，是管理思想和管理理论的综合。其次，正确地应用人本管理，可以帮助管理者设计一套有较好表现的管理系统，形成和监督若干有效率的管理团队，建立合作以代替内斗的良性机制，培育一个内在激励的、价值驱动的工作场所，创立一项值得工作人员为之做出承诺的事业，实现人本管理的目标。

（四）人本管理的本质

透过人本管理的含义挖掘人本管理的本质，我们可以清楚地看到，人本管理实际上要求做到两点：一是确立"人本位"；二是尊重"人本性"。

1. 确立"人本位"

所谓"本位"，就是指某一事物的出发点、立足点、基本、根本等含义，确立"人本位"，就是在组织管理中，重视人的主导地位，把人作为组织重要的资源和活力源泉，以人的需求和特征为出发点开展组织的生产、经营活动，使"物"服从于"人"。只有真正确立了员工在组织中的"人本位"，才能真正形成员工对组织的归属承诺，进而做出非凡的业绩。

确立组织中的人本位说起来容易，做起来却非易事，这实际上是对组织管理的挑战。例如，组织在制定组织的使命和发展经营战略时，传统的做法是考虑组织利润目标，人只是实现利润目标的一个手段，是战略棋盘中的一个棋子，但如果确立人本位后，在组织使命和经营战略中，员工受益和发展也成为其中一个目标，是组织发展为之努力的一个方向，这不是简单的加减法，事关管理理念和管理方法的重大变革。又如，人力资源管理中的业绩评价，传统业绩评价的基本目的是评估性的，即通过业绩评价划分出员工等级，以此作为补偿的依据；但人本位下的业绩评价，其目的是作为一种开发性工具，业绩评价提供的是现有业绩的机会和反馈。通过业绩评价确认问题，并提供一个解决它们的平台，建立一个让员工成长并能承担更大责任的目标计划。

由此看出，做好人本管理，确立"人本位"至关重要，这应该是人本管理的一个本质。

2. 尊重"人本性"

人本管理的本质是尊重人性，就是说在管理中既要强调人的普遍共性，又要尊重每一个员工的个性特征和特殊利益要求，尊重人的尊严、开发人的潜能、点亮人性的光辉、回归生命的价值。尊严，是人对自己价值的认识，是人的一种自我意识。尊重人的尊严，就是不仅把员工看作资源，不仅重视"善以用人"，还强调"善以待人"，并且要把"善以待人"作为"善以用人"的前提。充分尊重和理解人的尊严，肯定人的尊严，才能真正做到人本管理。

开发人的潜能，就是在正确"识"人的基础上，管理的主要任务不仅是做到"人尽其才"，更要做到"人是其才"，通过管理活动，员工主动积极地参与经营管理活动，发挥其能力为组织目标服务，而且在实现组织目标的过程中，自己得到全面的发展。

点亮人性的光辉，就是在管理中要顺应人性。点亮人性的光辉，是管理的首要使命，通过顺应人性化的管理，激发人们对真善美的追求。回归生命的价值，就是归结到人性的终点，一个有尊严的人、有人生合理定位的人、实现个人价值的人才是一个完整的人，这样的人生才是一个完整的人生。人本管理尊重人的尊严，重视其价值实现，就能够回归生命的价值。

二、医院人本管理的内涵与相关理论

（一）医院人本管理的内涵

医院人本管理的内涵有广义和狭义之分。广义上的医院人本管理就是指运用人本管理的基本理论和方法，对医院员工和患者的个体需求给予最大满足，协调优化医院的人、财、物等资源，全面提升医院整体运行效能，取得最佳效益的过程[5]。它主要体现在两个方面：一是内部员工的人本管理工作方式；二是患者的人性化服务模式。本书所讨论的医院人本管理是狭义上的医院人本管理，即医院内部员工的人本管理工作方式。

1. 内涵

医院人本管理就是把员工作为医院最重要的资源，以员工的能力、特长、心理状况等综合情况来科学地安排最合适的工作，并在工作中充分考虑员工的成长和价值，使用科学的管理方法，通过全面的人力资源开发计划和医院文化建设，员工能够在工作中充分地调动和发挥自己的积极性、主动性和创造性，从而提高工作效率、增加工作业绩，为达成医院发展目标做出最大的贡献。

2. 基本要素

医院人本管理的基本要素指的是医院在实施人本管理中必然涉及的重要方面，包括人本管理主体、客体，人本管理的目的和人本管理的环境等内容。在医院人本管理过程中只有真正明确了主体、客体、目标、环境和活动，才能真正做到合理开发人力资源，才能最大限度地服务于组织目标和个人目标的实现。

1）医院人本管理的主体

首先，医院人本管理的主体是医院全体员工，包括医院的管理者，也包括医院基层员工。首先，人本管理的主体具备相应的管理知识和技能。管理能力包括管理主体对组织问题的观察、判断、分析、决策的特质力。医院的管理者具有管理学知识和技能，具体从事着医院管理工作，当然属于医院人本管理的主体。但是处于非管理职位的员工，包括医生、护士、医技人员和后勤人员，如何界定其是否属于人本管理的主体？我们知道，知识经济时代下人力资源质量已大大提高，具备管理知识和技能的医生、护士等基层员工越来越多，所以，医院的基层员工作为具备管理知识和技能的人群，应当被列入人本管理的主体。

其次，人本管理主体拥有相应的权力和权威。管理权力的获得是通过正式组织渠道，由组织正式赋予的从事管理活动的权力，医院中的各级管理者当然符合人本管理主体这一标准。但是权威和权力不同，权威的获得更多的是来源于个人综合素质和能力水平被大多数人接受。但基层医护人员，作为知识密集型工作者，他们虽然没有医院赋予的正式权力，但是拥有本领域的权威，基层医护人员也拥有本团队、本领域的管理权力，最起码还要实施自我管理。因此，基层医护人员也是管理主体。

最后，人本管理的主体从事着管理活动。在医院的日常运行中，无论是医院的管理人员还是基层医护人员都广泛地参与着医院的管理活动，每个人都是医疗质量的管理者，同时也或多或少地参加着医院管理工作，因而是人本管理主体。

2）医院人本管理的客体

医院人本管理的客体指的是医院人本管理的对象，包括接受医院人本管理的人、财、物和信息等，是人本管理主体施展管理活动的对象和不可缺少的因素。医院人本管理客体可分为人与物两类。

医院人本管理的第一客体是人，也是人本管理中最重要的管理客体。员工是整个医院管理活动中最能动、最活跃的因素，作为管理客体，具有客观性、能动性等特征。医院的员工不仅具有医疗相关知识与技能，还具有主观的能动性和创造性。医院管理措施的实施效果，很大程度上取决于员工的态度。如果医院员工对管理措施加以抵制，医院管理活动就无法进行。相反，如果员工对管理措施表现出支持态度，医院管理的目的将更容易实现。

医院人本管理的第二客体是物，就是一般意义上管理的财、物、信息等，这一客体和第一客体并无二致，具有同质性。把人作为医院人本管理的第一客体是人本管理区别于其他管理模式的重要特征。在非人本管理下，医院管理关注更多的是物，包括医疗用品、医学设备、信息等，但人本管理不同，它把员工作为管理的第一客体，出发点是人，终极目标仍是人。员工本身的复杂性和多变性，决定了人本管理主体对待管理客体的复杂性，这就需要其在实施管理时充分考虑每个员工不同的个性、态度、价值观和行为。

3）医院人本管理的目标

任何一项管理都有其目的，没有目的性的管理是无效的管理。人本管理的目标有两个：一是员工作为个体的目标；二是医院作为组织的目标。

（1）员工作为个体的目标。

传统医院管理下的员工是"人力资源"，是"劳动力"，是"组织实现目标的手段"，那时的管理目标体系中是没有员工作为个体目标的。但医院人本管理不同，人既是管理主体，又是管理客体，在医院实施人本管理中，员工实现本身的目标就成为人本管理目标体系中的一部分内容。员工作为个体的目标，主要包括三个层次：第一层为生存目标，即通过人本管理满足温饱、安全等基本需求；第二层为社会目标，即通过人本管理满足社会交往和尊重的需要；第三层为发展目标，即通过人本管理实现自身价值。每个员工都有这样的目标层次，正因为有这样的目标存在，员工作为管理主体和管理客体才会有能动性和创造性。因此，医院人本管理的目标体系中，必然要有员工作为个体目标的存在。

（2）医院作为组织的目标。

我国按照不同的标准，将医院划分为不同种类。按照接收病人的范围分为综合性医院和专科医院；按照医疗技术水平分为一级医院、二级医院和三级医院；按照经营目的分为非营利性医院和营利性医院。非营利性医院是指为社会公众利益服务而设立运营的，不以营利为目的，其收入用于弥补医疗服务成本的医疗机构。我国绝大多数的医院都属于非营利性医院，其组织目标是为群众提供优质的医疗卫生服务，保障群众的健康权益，因此是公益性目标，而不是营利。非营利性医院的终极目标除了社会公益目标外，还包括促进全体员工"工作生活质量"的提高。营利性医院的主要组织目标是利润的最大化，社会公益目标和医院员工的发展处于相对次要的位置。

4）医院人本管理的环境

医院人本管理活动不是在真空中完成的，而是在医院的物理环境与错综复杂的人际关系环境两者相复合的系统中进行的，物理环境和人际关系环境综合起来就是人本管理的环境。医院人本管理环境基本上可以分为物理环境与人文环境两类。要实施人本管理，必须从物理环境和人文环境两个方面入手，创造人本管理得以实施的直接或间接的外力和介质。

（1）物理环境。

医院人本管理的物理环境指的是员工工作场所的环境，包括光线、温度、噪声、空气质量和卫生状况。这些因素在一定程度上影响员工的生理和心理，对工作效率产生影响。实施人本管理，关键是创造一个能令员工身心愉快的医院物理环境，即一个能让人乐意工作的工作场所，营造一个良好的工作环境是提高工作效率的必然前提。一个良好的工作环境需要适宜的光线和温度、整洁的卫生条件和合理的设备设施条件，尽可能依照员工的能力和习惯灵活安排、科学调配，使员工愿意在这样的环境中工作。这是人本管理对物理环境的要求。

（2）人文环境。

医院人文环境是人本管理环境建设的重点，也是难点。人文环境主要包括员工与同事、上级的关系，情感及信息的沟通，工作协助、资源分享、工作指导及学习、规范遵从、思想价值等方面内容。医院人本管理首先强调的不是管理制度和管理技术，而是管理理念。在人本理念指导下，医院管理者不再把员工作为管理的工具，而是战友和同盟军。管理者对员工的态度将发生根本的转变，真正从心底尊重员工，相信每一个员工都能把工作做好。而影响员工达到目标的主要因素不是员工自身，而是医院管理者提供的管理环境和对员工的正确了解与恰当使用。因此医院需要致力于员工思想的沟通、素质的提高和潜能的开发，致力于管理制度的创新和医院文化的塑造，致力于员工需求的满足。

（二）医院人本管理的相关理论

1. 人性假设中坚持"目标人"假设

传统西方管理理论中关于人性的假设或是从性善、性恶出发，或是从经济人、理性人、情绪人、主权人出发，都带有时代的局限性和发展中的问题，尤其是经济人假定的存在，大大抑制了人本管理的发展。直到社会人、复杂人的提出，管理中人性的假定前提才较为科学。关注医院发展中"人的价值的实现"是人本管理的一个核心，因此从系统动力学角度提出一种全新意义的人性假设——"目标人"假设。用"目标人"假设作为人本管理的人性假设前提。

（1）"目标人"假设的内涵。

目标是潜在或活跃在医院员工内心深处的自我未来状态或其他心理的可能运动，代表着员工潜在的理想、愿望，并且成为具体行为策略的原动力。人生的意义在于不断地实现心中的目标，并在实现目标的过程中不断形成和确立新的目标。在员工的目标体系中存在三种层次的目标，即与生存有关的目标、与社会有关的目标和与自我发展有关的目标，三者之间相互联系、相互作用，构成一个有机的功能整体，即目标结构。在一定的情境中，某些目标被激活之后成为个体行为的发动者和组织者，形成人的动机。动机是改变员工的心理状态和行为的内在原因，因此，医院人本管理的真谛在于发现员工的目标，并营造相应的情境，促使员工为实现目标而产生动机，进而影响到其态度和行为。

（2）"目标人"假定的合理性。

"目标人"假设符合组织行为学中"社会人"假设原理。首先，无论是马斯洛的需求层次论，还是赫茨伯格的双因素论，都提到人的最高层次需求是自我实现，自我实现是一个人激励动力最强、行为动力最强烈的目标。实际上，医院每个员工都在追求自我实现，围绕自我实现，每个人心中也都确立有一个目标，这一目标因个体差异不同而表现不同，但不论个体间差异有多大，对一个确定的个体来讲，这一目标有共同特征，即最高层次、能激发最强动力、为之奋斗不止。因此，医院人本管理以"目标人"为人性假设前提，设计相应的管理模式，就可以最大限度地激励员工。

2. 需要、动机与行为理论

医院组织目标的实现最终取决于员工个人的努力，因此，人本管理理论的关键是解决一个如何最大限度地调动医院员工积极性的问题。在这方面，组织行为学派的理论为我们提供了很好的理论基础，其中德国心理学家卢因的需要、动机与行为理论完全可以成为人本管理理论的一部分。行为产生的原因是心理学争论的焦点。有人认为行为是个体的生物本能，有人强调行为是由社会环境引起的。卢因融合各派之长，认为人的行为是环境与个体相互作用的结果，并提出了著名的人类行为公式：

$$B = F(P \cdot E)$$

其中，B 代表行为；F 代表函数关系；P 代表个人；E 代表环境。

根据这一理论，医院员工的行为是由动机决定的，而动机的决定因素是需要，受需要支配。需要是指客观的刺激作用于人的大脑所引起的个体缺乏某种东西的状态。而动机是指引起个体行为、维持该行为，并且此行为导向满足某种需要的欲望、愿望、信念等心理因素。动机是在需要基础上产生的，但需要并不必然产生动机。需要转化为动机有两个条件：一是需要达到一定程度，产生满足需求的愿望；二是需要对象（目标）的确定。员工的行为可分为三类：目标导向行为，即为了达到目标所表现的行为，有了动机就要选择和寻找目标，目标导向行为代表寻求、达到目标的过程。目标行为，即直接满足需要的行为，完成任务达到满足的过程。间接行为，即与当前目标暂无关系，为将来满足需要做准备的行为。

根据这一理论，需要是人类活动的基本动力。医院员工的一切活动无非是要使自己的需要得到满足。员工的需要作为一种内在的必然性，全面规定和引导着人的活动，甚至在某种意义上需要就是他们的本性。因此，医院在管理上希望员工做出某种行为，或制约某种行为，就必须从其需要出发，根据其需要实施必要的刺激，以促使其产生某种动机，最终达到所希望的行为发生。

组织心理学家阿吉里斯曾说过，组织行为是由两个要素——个人和正式组织相互融合而成的。组织中的个人都有其独立的个性，而不像传统的管理理论界所说的那样，只是整部机器的一个零件，只能接受组织的约束。也就是说，他们既有成为组织成员的一面，又有成为独立个人的一面。而员工的个性是人的社会属性的具体表现。因为个性是由社会性决定的，影响个性形成的因素主要是社会因素，个性的发展有赖于社会提供给个人的实际可能性。正因为如此，关于激励的理论构成医院人本管理的重要组成部分，并成为人本管理的核心。

第二节 医院人本管理的内容体系

人本管理是管理理念的至高境界，是现代医院管理之魂[6]。医院人本管理将医院员工作为管理的核心要素，尊重员工、理解员工和满足员工需要，充分发挥员工的积极性、主动性和创造性，实现医院组织和员工个人的目的，从而达到组织和员工效益的双赢。医务人员属于知识密集型群体，其学历层次相对较高，高学历人员所占比例相对较大。因此，他们除了物质上的追求之外，更注重精神上的追求，注重自我价值的实现，注重社会的认可和尊重。在这种情况下，如何加强管理、进一步调动他们的积极性，就成为医院管理者不可回避的一个问题，人本管理就是解决这一问题的新思路[7]。现代医院管理中的人本管理包含情感沟通管理、员工参与管理、员工自主管理、人力资源开发管理和医院文化管理五个方面的内容[8]。

一、情感沟通管理

情感沟通管理是管理者以真挚的情感，增强管理者与员工之间的情感联系和思想沟通，满足员工的心理需求，形成和谐融洽的工作氛围的一种现代机构管理方式。因此，医院管理者需要通过良好沟通、教育与激励触及员工的思想和内心，进而使员工在自觉自愿的情境中主动发挥他们潜在的工作积极性和主动性。医院情感沟通管理涉及医院管理人员与临床一线科室、职能科室和决策层间的沟通。通过建立有效的正式和非正式沟通渠，如周会、月会、座谈会、电子邮件、周末旅游、小型聚会等，让员工说话，尊重员工所提的意见，及时肯定他们所取得的成绩，医院决策层、行政人员、临床人员能够形成一种和谐的工作关系。青岛大学医学院附属烟台毓磺顶医院注重对员工的感情投资，只要是有助于员工事业发展的合理要求，医院全力给予支持。例如，为提升科研水平，医院建成了国内一流的中心实验室，医院领导与课题组成员为了争取项目多方奔走；为解除员工的后顾之忧，医院为员工集体解决住房、家属工作安置、孩子上学等生活问题；为降低护理人员静脉曲张发病率等职业危害，医院每年为护士购买"压力循环袜"和护士鞋；员工过生日，医院为他们送上生日贺卡或礼物，让职工感到医院关心、尊重他们，从而激发主人翁精神，全身心地开展工作。

二、员工参与管理

员工参与管理是指医院或其他组织中的普通员工依据一定的规定与制度，通过一定的组织形式，直接或间接地参与管理与决策的各种行为和制度。由于医院员工在物质、精神生活满足的基础上更加追求相互尊重和自我价值的实现，医院面临着更加激烈的竞争，需要一支优秀稳定的员工队伍，以及医院的创新主要依赖于员工等原因，当前的医院越来越重视员工参与管理。医院员工参与管理的主要形式有分享决策权、代表参与和质量圈。

分享决策权是指下级在很大程度上分享其直接监管者的决策权。具体可以通过团队、委员会和集体会议来解决共同影响员工利益问题。分享决策权的原因是，当医疗卫生服务工作变得越来越复杂时，管理者与医院员工的信息不对称，无法全面了解员工工作情况，因此需要选择最了解工作的员工来参与决策。医院各个科室员工在工作过程中的相互依赖的增强，也促使员工需要与其他部门的人共同商议。这就需要通过团队、委员会和集体会议来解决共同影响他们的问题。同时，共同参与决策还可以增加对决策的承诺，如果员工参与了决策的过程，那么在决策的实施过程中他们就不容易反对这项决策。

代表参与是指员工不是直接参与决策，而是一部分员工的代表进行参与。西方大多数国家都通过立法的形式要求公司实行代表参与。代表参与的目的是在组织内重新分配权力，把劳工放在同资方、股东的利益更为平等的地位上。代表参与常用的两种形式是工作委员会和董事会代表。工作委员会把员工和管理层联系起来，任命或选举出一些员工，当管理部门做出重大决策时必须与之商讨。董事会代表是指进入董事会并代表员工利益的员工代表。医院管理中代表参与可以具体表现在充分发挥职代会、专家委员会、工会等组织的作用，凡是医院发展建设中的重大问题，都组织全员参与讨论，集思广益。

质量圈是日本质量管理专家石川馨于20世纪50年代末期提出来的。其目标是：在自愿的基础上解决与质量有关的问题，员工共同努力提高产品质量。它是由一组基层管理人员及医务人员共同组成的承担责任的工作团队，定期讨论技术问题，探讨日常医疗工作环境中出现的问题的原因，提出解决建议和措施。成员均可以提出想法及解决方案，使他们有更大的工作满足感和工作动力，从而有效地调动医院员工的积极性。马斯洛把人的需求依次分成生理需求、安全需求、社交需求、尊重需求和自我实现需求五类。而参与质量圈使圈员的最高需求"自我实现需求"得到了充分的实现，因此可以极大地调动圈员参与医院管理的积极性和思维创造能力[9]。

影响员工参与管理的因素包括以下内容。

（一）领导者

领导者因素包括领导者对员工参与管理的支持态度，领导者的管理协调能力、性格和行为、授权意愿和管理理念、对员工的尊重和信任态度、与员工的人际关系等。

（二）员工素质

员工素质因素包括员工参与管理的主动性，员工对现在的工作内容感兴趣程度，员工自身的知识水平、性格、能力、参与意识、成就取向，等等方面。

（三）医院

医院方面影响员工参与管理的因素包括医院的组织文化、组织结构、组织战略、组织制度层面和产权治理结构、内部或外部劳动力市场的劳动制度、组织内部管理层次和管理幅度、行业环境。

（四）其他

其他因素包括组织的凝聚力、管理者的授权意愿、管理团队中的团体动力学对员工参与管理的影响。

三、员工自主管理

自主管理是指一个组织的管理方式，主要通过员工的自我约束，自我控制，自我发现问题，自我分析问题，自我解决问题，变被动管理为主动管理，进而自我提高，自我创新，自我超越，推动组织不断发展与前进，实现组织共同愿景目标。自主管理意味着在实现医院目标的过程中，每个员工都发扬着主人翁精神，自觉地把医院发展目标变为个人的奋斗目标，自觉地、自主地去努力工作，完成目标，找到个人利益与集体利益的最佳结合点。自主管理实质上是员工把自己的命运与医院的命运紧紧地联系在一起，员工个人的奋斗目标也正是医院的总体奋斗目标。

医院员工可以结合自身的职业生涯规划开展自主管理。员工通过分析职业各个阶段中自我发展、职业发展及家庭发展的相互作用与影响，通过分析明确自身的优势、不足、价值观以及潜能，了解环境带来的机会与挑战，更好地确定职业目标，同时找到个人目标与现状之间的差距，主动性地去消除这个差距。

医院管理人员可以协助员工做好职业生涯规划，并提供相应实现职业生涯规划的条件，体现人本管理。在员工职业生涯的初期，作为组织，首先要对新员工进行培训，使他们全面了解组织管理制度和员工行为规范，掌握做好工作的基本方法；其次为新员工提供职业咨询，帮助他们尽快适应工作；再次为新员工提供一份有挑战性的工作，并对员工严格要求；最后对成长和成就感有较高需求的员工给予更加丰富的工作内容。在员工职业生涯的中期，作为组织，首先应该给他们提供必要的职业信息，同时予以培训和辅导，以增强员工对职业变化的适应性；其次通过工作轮换、工作丰富化等途径激发员工新鲜感和潜能；再次对于那些有晋升潜能的员工，组织要建立公正、科学、合理的晋升通道；最后帮助员工处理好自我发展、职业工作与家庭生活之间的关系。在员工职业生涯的后期，作为组织，首先要切实做好员工的思想工作；其次帮助他们制订退休计划，尽可能把退休生活安排得丰富多彩而有意义，只有这样，他们留在组织的最后时间才会安心工作，甚至焕发斗志；最后要选好退休员工的接班人，及早进行接班人的培养工作，可采用老员工传帮带等方式，使退休员工与其接班人的工作顺利交接[10]。

四、人力资源开发管理

在知识密集型医院中，人才成为医院的核心竞争力，医院的可持续发展，需要建立一支高素质、高技术水平的人才队伍，将人本管理这种新理念植入和贯彻进医院人力资源管理中势在必行，人力资源管理职能需要更为健全。人员招聘引进、培训、绩效考核和薪酬管理等方面均需贯彻人本管理思想，提升医院人才队伍整体素质。

在人员招聘引进方面，需要加大人才引进力度，对医院急需的高层次人才、弱势学科及新建、筹建学科，通过高层次人才引进，实现学科的跨越式发展和医院整体学科的均衡发展，优化专业技术人员结构[11]。

人员培养和积极发掘个人的潜力为医院发展的根本所在，这样能够挖掘出专业人员的创新性潜力，这种人才体系的建立，使医院成为人才的摇篮以及专业技能的展示平台。具体方法为：规划医院的培训体制，计划实施年轻医师的轮科工作，为临床治疗攒下良好的基础。根据专业以及个人的发展趋势，定期选派优秀的医师到上级医院进行进修学习，紧跟时代专业，不仅能使医院的医疗技术层面以及队伍不断地加强，并且能够拓宽业务，提高自我修养与素质。不定期地邀请各方面的有关专家来医院进行讲学，提高员工的学术水平，组织员工参加学术研讨会，加强员工的在岗在职教育，激励员工进行专业技术的深入研究与创新探索。

绩效考核管理是医院对管理水平检验的重要方法，配套的还有实施绩效工资以及实施医院战略方针方法，更好地提升医院员工的执行力，建立人才机制，充分调动广大员工的积极性，是人才管理的有效途径。绩效管理需要健全的考核指标以及行业标准，其在此基础上才能够切实反映出一个员工的积极性。建立良好的奖励机制，能够使员工提高自身专业素质，为了更高的绩效而努力[12]。

充分调动员工的生产、工作积极性，是实施科学管理的关键，传统的薪酬制度受双因素理论影响，被认为是激励效果很弱的手段，但事实上，如果薪酬制度在充分考虑了人性和人的需要的基础上进行设计，完全可以起到有力的激励作用。激励薪酬的设计应该包括具有竞争力的薪酬水平、合理的岗位评价、科学的绩效工资和多样的福利待遇[13]。

五、医院文化管理

医院文化是医院独有的价值观和医院精神，以及以此为核心而形成的道德规范、行为准则、理想信念和医院传统等，并在此基础上生成的医院服务意识、服务理念和经营战略等。医院文化是在长期医疗服务实践过程中形成和发展起来的。广义的医院文化泛指医院主体和客体在长期的医学实践中创造的特定的物质财富和精神财富的总和；狭义的医院文化是指医院在长期医疗活动中逐渐形成的以人为核心的文化理论、价值观念、生活方式和行为准则等[14]。医院作为一种以人与人的组合为基础的医学服务活动主体，其服务行为直接表现为人格化，医院的所有活动最终都要靠人来执行。因此，医院的制度安排、医院的战略选择都必然会体现在人的价值理念中，也就是以医院文化的形式表现出来[15]。医院文化是医院价值观和经营理念的体现，对于医院的可持续发展起到至关重要的作用。医院文化建设在培育文化土壤的基础上，塑造医院独特的精神气质，并通过责任伦理、行为规范将气质转化为发展的力量，是在医院管理实践中产生的文化管理现象，在医院的各个环节中形成人性、关爱、服务、奉献的人文品质，加强"以人为本"的医院文化建设是医院保持不竭发展动力，是提高核心竞争力的根本途径[16]。医院文化是以人为本的文化，是围绕人力资源开发的文化，是人性关怀、人文服务的文化。健康向上的文化氛围，可以凝聚人心、鼓舞士气、激发工作热情、提高员工的创造能力。因此，我们要注重对医院管理人员与临床人员的文化熏陶，引导他们把个人的奋斗目标与医院的发展统一起来，并变为个人的自觉行动。我国解放军总医院将"五热爱"和"五种精神"作为主要标志精神，是其中的人在半个世纪的历程中共同培育出来的精神文明之花，是推动医院建设和发展的巨大动力。解放军总医院把这种精神贯穿于医院发展的进程中，不断丰富其内涵，并以此作为思想政治工作的一个切入点，采取多种形式，进行入情入理、入脑入心的教育，使"爱祖国、爱军队、爱医院、爱本职、爱病人""救死扶伤的奉献精神、争创一流的拼搏精神、恪尽职守的敬业精神、求真务实的科学精神、爱院如家的主人翁精神"成为凝聚人心、激发斗志、开拓创新的恒定动力，增强了总医院人的光荣感、责任感、使命感。

第三节 医院人本管理的运作流程

人本管理作为一种管理范式具有规范的运作流程。清晰的运作流程能够为管理者提供可操作的实践思路。医院人本管理运作流程可以具体分为制定人本管理实施战略、识别并清除人本管理实施障碍、执行人本管理战略和人本管理实施效果评估四个步骤，详见图 26-1。

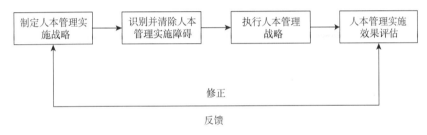

图 26-1 人本管理运作流程图

一、制定人本管理实施战略

人本管理在实施的过程中需要战略来指导实施。制定适合的人本管理实施战略是人本管理运作流程的基础步骤。在制定战略的过程中，需要确立正确的人本管理观、确立符合医院实际的人本管理模式、制定与医院战略目标相匹配的人本管理政策等。

（一）确立正确的人本管理观

确立正确的人本观念是制定人本管理实施战略第一步，也是最重要的一步。正确的人本观念，包括以人为中心，人力资源是人本管理中心地位的观念和确立制度适应人的观念。人力资源在医院核心竞争力构建上具有其他任何资源也不可替代的作用。实施人本管理就必须真正地把人作为中心，将人力资源作为医院最重要的资源。确立这样的观念，管理者在实施管理时才会围绕人来设计制度、创设环境，以人为中心的观念是人本管理最重要的观念。同时，管理者在制定医院制度时，需要根据员工的个性特征和组织需求对制度做出调整，使员工可以达到自我管理，进而激发员工的工作热情和高层次需求实现。

（二）确立符合医院实际的人本管理模式

人本管理实施在依据共同的理论基础和逻辑框架的基础上，还必须结合医院自身的实际，选择适合的人本管理模式。医院在设计人本管理模式时，要综合考虑医院的人文环境、经营战略、医院文化、人力资源状况、员工特点、医院发展阶段、服务水平等因素，只有根据这些因素，综合考虑设计，才能选择与医院相适宜的人本管理模式。

（三）制定与医院战略目标相匹配的人本管理政策

医院核心价值观的确立要服务于医院总体战略目标。医院战略目标解决"医院将成为什么"的问题，医院核心价值观就是解决"什么是医院和员工认为是最重要的、值得为之奋斗的事情"，战略目标和核心价值观两者需要具有一致性。医院各项政策制定需要与战略目标和核心价值观保持一致，同时保证各项相关政策之间的整体系统性和协调性。

二、识别并清除人本管理实施障碍

人本管理的实施障碍包括认知、动力、组织政治和员工归属承诺。其中认知障碍指的是如何使现有管理者认识到人本管理的重要性，如何唤醒员工，让他们也同样意识到并参与到人本管理中来。同时，人本管理作为一种全新的管理模式，需要打破现状，确立全新的管理理念，这需要冲破认知上的障碍。动力障碍，即如何调动和激发出组织整体实施人本管理的动力，以快速地实现与现状决裂。组织政治障碍是因为人本管理作为一种变革，肯定会有支持者和反对者，对相关人士的心理变化如果没有一个清晰的认识，就会形成实施中的障碍。员工归属承诺障碍是因为要真正实施人本管理，必须赢得全体员工的归属承诺。

（一）冲破认知障碍

认知障碍主要是人本管理主体没有认识到人本管理的作用，或者对人本管理持怀疑态度，存在认识上的误区或者障碍。要消除这种障碍，仅仅靠"说教"是不能奏效的，必须以"眼见为实"的方式消除。"眼见为实"的办法可以启迪人们从内部自觉推动思想上的转变。标杆管理法可以起到利用真实的观察帮助员工树立信心和做出承诺的作用。标杆管理法由美国施乐公司于1979年首创，是现代西方发达国家组织管理活动中支持组织不断改进和获得竞争优势的最重要的管理方式之一，西方管理学界将其与组织再造、战略联盟一起并称为20世纪90年代三大管理方法。标杆管理法是一项有系统、持续性的评估过程，通过不断地将组织流程与世界上居于领导地位的组织相比较，以获得协助改善营运绩效的资讯。标杆管理方法较好地体现了现代知识管理中追求竞争优势的本质特性，因此具有巨大的实效性和广泛的适用性。在进行标杆管理时，其成功的关键因素有：在与他人比较前，先了解自身的流程；尽量使标杆管理集中并简化；掌握良好时机以进行确立法则、训练，并使相关人员多加参与；不论可能与否，让员工、客户与供应商充分参与，可激发其更高的价值；彻底收集内部量化资料，以提供公平合理化的比较基础；与标杆管理者合作伙伴公开分享资讯；确定自己有一些资讯，可以和标杆管理伙伴进行交换；为标杆管理合作伙伴及客户人员的实地访查做准备。

（二）跨越动力障碍

在克服了认知障碍后，就必须再跨越动力障碍。建立沟通战略有利于跨越动力障碍。管理者作为人本管理的实施主体需要明确沟通的重点应是员工作为个体的需求、目标及需要配合的实现方式。同时沟通应该是"双向沟通"。双向沟通有利于医院管理者和员工两者之间的位置不断交换，且医院管理者是以协商和讨论的姿态面对员工，信息发出以后还需及时听取反馈意见，必要时双方可进行多次重复商谈，直到双方满意为止。

（三）克服组织政治障碍

组织政治障碍主要来自于组织中的反对者或没有与之建立清晰一致目标的群体，因此，克服组织障碍就是要最大限度夸大利益共同体。

（四）建立归属承诺

建立归属承诺是冲破认知障碍和跨越动力障碍的目的。有效建立归属承诺，关键是创造员工全面参与的机会。把员工当作成熟的成年人比把员工当作无知的未成年的人更能够快速地获得员工的归属承诺。只有建立了主人翁责任意识和员工归属承诺，人本管理实施才具有了动力[17]。

三、执行人本管理战略

有效执行人本战略，必须在组织、制度、组织文化和人力资源管理等方面有所创新。
组织创新实际上就是为人本管理提供组织保障。人本管理模式要得到有效实施，必须有相适应的组织结构，扁平、多维、开放型的组织结构就是对传统组织结构的挑战。因此，在执行人本管理战略时，要从医院的组织结构入手，调查组织结构现状，找出哪些方面与人本管理不相适应，应该如何进行组织创新才能符合人本管理对组织的要求。制度创新实际上是人本管理得以落实的保障。人本管理模式既然是一种全新的管理模式，就必然地需要有新的管理制度来保障人本管理的实现。文化创新实际上是形成组织内部一致的"魂"，这是人本管理得以落实和实施的根本。人本管理实施的前提是全面建立员工主人翁责任意识和归属承诺，组织文化是达到这一目标的灵魂。人本管理的活动内容更多地体现在人力资源管理方面，因此，在人本管理的理论和模式下的人力资源管理，必然地要求在指导思想、职能发挥、活动内容上创新。

四、人本管理实施效果评估

对人本管理的实施效果进行评估是人本管理系统非常重要的环节。人本管理实施效果评估可以从医院和员工两个方面开展。针对医院的考核主要是考核实施人本管理后医院的变化情况，如医院效益、医院效率、医院竞争力、医院形象和服务对象满意度。从员工个人角度，主要考察实施人本管理后员工个人的变化，如员工成长性、员工满意度、员工薪酬增加幅度等。作为效果评估，在对上述指标进行总结的基础上，要对人本管理的实施效果做出评价，找出存在的问题，对人本管理系统进行优化。这样就形成人本管理的良性循环。

参 考 文 献

[1] 朱锋. 人本思想在医院管理中的应用初探[J]. 江苏卫生事业管理，2013，24（2）：25-26.

[2] 李桂艳. 现代管理专题[M]. 北京：中国广播电视大学出版社，2003.

[3] 徐琼. 组织人本管理的内涵、结构与战略[J]. 商业研究，2003，（15）：44-46.

[4] 海尔华伦 G. 以人为本[M]. 王继平译. 海口：海南出版社，2003.

[5] 郑大喜. 构建和谐医患关系的底线伦理视角[J]. 医学与社会，2009，22（9）：59-63.

[6] 刘运祥，李成修，尹爱田，等. 以人为本理念在医院文化建设中的实践[J]. 中华医院管理杂志，2010，26（1）：25-27.

[7] 姬军生. 人本管理思想与医院管理[J]. 中华医院管理杂志，2003，19（9）：568-570.

[8] 赵会锋，刘淑娟. "人本管理"思想在现代医院管理中的意义[J]. 解放军医院管理杂志，2005，12（6）：544-545.

[9] 江敏. 质量圈在医院管理中的作用探讨[J]. 现代医院，2011，11（9）：88-89.

[10] 朱廷兰. 谈人本管理下的职业生涯规划[J]. 中国经贸，2011，（18）：78.

[11] 毕陈冉. 人本管理思想在医院管理中的实践[J]. 中国医药指南，2012，10（10）：735-736.

[12] 韦玉匀. 医院员工管理中的人本管理[J]. 人力资源管理，2014，（1）：157.

[13] 吕钦. 人本管理下的薪酬激励[J]. 兰州学刊，2003，（2）：73-74.

[14] 张萌，汪胜. 医院管理学案例与实训教程[M]. 杭州：浙江大学出版社，2017.

[15] 朱士俊，李泽平. 医院文化与人本管理的理论及实践[J]. 中华医院管理杂志，2003，19（12）：705-708.

[16] 曾亚梅，黄德勤. 浅谈医院文化建设之人本管理[J]. 江苏卫生事业管理，2016，27（5）：102-103.

[17] 赵维新. 人本管理[M]. 北京：经济管理出版社，2012.

（王成增　张　萌　仲星光）

第二十七章

健康管理

第一节　健康管理概述

一、国内外有关健康管理的概念表述

（一）欧美学者有关健康管理概念的表述

健康管理是指一种对个人或人群的健康危险因素进行全面检测、评估与有效干预的活动过程；是指围绕旨在改善健康而制定、实施政策及组织服务而展开的活动。其重点是人群健康状况的改善、相关机构组织服务的提供和有效改良。其主要目的是通过改善或改变健康服务提供的手段、产品，及与提高公众健康的有效组织行为等方面的最小投入来获取最大的健康改善效果。健康管理就是要将科学的健康生活方式提供给健康需求者，变被动的护理健康为主动的健康管理，更加有效地保护和促进人类的健康。

健康和生产力管理（health and productivity management，HMP）是围绕雇员健康的所有方面而设计的多种不同类型服务项目的协同管理，包括疾病预防的服务项目，也包括当员工患病、受伤及处理工作生活关系时而需要的服务项目。这些服务项目包括医疗优惠、残疾和员工补贴项目、带薪休假、健康促进和职业安全项目。HMP 亦指为提高积极性、减少人员流动及提高岗位效率而开展的一系列活动。

（二）国内较早的健康管理概念表述

1994 年，在中国科学技术出版社出版的《健康医学》专著中提到，健康管理是运用管理科学的理论和方法，通过有目的、有计划、有组织的管理手段，调动全社会各个组织和每个成员的积极性，对群体和个体健康进行有效的干预，达到维护、巩固、促进群体和个体健康的目的[1]。

《健康管理师》培训教材中关于健康管理的定义是：健康管理是对个体或群体的健康进行监测、分析、评估，提供健康咨询和指导以及对健康风险因素进行干预的全面过程。健康管理的宗旨是调动个体和群体及整个社会的积极性，有效地利用有限的资源来达到最大的健康效果。健康管理的具体做法就是为个体和群体（包括政府）提供有针对性的健康科学信息，并创造条件采取行动来改善健康。

《亚健康学》中关于健康管理的概念是：按照现代健康理念与医学模式要求，采用先进的医学科学技术和经验，结合运用现代管理科学的理论和方法，有目的、有计划、有组织的管理手段，调动全社会各个组织和每个成员的积极性，通过对群体和个体的整体健康状况、健康素质、身心状态、健康危险因素进行全面检测、监测、分析、评估、预测、预警和跟踪干预管理，以达到维护、改善、促进群体和个体健康，提高生活生命质量，延长健康寿命之目的。

《中华健康管理学杂志》发表的有关健康管理的概念与内涵为：健康管理学是一门集生命科学、管理科学和信息科学于一体的综合学科。它源于和依赖于现代医学科学技术的发展，但并不同于传统的预防医学和临床医学。它研究的主要内容是人的健康以及对人的健康的维护和促进；它所进行的医学服务主要内容是健康检查、健康评估、风险干预和健康促进。健康检查是基础，风险健康评估是关键，风险干预是重点，健康促进和改善是目的。它所创建的医学服务模式是以人为本，主动、系统的全程健康监管与跟踪服务，更加注重人的健康素质的提高，不良生活方式及行为改善，是预防为主、中西医并重卫生工作方针实实在在的体现。

健康管理是一个提供综合性医疗卫生服务的模式，包括对个体或特定群体的健康状况和疾病风险进行系列的评估；依据专业机构发布的具有科学依据的指南，指导和帮助个体或群体避免和改变影响健康的行为及控制健康危险因素；以及在某些慢性疾病过程中，通过与相关专业人员、患者的看护者及患者进行协调和沟通，帮助和指导患者进行自我管理，并对诊断和治疗措施进行成本效益评价。

二、健康管理内涵概念、学科范畴、学科体系架构和学科分类

（一）健康管理的内涵

目前国内外有关健康管理的定义或概念，由于不同的专业视角的局限性而不够全面。例如，从公共卫生角度认为：健康管理就是找出健康的危险因素，然后进行连续监测和有效控制；从预防保健角度认为：健康管理就是通过体检早发现疾病，并做到早诊断及早治疗；从健康体检角度认为：健康管理是健康体检的延伸与扩展，健康体检加检后服务就等于健康管理；从疾病健康管理角度认为：健康管理说到底就是更加积极主动的疾病筛查与及时诊治。因此，无论在定义的表述、概念还是在内涵的界定上均存在明显的不足或不完整性，没有一个表述概念及内涵能被普遍接受。

健康管理的概念表述：以现代健康概念（生理、心理和社会适应能力）和新的医学模式（生理-心理-社会）以及中医治未病为指导，通过采用现代医学和现代管理学的理

论、技术、方法和手段，对个体或群体整体健康状况及其影响健康的危险因素进行全面检测、评估、有效干预与连续跟踪服务的医学行为及过程。其目的是以最小投入获取最大的健康效益。

健康管理概念内涵的要素与重点：健康管理是在健康管理医学理论指导下的医学服务。健康管理的主体是经过系统医学教育或培训并取得相应资质的医务工作者。健康管理的客体是健康人群、亚健康人群（亚临床人群、慢性非传染性疾病风险人群）以及慢性非传染性疾病早期或康复期人群。健康管理的重点是健康风险因素的干预和慢性非传染性疾病的管理。健康管理服务的两大支撑点是信息技术和健康保险。健康管理的大众理念是"病前主动防，病后科学管，跟踪服务不间断"。

（二）健康管理学的概念及学科范畴

1. 健康管理学的概念

健康管理学是研究人的健康与影响健康的因素，以及与健康管理相关的理论、方法和技术的新兴医学学科，是对健康管理医学服务实践的概括和总结。

2. 健康管理学科范畴

健康管理学集医学科学、管理科学与信息科学于一体，重点研究健康的概念、内涵与评价标准，健康风险因素监测与控制，健康干预方法与手段，健康管理服务模式与实施路径，健康信息技术以及与健康保险的结合等一系列理论和实践问题。

3. 健康管理学与相关学科的关系

健康管理学是一门新兴的医学学科，它依赖于基础医学、临床医学、预防医学的理论与技术，但不同于传统的医学，研究的主要内容、服务对象、服务范围与服务模式，从理论到实践都具有很大的创新性。因此，它已经成为医学科技创新体系之一。现代医学科技创新体系包括：基础医学创新体系；预防医学创新体系；临床医学创新体系；特种医学创新体系；健康管理学创新体系。

（三）中国特色健康管理学科体系构架

宏观健康管理学科与服务体系，主要研究国家政府和社会层面的宏观健康，促进与健康管理问题，包括国家健康立法、公共健康促进与健康管理政策及策略、公共和（或）公益性健康管理与卫生服务机构、机制与模式以及相关法律法规及规范的研究制定等。微观健康管理学科与服务体系，主要研究个体或群体（包括家庭）的健康促进与健康维护、改善与管理问题，主要包括：健康行为与生活方式管理，健康素质与能力管理，健康体适能监测与促进管理，健康与劳动力资源管理，营养、运动与健康管理，主动性整体心理、生理及社会适应性健康管理等。健康风险控制管理学科与服务体系，主要研究引起慢性非传染性疾病的诸多风险因子的检测、评估与风险控制管理问题。健康信息技术学科体系，主要研究现代信息技术在健康管理与健康保险服务中的实际应用，以及健康保险险种设立与应用问题。健康教育培训学科体系，主要研究针对健康管理者的理论、技术与技能等方面的专业培训和面向广大健康管理需求者的健康教育与健康自我管理知识及技能培训等。中医治未病与特色养生保健学科与服务体系，主要研究如何将祖国传统医学治未病和养生保健的理论、技术及特色产品适时应用到现代健康管理学科与服务体系中，并在健康管理理论研究与实践中得到传承及发展[2, 3]。

（四）中国特色健康管理学学科分类

从研究维度分为生理健康管理学、心理健康管理学、社会适应性健康管理学等；从研究层次分为宏观健康管理、微观健康管理；从研究内容分为生活方式及慢性非传染性疾病风险管理、健康保险、社区健康管理及劳动生产力管理等。从研究对象分为健康人群、亚健康人群（亚临床人群、慢性非传染性疾病风险人群）、慢性非传染性疾病人群等。

第二节　国外健康管理及启示

一、美国健康管理模式

（一）美国健康管理的发展

健康管理最早出现在美国，早在 1929 年美国洛杉矶水利局成立了最早的健康维护组织（Health Management Organization，HMO）。1969 年，美国联邦政府出台了将健康管理纳入国家医疗保健计划的政策。1971 年，尼克松政府为健康维护组织提供了立法。1978 年，美国密西根大学艾鼎敦博士提出了健康管理的概念。

美国健康管理的出现源自无法遏制的医疗费用增长。20 世纪科学技术的迅猛发展和生活质量的明显提高，人们不断增长的医疗健康需求与有限医疗资源的矛盾日益突出，即使是全球医疗卫生资源最富裕的美国，也承受不了日益疯狂增长的医疗费用。美国试图以经济手段解决健康问题，但没有成功。于是，美国政府开始转变思路，建立同时能为健康和不健康人群服务的健康维护和管理系统，越来越重视健康管理。

健康管理作为一门学科和行业，近年来在美国的发展和完善日益迅速。美国的健康管理组织包括健康维护组织、优先选择提供者组织（preferred provider organizations，PPO）、专有提供者组织（exclusive provider organizations，EPO）、定点服务计划（point of service）等多种形式。如今，有 7700 万的美国人在大约 650 个健康管理组织中享受医疗服务，超过 9000 万的美国人成为 PPO 计划的享用者，这意味着每 10 个美国人就有 7 个享有健康管理服务。

（二）美国健康管理的内容

美国的健康管理模式是以群体为主体的服务方向，有医疗保障系统的依托与支持。美国的健康管理可以分为三大类：第一类是以医生作为健康管理的负责人；第二类是以雇主、管理者作为健康管理的负责人；第三类是私人、个人化的健康管理。在美国，健康管理的应用主要是医疗保险领域，个人或单位职工健康保证及新药研发三个领域。

美国健康管理的实施是从政府到社区，从医疗保险和医疗服务机构、健康管理组织到雇主、员工，从患者到医务人员，人人参与健康管理。

宏观上，美国政府制订了健康管理计划"健康人民"，每10年1个计划、执行、评价循环，旨在不断提高全国的健康水平。1979年，美国卫生总署发表了《健康人民：关于健康促进与疾病预防的报告》，宣告开始"美国史上的第二次公共卫生革命"。1991年，美国卫生福利部正式出版了《健康人民2000年：健康促进与疾病预防国家目标》，该目标包括三个总目标：延长美国人健康年龄的时限；消除美国各种族、各民族间的健康差距；让所有美国人得到健康预防服务的机会。在总结以往两次"国民健康目标"颁布并实施的经验与教训的基础上，2000年初，美国卫生福利部颁布了《健康人民2010年》，作为一种全国性的干预措施用来提高全体美国人的健康状况，并明确提出到2010年应达到两个主要目标：提高健康生活质量，延长健康寿命；消除差距。

微观上，美国健康管理公司的具体运营情况是：其服务对象是大众，但直接客户是健康保险公司。健康保险公司为了降低风险，将投保人依据健康状况进行分类，哪些可能成为，或者已经是高血压、糖尿病的患者被分别交给不同专业的疾病管理中心，由他们对投保人进行日常后续管理。美国中等以上规模的企业，都接受了健康管理服务公司的专业化服务。健康管理作为一项人事政策为员工提供健康管理服务。

（三）美国健康管理的策略

美国的健康管理策略主要有六方面。

（1）生活方式管理：关注个体的生活行为方式可能存在的健康风险，这些行为和风险将影响他们对医疗保健的需求。生活方式管理的核心是通过科学的方法指导或帮助人们矫正不良生活方式，提倡健康生活方式。其主要干预手段有教育、激励、训练。

（2）需求管理：以人群为基础，通过指导健康消费者维护健康以及寻求适当的医疗保健来控制健康消费的支出和改善对医疗保健服务的利用。需求管理的手段主要是通过使用电话、互联网等远程患者管理方式来指导个体正确地利用各种医疗保健服务来满足自身的健康需求。

（3）疾病管理：根据美国国家疾病管理协会的定义，疾病管理是系统地为慢性患者提供跟踪式干预以及管理，帮助他们改进健康状况，并降低医疗费用，从而降低整个社会的医疗成本，提升人群的健康水平和指数。

（4）灾难性病伤管理：为患癌症等灾难性病伤的患者及家庭提供各种医疗服务，要求高度专业化的疾病管理。

（5）残疾管理：根据伤残程度分别处理以尽量减少因残疾造成的劳动和生活能力下降。残疾管理的具体目标是：防止残疾恶化；注重残疾人的功能性能力恢复而不仅仅是患者疼痛的缓解；设定残疾人实际康复和返工的期望值；详细说明残疾人今后行动的限制事项和可行事项；评估医学和社会心理学因素对残疾人的影响；帮助残疾人和雇主进行有效的沟通；有需要时考虑残疾人的复职情况。

（6）综合的人群健康管理：通过协调不同的健康管理策略来对个体提供更为全面的健康和福利管理。

二、我国健康管理概况

（一）我国健康管理的发展与现状

虽然健康管理在我国刚刚起步，但已逐渐引起各方的关注。2001 年国内第一家健康管理公司注册，目前这类公司已有约 200 家；2003 年 SARS 危机的出现使人们比以往任何时期都关注健康，健康管理开始得到人们的重视；2005 年健康管理师国家职业设立，这些都有力地推动了健康管理在我国的发展。

随着人们生活质量和保健水平不断提高，人均预期寿命不断增长，老年人口数量不断增加。现代社会紧张的生活、工作节奏导致慢性病的发病年龄也大幅提前，给政府、企业、家庭和个人带来了沉重的负担。2015 年《中国居民营养与慢性病状况报告（2015年）》调查报告显示，2012 年全国居民慢性病死亡率为 533/10 万，占总死亡人数的86.6%。心脑血管病、癌症和慢性呼吸系统疾病为主要死因，占总死亡的 79.4%，其中心脑血管病死亡率为271.8/10万，癌症死亡率为144.3/10万（前五位分别是肺癌、肝癌、胃癌、食道癌、结直肠癌），慢性呼吸系统疾病死亡率为68/10万。来自哈佛卫生学院的研究报告称，50%的肿瘤是不健康的生活方式引起的；80%糖尿病和卒中的原因是人为引起的；70%冠心病也是人为的不健康习惯造成的。最新调查显示，我国企业 48%的员工处于"亚健康状态"，其中北京 75.3%，上海 73.49%，广东 73.41%。亚健康给社会带来的直接后果就是工作效率低下、创造劳动价值减少。

如何解决人们不断增长的健康需求和有限健康资源的矛盾，是我们面临的一个难题。我国引入健康管理的初期，几乎全盘照搬美国的商业模式，但是经过近年来的商业实践，美国模式越来越被证实不适应我国市场，初期照搬美国健康管理模式的健康管理公司几乎全部倒闭。因此，在借鉴美国健康管理模式的同时，我们必须要结合我国国情，寻找具有我国特色的健康管理模式[4]。

（二）我国健康管理存在的问题

在人群平均寿命日益延长、慢性病不断增加的情况下，如何利用有限的资源，最大限度地提高生命质量及减轻社会负担，是全球面临的重大挑战。尤其是健康管理在我国仍处于起步阶段，仍存在许多问题。

（1）政府支持有待加强：政府虽然对健康管理的重视度提高，但是与健康管理相配套的措施却没有跟进。缺少标准化评估体系，缺乏国家层面的行业、学术权威机构的指导，对于相关传媒以及健康投资等没有规范和引导。

（2）国人认知度和接受度不高：健康管理在我国还是一个新概念。国人一直以来习惯了"生病就医"的医疗模式，对于"不治已病治未病"的观念不甚重视，对于健康管理的一些理念不能接受。虽然在国内一些医疗机构提出"健康管理"的服务模式，但大部分都只停留在体检的范畴，是初级的、单一的服务。

（3）健康管理的运作机制不成熟：健康投资的运作机制尚未建立，健康管理产业的三大支撑体系（政府及行业学会、协会，健康管理专业人员，服务机构及相关支持系统）仍未真正建立起来。

（4）健康管理理论研究相对落后：我国虽然引进了健康管理理念，但是学术理论与技术研究相对滞后，没有形成适合我国国情的理论体系。此外，研究健康管理理论的队伍没有形成，进行健康管理实践的人才十分匮乏，在健康管理教材方面没有形成统一的规范。

所以，政府应该加强健康管理，为提高国民的健康素质，我国制定了"健康中国2030"战略规划，国家将重点实施促进健康的公共政策，提高全民族的健康素质。以此为契机，加强健康管理及相关产业的发展，以满足国民不断增长的健康需求。此外，政府应加强健康教育和指导，提高全民自我保健能力，重点培养健康管理，使健康资本加大自我保值与增值能力；建立并完善健康管理行业相关法律法规，规范健康管理的准入标准，服务经营模式、管理手段；重视传媒导向与社会现实及进程的差异，规范媒体舆论，为健康管理提供一个平稳、健康的生存和发展空间。立足国情，从我国的实际情况出发，鼓励健康管理机构积极探索运营模式和服务体系，实现从传统的患病体检向健康体检的转变；从单一的健康体检向检后健康管理服务的转变；从一次性体检服务向主动、连续、系统医学服务的转变；建立与我国社会发展相适应的健康管理教育培训体系，建立一支高质量的研究健康管理理论的专业队伍，建立健康管理行业学会和协会，协助政府从学术理论层面指导，规范健康管理产业的研究与发展；促进健康管理研究机构的建立与发展，加强健康管理理论与关键技术研究，建立健康管理科技创新体系，为健康管理与产业发展提供科技支撑平台。对于从事健康管理行业的人员，对健康和疾病知识也要有基本的了解，这在与普通人群交流中很重要。在体检机构内，工作人员对疾病预防和治疗的相关咨询不存在问题，因为大部分人员是医护工作者，而对于社会上的相关从业人员最好多参加各种讲座和培训，这在实际工作中也已显示了它的成效。更多的人通过业内人员向他们讲解健康和疾病的知识，并加入健康管理的行列。美国对健康管理产业有着很多的经验，我们可以派遣人员深入国外进修和学习，也可以引进它们的先进技术和模式，让我国的健康管理产业形成更加完整的工作体系，更加正规化。

三、中国健康管理的目标和任务

（一）我国开展健康管理的主要目标

在新的医疗体制改革方案和"健康中国2030战略"总体框架下，紧紧围绕我国政府建设高水平小康型社会的总体要求，创立现代健康管理创新体系，创新服务模式与技术手段，使慢性非传染性疾病得到有效控制，在实现大幅度提高国民健康素质与健康人口构成比例、国民平均期望值寿命和健康寿命中发挥重要作用，使健康管理相关产业成为国家拉动内需、扩大消费的民生工程和新的支柱产业之一，成为引领和推动中国科技与产业发展的重要领域，最终实现健康强国的目标。

（二）我国开展健康管理的主要任务

（1）建立一个新的医学学科，即在逐步统一和完善健康管理相关概念的基础上，建立起一个与现代医学创新体系相匹配，能够适应和满足我国健康管理及相关产业发展需求的新的医学学科。

（2）构建一个新的学科与产业体系，即研究构建中国特色的健康管理学科与产业体系，包括国家健康研究体系、健康管理学科体系、健康管理信息化服务体系、产品与技术研发体系、教育培训体系、慢性非传染性疾病风险监测评估与管理控制体系、国人健康/亚健康评价指标与评估模型体系、中医治未病与养生保健体系。

（3）创建一批新的科研平台，即研究构建一批中国特色的健康管理科技研发创新平台，包括健康管理学科与理论研究平台、健康管理关键技术与特色产品研发平台、健康管理信息技术与网络服务支持平台、健康管理社区服务模式创新示范平台。

（4）研发一套新的技术标准，即研制并颁发一套健康管理相关技术标准与规范，包括健康体检技术标准与规范、健康评估技术标准与规范、健康风险预测预警技术标准与规范、特殊职业/环境医学适应性选拔评定技术标准与规范、国人健康/亚健康评价标准与实施规范、健康管理干预效果评价标准与规范、健康管理相关仪器设备与干预产品的技术标准与规范、健康信息技术与网络化服务标准与规范。

（5）创建健康管理医学服务新模式，包括医院/疗养院健康管理新模式、社区健康管理医学服务新模式、新农合健康管理医学服务新模式、健康保险与健康管理服务新模式等。

（6）打造首批健康管理示范基地，包括科研与培训基地、预防性体检与健康管理示范基地、产品研发与转化基地、社区健康管理与健康促进基地、疗养院与中医治未病健康管理基地、健康保险与健康管理示范基地、健康信息技术应用示范基地等。

（7）培养造就一支健康管理专业队伍，包括科研、教学、产品研发、技术服务等专家或专业团队。

（8）形成一个大的健康服务产业，即健康管理服务与相关产业规模空前壮大，成为新的支柱产业。

（三）中国健康管理及相关产业实施原则与策略

坚持理论研究与实践探索结合，着力构建中国特色健康管理学科与产业体系；坚持需求牵引与产业推动相结合，以学术引领产业，以产业推动学术和学科发展；坚持体系构建与功能重组相结合，构建健康管理医学服务新模式和中医特色预防保健新体系；坚持技术标准与服务规范相结合，努力规范健康管理服务流程，提高行业核心竞争力；坚持成果示范与推广应用相结合，加大健康管理科技投入与成果转化的步伐，努力满足国人不断增长的健康需求；坚持引进、消化与自主创新相结合，充分吸收和利用各国先进的健康管理经验和技术，努力构建国际化的健康管理技术合作与服务平台。

第三节　医院健康管理

改革开放以来，我国已基本实现一次现代化（农业社会走向工业社会），开始步入二次现代化社会，进入"情感经济"时代。民众对于医院与医生的需求已不再是单纯的"救死扶伤，求医问药"，"延年益寿，减少病痛，提高生活质量"成为普遍及强烈的诉求。当前，汇集了中国顶尖级技术、人才、设备的公立医院绝大多数仍停留在治疗重病阶段，对疾病预防干预的关注度还不够。当前，随着社会的发展和人民群众对全生命健康需求的日益关注，需要医院全方位承担起健康管理的职责。

一、医院应承担健康管理的职责

医院长期以来一直定位于以单纯的疾病治疗为主，预防保健、健康教育、疾病管理等功能严重弱化。随着社会的发展进步和医药卫生体制改革的深化，医院功能已经不是传统意义上的院内诊断治疗疾病，还应覆盖院前和院后，即把院中的服务扩展到院后，开展疾病管理服务，把院中的服务提前到院前，开展健康管理服务。

（一）医院承担健康管理和疾病管理的职责是适应医改政策的正确选择

2009 年 4 月，国务院公布了《医药卫生体制改革近期重点实施方案（2009—2011年）》，明确提出，从 2009 年开始，逐步在全国统一建立居民健康档案并实施规范管理，为高血压、糖尿病、结核病等人群提供防治指导服务。在这样的大环境和改革背景中，医院开展健康管理和疾病管理，对健康或亚健康人群的健康与疾病风险因素进行全过程监测、预防和维护，对患慢性病的患者进行科学的疾病管理和干预，这样有利于拓宽医院的服务领域、充分利用闲置资源，增加服务量，提高效益；有利于开发医疗服务市场的潜在需求，培养医院的忠诚客户，实现品牌营销等。因此，医院承担健康管理和疾病管理的职责，是医院为适应医药卫生体制改革的正确选择。

（二）医院承担健康管理和疾病管理的职责是医院公益性的体现

《公立医院改革试点指导意见》明确提出医院要以公益性为核心，从九个方面切实缓解民众"看病难、看病贵"问题。原国务院总理温家宝在谈及医疗改革时也表示，公立医院改革的方向已经确定，就是要实行公益性的改革，公立医院改革的公益性方向应该坚定不移。医院开展健康管理和疾病管理，倡导健康的生活方式，建立从透支健康、对抗疾病的方式转向呵护健康、预防疾病的新健康模式。对于已经接受治疗的慢性疾病患者，通过疾病管理将使其能够获得持续的、连贯的治疗和康复、预防指导，提高患者的诊疗和康复效果。这样不仅可以增加人民群众对医院的理解和满意度，缓解医患矛盾，提高医院的社会影响力，还有利于维护和改善人民健康，减少卫生资源耗费，这恰恰是公立医院社会公益性职责的体现。

（三）医院承担健康管理和疾病管理的职责是满足人民健康需求的必然要求

当前我国面临的最大社会性问题之一就是有限的卫生资源与无限的日益上涨的群众需求之间的矛盾。随着我国改革开放和人们生活水平的不断提高，人们对医疗、保健的消费需求也呈现递增趋势，自我保健意识增强。但科学的健康知识和保健常识的缺乏和医疗机构引导的缺位，导致"伪"健康资讯的盛行。

健康管理和疾病管理的核心是基于医学科学研究成果及临床医疗实践总结的结晶，医院应该承担起自己的责任，通过科学的健康管理和疾病管理帮助民众建立正确的、科学的健康观。

二、医院开展健康管理的路径选择

（一）健康体检中心功能的延伸

人类寿命的延长和各类慢性病的增加，推动了健康管理事业的发展。目前我国仅有少数专业的健康管理机构，虽然很多医院已经建立了健康管理中心，但大多没有做到真正意义上的健康管理，仅提供健康管理的某个环节，多数还停留在传统的体检层面。公立医院要实现体检中心功能的延伸，将体检中心真正转型为健康管理中心，在体检的基础之上，为受检者提供个体化的治疗方案和随访计划，并对筛查出来的各种慢性病的高危人群进行重点跟踪管理，完成预防及阻止生活方式疾病发生发展的历史新使命。

（二）健康及疾病管理专业人才的培养

一方面，健康管理和疾病管理是一门科学的系统工程，涉及预防医学、临床医学、社会科学等方面的知识；另一方面，健康管理和疾病管理的前景可观，但国内管理体系不健全，从业人员素质参差不齐，缺乏有效行业标准。医院可以依托品牌优势、学科优势和人才优势，建立健康管理和疾病管理人才库，设立疾病管理师和健康管理医师岗位。

（三）实现医院与社区的联动

目前，部分社区卫生服务中心虽然与医院建立了双向转诊合作关系，但实际运作中，往往是以上转为主，而下转的患者较少，同时由社区卫生服务中心转出的患者也很少再回到社区，双向转诊制度实际上并未得到真正意义上的执行，不利于形成"小病在社区，大病进医院，康复回社区"的医疗格局。因此，要真正实现医院与社区的联动，医院就要充分指导所辖社区卫生服务中心（站），用双向转诊的方式对居民进行无缝化诊疗和健康管理服务。

（四）建立完善的个人信息系统

《中共中央国务院关于深化医药卫生体制改革的意见》明确提出了医疗信息化的改革方向。当前我国卫生系统卫生信息化存在着系统分割、相互独立、业务流程不统一、信息标准研究起步晚等诸多问题。个人信息系统的建立是一项复杂的工程，需要医院等多个医疗机构的合作，包括个人的一般情况，如性别、年龄、个人史、家族史、有关健康的行为等；个人就医情况，如各项临床检查指标、并发症、存活与否、生活质量、转诊情况等。所有个人资料以计算机输入，应能跨越不同的医疗机构而被共享，从而应用于持续的健康管理和疾病管理。

综上所述，医院应改变服务功能单一的现状，主动承担健康管理和疾病管理的职责。健康管理筛查出具有高危致病因素人群，通过有效的干预阻断疾病的发生与发展，达到帮助民众不生病、少生病、晚生病的目的。疾病管理可以促使患者改变不良生活方式，进行有效的督导，达到巩固院中治疗效果，防止疾病复发的目的。医院承担居民健康管理和疾病管理的职责，有利于我国医院各级管理者及广大从业人员解放思想、更新观念，进行医疗健康服务模式创新，完善我国医院的服务体系，实现院前、院中、院后一体化的、无缝隙的医疗健康呵护服务，加快我国医院的现代化建设与发展，满足我国社会与民众的新需要。

三、医院健康管理服务模式探讨

（一）以规范的健康体检为基础

建立符合体检标准的专业体检中心，进一步优化体检流程，细化功能分区，扩大健康体检规模，开设普通体检和特需体检、女性体检专区，开展个性化体检、住院体检等健康体检服务。构建科学完善的健康体检服务体系，如医检分离、完善先进的检查检测系统，科学合理地设计体检套餐和检测项目、搭建系统完善的信息网络平台、构建人性化的服务平台，以规范的健康体检为基础，利用现代信息技术，实现健康体检网络化管理，为进一步开展个性化健康体检及健康管理等健康促进服务提供重要依据和保障。

（二）以健康监测与风险评估、健康干预调理为手段

由发现疾病向发现疾病及健康危险因素前移：通过引进健康检测评估设备及软件、利用评价量表等对健康群体实施健康评估、风险评估，进行个体与群体的危险因素评价和健康等级评定。搭建健康管理信息化平台系统：依托现代化信息技术，开发应用集健康档案管理信息系统、健康体检短信平台系统、健康评估监测系统、健康体检对比分析系统、健康体检网站于一体的健康管理信息化平台系统，结合我国人群的健康危险因素，对个体或群体的工作特点、生活规律、饮食习惯、健康状况和疾病风险等进行系列评估，对历年体检结果进行动态对比分析、评估，为进一步健康干预提供依据。充分发

挥传统中医中药特色优势：通过中医治未病，中医中药及推拿、针灸理疗等传统康复疗法进行干预调理。

（三）以多渠道的健康教育为辅助

在健康管理中，无论是针对个体的，还是针对群体，健康教育都是一种非常基本和重要的方法和策略。

（1）针对性健康教育：根据健康评估结果制订针对性的健康教育计划，从心理、营养、运动、健康生活方式等方面进行健康指导。对已患慢性病的个体，进行针对性疾病或疾病危险因素管理，如糖尿病管理、心脑血管疾病及相关危险因素管理等。对没有慢性病的个体，进行生活方式改善指导、心理指导等。根据设定健康目标，动态追踪、评价计划及干预措施实施效果，进而修订健康促进计划，以达到动态健康干预、改善健康状态、减少健康危险因素的目的。

（2）科普性健康教育：健康管理不能没有健康科学技术普及，突出强调健康科普在健康管理发展中的地位也不过分。以健康管理平台信息管理系统为依托，运用健康危险因素的研究成果，拓展传统健康教育内容，向公众传播健康危险因素信息和慢性病的危害等知识，提高群体防病意识。

（四）以持续性多元化的诊疗服务为保障

综合性医院开展体检服务的最大优势之一，就是可以搭建便捷的就医绿色通道，依托医院的医疗资源，实行会员制服务，为需求者配备私人指导医生，制定个性化的健康管理计划，提供集体检、会诊、住院等于一体的连续性特需健康保健服务。

由于国内外体制和背景不同，具有中国特色的健康管理创新服务体系和运营模式尚未健全，真正专业意义上具有一定规模并能够全面地提供健康管理服务的健康管理机构还比较少。探讨综合性医院利用现代化信息技术实现网络化管理，打造多元化健康管理平台，建立"以人的健康需求为本"、"以保障人身心健康为目标"和"以系统、全程、连续、终身提供健康管理服务"为核心的健康服务体系，将对我们拥有健康、恢复健康、促进健康，节约医疗资源，有效降低医疗支出发挥巨大的作用。

参 考 文 献

[1] 黄建始，陈君石. 健康管理的理论与实践溯源[J]. 中华健康管理学杂志，2007，1：8-12.

[2] 武留信. 加快健康管理学学术理论研究与学科建设[J]. 中华健康管理学杂志，2007，1：4-7.

[3] 白书忠. 中国健康产业体系与健康管理学科发展[J]. 中华健康管理学杂志，2007，1：67-70.

[4] 吴海云，潘平. 对我国健康管理学科建设的思考[J]. 中华健康管理学杂志，2008，2：65-69.

（张建功　张洁欣　王志祥）

第二十八章

体 验 管 理

第一节　体验管理概述

体验管理又称患者体验管理（customer experience management，CEM），是最近几年才兴起的一种崭新的客户管理方法和技术。根据伯尔尼 H. 施密特（Bernd H. Schmitt）在《患者体验管理》一书中对患者体验管理的定义：以提高客户整体体验为出发点，有目的地、无缝隙地为客户传递目标信息，强化感知价值，创造匹配品牌承诺的正面感觉，以实现良性互动，进而创造差异化的患者体验，实现客户的忠诚，最终提升企业品牌溢价。患者体验管理是战略性地管理客户对产品或公司全面体验的过程。患者体验管理作为一种新的管理方式和方法，近年来已经在旅游、房地产、信息技术等行业开始运用，但是在医院管理中，则是刚刚起步。对医院而言，患者是医院的主要客户，医院的生存和发展有赖于患者及患者亲友的认可、支持和忠诚，吸引并维持病人资源增长是医院之间竞争的核心和焦点，患者体验管理将成为当下乃至今后医院稳定病人资源、提升患者认知度、忠诚度的必然选择。

一、有助于提升医院品牌价值

随着"以人为本"为导向的医疗模式的转变，患者就医已然被认为是一种特殊的消费行为。患者包括家属在某个特定医疗机构的经历可能会影响其下次就医选择，甚至影响推荐他人前来就医。因此，全方位关注患者需求，了解患者及其家属就医体验成为医院管理者高度重视的问题。患者体验是检验公立医院改革取得预期效果的重要评价指标。例如，原卫生部在《关于改进公立医院服务管理方便群众看病就医的若干意见》中明确指出要"改善群众看病就医体验"；原卫生部开展"三好一满意"活动，用追踪法检查患者就医体验等。作为一种新的管理理念和方法，医院管理者一定要善于运用和把握，无论医改如何改，持续提升医院的内涵建设都是永恒的主题，开展患者体验管理则为医院管理提供了新的切入点。

二、有助于构建和谐医患关系

在医院开展患者体验管理，使医院切实地关注患者实际需求和内心体验，患者注重医疗服务过程中的情感体验，渴望亲情化、人性化的服务，情感脆弱、关注细节，如医疗服务过程中，良好的医患沟通是从医学人文视角缓解医疗纠纷和医患关系的重要步骤。医务人员真诚的笑脸、细致温馨的服务、轻松融洽的氛围，真正体现"以患者为中心""以健康为中心"的服务理念，使患者在情感上产生对医疗服务的认同，从而提升患者的满意度和忠诚度，而患者的满意度与其在医院消费整个过程的体验息息相关，其数学表达公式为

$$患者满意度=患者感受值÷期望值$$

不难看出，当期望值不变时，患者感受值越高，患者满意度也就相应越高。这些都为构建和谐医患关系提供了新的途径。

三、有助于促进疾病康复

患者体验管理不仅仅是一种管理方法和技术，更重要的是一种治疗手段，是通过患者视觉、听觉、感觉等多方面的体验或亲历，增强患者的愉悦感和幸福感，提升机体的自身免疫系统的整体功能，与其他治疗手段共同作用，共同达到促进疾病康复的目的。这些方法和手段也为现代医学提供了新的诊疗思路。

第二节　美国医院的患者体验管理实践

1986 年，美国研究者提出用"患者体验"研究来代替"患者满意度"研究，以搜集并测量患者接受服务过程中的全过程体验。随后，患者体验管理逐渐得到了重视并获得较快发展，其调查结果可信度也越来越高，已经成为欧美发达国家医院付费、管理及患者就诊时选择医院的重要依据。当患者在医院诊疗过程中产生积极的情绪，如愉悦、快乐、安全、感激和被关怀时，患者对这家医院的忠诚度就会提升。通过对美国医院的全面考察，了解了他们增强患者体验的主要做法[1]。

一、具备良好的服务意识和水平

在医院大厅内均设有一定数量且具有较高主动服务意识的导医，患者进入医院时，他们会主动热情地向患者及其家属打招呼并帮助指导就医，导医很多是志愿服务者，不

收取任何劳动报酬，无偿为患者提供服务；在乘坐电梯或是通过走廊时，都体现患者优先。在梅奥诊所，医生在接诊患者时都不穿白大褂，而是商务正装，这样有效拉近了医生与患者的距离感和亲切感。

在病房内，医生和护士注重与患者的沟通与交流，能够切身感受患者、倾听患者、关注患者；注重保护患者的隐私，在医院内参观绝对不允许对患者进行拍照，当有这种行为发生时，他们都会及时制止。患者来到医院后会产生强烈的受尊重感。

二、打造优美的就医环境

医院院区整体规划设计合理，病房、直廊、草坪、绿树、山水等有机结合，营造出良好的自然生态环境。梅奥诊所门诊大厅，现代而宏伟，宽阔且华丽，灯光柔和，环境温馨典雅，与其说是医院，倒不如说是一家星级酒店。在这样的环境中，患者及其家属很容易从对疾病的恐惧和焦虑中平静下来。病房楼内干净整齐，病房走廊全部铺上地毯，在病房内听不见走路的声音；病区走廊两侧墙壁除了摆放着相应疾病的健康教育宣传材料，还悬挂不同风格的照片和图画，以及医师和患者的合影、奖状、感谢信，还有患者的生日和喜好，布置得很细致、温馨，给患者及其家属以家庭式的温暖和美的视觉感受；在病房，根据不同年龄和病重，将墙壁涂成不同的色彩，使患者的心情不再压抑；在护士站或是咨询窗口，员工都会放置一些玩偶或小贴士，让人感到温馨快乐；在大厅内，设置钢琴，无论是患者还是家属，只要是会弹琴，都可以上去弹上几曲，医院还经常邀请吉他手和小乐队，定期进行演奏，美妙的乐曲可舒缓患者的紧张不良情绪，置身于这种环境中，会有一种美妙的体验。

三、拥有完善的设施和方便的就医流程

在医院大门口设置轮椅，方便行动不便的患者就医，门口提示牌提示重要事项，如在埃博拉疫情暴发时，您是否来自疫区等，设置雨伞口袋等便民设施；在标牌上设置盲文，如此即使是盲人，也能找到自己想要去的科室；办理出入院的窗口全部为开放式，并配备椅子，患者可以坐着办理业务；在治疗室，治疗床可以调节高度，可坐可卧，并像飞机一样配有多媒体视听播放设备，患者可以一边输液一边看着电影；在厕所内，安装为残疾人使用的无障碍设施和为母亲使用的婴儿台，热水、纸巾、干手器等一应俱全；在医院内开设商品部、咖啡厅、快餐部等，方便患者及家属的各项生活需求；患者就诊全都是预约，就诊秩序良好，为患者节约了时间，提升了就诊体验[2, 3]。

四、以人为本的诊疗体验

一是医生围着患者转，患者进入诊室后，需要哪科的医生，医生就来到患者身边进行诊治，进行走动式医疗，而患者不用动；二是亲情陪伴式护理，只要是条件允许，医

院鼓励家属陪伴患者住院，并进行相应的生活护理；三是患者参与医疗，鼓励患者参与医生诊疗的全过程，让患者了解疾病的发生、发展、预后等全过程，了解治疗的方法与手段，了解药物的品种和用量以及每天的费用等，使患者树立战胜疾病的信心和勇气，与医护人员一起抵抗疾病，同时要结合自身感受，提出新的治疗方案和措施，提高疾病康复的成功率。

第三节　开展患者体验管理的主要措施

一、提升人际交往体验

医院提供医疗服务的产品主要是通过医院的员工（包括医生、护士、工勤人员等）与患者互动来实现的，所以，要提升患者的就医体验，就要提升医院员工服务意识和服务水平。研究表明，患者对医务人员态度与行为的期望，是影响整个就医体验的重要因素。在一项住院患者对医疗服务期望值（重要度）调查中显示：患者认为最重要的是"我的主管医生每天来查房，询问我的病情变化"，其次是"照顾我的护士有责任心"，可见，医学之功不全在"治疗"，更多见于"帮助"和"安慰"。患者就医就是要得到医院的帮助，相对医院员工就是弱势群体，员工要设身处地地去想如何能帮助患者，一声亲切的问候、一个温馨的微笑、一个关怀的举动都可以温暖和感动患者的心。医院要加强员工的培训，包括礼仪知识、行为规范、客户关系、传统文化、社会主义核心价值理念等，此外，医院对员工适当授权并激发其创造性，使其能够真正站在患者的立场上考虑如何为患者提供更加优质的服务，努力营造提升患者就医体验的氛围，把服务患者、关怀患者的理念逐步转化为员工的自觉行动，使患者在就医全过程能够体验到来自员工发自内心的关爱[4, 5]。

二、提升综合感官体验

感官体验是通过视觉、听觉、触觉、味觉和嗅觉五种感觉的刺激而建立起来的体验类型。在患者就医的过程中，通过刺激其感官，使其产生美好的享受、难忘的经历并留下美好的回忆。患者住院后，以治疗为主，生命质量降低，医疗住院环境直接关系到患者的舒适程度及心情。例如，"病房蚊子多""卫生间有异味""病房对着护士站，电话声、聊天声、微波炉声很大，影响患者休息"等，这些都会影响患者的就诊体验。医院要努力做好以下几方面：院区环境温馨整洁、就诊流程清晰流畅、设备设施精良完善、住院病房安静舒适、生活起居方便快捷等。例如，要做好院区的绿化美化，有条件的医院还可以饲养一些观赏鱼、野鸭、鸽子等动物，让整个医院置于充满生机的自然之中，患者还可以通过喂食它们达到愉悦身心的目的；改善营养膳食等后勤服务，为患者提供个性化营养膳食，如低盐低油套餐、有机素食套餐、五谷类套餐等，做到养病的同时也养生；充分利用现代科技手段来服务患者，远程会诊、微信挂号、智慧医疗等都会使患者就医方便快捷。

三、提升亲情关怀体验

亲情关怀体验通过触动患者的内心情感，使之产生快乐的感觉，由此从患者内心升华出美好的体验。快乐是人类的终极目标，人们总在不断地追求快乐的感觉，避免痛苦的感受。患者生病时，一方面生理上发生变化而使躯体产生各种不适，另一方面患者承受疾病、家庭、经济等各方面压力，心理上往往也会产生焦虑、不安、恐惧等情绪。研究表明，对疾病的焦虑恐惧，患者家庭、社会功能的部分或完全丧失，来自经济方面的压力等，会使患者产生无价值感、无助感和自我角色紊乱，导致行为退化，在医院这个特殊环境里，患者会对医护人员、家人、亲友产生过度依赖。情感支持和感知价值体验对患者满意有着显著的正向影响。所以，这个时期更需要亲人的陪伴、友人的关爱和社会的关怀和尊重，医院要创造条件，通过实践来达到亲情关怀的目的。例如，设置陪护病房，让家属陪伴患者住院治疗，特别是一些重症患者或临终患者，这个时候他们非常期盼家人或亲友能够陪在身边，走完生命的最后一程，若家属不能陪伴，也可请护工陪伴并做相应的生活护理工作等。另外，医院聘请服务志愿者，开展导医、探访、陪伴等工作，使患者真正体验到人文关怀；开展出院患者回访，通过电话、网络、家访等形式，对出院患者回访，了解疾病的预后和转归，并给予相应的出院指导和健康管理，让患者体会到医院的关怀。

四、提升患者参与体验

医疗服务属于高度参与的产品，医院在服务设计的过程中要着重强调患者的参与性，改变以往医疗消费者被动接受医疗服务的模式，使其更多地参与到医疗服务过程中。疾病的康复是医方和患方共同努力的结果，患者参与医疗，一方面可以提升就医体验，通过努力与医务人员一起共同抵抗疾病，会产生一定的成就感；另一方面，通过患者主动参与，还可以充分调动患者抵抗疾病的主动性和内在动力，加快疾病的康复。医方要鼓励患者参与医疗，如让患者充分了解疾病的起因、发展、预后的全过程，参与病例讨论并发表建议，参与制订诊疗方案，医生护士要与患者充分交流各种治疗措施的注意事项、各种药物的适应证和禁忌证等；在医生的指导下参与一些医疗护理工作，如备皮、清创消毒等。研究表明：信息良好的患者在诊疗决策方面更能适应积极的角色，术前患者接受足够的手术相关信息，可减轻焦虑、减少术后镇痛剂的使用。因此，判断某一种治疗方法的利与弊，不仅要基于循证的临床是否有效，还应将患者的体验纳入考虑内容。例如，在做手术前从患者的视角审视方案是否最优，这是以患者为中心，是对尊重患者体验与感受的最好诠释。

患者参与医疗服务的行为具体包括以下几个方面。一是对医疗工作步骤、医疗相关知识和难易程度的认识；二是在就诊前搜寻有关症状的信息、疾病的信息、诊治信息、医院和医生的医疗水平等医疗服务的信息，以有利于医疗服务的顺利完成；三是患者不仅仅是被动地接受服务，还要让患者意识到在诊疗过程中，承担一定的责任和风险；四是患者参与到医疗服务中所付出的努力，可以从患者自身感觉到付出的精力、时间、坚持程度和智力上的投入来衡量；五是患者与医护人员之间的互动，主要用沟通的态度和结果来衡量，如信任、鼓励及承诺等。

五、提升患者正向信息反馈体验

把病人当亲人，是"当"而不是"是"。关注和做好与病人及其家属和亲友等信息沟通、探视安排、礼仪接待、交通便捷……形成围绕患者健康的持续性良性信息反馈——医者的责任、过程的需要、结果的要求、风险的规避、品牌的内容、卓越的条件……

第四节 医院开展患者体验管理的运行机制

借鉴美国著名的质量管理专家爱德华·戴明在质量管理理论中提出的 PDCA 循环概念，建立起医院开展患者体验管理的循环管理的运行机制，主要包括以下几个环节。

一、体验需求调查

体验需求调查是建立患者全方位的需求统计平台，充分了解患者的需求。只有充分了解患者在就诊和住院过程中的各种需求和建议，才能够提高工作的针对性和有效性，包括召开患者座谈会、电话回访出院患者、门诊患者满意度调查、患者投诉案例分析、互联网调查问卷等，从不同角度进行全方位的信息搜集。就沟通渠道而言，不同的人有不同的偏好。例如，年轻人更喜欢使用点对点的交流方式、社会网络和类似于聊天性质的即时服务渠道，所以医院必须要提供这些技术支持。要了解客户的特征和偏好，确保可以用他们喜好的方式与之进行沟通。

二、体验需求分析

体验需求分析是将搜集到的信息进行整理归类，区分服务态度、医疗技术水平、服务流程、就诊环境等多方面。要特别注重对患者投诉的内容的分析，因为通过对患者的投诉分析，可以发现相当多的投诉来自医院忽略了患者的隐性需求，患者服务得不到满足，因此才造成不满。通过投诉医院找到这些需求点，挖掘出大量的信息和资源，为医院提供新的服务思路。要确保投诉处理及时有效。通过设立投诉信箱、电子邮箱、投诉电话等投诉方式，全方位、全天候及时接收患者投诉，并将问题及时交办有关职能部门，限时办结，并反馈办理情况，确保"有接待、有处理、有回复"。

三、体验设计与实施

体验设计与实施是对体验需求进行分析，将各类原因分别反馈给主管的职能部门，由主管部门针对各类问题提出相应的体验调查设计方案，从服务改善、员工激励、流程再造、宣传营销等方面入手，包括感官体验设计、情感体验设计、环境体验设计、患者参与医疗体验设计、连续性健康服务体验设计等方面，最终通过差异化、个性化的体验，倡导更加健康的生活方式，形成医院品牌忠诚群体的五个目标，并对体验设计方案进行实施。

四、体验控制

实施体验的过程涉及多种因素，医院需要指定专门部门和人员对其进行适时的评价和合理的控制，以了解体验设计方案的实现程度、控制体验效果，包括人员到位情况、资金落实情况、活动开展情况、各部门支持情况等，以保证体验设计方案的顺利；同时还要对实施后的效果进行初步的评估与评价，是否能够达到预期效果，能否满足患者的需求等，以此为基础，对下阶段的体验设计方案实施进行调整与改进，再进入第一步。

以上四个步骤构成了患者体验管理的闭环，患者体验持续改进、螺旋上升，最终实现以患者的需求为导向，以有效沟通为手段，以患者满意为目标的医院患者体验管理的有效模式。

第五节 体验实践策略

一、营造重视患者体验的文化氛围

要让全体职工明白：医院开展患者体验管理是医院改善医疗服务质量，提升竞争力的长期性的、全局性的战略，不是医院短期内为扩大病源或提高知名度而进行的暂时性策略，也不是一个医院某个或某几个部门的工作，需要医院全体人员的共同努力实施；医院开展患者体验管理是一项系统工程，需要调动医院的一切资源，得到医院从上到下的支持，保障业务流程的畅通无阻，建立真正以患者为中心的医院文化，在医院内部营造出有利于员工不断为患者创造和传递有益体验的机制和氛围；开展患者体验管理要与医院的总体战略相融合，最终实现医院患者体验管理战略的立体化，即时间上的持续化和空间上的系统化。

二、充分授权，发挥员工的主观能动性

在医疗服务产品的传递过程中，医务人员至关重要，直接影响到患者的医疗消费体验效果。对医院来说，医务人员是第一生产力。因此，医院一方面要注意员工的医德建设、服务能力建设，提升整体素质；另一方面，要对员工充分授权，使他们克服传统层级结构的消极心理影响，发挥员工的积极性和创造性，积极参与医疗服务决策，并超越以前的工作模式，从而为患者提供有价值的服务体验。

三、注重细节

老子说过："天下难事，必做于易；天下大事，必做于细。"很多公司都是从产品的细枝末节之处进行创新，不断优化，从而取得了意想不到的成功。医院要提升患者的就医体验，就必须树立"创新在于关注细节"的理念。从患者来院就诊时的吃穿住行全方面和住院治疗的全过程都不容忽视，这些都是关系到患者体验的重要因素，要从小处着眼，从小事做起。

医院作为一种特殊的服务产品的提供方，有着自身服务规律和方法，患者体验的过程既是一个感知体验过程，又是一个情感体验过程，这两个方面的结果构成了患者体验的质量。借鉴美国医院开展的患者体验管理，笔者结合我国医院实际情况，提出通过提升人际交往体验、提升综合感官体验、提升亲情关怀体验、提升患者参与体验四个渠道，建立起提升患者就医体验的持续改进的工作机制，这些必将提升患者的就医体验，从而提升患者的忠诚度和医院的品牌价值。

参 考 文 献

[1] 朱江华，张莉颖. 美国医院开展患者体验管理的经验和启示[J]. 中国医药导报，2015，（20）：164-168.

[2] 谭玉兰，张云美. 患者就医体验研究进展[J]. 护理学杂志，2014，（5）：91-93.

[3] 王庆华，王凤，王秀菊，等. 三甲医院住院老年患者就医体验现况分析[J]. 卫生职业教育，2017，（1）：135-136.

[4] 奚晓蕾，徐虹，张瑾，等. 医院设立"关注患儿就医体验——倾听窗口"运行效果评价[J]. 中国卫生资源，2016，（4）：323-325.

[5] 王小娟，王新芳. 金融服务业企业的患者体验管理[J]. 科技经济市场，2014（3）：35-36.

（李锦洲　王雷超　杨振岭）